JN297404

新 医用放射線科学講座
放射線画像医学

編集 中村仁信（なかむら ひろのぶ）
（大阪大学名誉教授，彩都友紘会病院長）

執筆者（五十音順）　＊所属は刊行時の所属を示します

石蔵文信（いしくら ふみのぶ）
（イシクラメディカル代表）

稲本一夫（いなもと かずお）
（大阪大学名誉教授）

柏木伸夫（かしわぎ のぶお）
（大阪大学大学院特任教授　次世代画像診断学共同研究講座）

金　東石（きむ とんそく）
（河内総合病院放射線科　部長）

小水　満（こみず みつる）
（元 大阪物療大学教授　保健医療学部診療放射線技術学科）

櫻井康介（さくらい こうすけ）
（吹田徳洲会病院放射線診断科　主任部長）

田中　壽（たなか ひさし）
（大阪大学大学院教授　医学系研究科保健学専攻）

富山憲幸（とみやま のりゆき）
（大阪大学大学院教授　医学系研究科放射線医学）

友田　要（ともだ かなめ）
（川崎病院放射線科　部長）

内藤博昭（ないとう ひろあき）
（日本生命済生会日本生命病院　特任顧問）

中西克之（なかにし かつゆき）
（大阪国際がんセンター放射線診断IVR科　主任部長）

鳴海善文（なるみ よしふみ）
（大阪医科大学教授　放射線医学）

畑澤　順（はたざわ じゅん）
（大阪大学名誉教授，日本アイソトープ協会専務理事）

医歯薬出版株式会社

This book was originally published in Japanese
under the title of:

SHIN-IYOUHOUSHASENKAGAKUKOUZA
HOUSHASENGAZOUIGAKU
(New Medical Radiology and Radiological Technology
Medical Diagnostic Imaging)

Editors:
NAKAMURA, Hironobu
  Professor, School of Radiology,
  Faculty of Medicine, Graduate School of Medicine, Osaka University

© 2009 1st ed.

ISHIYAKU PUBLISHERS, INC.
  7-10, Honkomagome 1 chome, Bunkyo-ku,
  Tokyo 113-8612, Japan

■ 序

　本書は，医用放射線科学講座7「放射線画像医学」の改訂に伴い，新・医用放射線科学講座「放射線画像医学」として，このたび上梓したものである．

　これまでの医用放射線科学講座7「放射線画像医学」は，当時の大阪大学医学部保健学科稲本一夫教授，別府慎太郎教授の編集により1997年に第1版が刊行された．放射線医学の歴史に始まり，臨床放射線医学概論として放射線診断学，放射線治療学，核医学が概説され，単純X線検査，造影検査，超音波，CT，MRI，核医学を中心とした各領域の画像解剖学，各疾患の画像診断学，画像ガイド下の治療手技であるIVRがトピックスも含めて解説されていたので，診療放射線技師をめざす学生の教科書として，各学年に読み継がれ，重版，増刷を重ねてきた．とはいえ，画像医学の進歩があまりに顕著であったことから，時代にそぐわなくなってしまった部分，古くなってしまった画像が出てきたのは，やむをえないことであろう．

　今回の全面的な改訂から新・医用放射線科学講座シリーズの1冊となるにあたり，「放射線画像医学」も稲本先生，別府先生に代わって，私が編集を担当させていただいた．前回，編者および著者として多大な労力を費やされた稲本先生には，放射線画像医学概論の加筆をお願いし，別府先生に代わって石蔵文信先生に循環器，心エコー等を執筆していただいたが，その他については大阪大学放射線医学教室，放射線部および関連施設を中心に著者を一新し，執筆していただいた．

　本書の核となる画像解剖学，画像医学（画像診断学）では，シェーマや三次元画像を駆使して各領域の画像解剖がわかりやすく提示され，画像医学では各疾患，各病態を描画する最先端の画像が多用されている．また，改訂前に私が担当したIVRは，最近の進歩に合わせてかなりの変更となり，当時，最先端と思われていた手技でも省かれているものがあり，新しい手技が追加されている．

　すでに実績のある本講座がバージョンアップし，診療放射線技師をめざす学生の教科書として充実した内容になったことは間違いない．本書が今後も末永く読み続けられる教科書となることを願ってやまない．

2009年3月

　　　　　　　　　　　　　　　　　　　大阪大学大学院教授　医学系研究科放射線医学
　　　　　　　　　　　　　　　　　　　　　　　　　　　　　中 村 仁 信

目　次

第1章　放射線画像医学概論 …… 1

1　放射線医学の歴史（稲本一夫） …… 1
1. X線の発見 …… 1
    1) レントゲンの功績 …… 1
    2) 日本への情報伝達 …… 1
    3) 軍陣医学での普及 …… 2
    4) X線装置の国産化 …… 2
2. X線技術の発展 …… 2
    1) X線管 …… 2
    2) 高電圧発生装置 …… 3
3. 蛍光作用の利用 …… 3
    1) 蛍光板 …… 3
    2) X線透視 …… 3
    3) 増感紙 …… 3
4. 記録系の発達 …… 4
    1) 写真乾板 …… 4
    2) フィルムの国産化 …… 4
5. ラジウムの発見 …… 4
6. 放射線医学の出現 …… 4
    1) 日本の放射線医学の芽生え …… 4
    2) 専門診療科の出現 …… 4
    3) 学会の結成 …… 5
    4) 放射線科専門医 …… 5
    5) 診療放射線技師の養成 …… 5
    6) 診療放射線技師の業務 …… 5
    7) 医学物理士の誕生 …… 5

2　放射線診断学の概説（稲本一夫） …… 6
1. 外科学への応用 …… 6
    1) 骨の撮影 …… 6
    2) 骨の診断 …… 6
    3) 戦場での利用 …… 6
2. 胸部X線診断 …… 6
    1) 肺の診断 …… 6
    2) 透視より撮影へ …… 6
3. 造影剤の開発 …… 6
    1) 消化管系 …… 6
    2) 泌尿器系 …… 7
    3) 副作用 …… 7
4. 間接撮影の出現 …… 7
    1) 間接撮影の開発 …… 7
    2) 間接撮影の普及 …… 7
5. 第二次世界大戦以後 …… 7
    1) 戦争の終了 …… 7
    2) 原爆投下の影響 …… 7
    3) 高度経済成長期 …… 7
6. X線テレビの開発と二重造影 …… 8
    1) 暗室透視 …… 8
    2) X線テレビの開発 …… 8
    3) X線テレビの意義 …… 8
    4) 内視鏡の開発 …… 8
7. 自動現像機の出現 …… 8
8. 血管造影の進歩 …… 8
    1) セルディンガーの功績 …… 8
    2) 血管造影の意義 …… 8
9. CTの出現 …… 9
    1) 従来のX線撮影 …… 9
    2) CTの開発 …… 9
    3) CTの診断的意義 …… 9
    4) デジタル画像技術のきっかけ …… 9
10. デジタル時代 …… 9
11. CRの開発 …… 9
    1) CRの原理 …… 9
    2) CRの特徴 …… 10
    3) CRの普及 …… 10
12. デジタルX線テレビ …… 10
    1) デジタルX線テレビの特徴 …… 10
    2) 集検での利用 …… 11
    3) 災害時の利用 …… 11
13. 超音波診断装置の出現 …… 11
    1) 超音波の利用 …… 11
    2) 超音波診断の発展 …… 11
14. MRIの発展 …… 11
    1) MRIの出現 …… 11
    2) MRIの特徴 …… 12
15. PACSのアイディア …… 12
    1) PACSとは …… 12
    2) 画像電子保管 …… 12
    3) 遠隔診断の出現 …… 12
    4) 電子カルテへの発展 …… 12

3　核医学の概説（畑澤　順） …… 13
1. 核医学診断法 …… 13
2. 核医学に用いる放射性同位元素 …… 14
3. 核医学機器 …… 15
4. 核医学の撮像装置 …… 15
    1) シンチレーションカメラおよびSPECT …… 15
    2) PET …… 16

目次

- 5. 画像処理 ································· 17
- 6. 放射性医薬品 ························· 17
  - 1) SPECTで用いる放射性医薬品 ········ 17
  - 2) PETで用いる放射性医薬品 ··········· 17
- 7. SPECTとPETの臨床応用 ············ 17
- 8. 安全管理 ································· 17
- 4 今後の発展の方向（稲本一夫）········ 20
  - 1. X線発見100年とつぎの100年 ······ 20
    - 1) 要素技術の革命 ····················· 20
    - 2) 自動診断技術の発展 ················ 20
    - 3) 検査の流れの改善 ·················· 21
    - 4) 放射線科の中央化より分散化へ ···· 21
    - 5) 三次元画像技術の発展 ············· 21
  - 2. 分子画像技術の出現 ·················· 21

第2章　画像解剖学 ························ 23

- 1 骨格軟部系 ································ 23
  - 1. 頭　蓋（稲本一夫，小水　満）········· 23
    - 1) 頭蓋の全体的観察 ·················· 23
    - 2) 頭蓋正面撮影像 ···················· 23
    - 3) 頭蓋側面撮影像 ···················· 23
    - 4) 軸方向撮影（頭蓋底）像 ············ 27
    - 5) ウォーターズ撮影像 ················ 28
    - 6) コールドウェル撮影像 ·············· 28
  - 2. 頭頸部 ·································· 28
    - 1) 篩骨断層像 ························· 28
    - 2) 頭頸部側面像 ······················· 28
    - 3) 喉頭断層像 ························· 30
  - 3. 側頭骨（聴器）························· 31
    - 1) 断層撮影 ···························· 31
    - 2) 単純撮影 ···························· 32
  - 4. 脊　柱 ·································· 37
    - 1) 頸　椎 ······························· 37
    - 2) 胸　椎 ······························· 38
    - 3) 腰　椎 ······························· 40
    - 4) 仙骨・尾骨 ························· 41
  - 5. 骨　格 ·································· 42
    - 1) 胸　骨 ······························· 42
    - 2) 肋　骨 ······························· 42
    - 3) 肩関節 ······························· 43
    - 4) 上肢骨 ······························· 44
    - 5) 手の指骨 ···························· 47
    - 6) 骨盤（寛骨）························· 48
    - 7) 下肢骨 ······························· 49
    - 8) 足の指骨 ···························· 54
  - 6. 乳　房（小水　満）····················· 55
    - 乳房の解剖 ···························· 55
- 2 脳神経系（田中　壽）···················· 58
  - 1. 脳 ······································· 58
    - 1) 頭　蓋 ······························· 58
    - 2) 髄　膜 ······························· 58
    - 3) 脳の概観 ···························· 60
    - 4) 大　脳 ······························· 60
    - 5) 間　脳 ······························· 83
    - 6) 脳　幹 ······························· 85
    - 7) 小　脳 ······························· 85
    - 8) 脳室，脳脊髄液 ···················· 86
    - 9) 下垂体 ······························· 87
  - 2. 脳血管 ·································· 90
    - 1) 頭蓋外動脈 ························· 90
    - 2) 大脳の動脈 ························· 92
    - 3) 小脳，脳幹の動脈 ·················· 92
    - 4) 頭蓋内の静脈 ······················· 93
  - 3. 脊椎，脊髄 ···························· 93
    - 1) 脊　椎 ······························· 93
    - 2) 脊髄，脊髄神経 ···················· 93
- 3 胸　部（富山憲幸）······················ 97
  - 1. 胸部単純X線写真正面像 ············ 97
    - 1) 縦　隔 ······························· 98
    - 2) 肺　門 ······························· 98
    - 3) 系統的読影法 ······················· 98
    - 4) 左右の肺野の明るさの違い ········ 99
  - 2. 胸部単純X線写真側面像 ············ 100
  - 3. フィルムの経時的な比較の重要性 ··· 100
  - 4. 胸部CT解剖 ·························· 100
    - 1) CTの表示 ··························· 100
    - 2) 体循環と肺循環 ···················· 101
    - 3) 縦隔条件 ···························· 101
    - 4) 肺野条件 ···························· 103
  - 5. 肺の高分解能CT ···················· 103
  - 6. 肺の末梢構造 ························· 104
  - 7. 胸部MRI解剖 ························ 105
- 4 腹　部 ···································· 106
  - 1. 腹部単純X線像（金　東石）·········· 106
  - 2. 食　道 ·································· 106
    - 1) 解剖学的関係 ······················· 106
    - 2) 食道の狭窄部 ······················· 107
    - 3) 食道の各部位の名称 ················ 107
    - 4) 食道癌取扱い規約 ·················· 107
    - 5) 造影像 ······························· 108
  - 3. 胃 ······································· 108
    - 1) 解剖学的関係 ······················· 108
    - 2) 単純撮影 ···························· 109
    - 3) 胃の部位 ···························· 109
    - 4) 胃の蠕動 ···························· 109

            5）胃の粘膜 110
    4. 十二指腸 110
        1）解剖学的関係 110
        2）部 位 110
    5. 小 腸 110
    6. 大 腸 110
        1）解剖学的関係 110
        2）大腸の粘膜 112
        3）生理的狭窄部 112
    7. 肝内胆管 112
        1）解剖学的関係 112
        2）造 影 112
        3）部 位 112
    8. 胆嚢，胆嚢管，総胆管，膵管 113
        1）解剖学的関係 113
        2）部 位 113
    9. 泌尿器系（鳴海善文） 114
        1）解剖学的関係 114
        2）部 位 114
    10. 男性生殖器 115
        造 影 115
    11. 女性生殖器 115
        造 影 115
    12. 腹部大動脈造影（金 東石） 115
        1）腹腔動脈 115
        2）上腸間膜動脈 116
        3）下腸間膜動脈 117
        4）中副腎動脈 117
        5）腎動脈 117
        6）総腸骨動脈 117
    13. 門 脈 118
        1）脾静脈 118
        2）上腸間膜静脈 118
        3）下腸間膜静脈 118
    14. 下大静脈 118
        1）肝静脈 118
        2）腎静脈 118
        3）右精巣静脈あるいは右卵巣静脈 118
        4）総腸骨静脈 118
        5）奇静脈 118
        6）半奇静脈 118
        7）骨盤内静脈 118
    15. 腹部CT 119
        1）肝上部 119
        2）肝門部レベル 119
        3）胆嚢レベル 119
        4）女性骨盤レベル 120
        5）男性の大腿骨頭レベル 120
    16. 腹部MRI 120
        1）上腹部冠状断像 120
        2）女性骨盤矢状断像 120
        3）男性骨盤矢状断像 120
    17. 腹部超音波 121
        1）超音波画像表示 121
        2）上腹部の基本走査による超音波画像解剖 121
5 循環器系（石蔵文信） 125
    1. 循環と機能解剖学 125
        1）循 環 125
        2）機能解剖学 125
    2. 心臓の解剖 125
        1）心 室 126
        2）心 房 127
    3. 心臓の画像（全般） 127
    4. 左室長軸断面 127
        1）心エコー図 127
        2）MRI 128
        3）左室造影法 129
    5. 四腔像 129
        1）心エコー図 129
        2）CT像 129
    6. 短軸像 130
        心エコー図 130
    7. 心 膜 132
        1）心膜の解剖 132
        2）心膜の画像 132
    8. 冠動脈 132
        1）冠動脈の解剖 132
        2）冠動脈の画像 132
    9. 大動脈 134
        1）大動脈の解剖 134
        2）MRI画像 134
        3）CT画像 135
        4）心エコー図法 135
    10. 肺動脈 135

第3章 画像医学 137

1 骨・関節・軟部組織系 137
    1. 骨のX線画像法（田中 壽） 137
        1）骨の構造 137
        2）骨の形成・成長 138
        3）骨の病的状態 138
        4）広範・全身性の骨濃度の低下 139
        5）広範・全身性の骨濃度の上昇 139
        6）局所的な異常 142
        7）外 傷 143

- 2. 骨の核医学画像法（畑澤 順） ……… 145
  - 1）悪性腫瘍の骨転移，原発性骨腫瘍 …… 145
  - 2）骨外傷 …………………………………… 146
  - 3）代謝性疾患 ……………………………… 146
  - 4）大腿骨頭壊死症 ………………………… 146
- 3. 骨の血管造影法（田中 壽） ……………… 146
- 4. 骨の磁気共鳴画像法（柏木伸夫） ……… 147
  - 1）骨MRIの特徴 …………………………… 147
  - 2）各撮像法の特徴 ………………………… 147
- 5. 関節の磁気共鳴画像法（中西克之） …… 150
  - 1）関節の構造 ……………………………… 150
  - 2）MR撮像パラメータ …………………… 152
  - 3）膝関節 …………………………………… 153
  - 4）股関節 …………………………………… 156
  - 5）肩関節 …………………………………… 160
  - 6）肘関節 …………………………………… 160
  - 7）手関節ほか ……………………………… 163
- 6. 関節シンチグラフィ（畑澤 順） ……… 164
- 7. 軟部組織の磁気共鳴画像法（柏木伸夫） … 164

2 頭頸部・脳神経系（田中 壽，櫻井康介） … 165
- 1. 脳 ……………………………………………… 165
  - 1）出血性病変 ……………………………… 165
  - 2）虚血性病変 ……………………………… 167
  - 3）腫瘍性病変 ……………………………… 167
  - 4）炎症，脱髄，変性疾患 ………………… 169
  - 5）外 傷 …………………………………… 173
- 2. 脊髄・脊椎 …………………………………… 174
  - 1）腫 瘍 …………………………………… 174
  - 2）脊髄空洞症 ……………………………… 175
  - 3）その他の脊髄疾患 ……………………… 176
  - 4）脊椎症，椎間板ヘルニア ……………… 176
  - 5）椎間板炎，脊椎炎 ……………………… 176
- 3. 頭頸部 ………………………………………… 177
  - 1）耳 ………………………………………… 177
  - 2）鼻・副鼻腔 ……………………………… 177
  - 3）上咽頭 …………………………………… 178
  - 4）唾液腺 …………………………………… 178
  - 5）口腔，舌，中咽頭 ……………………… 178
  - 6）下咽頭，喉頭 …………………………… 180
  - 7）甲状腺 …………………………………… 180
  - 8）副甲状腺 ………………………………… 180

3 呼吸器・胸郭（富山憲幸） ………………… 181
- 1. 肺 癌 ………………………………………… 181
  - 1）画像所見 ………………………………… 181
  - 2）腫瘤影 …………………………………… 181
  - 3）症 例 …………………………………… 181
- 2. 縦隔腫瘍 ……………………………………… 182
  - 1）分 類 …………………………………… 182
  - 2）症 例 …………………………………… 183
- 3. 肺 炎 ………………………………………… 186
  - 1）肺炎の罹患 ……………………………… 186
  - 2）症 例 …………………………………… 186
- 4. びまん性肺疾患 ……………………………… 187
  - 1）画像診断 ………………………………… 187
  - 2）症 例 …………………………………… 187

4 心臓・脈管系（石蔵文信，内藤博昭） … 191
- 1. 画像診断法の特性 …………………………… 191
- 2. 心臓計測 ……………………………………… 191
  - 1）心血管造影法 …………………………… 191
  - 2）心エコー図法 …………………………… 192
  - 3）CT ……………………………………… 192
  - 4）MRI ……………………………………… 193
- 3. 疾患ごとの検査法の選択とその画像情報
  ………………………………………………… 194
  - 1）先天性心疾患 …………………………… 194
  - 2）弁膜症 …………………………………… 195
  - 3）感染性心内膜炎 ………………………… 198
  - 4）虚血性心疾患 …………………………… 198
  - 5）心臓腫瘍 ………………………………… 202
  - 6）心膜炎 …………………………………… 202
  - 7）大動脈瘤 ………………………………… 204

5 消化器系 ……………………………………… 206
- 1. 腹部単純像（稲本一夫） …………………… 206
  - 1）石灰化像 ………………………………… 206
  - 2）ガス像 …………………………………… 206
  - 3）腹 水 …………………………………… 207
- 2. 食 道 ………………………………………… 207
  - 1）食道憩室 ………………………………… 207
  - 2）食道裂孔ヘルニア ……………………… 207
  - 3）食道炎と潰瘍 …………………………… 207
  - 4）アカラジア ……………………………… 207
  - 5）食道静脈瘤 ……………………………… 207
  - 6）食道癌 …………………………………… 207
  - 7）食道良性腫瘍 …………………………… 208
- 3. 胃 ……………………………………………… 208
  - 1）胃 炎 …………………………………… 208
  - 2）胃潰瘍 …………………………………… 208
  - 3）早期胃癌 ………………………………… 209
  - 4）進行胃癌 ………………………………… 209
  - 5）ポリープ ………………………………… 211
  - 6）胃粘膜下腫瘍 …………………………… 211
- 4. 十二指腸 ……………………………………… 211
  - 1）十二指腸潰瘍 …………………………… 211
  - 2）憩 室 …………………………………… 212
- 5. 小 腸 ………………………………………… 212
  - 1）限局性腸炎（クローン病） …………… 212

- 2）悪性リンパ腫 212
- 6. 大　腸 212
  - 1）腸重積 212
  - 2）憩　室 213
  - 3）潰瘍性大腸炎 213
  - 4）クローン病 213
  - 5）ポリープ 213
  - 6）大腸癌 213
- 7. 肝　臓（金　東石）................. 214
  - 1）びまん性肝疾患 214
  - 2）肝腫瘤性病変 215
- 8. 胆　嚢 217
  - 1）胆石症 217
  - 2）胆嚢炎 218
  - 3）胆嚢癌 218
  - 4）胆管癌 218
- 9. 膵　臓 219
  - 1）炎症性膵疾患 219
  - 2）膵腫瘤性病変 219

6　泌尿器・生殖器系（鳴海善文）.... 222
- 1. 腎　臓 222
  - 1）位置・回転異常 222
  - 2）腎盂腎炎 222
  - 3）腎嚢胞 223
  - 4）嚢胞腎 223
  - 5）海綿腎 224
  - 6）腎細胞癌 224
  - 7）ウィルムス腫瘍 224
  - 8）腎盂腫瘍 224
  - 9）腎結石 226
  - 10）腎石灰化症 226
  - 11）水腎症 226
  - 12）腎血管性高血圧症 226
- 2. 尿　管 227
  - 1）尿管結石 227
  - 2）尿管腫瘍 227
- 3. 膀　胱 227
  - 1）膀胱腫瘍 227
  - 2）膀胱結石 227
  - 3）膀胱炎 227
  - 4）神経因性膀胱 227
  - 5）尿管瘤 228
- 4. 前立腺 228
  - 1）前立腺肥大 228
  - 2）前立腺癌 228
- 5. 子　宮 229
  - 1）子宮筋腫 229
  - 2）子宮頸癌 229
  - 3）卵巣腫瘍 229
- 6. 副腎・後腹膜腔 230
  - 1）神経芽細胞腫 230
  - 2）副腎皮質腺腫 230
  - 3）褐色細胞腫 230
  - 4）後腹膜腫瘍 230

第4章　IVR（友田　要）............ 231

1　IVRとは 231
2　IVRのデバイス 231
- 1. カテーテルとガイドワイヤー .. 231
- 2. 塞栓物質 232
- 3. ステント 233

3　血管系IVR 233
- 1. 血管塞栓術 233
  - 1）動脈塞栓術 233
  - 2）門脈・静脈系の塞栓術 238
- 2. 血管形成術（PTA）................. 239
  - 1）四肢，腎臓のPTA 239
  - 2）経皮的肝内門脈静脈短絡術（TIPS）.. 239
- 3. 下大静脈フィルタ 241

4　非血管系IVR 241
- 1. 経皮経肝胆管ドレナージ（PTCD）... 241
- 2. 膿瘍ドレナージ 242
- 3. ラジオ波焼灼術（RFA）......... 242

索　引 245
　和文索引
　欧文索引

第1章　放射線画像医学概論

1　放射線医学の歴史

1．X線の発見

1）レントゲンの功績

19世紀の末，ドイツ・ビュルツブルグ大学の物理学教授であったレントゲン（W. C. Röntgen）が陰極線の実験をしていた．

1895（明治28）年11月8日午後4時，可視光線がもれるのを防ぐため黒い紙で念入りに包まれた放電管（クルークス管）のガラスの管壁が緑青色に発光し，管を包む黒い紙のおおいを通して，たまたま2m先に置いてあった白金シアン化バリウムを塗った薄い蛍光板を発光させた．彼は物体を透過し，蛍光板を発光させる不思議な光線があることを考え，それを"X線"と名づけた（**図 1-1**）．さらに妻の手をX線で撮影し，世界で初めてのX線写真を世に発表した．

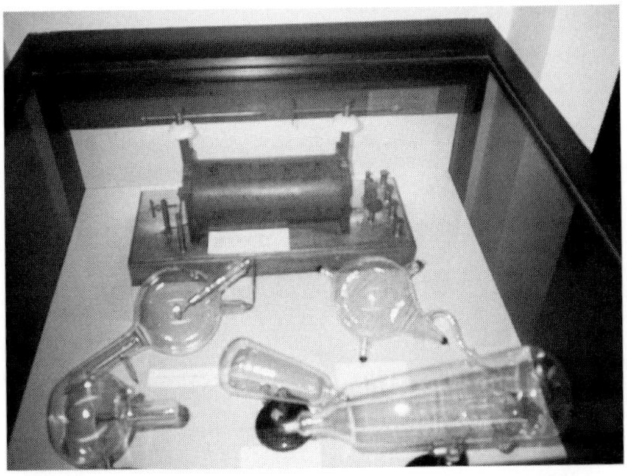

レントゲンが，ビュルツブルグ大学でX線を発見したときの模様である．X線が発見された日は放射線医学の誕生日といえよう．このように誕生年月日が明らかな学問は，おそらくほかにはないであろう．

彼は精力的に実験を続け，同年12月28日にビュルツブルグ物理医学協会報に論文を提出した．これは翌年1月に発行された，1895年第9号に掲載された「放射線の1新種について」と題する論文は，X線の直進性，透過性，蛍光作用，写真作用の特性を明らかにした．

2）日本への情報伝達

日本人でレントゲンのX線発見を初めて知ったのは，当時ドイツに留学していた物理学者の長岡半太郎（のちに初代大阪帝国大学総長）であった．彼は1896（明治29）年1月4日にベルリン物理学会50周年祭に参加した．会場では各種の珍しい物理実験の披露があり，その前年の暮れにレントゲン教授が発見したばかりの，X線を使用して撮影した写真も展示されていた．これは公開の席でのレントゲン教授のX線発見発表の第1号であった．それを見た長岡はただちに日本へ伝えた．その内容は科学情報を毎月報じる当時の東洋学藝雑誌174号（1896年3月25日発行）に掲載された．それより前の2月29日の東京医事新誌にも速報が載っているので，正確には第1報ではないが，詳細な学術情報を知らせたのは長岡の大きな功績である．

図 1-1　レントゲンがX線発生実験に使用した装置（ドイツ・ビュルツ大学レントゲン記念室で著者撮影）

長岡の師であった旧帝国大学（のちの東京帝国大学）理科大学物理学教授の山川健次郎（のちの東京帝国大学総長）は，帝国大学の鶴田賢次，旧制第一高等学校の山口鋭之助，水野敏之丞に追試を命じ，X線発見の4カ月後の1896（明治29）年3月中旬に成功する快挙を遂げた．京都では島津製作所の2代目島津源蔵が，旧制第三高等学校の村岡範為馳教授の協力を得て，その年の10月10日にX線発生に成功した．そして実用化に向け大きな第一歩を踏み出した．

3）軍陣医学での普及

実用的なX線装置を日本にもたらしたのは，陸軍軍医芳賀栄次郎であった．彼は1896（明治29）年7月より翌々年の1898（明治31）年6月まで，駐独日本大使館に駐在武官として派遣され，ベルリンの陸軍病院でX線装置の運用を学ぶ機会があった．X線の効果に驚いた芳賀は，帰国の際に自費でX線装置を購入して日本へ持ち帰り，東京の軍医学校に設置した．この装置は現存していて，東京の自衛隊衛生学校 彰古館に保存されている．日本のみならず世界的にも貴重な文化遺産である．

芳賀の持ち帰った装置はさっそく使用された．極めつきは，寺内正毅陸軍大臣の西南戦争時の古傷（部位不詳）の診断に役立ったことであり，その結果，陸軍は毎年2基ずつドイツから購入することになった．

X線は骨折や榴弾の検出に役立つことは，当時気がつかれていた．1897年のギリシア・トルコ戦争に最初に使用されたとの記録が残っている．しかし本格的に使用されたのは，1900（明治33）年の北清事変であった．派遣された芳賀はX線装置を駆使して，銃弾の検出や骨折の診断を行った．その成功は，日露戦争（1904～1905年）につながる．芳賀らは野戦病院にX線装置を持ち込み，人力式の発電機をまわし電気を得て撮影を行った．当時すでに日本内地の陸・海軍病院にX線装置がおかれ，活躍していたことは，見学に訪れた欧米の軍医たちの報告にもみられる．軍事面が先行していたとはいえ，X線装置の普及ではすでに先進国であった．

しかし当時は放射線防護の考えはなく，そのための犠牲者もでた．芳賀によると，北清事変の際に撮影に当たっていた看護手は放射線皮膚潰瘍で指を2, 3本落としたし，顔は火傷で醜くなり，眉毛も抜けてしまったと報告している．

4）X線装置の国産化

島津源蔵がX線発生実験にいち早く成功し，さらにX線の原理を理解させるために，1897（明治30）年に教育用X線装置を製作した．今日でも京都の島津創業記念館でその姿を見ることができる．

本格的にX線装置を国産化するには，電源，X線管などの要素技術の進歩が必要であった．幾多の失敗ののち，1909（明治42）年に島津製作所が日本製として最初の医療用X線装置を完成し，陸軍国府台衛戍病院に納入した．さらに1911（明治44）年に，交流を直流に変えて電源として使用した感応コイル式大型医療用X線装置を完成させ，大津日赤病院に納入した．当時の日本の技術水準の高さを知ることができる．

わが国がいち早く独自にX線装置を製造できたということは，のちのフィルムの国産化と併せ，わが国の放射線医学・技術の発展に大きく寄与した．先人たちの努力に大いに感謝しなければならない．

2. X線技術の発展

1）X線管

X線発見のころに使われていたX線管は，2本の白金フィラメントを，それぞれ正，負の電極につないだ簡単な構造のガラス球であった．そして強い陰極線ビームがガラスの大きな壁面に当たると，X線が発生した．

1913年に，クーリッジ（W. D. Coolidge）により発明され，今日のX線管の原型となったクーリッジ管は，陰極のタングステンフィラメントを白熱させ，電子線束を陽極へ向け放射させる．管を完全

な真空にすることで，電子とガスイオンの衝突が避けられ，電子線束を有効に利用できた．そして陰極フィラメントを流れる電流の強さが，X線の線量を決定する．電流強度の選択で，X線の線質を左右することができるようになった．

1929年に，フィリプス社が回転陽極管を発表した．これは陰極線に当たるターゲットを速く回転させることによって，ターゲットの比較的冷たい部分がつぎつぎと焦点になる方式で，従来の静止ターゲットで焦点の温度が上がりすぎる問題が解決された．回転陽極X線管の実用化によって，大負荷短時間ばく射，小焦点高鮮鋭度の撮影が可能になり，放射線診断学の発展に大きく寄与した．

2）高電圧発生装置

一般にX線装置は，巻数比の大きい変圧器により高電圧を発生させる．これを陽極と熱陰極からなるX線管に加えて，X線を発生させる．初期には，高電圧発生器は静電式と誘導コイル式の2種類があった．

1915年，ダッシュマン（S. Dashman）は熱電子放射整流管を開発し，ケノトロン（Kenotron）と名づけた．ケノトロン整流器は，真空管の真空度を上げ，かつ熱陰極型にした．その原理はクーリッジ管とよく似ている．

ケノトロン整流器が実用化され市販されたのは1926年である．この出現によって，従来に比し高いX線エネルギーを発生させることが可能となった．

1920年代末までに，多種類のクーリッジ管，ケノトロンが出そろい，X線装置の安全対策も考えられるようになってきた．そしてX線撮影装置は，今日使っているものに近いものができあがった．

3. 蛍光作用の利用

蛍光は，物質に光を当てたとき，その物質から光を発することをいう．レントゲンのX線発見の機縁になったのも，X線の蛍光作用であり，X線透視診断，X線写真の作成に大きく貢献した．そしてのちには，X線間接撮影，X線テレビ，シンチスキャナの開発に関与した．

1）蛍光板

X線発見当時，すでに蛍光作用は知られていたし，蛍光板も普及していた．そこでまず蛍光板の利用に目がつけられ，診断手段としてのX線透視の画像形成に使用された．そしてX線撮影を短時間で行えるようにするため増感紙が考え出され，蛍光板は増感紙としても使用された．

2）X線透視

X線で人体を透視し観察するX線透視は，X線発見後大流行となり，さまざまな名称の道具が発表された．初期には手持ち式の暗箱で観察する簡単なものであった．

エジソン（T. A. Edison）が，1896年3月に発表したフルオロスコープ（Fluoroscope）は，蛍光板にタングステン酸カルシウムを使用し，それまでのシアン化白金バリウムよりはるかに明るい画像を得ることができた．

3）増感紙

X線が発見された直後には，X線画像の作成にはX線の写真作用を直接利用していた．そのため大量のX線を長時間人体に照射しなければならなかった．そこで出現したのがX線の蛍光作用を利用した増感紙の使用であった．つまり蛍光板である増感紙をX線で照射して光らせ，効率よく写真乾板（のちにはフィルム）に画像を印像するものである．この方式は低照射線量で短時間の撮影を可能にした．

今日使用されている増感紙はX線照射で，青から紫外領域にわたる明るい光を発する物質でできている．この光を写真乳剤に印像するのである．

1918年，イーストマン・コダック社が，Duplitized Film を実用化した．これはフィルムの両面に乳剤を塗布したものである．

パターソン（C. Patterson）はそれに対応して，

前のほうが薄く，後ろのほうが厚い1対の増感紙を作った．これら2枚の増感紙の間にフィルムを挟んで，金属製のカセッテに収めた．この形は，今日でもアナログX線撮影の基本的な型として生き残っている．

4. 記録系の発達

1）写真乾板

写真撮影の際に使用する感光材料として，1871年イギリスのマドックス（R. L. Madox）が写真乾板を発明した．これは，ゼラチンに感光剤をまぶした乳剤をガラスの薄板に塗布したものであった．この写真乾板はX線撮影にも使用されていた．しかし1918年のコダック社の新しいX線フィルムDuplitized Filmの発表とともに使命を終えた．

2）フィルムの国産化

わが国では1902（明治35）年に六桜社（現在のコニカ・ミノルタ）が創立され，写真乾板の製造が始まった．1922（大正11）年には，富士フイルムが写真用乾板をXレイフィルムに転換し，その増産に努めて国産の画像記録媒体ができあがってきた．フィルムの製造には資本と技術が必要であり，今日世界で数社しか作っていない．実にそのうちの2社が日本に存在している．

諸外国ではX線フィルムを他国からの輸入に頼っていることが多く，発展途上国では高価なフィルムを使用できず，透視診断のみですましていることが多い．その点，わが国には世界的なフィルムメーカが，早くから存在したのは特筆すべきことであり，放射線医学の発展のみならず，国民の健康水準の保持に大きく貢献していると評価できる．

5. ラジウムの発見

レントゲンがX線を発見したのと同じころの1896年，フランスのベクレル（H. Becquerel）がウラニウムの実験中，物質透過性がある放射線を発見した．

1898年，キュリー（Curie）夫妻はラジウムを発見した．ラジウムはウラニウムとは桁違いに強い放射線をもっている．精製されたラジウムは，医学に使用されることになった．

ラジウム治療は，ラジウムからの放射線を人体の組織に作用させる．X線と違い，高電圧電源などの巨大な装置を必要としない．治療の目的に応じて，種々の方法が考え出された．とくに子宮癌，直腸癌，喉頭癌，咽頭癌，食道癌のように体内深くにあり，かつ体腔に面している癌には，腔内に挿入し照射する腔内照射として発展した．X線とラジウムの発見は，放射線医学を生み出すきっかけとなった．

6. 放射線医学の出現

放射線医学の教育は，1897年パリ大学医学部でクルメル（F. D. Courmelles）によって始められている．この最初の教育は，おもにX線の装置と技術，操作法やこれまでの成果を扱った．そしてその内容は，教科書としても出版された．

その後，第一次世界大戦を契機に，放射線専門医，放射線技師が出現する．初期には軍陣医学への利用が先行し，軍医学校で，レントゲン撮影診断法の教育が盛んに行われた．

1）日本の放射線医学の芽生え

X線発見後10年を経過したころから，日本でもX線診療が盛んになってきた．診断面では外科・整形外科での利用が先行したが，内科（消化器，呼吸器，循環器）にも及んできた．治療面では皮膚科・婦人科で，ラジウム治療，X線治療が試みられている．

2）専門診療科の出現

藤波剛一（1880〜1942）が，1902〜1912（明治35〜大正元）年にウィーンに留学し，日本の放射線医学専門家のさきがけとなる．彼は1912（大正

元)年に順天堂医院,続いて済生会本院にレントゲン科を開設し,東京レントゲン研究会を創設した.

1920(大正9)年に藤波はレントゲン科の独立を主張し,同年7月,慶応大学医学部に初めて理学的診療科教室を設立し,外来治療を開始した.

関西では1925(大正14)年に大阪医科大学(大阪大学医学部の前身)に理学的診療学講座が創設され,診療科としてレントゲン科が開設された.この科は中央診療科としての性格をもち,X線診断・治療を集中的に行い,その発展につくした.今日,放射線科が中央化しているが,当時としては珍しいものであった.

3) 学会の結成

1923(大正12)年,日本レントゲン学会が創立され,第1回大会が開かれた.その後,1933(昭和8)年専門医による学会を目ざした分裂騒ぎもあったが,1940(昭和15)年には日本医学放射線学会として統一され,今日に至っている.現在,会員数約1万名を擁している(2020年現在).

4) 放射線科専門医

日本の大学医学部82校すべてに放射線医学講座があり,年々入局志望者も増加し,専門医による放射線診療が行われている.

1974(昭和49)年には日本医学放射線学会認定の専門医制度が発足した.現在,放射線診断と治療の専門医に分かれ,合わせて6,000名以上の専門医が誕生し(2014年),大学,病院の放射線科(部)で診療に当たっている.

臨床放射線医学の広さと進歩の早さで,人員的に十分カバーできない状態が続いているが,専門医の増加により近い将来に解決されるであろう.

5) 診療放射線技師の養成

診療放射線技師養成は,1927(昭和2)年9月18日に島津レントゲン技師講習所が京都に設立され,12月1日に23名の入学生があったのを始まりとする.しかし戦後に至るまで教育機関は普及せず,X線技術の教育の主力は,大学医学部附属病院における徒弟的教育であった.

1951(昭和26)年に診療エックス線技師法,同法施行規則が制定され,2年制教育が始まった.国立大学医学部に附属した最初の学校として,1952(昭和27)年に大阪大学医学部付属診療エックス線技師学校が設立された.その後X線以外の放射線の利用が広がったことで,診療エックス線技師では対応しきれなくなり,1968(昭和43)年に診療エックス線技師に加え診療放射線技師が誕生した.教育面では,1967(昭和42)年に,大阪大学医療技術短期大学部(3年制)が設立され,3年制教育が行われるようになった.そして1993(平成5)年には国立大学初の4年制教育機関として,大阪大学医学部保健学科が誕生した.

6) 診療放射線技師の業務

診療放射線技師は,初期はX線のみを業務の対象としていたが,核医学,放射線治療,放射線管理と職域が広がっていった.さらに,1993年には,非放射線の核磁気共鳴,超音波,眼底カメラの職務が加わった.

7) 医学物理士の誕生

4年制教育が発展し,その卒業生は大学院に進学するようになった.診療放射線技師の基礎教育と臨床経験をもとに,さらに新しい職種として医学物理士が誕生している.まだ国家資格ではなく学会認定だが,750名(2014年)を数え,同じく学会認定の放射線科専門医と提携し,放射線医療の内容の高度化に対応していて,医療現場や医療産業に活躍の場がある.

放射線医学は,100年以上の歴史をもつ学問領域である.物理学と医学が深いかかわりをもち,工学がその発展に寄与してきた.まさに学際領域の学問といえよう.今後は放射線のみならず,非放射線の利用へと限りなき発展が期待されている.

2 放射線診断学の概説

1. 外科学への応用

1) 骨の撮影

初期のX線装置では，身体の厚い部分の撮影が困難であった．主として手足の骨および異物を対象に発展した．弾丸の発見にも威力を発揮した．その結果，戦場でX線が利用されることになった．

2) 骨の診断

骨のX線診断に関する研究は，すでに20世紀初頭に，つぎつぎと発表されている．たとえば，無菌性骨壊死症候群は，1900年代に骨・関節のX線診断の普及とともに相ついで発表された．今日その発表者の名前を冠した病名，ケーラー（Köhler）病（舟状骨，中足骨），キーンベック（Kienböck）病（月状骨）の名が残っている．

3) 戦場での利用

1904～1905（明治37～38）年の日露戦争の成果をもとに，1914～1918（大正3～7）年の第一次世界大戦では，可搬型装置を積んだレントゲン車が活躍することになった．とくにラジウムを発見したキュリー夫人は，レントゲン車のX線装置の操作をする人たちの教育に大きな功績があった．第一次世界大戦は，X線の普及とともに放射線専門医，放射線技師を輩出させるきっかけともなったのである．

2. 胸部X線診断

1) 肺の診断

肺は空気含有量が多く，X線が透視しやすいところから，早くからX線透視法の対象となった．1897年ドイツのグルンマッハ（E. Grunmach）は，早くも肺の腫瘍と肺結核の石灰化巣を観察している．アメリカのウィリアムス（F. H. Williams）の肺炎の観察では，罹患肺の濃度がきわめて濃くなると，横隔膜の運動が制限されることを報告している．

胸部X線診断のそのころの主たる研究対象は，結核であった．その傾向は第二次世界大戦後，結核が減少する時期まで続く．

2) 透視より撮影へ

19世紀末より，胸部X線診断の重点は，透視法からX線写真法に移っていく．これには1899年のリーデル（H. Rieder），ローゼンタール（J. Rosenthal）らの瞬間撮影法の開発が寄与している．透視法による放射線障害の危険が指摘されたこともあって，写真乾板よりフィルムへの技術開発が進んだ．

3. 造影剤の開発

X線診断が骨格系統や弾丸などの描出から，広く臓器診断に利用されるのには，造影剤の開発が必要であった．

1) 消化管系

初期には，消化管検査に次硝酸ビスマスが使用されていたが，造影能は十分でなかった．また少量投与された場合にも，死亡事故を起こすことがあった．

1910年に，初めて硫酸バリウムが使用された．その後，今日に至るまで，さまざまな改良が加えられたが，本質的にはまったく同じ形で臨床に使用されている．

2 放射線診断学の概説

2) 泌尿器系

泌尿器系の造影は，長らく尿道よりカテーテルを挿入する方法がとられていた．

1923年，オズボーン（E. D. Osborne）らはヨウ化ナトリウムを投与した患者で，尿路系が造影されていることを発見した．これをきっかけに，水溶性ヨード造影剤の静脈注入による診断法が開発された．現在使われているものと原理的に変わらないヨード造影剤ができあがったことは，泌尿器系の診断のみならず，血管造影の発展にも大きく寄与した．

3) 副作用

水溶性ヨード造影剤は，副作用が出現するところが弱点であった．イオン性造影剤は浸透圧が血液の5～11倍という高張液であり，これが副作用の原因の一つと考えられていた．

1980年代に，低浸透性造影剤（非イオン性と一部はイオン性）が開発された．従来の造影剤に比し浸透圧が低く，血液とほぼ等張であり，副作用は著しく減少してきている．

4. 間接撮影の出現

胸部のX線診断は，造影剤を用いる必要がなく，簡単に撮影でき，診断性能が高いことが知れわたった．とくに第二次世界大戦前の国民病であった結核の診断に，なくてはならないものであった．しかし，X線フィルムが高価であることから，集団検診は困難と考えられていた．

1) 間接撮影の開発

1936（昭和11）年，古賀良彦がレントゲン間接撮影法を考案した．この方法は従来のX線フィルムを使用せず，通常の写真フィルムを使用して，蛍光板に結像した人体の画像を記録するもので，直接撮影X線フィルムに比しフィルムサイズが小さく，経済性に優れ，多人数の撮影ができる画期的な発明であった．折から戦争に備えて兵力増強を行っていた軍部は，兵営から結核患者を閉め出すことに腐心していた．結核は感染力が強く，兵士に次から次へと感染していくと，戦わずして兵力を消耗してしまうからである．そこで間接撮影は徴兵時の健康診断にさっそく用いられ，結核の発見に役立てた．ここでもX線は軍事に使われることとなったのである．

2) 間接撮影の普及

間接撮影はその後，学童・一般住民の結核健診に広がり，第二次世界大戦後の結核撲滅に貢献した．結核が少なくなった現在では，肺癌の発見に役立てられている．さらに1960年以後は胃集団検診に用いられ，胃癌の発見に大きな威力を発揮した．

5. 第二次世界大戦以後

1) 戦争の終了

日本では，比較的早くからX線の医学応用が始まっていたので，すでに相当のレベルに達して普及していた．この時期までに，放射線機器や材料の多くが国産化されていたことも，特筆すべきである．しかし空襲により全国の放射線診療施設の多くが焼失した．

第二次世界大戦の終了した1945年は，奇しくもレントゲンがX線を発見して満50年である．

2) 原爆投下の影響

第二次世界大戦末期，日本は世界で唯一の原子爆弾被爆国になった．広島・長崎への原爆投下と，住民の被ばく症状の発現，放射線障害による死亡は，放射線医学を学ぶ者を減少させた．研究の主眼は臨床的なものより放射線生物学へと移っていった．

3) 高度経済成長期

1960（昭和35）年ころからの高度経済成長期は，結核が減少し，胃癌，循環器疾患，脳神経疾患が日本人の主要死亡原因となる時代となった．それに対応する放射線診断装置が開発された．核医学の

第 1 章　放射線画像医学概論

誕生，高エネルギー放射線治療の出現など，放射線医学は飛躍的な進歩をとげた．

6．X 線テレビの開発と二重造影

1）暗室透視

消化管透視は，長い間，暗室で蛍光板を観察する方式で行われていた．術者も被ばくする危険な検査であり，安全な方式が求められていた．それに胃の疾患が増えるにつれて，検査を受ける人たちも増加してきたにもかかわらず，検査数も限られていた．

2）X 線テレビの開発

1953（昭和 28）年に日本のテレビ放送が始まった．同じころに開発された蛍光増倍管（イメージインテンシファイア image intensifier : I.I.）が発売され，それを利用することで，いままでとは比較にならない明るい透視画像を観察できるようになった．そして，I.I.とテレビ技術がドッキングすることで，X 線テレビが開発された．

大阪府立成人病センターの松田一は，1960（昭和 35）年に遠隔式 X 線テレビの試作に成功し，翌年から臨床に使用した．

3）X 線テレビの意義

医師と医療スタッフは，鉛ガラスの防護スクリーンを隔てた別室の操作卓から透視で得られた画像を刻々チェックしながら，患者のあらゆる動きを制御する．さらに撮影系に改善が加えられ，多数のフィルム（カセッテ）を装備し，透視像を見ながら狙撃撮影ができるようになった．まさに従来の暗室透視では考えられない，大きな技術革新である．胃癌の増加に対さねばならない社会的ニーズが，放射線医学に新しい装置を与えたのである．

当時，白壁彦夫らによって開発された胃二重造影ともども胃癌の早期発見に大きく貢献した．

4）内視鏡の開発

そのころには胃内視鏡が開発され，両者の競合は胃癌の診断技術をさらに進歩させた．今日，日本の胃癌死亡率が減少傾向にあるのは，これらの画像技術の進歩と，集団検診システムの普及に負うところが大きい．

7．自動現像機の出現

1950 年代初めより普及を始めた自動現像機は，放射線科の業務を著しく改善した．コダック社のロール方式は，当初 8 分間で現像より乾燥までを処理した．従来の暗室での手現像に比し，驚異的なスピードアップが図られた．放射線科から，いわゆる暗室業務を追放し，能率向上に寄与した．

今日の放射線科が，従来とは比較にならない大量の画像を生産する部門になったのは，自動現像機の出現に負うところが大きい．

8．血管造影の進歩

1）セルディンガーの功績

血管を造影しようとする試みは，X 線発見後にいち早くみられる．しかし血管造影が本格化したのは，1952 年スウェーデンのセルディンガー（S. I. Seldinger）が，特殊な穿刺針を開発してからである．皮膚を通して針を大腿動脈へ打ち，ガイドワイヤーと，それを伝わってカテーテルの挿入が可能となった．

同じころ，短時間間隔で連続撮影が可能な X 線装置と，造影剤の高速注入，フィルムの高速連続送り装置ができあがり，血管造影の今日の形が完成した．

2）血管造影の意義

血管造影は，X 線装置の進歩と医療技術との結合によって形成されたものとして，もっとも典型的な

成功例である．今日のデジタル血管造影 DSA への発展と，血管造影技術を応用した治療（インターベンショナルラジオロジー interventional radiology：IVR）への広がりの基礎となったし，心循環器系の診断治療，たとえば心臓手術の飛躍的な進歩をもたらしたと評価され，各種臓器の病変の診断と治療に，大きな力をもたらした．

9．CTの出現

1）従来のX線撮影

X線撮影は，1つの平面上に三次元の構造を投影したもので，多くの情報が重なり合う．確かに断層撮影は出現していたが，断層面は人体の体軸（長軸）に沿っていたし，画像も鮮明ではなかった．

2）CTの開発

1972年に，イギリスのハウンスフィールド（G. N. Hounsfield）が完成させた EMI スキャナは，頭蓋内の病変の描出に成功した．その後，全身スキャナに発展した computed tomography（CT）は，放射線診断学に革命的な進歩を与えた．その業績で彼はノーベル賞を受賞した．

3）CTの診断的意義

CTは従来，むずかしいとされていた脳実質内，腹腔内の病変の発見に威力を発揮した．脳腫瘍，肝臓癌，膵臓癌などの癌病変のみならず，脳出血，脳梗塞，急性腹症，外傷へと限りなく，その利用範囲は広がった．

1970年代よりわが国の3大死亡原因は，悪性腫瘍，脳循環障害，心疾患となってきた．これらの疾患の診断に，CTは大きく貢献した．CTの出現は，画像診断の時代をもたらし，放射線医学を大きくステップアップさせた．

4）デジタル画像技術のきっかけ

CTはコンピュータを用いた画像処理を，初めて実用化した装置として知られている．信号検出に従来の増感紙-フィルム系でなく，ゼノンなどの検出器を用い，得られた信号をコンピュータアルゴリズムで処理して画像を構成した．そして CT 装置の検出器の増加と，回転速度が限りなく速くなっていくことで，診断精度の向上と三次元画像の作成を容易にし，CT出現当時には想像もつかなかった，新しい診断性能が生まれてきている．

CT はその後のデジタル画像技術の始まりと考えられ，その意味でレントゲンのX線発見以来の快挙として評価されている．

10．デジタル時代

X線の発見以来，長い間，増感紙-フィルム系のX線画像が中心となってきた．きわめて精細，かつ鮮明な高解像度画像が得られ，その技術は成熟し，ほぼ完成に近い．この方式は急激に衰えることはない．しかし今後はデジタル画像が主流になってくる．デジタル画像の方式として，コンピューテッドラジオグラフィ（CR）とデジタルX線テレビがある．

11．CRの開発

1）CRの原理

1981（昭和56）年，富士フイルムが Fuji Computed Radiography（FCR）の開発に成功した．従来のフィルムの代わりに，イメージングプレート（IP）に情報を蓄積する．これをレーザスキャンによって発光させて読み取り，デジタル化し，コンピュータで画像処理したのち，CRT（陰極線管）に表示するとともに，レーザプリンタを用いてフィルムに記録することができる．

CRは輝尽性蛍光体をX線の受光系として利用している．輝尽性蛍光現象は，刺激を中断して発光が消えたあとに，発光波長より長波長の光を照射することで，発光が一時的に強くなる現象である．そのような蛍光体を，**輝尽性蛍光体**とよぶ．

FCR（富士フイルム）のイメージングプレート（IP）は，臭フッ化バリウム（BaFBr:Eu^{2+}）蛍光体を，フィルム上に塗布した二次元画像センサである．
　①輝尽性蛍光体をX線で照射すると，そのエネルギーは蛍光体に蓄積される．
　②レーザビームを照射すると，その蓄積エネルギーが光に変換され，読み取られる．
　③光電変換された電気信号はA/D変換されて，高速画像処理機に入力される．
　④各種のデジタル画像処理が行われる．
　⑤ふたたび電気信号になり，CRTに表示される．
　⑥光に変換されフィルムに記録できる．

2）CRの特徴

このような複雑な過程を経るCRには，つぎのメリットがある．
　①撮影する立場からすると，画像処理でカバーされるので，つねに安定した画像が得られる．
　②診断側からは，画像処理により情報量が増え，診断能が上がる．CRの出現によって，アナログ方式では不可能であった画像処理が容易となり，診断精度の向上が図られた．たとえば，重なりのために診断が困難であった肺・縦隔の腫瘍の検出に役だっている．
　③IPのダイナミックレンジが広い．撮影部位によっては，従来の線量に比してかなり低い線量を用いても，診断可能なX線像が得られる．
　④PACS（picture archiving and communication system，画像保管伝送システム）の構成要素となりうる．

3）CRの普及

従来の増感紙-フィルム系との画質比較論争の時期もあったが，今日ではほぼそれが克服され，広く普及している．しかし，従来の増感紙-フィルム系の代替としてまだ考えられているところもあって，技術革新の成果が十分に生かされていない．病院内PACSへの積極的利用とか，遠隔地への画像伝送（teleradiology），災害時の活用など，従来の枠にとらわれない利用を考えていかねばならない．

さらに1996（平成8）年にはキヤノンが平面状のフラットパネルを使用したデジタルラジオグラフィ（digital radiography：DR）のシステムを発表した．この方式は高い解像度を有し，従来のフィルムと同じ大判サイズで撮影ができる．CRやDRの出現はデジタル方式の普及を一気に加速した．

12．デジタルX線テレビ

従来の透視撮影の基本要素である蛍光増倍管（イメージインテンシファイア：I.I.）を通して得られる透視X線像を，デジタル処理して画像を作成する方法である．血管造影によく利用されているDSA（digital subtraction angiography）は，コンピュータにより，時間差分法などサブトラクション処理を行っている．

1）デジタルX線テレビの特徴

デジタルX線テレビは，胃透視に利用されて広く普及している．とくにI.I.を大口径化し，解像度を上げ，高精細TVカメラ，高速画像処理装置，高精細画像表示装置を使用して精度を上げてきている．従来のアナログタイプのX線テレビに比し，つぎのような優れた特徴を有している．
　①I.I.を大口径（12インチ以上）にすることで，腹部全体がおさまる．胃透視検査では，胃の形がほとんど入ってしまう．胃の形がもっとも大きく写る立位充満像でも，わずかに上下が欠けるくらいで，苦にならない．胸部でも，少し小さい人なら，すべてが1画面におさまる．
　②CRTの透視画面は，従来のX線テレビに比べ格段に高精細となってきている．もはや透視画像は，撮影のための位置合わせだけではなく，胃の粘膜面の高精細な観察ができる．
　③透視画像がそのままフリーズして撮影できる．別の観察用CRTにもディスプレイできる．撮影したフィルムを見直して，もう一度透視撮影をしていた手間を省ける．

④検査終了後，観察用のCRTで短時間に画像反転，階調処理，周波数処理などの画像処理を行えるので，即座に病変の有無をチェックできる．
⑤撮影された画像は，外来診察科か放射線科読影室にただちに伝送される．診断，治療指針の決定を行うことができる．
⑥画像は光ディスク，光磁気ディスクなどのメディアに記録する．外来診療時にパソコン・ワークステーションで表示できる．フィルムにも写せる．

2）集検での利用

デジタルX線テレビの用途として，わが国で盛んに行われている胃癌の集団検診がある．集検は自動車に搭載しているX線テレビを用いて行われる．集検車にデジタルX線テレビを搭載することは胃集検の性能向上に役立つ．

3）災害時の利用

デジタルX線テレビは，救急医療や緊急時にも対応できる．1995年1月17日に起きた阪神大震災では，電気，ガス，水道のライフラインが止まってしまった．そのため，従来のアナログシステム（増感紙-フィルム系）は，現像するのに多量の水が必要であったため，現像ができなくなってしまった．電気は自家発電装置によって得ることができる．もしデジタルX線テレビを動かすことができれば，X線診断がフィルムでなく，CRTの観察で可能となる．専門医による診断，コンサルティングのために，画像を衛星通信で伝送することもデジタル画像では可能である．

①平時には胃集検に使う集検車を，緊急時には万能型のX線撮影を行うために出動させる．電力確保のために自家発電装置を搭載する．
②災害初期には，外傷患者の診断に大きな威力を発揮する．その場で診断してもよい．衛星通信用のパラボラアンテナを屋根にのせ，あらかじめ定められた基幹病院へ伝送し，診断してもらい，今後の対応を指示してもらう．患者をヘリコプターで搬送するか，現地で処理するかの決定に役立つ．
③少し落ち着いてからは，避難所に住む人たちが罹患する肺炎の診断や，ストレスによる胃潰瘍の発見に役立つ．

われわれは医療技術の発展を狭い視野でみてきた．今後は，より広く社会に役立てるように考えていく必要がある．

13．超音波診断装置の出現

1）超音波の利用

人間の耳が感じる周波数より高い周波数の振動（1〜10MHz）の超音波を利用した診断装置は，今日，臨床の場で手軽に行える非放射線検査として広く普及している．長年にわたる開発の歴史ののち，1980年代からリアルタイム表示装置が登場して，脈管の振動，心臓の収縮，胎児の動きを手にとるように見ることができるようになった．

2）超音波診断の発展

内視鏡の先端部に探触子（プローブ）を装備した超音波内視鏡も出現し，主として消化器や泌尿器領域で使用されている．また，超音波にも造影剤を利用し診断精度を向上させるコントラストエコー法も研究されている．

超音波診断は非侵襲的で安全であり，放射線防護も不要で，簡便にベッドサイドでも検査できるので，今後ますます普及するであろう．

14．MRIの発展

1）MRIの出現

人体を強力で均一な磁界の中に入れて，その解剖画像を得る核磁気共鳴画像（magnetic resonance imaging：MRI）は，データの高速処理が可能なコンピュータを得て，はじめて可能となった．この技

術は心・循環器，腹部，骨格系の診断の改良に大きな影響を及ぼした．

2）MRI の特徴

CT に比較して高いコントラストを有し，軟部組織の描出に優れ，横断面のみならず矢状断，冠状断などの画像を同時に作成でき，人体をあますところなく安全に写しだすようになった功績は大きい．さらに，コントラスト分解能を上げる造影剤として細胞外液分布型，血管内分布型，各種臓器親和型など各種のものが開発されている．

今後，検査時間の短縮などを実現することで，画像診断の主流になっていくことが期待される．

15. PACS のアイディア

1）PACS とは

画像のデジタル化が進行した今日，すべての医用画像を連結し，効率的に利用し保管していこうとする動きが活発になってきている．

画像保管伝送システム（picture archiving and communication system：PACS）の基本要素として，画像と対話のできるワークステーションが必要である．解像力，階調性に優れ，見やすい CRT が望まれる．画像検索と処理が高速ででき，経済性も追求されねばならない．

PACS の発展には標準化が欠かせない．アメリカを中心にその作業が行われ，Digital Imaging Communication in Medicine（DICOM）が作成され，広く使用されている．

2）画像電子保管

1994 年 4 月には従来のフィルム保管に代わって，画像の電子保管が正式に旧厚生省で認められた．今後，画像の個人保管，遠隔伝送などへと伸びていくことが期待されている．DICOM で保存する方式もあるが，病院内ではともかく，一般には使用がむずかしいので，JPEG（joint photographic experts group）に変換し，市販の CD-R（compact disk recordable）に収納する方法が，人間ドックデータの記録保管に使用されている例もみられる．

3）遠隔診断の出現

PACS は病院内にとどまらない．画像を放射線科画像センターや放射線科医の自宅へ伝送し，診断してもらう遠隔診断技術が進歩し，急速に広がっている．将来この方法が普及すると，放射線科医が病院に出勤し読影する現在の姿が変わる可能性がある．

4）電子カルテへの発展

PACS の発展と同じ時期に，医療情報システムが急速な進歩をとげた．21 世紀の初頭には，PACS は放射線科だけの情報システムでなく，病院全体の情報システム（電子カルテ）に包含されるようになった．その結果，従来のフィルムを診療科へ持参することはなくなり，フィルムレスで画像が伝送され，読影所見も医師のパソコンで入力され，送られるようになった．人的な省力化とフィルム保管のスペースも不要になり，以前の放射線科では想像もつかない状態になってきている．今後はこのような進歩の成果を診断の向上と，患者サービスに振り向けていくことが大切である．

この 100 年余の期間の画像診断技術の進歩は，初期の X 線利用から，デジタル放射線技術，超音波・MRI などの非放射線技術と限りなく広がってきた．いずれもが物理事象を利用したものであるが，造影剤と写真感材の開発などの化学技術，コンピュータの電子技術の進歩が相補ってきた．

画像診断技術の進歩は，結核，胃癌，脳・心・循環器疾患，外傷などの診断・治療に大きな成果をもたらした．そして今日，われわれが世界一の長生きができるのも，20 世紀の放射線医学・技術の進歩のおかげである．

その意味で，放射線医学の進歩を振り返り，医療へ及ぼした影響をみることはたいへん意義深いことといえよう．

3　核医学の概説

　核医学（nuclear medicine）は，非密封の放射性同位元素を利用して診断と治療を行う医学の一分野である．原子核から放出された放射線を利用するので核医学とよばれる．核医学診断は，放射性同位元素で標識した医薬品を人体に投与し，体外計測によって得た画像をもとに生体の機能を診断する核医学画像診断と，生体から採取した血液や尿などの試料に含まれる微量物質をラジオイムノアッセイ法で測定する in vitro 検査に大別される．放射性同位元素を利用した治療はアイソトープ内用療法とよばれる．甲状腺機能亢進症や甲状腺癌に対する^{131}I，悪性腫瘍の骨転移巣の除痛効果を目的にした^{97}Sr がその代表である．

　核医学診療が安全に効率よく行われるためには，放射性同位元素，体外測定機器，放射性医薬品，核医学画像処理技術，被検者・核医学診療従事者の安全管理，放射性廃棄物処理など広い分野に対する理解が必要になる（図 1-2）．

　核医学の源は，放射線の発見（レントゲン〈W. C. Röntgen〉，1895 年）と放射性同位元素の発見（ベクレル〈A.H. Becquerel〉，1986 年）にさかのぼる．放射線発見の 3 カ月後，ベクレルはウラニウムから放射線が放出されていることを発見した．さらにキュリー夫妻（P. Curie, M. Curie）らによって，ポロニウム，ラジウムなど天然の放射性同位元素がつぎつぎと発見された．1902 年までに，放射性同位元素から放出される放射線は，α線（He 原子核），β線（陰電子），γ線（電磁波）であることがわかった（ラザフォード〈E. Rutherford〉，ヴィラール〈P.U. Villard〉）．

　1932 年には宇宙線のなかから陽電子が発見された（アンダーソン〈C.D. Anderson〉）．放射性同位元素を人工的に生成するために，サイクロトロン（ローレンス〈E.O. Lawrence〉，1930 年），原子炉（フェルミ〈E. Fermi〉，1942 年）が建造され，初期には生物学・医学研究のため，ついで核医学診療のため放射性同位元素の製造・供給が開始された．1940 年代には^{131}I による内用療法が始まり，1950 年代にはシンチレーションスキャナ，シンチレーションカメラの開発によって体外計測が容易になった．以後，コンピュータを利用した断層撮像装置，CT との複合装置が開発されている．

　表 1-1 に，核医学の歴史のなかで重要な発見，開発をまとめた．

1．核医学診断法

　核医学診断法の原理は，特定の機能を反映する分子を生体に投与し，その分子を時間的・空間的に追跡するトレーサ法である．1923 年，ヘヴェシー

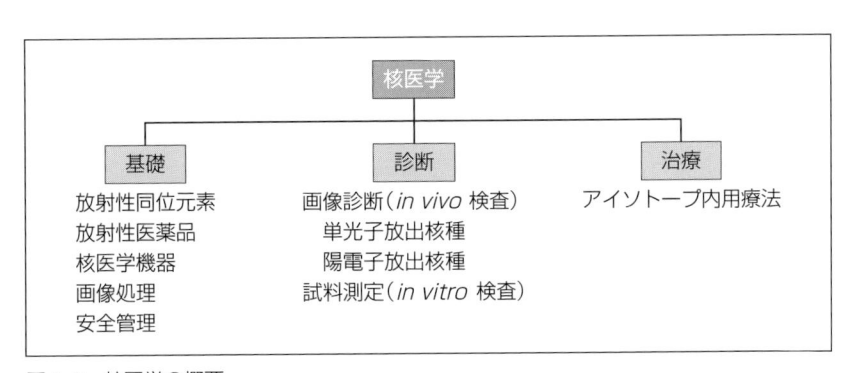

図 1-2　核医学の概要

表 1-1　核医学の歴史

1895 年	X 線の発見（W.C. Röntgen）
1896 年	放射能の発見（A.H. Becquerel）
1898 年	放射性同位元素の同定（Pierre Curie & Marie Curie）
1897 年	α 線，β 線の発見（E. Rutherford）
1900 年	γ 線の発見（P.U. Villard）
1908 年	ガイガー計数管（J.H.W. Geiger）
1923 年	トレーサ法の開発（G.K. von Hevesy）
1930 年	サイクロトロンの建造（E.O. Lawrence）
1932 年	陽電子の発見（C.D. Anderson）
1933 年	人工放射性同位元素の生成（Frédérick Joliot-Curie & Irène Joliot-Curie）
1942 年	原子炉の建造（E. Fermi）
1941 年	^{131}I 内用療法（S. Herts）
1946 年〜	^{14}C の供給
1956 年	シンチレーションカメラ（H.O. Anger）
1958 年	放射免疫測定法（ラジオイムノアッセイ）の開発（R.S. Yalow）
1960 年〜	^{197}Hg，^{67}Ga，^{131}I，^{123}I 標識医薬品の利用
1964 年	SPECT の開発（D. Kuhl ら）
1975 年	PET の開発（M. Ter-Pogossian ら）
1978 年	^{18}FDG の合成（T. Ido ら）
1980 年〜	^{99m}Tc 標識放射性医薬品の利用
1997 年	PET-CT の開発（D.W. Townsent ら）
2007 年	PET-MR の開発（現在進行中）

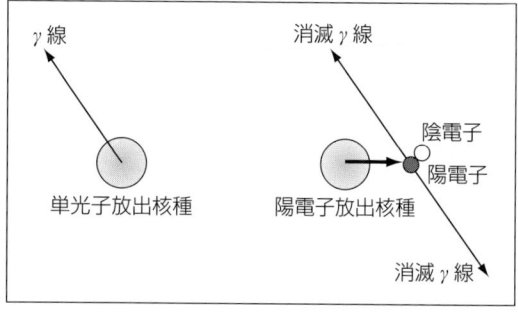

図 1-3　単光子放出核種と陽電子放出核種

（G. de Hevesy）はマメ科植物に鉛（^{212}Pb）を含む水を与え ^{212}Pb が茎の中を移動することを観察した．1935 年にはラットに ^{32}P を含む飼料を与え，腸管吸収，骨沈着，尿・糞便への排泄を観察した．

臨床医学の分野では，1940 年代にまず甲状腺への ^{131}I の取り込みが調べられた．甲状腺機能亢進症では甲状腺への ^{131}I が著しく亢進していること，逆に甲状腺機能低下症では取り込みが低下していることが γ 線の体外計測で明らかにされた．以後，トレーサ法の原理を応用してさまざまな生体の生理機能・代謝過程が画像化され診断に用いられている．

2-deoxy-2-[^{18}F]fluoro-D-glucose（^{18}FDG）は細胞のブドウ糖代謝に特異的に取り込まれる．腫瘍細胞ではブドウ糖代謝が亢進しているので，^{18}FDG-PET によって悪性腫瘍を検出することができる．^{99m}Tc-MDP や Na^{18}F は造骨細胞に特異的に集積するので，骨転移や骨折の診断に用いられている．代謝の変化は形態的変化に先行することが多いので，CT や MR で変化が現れる前に異常を発見することが可能である．

現在，核医学は分子イメージングの中心的な役割を担っている．

2. 核医学に用いる放射性同位元素

核医学画像診断には，^{123}I，^{99m}Tc，^{111}In，^{201}Tl，^{68}Ga などの単光子放出核種，^{18}F，^{15}O，^{11}C，^{13}N などの陽電子放出核種が用いられる．

単光子放出核種は，原子核から γ 線を放出する（図 1-3）．この γ 線をシンチレーションカメラや SPECT（single photon emission computed tomography）などで検出する．α 線や β^- 線放出核種は，被ばくが大きい，体外計測ができない，などの理由で用いられない．γ 線放出核種のなかでエネルギーが 200 keV 以下，物理的半減期が 1 週間以下，化合物の標識が容易，などの性質をもつ核種が用いられる．

単光子放出核種のうち，^{99m}Tc は ^{99}Mo-^{99m}Tc ジェネレータから採取する．ジェネレータ内には ^{99}Mo を充塡したカラムがある．カラム内で ^{99}Mo（半減期 67 時間，β^- 壊変）は ^{99m}Tc（半減期 6 時間，核異性体転移）に変わる．カラムに生理食塩水を通すと Na^{99m}TcO$_4$ が溶出してくる．ジェネレータを購入することにより，必要時に ^{99m}Tc で標識した放射性医薬品を調整することができる．その他の核種で標識された放射性医薬品は，検査当日に製薬会社から配送されてくる．

表1-2 核医学に用いられる放射性同位元素

	核種	物理的半減期	壊変様式	γ線エネルギー（keV）
単光子放出核種	^{99m}Tc	6.01 時間	IT	140
	^{123}I	13.2 時間	EC	159
	^{201}Tl	72.9 時間	EC	69〜80, 136, 167
	^{111}In	2.81 日	EC	171, 245
	^{67}Ga	78.2 時間	EC	93, 185, 300
	^{133}Xe	5.24 日	β	81
陽電子放出核種	^{18}F	110 分	β^+	511
	^{15}O	2 分	β^+	511
	^{11}C	20.4 分	β^+	511
	^{13}N	10 分	β^+	511

IT：核異性体変異，EC：電子捕獲，β：β壊変，β^+：β^+壊変

陽電子放出核種は原子核から陽電子を放出する．陽電子は陰電子と結合して消滅し，このとき1対の消滅γ線を放出する（図1-3）．PET（positron emission tomography）は消滅γ線を検出している．陽電子放出核種は物理的半減期が短いため，病院内に設置したサイクロトロンで核種を生成し，標識しなければならない．標識のためには専用の標識合成装置が必要で，放射性医薬品に精通した薬剤師による品質管理を行わなければならない．

表1-2に，核医学に用いられている放射性同位元素をまとめた．

3. 核医学機器

核医学機器には，①体内の放射性同位元素を体外測定する撮像装置，②血液，組織，尿などの放射能含有量を測定する試料測定装置，③放射線安全管理に用いるサーベイメータ，体内被ばくを測定するためのヒューマンカウンタなどがある．

撮像装置は，検出器部を内蔵するガントリ，被検者ベッド，操作コンソールから構成されている．撮像には，静態（全身，特定臓器），動態，呼吸同期・心電図同期，SPECT，SPECT-CT，PET，PET-CT などがあり，目的によって使い分けられている．国内では，約2,000台のSPECT，約150台のPETが稼働している（2008年現在）．

試料測定装置には，キューリーメータ，ウェル型（井戸型）シンチレーションカウンタ，液体シンチレーションカウンタがある．キューリーメータは，注射器に分注した放射性医薬品の放射能量を確認するときに用いる．ウェル型シンチレーションカウンタはNaI（Tl）シンチレータ結晶の中央部に井戸のように穴を開け，その中に試料を置いてγ線を測定する．液体シンチレーションカウンタは，^{14}Cや^{3}Hなどのβ線放出核種を含む試料の測定に用いられる．試料は液体シンチレータに溶解する．

4. 核医学の撮像装置

核医学画像診断に用いられる撮像装置の主力はSPECTとPETであり，最近はCTを装備した複合型装置が普及しはじめている．また，MRとの複合装置が開発されている．代表的な核医学撮像装置であるシンチレーションカメラ（ガンマカメラ），SPECT，PETの概略を図1-4，1-5に示す．

1）シンチレーションカメラおよびSPECT

シンチレーションカメラは単光子放出核種の撮像に用いられる．検出部は，体に近いほうから順にコリメータ，シンチレータ，光電子増倍管，電子回路

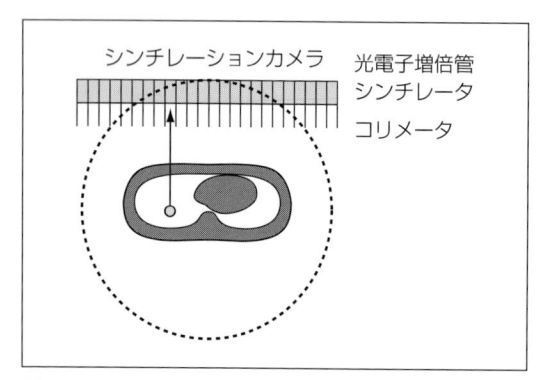

図 1-4　SPECT の概略

（エネルギー弁別回路，AD 変換器，位置演算回路）から成り立っている．SPECT は，シンチレーションカメラを回転させて多方向からデータを収集し断層像を得る（図 1-4）．

コリメータは鉛やタングステンなど遮へい性の高い元素でつくられており，孔に平行な方向の放射線をシンチレータに導くことによって空間分解能を高める．高感度・低分解能型，汎用型，低感度・高分解能型，ピンホール型などがあり，目的によって使い分ける．

シンチレータは入射した γ 線を光に変換する．シンチレータの素材には，NaI，BGO などがある．光電子増倍管は光を光電子に変換し，さらに増幅する．エネルギー弁別回路は，測定しようとする核種から放出された γ 線のエネルギーピークを中心にエネルギー範囲を設定し，この範囲のエネルギーをもった信号のみを計測する．

SPECT の吸収補正は，被検体が水で構成されていると仮定し水の吸収計数を用いて仮想的に行われる．SPECT-CT では CT 値をもとに吸収補正が行われている．画像再構成はフィルタ処理逆投影法（filtered back projection：FBP）や逐次近似法を用いて行う．

2）PET

原子核から放出された陽電子は，一定距離を走行したのち，陰電子との相互作用で 1 対の消滅 γ 線を生じる．1 本の γ 線のエネルギーは，消滅した電

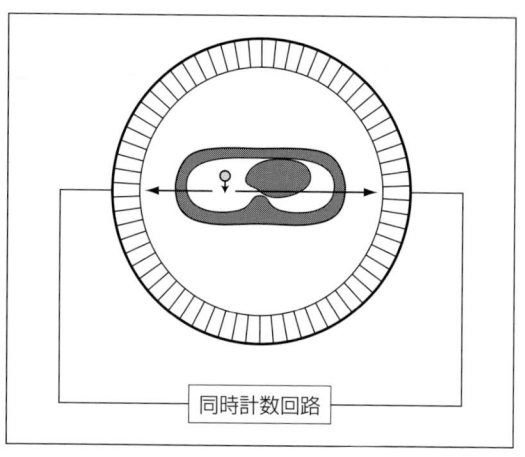

図 1-5　PET の概略

子の質量に相当するので，質量保存の法則（$E = mc^2$）に従い 511keV である．1 対の消滅 γ 線は約 180°反対方向に走行し，対向する PET 検出器に入射する．PET 器部は，基本的には SPECT 検出器部の構成に類似しているがコリメータはない（図 1-5）．

以下のように PET 特有の仕組みがある．

（1）同時計数回路

PET は 1 対の消滅 γ 線を検出する．被検者に対して全周性に配置されたリング型検出器のどれかが γ 線を検知すると，もう一方の γ 線は数ナノ秒以内に対向する検出器のどれかに検知される（光の速度を 30 万 km/秒とすると 60cm のガントリ径内を走行する時間は 2 ナノ秒）．このとき，対向する検出器を結ぶ線上に核種が存在することになる．γ 線を検出した時刻を記録し，これをもとに核種の位置を同定する回路を同時計数回路という．実際には，数十ナノ秒の時間窓を設定している．

（2）三次元収集

体軸に直交する 1 リング型検出器での消滅 γ 線の収集を二次元収集という．これに対して，すべてのリング型検出器間でデータ収集を行う方式を三次元収集という．感度が大幅に向上するので，投与する放射性医薬品を減らすことができる．

（3）吸収補正

PET では被写体の吸収を補正するために外部線

源（^{68}Ga-^{68}Ge，^{137}Cs）を装着している．PET-CT装置ではCT画像のCT値をもとに吸収補正を行っている．外部線源は検出器間の感度のばらつきを補正するブランクスキャンにも用いられる．

（4）散乱同時計数補正，偶発同時計数補正

同時計数には，散乱同時計数や偶発同時計数などのノイズが含まれるので，これらを除去しなければならない．散乱同時計数は，検出器の視野外で生じた消滅γ線がコンプトン散乱によって方向を変え，検出される場合である．おもに検出器間のセプタによって除去される．偶発同時計数は，異なる陽電子消滅により発生した消滅γ線が時間窓の範囲で1本ずつ対向する検出器に検知された場合に生じる．

（5）PET-CT

悪性腫瘍診断では，^{18}FDGの異常高集積がある場合，その解剖学的情報が必要になる．そのためCT画像と重ね合わせて表示し，腫瘍の部位，浸潤の範囲を評価する．

5．画像処理

核医学の信号源は放射性同位元素の壊変によって放出されるγ線なので，デジタル信号として検出し処理することができる．SPECT画像やPET画像はコンピュータ処理によって画像再構成され，体軸断層像，冠状断層像，矢状断層像が表示される．散乱線補正・吸収補正など，画質・定量性を高めるための処理が必要になる．SPECT-CTやPET-CTなどの複合装置では重ね合わせ画像が表示される．また，画像のDICOM化に伴いPACSや電子カルテへの画像配信が行われるようになった．

6．放射性医薬品

放射性医薬品は，体外計測のためにγ線を放出する放射性核種と特定の生理機能・代謝過程を追跡するための化合物から成り立っている．投与される放射性医薬品の量はきわめて少ないので，薬理効果を示すことはない．放射線被ばくは10mSv以下で，健康被害が生じることはないと考えられている．なお，妊娠中や授乳中の患者には投与しないほうが望ましい．

1）SPECTで用いる放射性医薬品

SPECTで用いる放射性医薬品を診断目的別に**表1-3**にまとめた．

2）PETで用いる放射性医薬品

PETで用いる放射性医薬品と診断目的を**表1-4**にまとめた．

7．SPECTとPETの臨床応用

SPECTは国内で約2,500台設置されている．検査件数で多い順に，骨シンチ，心筋シンチ，脳血流シンチで，全体の70％を占めている．

PETは国内で約200台が稼働している．90％以上が^{18}FDGによる悪性腫瘍診断である．2005年には^{18}FDGの供給が開始され，サイクロトロン設備なしでも検査が可能になった．保険適用が拡大されるにつれて，さらに検査件数は増加すると考えられる．

8．安全管理

核医学検査による被検者の被ばくはおおむね10mSv以下であり，健康上には問題がない．核医学検査に従事する医師，技師，看護師などは，放射線作業従事者として登録し，フィルムバッジによる被ばく線量の測定，定期的な健康診断，安全教育を行うことが義務づけられている．

核医学検査に伴って生じる放射性廃棄物は法令に従って管理されている．処理施設の許容量には限界があり，放射性廃棄物の量を減らすための工夫が必要になっている．

核医学は，放射性同位元素，放射性医薬品，撮像機器，画像処理技術の開発，臨床的有用性の検証を

表 1-3 SPECT で用いられるおもな放射性医薬品と目的，対象疾患，おもな所見

診断目的	放射性医薬品	対象疾患	おもな所見
脳循環 脳機能	^{133}Xe ガス ^{99m}Tc-HPMAO ^{99m}Tc-ECD ^{123}I-IMP	脳血管障害，てんかん，アルツハイマー病などの変性疾患など	高血流領域には高集積，低血流領域には低集積，負荷検査を行う場合がある
てんかん焦点	^{123}I-iomazenil	難治性てんかん	てんかん焦点で低集積
脳脊髄液循環	^{111}In-DTPA	正常圧水頭症 低髄圧症候群	循環遅延（水頭症） 漏出部位に集積
肺血流	^{99m}Tc-MAA	肺塞栓症	肺塞栓症で低集積
肺換気	^{99m}Tc ガス ^{133}Xe ガス	慢性閉塞性肺疾患 肺塞栓症など	血流・換気のミスマッチを評価
甲状腺機能	Na^{123}I, ^{99m}TcO$_4^-$	バセドウ病，腺腫	機能亢進で高集積 機能低下で低集積
副甲状腺機能	^{201}TlCl, ^{99m}TcO$_4^-$	副甲状腺機能異常	腺腫，過形成に集積
副腎皮質機能	^{123}I-adosterol	クッシング症候群 原発性アルドステロン症など	過形成，腺腫で高集積，悪性腫瘍で低集積
副腎髄質腫瘍	^{123}I-MIBG	褐色細胞腫，神経芽腫	副腎外の腫瘍にも高集積
心筋血流	^{201}TlCl ^{99m}Tc-MIBI ^{99m}Tc-TF	虚血性心疾患，心筋症など	虚血巣には低集積 運動負荷検査を行う場合がある
心筋交感神経機能	^{123}I-MIBG	虚血性心疾患，心筋症，心不全	虚血巣には低集積
心筋脂肪酸	^{123}I-BMIPP	虚血性心疾患，心筋症	虚血巣には低集積
肝機能	^{99m}Tc-GSA	肝炎，肝硬変	肝機能障害で低集積
胆道排泄	^{99m}Tc-PMT	先天性胆道閉鎖症	胆汁排泄なし
異所性胃粘膜	^{99m}TcO$_4^-$	メッケル憩室	高集積
消化管出血	^{99m}Tc-HSA	消化管出血	出血部位に高集積
腎機能	^{99m}Tc-MAG$_3$ ^{99m}Tc-DTPA	腎機能障害，移植腎，腎血管性高血圧など	有効腎血漿流量，糸球体濾過率などを定量的に評価
骨代謝	^{99m}Tc-MDP ^{99m}Tc-HMDP	転移性骨腫瘍，骨外傷，骨代謝性疾患	悪性腫瘍の骨転移巣には高集積
センチネルリンパ節	^{99m}Tc-スズコロイド	乳癌，皮膚癌など	センチネルリンパ節に集積
腫瘍・炎症	^{67}Ga-フチン酸	悪性リンパ腫，悪性黒色腫，サルコイドーシスなど	炎症，悪性腫瘍に高集積
	^{201}TlCl	甲状腺腫瘍，脳腫瘍，肺癌など	
神経伝達機能	^{123}I-IBF ^{123}I-β-CIT	パーキンソン病など	

表 1-4 PET で用いられる放射性医薬品，目的，対象疾患，おもな所見

診断目的	放射性医薬品	対象疾患	おもな所見
悪性腫瘍の検出 鑑別診断 病期診断 治療効果の評価 再発診断など	^{18}FDG（ブドウ糖代謝）	脳腫瘍，頭頸部腫瘍，肺癌，乳癌，食道癌，転移性肝腫瘍，膵癌，大腸癌，子宮癌，卵巣癌，悪性リンパ腫，悪性黒色腫，原発不明癌など	悪性腫瘍には高集積，ただし生理的集積がある（脳，心筋，肝，消化管壁，尿，筋肉など）
てんかん焦点	^{18}FDG（ブドウ糖代謝）	難治性てんかん	てんかん焦点には低集積
虚血性心疾患	^{18}FDG（ブドウ糖代謝）	狭心症，心筋梗塞など	虚血病巣には空腹時高集積，高血糖時には低集積
慢性脳循環障害	$C^{15}O$（血液量） $C^{15}O_2$（血流量） $H_2^{15}O$（血流量） $^{15}O_2$（酸素消費量）	内頸動脈閉塞症 モヤモヤ病など	脳血流と酸素代謝のアンバランスを評価
局所脳機能研究	$H_2^{15}O$（血流量）	脳機能の局在性の研究	安静時と刺激負荷時の脳血流分布の差を解析
神経伝達系	^{11}C-ラクロプライド ^{11}C-β-CIT	パーキンソン病など	
アミノ酸代謝	^{11}C メチオニン	悪性腫瘍	悪性腫瘍に高集積
核酸代謝	^{18}F-FLT	悪性腫瘍	悪性腫瘍に高集積
アミロイド代謝	^{11}C-PIB，^{11}C-BF227	アルツハイマー病	アミロイド沈着と相関

経て，日常診療の場へと普及してきた．生理機能や代謝過程を反映した画像診断であり，早期の病態をとらえることができる．核物理学，医用工学，薬学，コンピュータ科学など基礎分野の進歩を集約しながら，現在も進歩し続けている．

第1章　放射線画像医学概論

4　今後の発展の方向

1．X線発見100年とつぎの100年

　放射線医学は，1895年にレントゲンがX線を発見したときを始まりとする．1995年で100年を経過した．

　この1世紀の間の発展は著しい．とくに後半の30年は，X線テレビ，血管造影，核医学，CT，MRI，超音波，PETと，新しい診断装置が登場してきた．また，重粒子線治療も始まっている．

　つぎの100年はどのようになるか．おそらく放射線医学は，放射線のみならず，光，熱，磁気などの物理現象を生体に応用する技術が加わり発展するだろう．これら物理事象が応用されるのに際し，情報科学は深いかかわりをもつことになる．

　今日技術の進歩が速く，新しい発見，発明がみられるので，放射線医学，技術学の発展を占うことは容易でない．すべてをカバーして述べるのはむずかしいので，放射線診断学とその関連する技術分野についての期待と予測をしてみたい．ここでは要素技術，診断技術，システムの発展，分子画像技術について述べる．

1）要素技術の革命

　過去の100年の流れをみて気がつくことは，放射線（X線）の受光系の進展が著しいことであった．蛍光板，写真乾板，写真フィルム，イメージングプレート，X線平面検出器と，蛍光作用を利用した技術が大幅に進歩し，診断の精度が向上してきた．

　それに比し，X線を発生するほうはあまり顧みられなかった．X線発見に使用された放電管（クルックス管）から回転陽極管に進歩したが，基本的には高電圧をかけ，陰極より電子線を流し，対陰極（陽極）に衝突させ，X線を発生させるメカニズムはなんら変わっていない．この方式は優れた方法ではあるが，大きな重い管球を必要とする．

　第二次世界大戦後，電気製品が半導体の使用をきっかけに著しい小型化が図られたのに比し，X線管球は依然として大きく重い．X線発生をレントゲン発見以来の方式をとっている限り，どうにもならない．X線発生に新しい発明があり，従来の方式ではなく新しい方式が生まれればどうであろうか．おそらくX線管球はいままでよりずっと小型化するだろう．

　高電圧発生装置もかなり小さくなってきているが，X線発生方式の変更にともない，さらなる小型化か装置の必要がなくなる可能性がある．

　X線装置が小型化すると，従来撮影室に要した広い部屋がいらなくなる．また小型自動車に搭載することもできるので，バスのような大きな車体も不要となるであろう．X線装置の小型化の影響ははかりしれない．

2）自動診断技術の発展

　放射線診断は，放射線科専門医が撮影されできあがった画像を見て診断をつける．この読影作業はX線が発見されて以来，まったく変わっていない．しかし撮影され生産される画像は飛躍的に増加している．それは放射線科専門医の増加のスピードをはるかに上回るものである．その結果，読影作業の遅延と放射線科専門医の慢性的な過重負担を招いている．疾患の早期発見が提唱される今日，放射線検査の受診者は減ることはなく，増加する一方であろう．

　ここで登場するのは，コンピュータ支援診断（computer aided diagnosis：CAD）の技術である．画像から病変を自動検出する方法は，すでに乳房撮影の石灰像の検出や胸部X線撮影の肺腫瘤検出に先駆的研究がみられる．

CADを利用して省力化を図る方法を考えてみよう．胸部撮影のあと，CADが活躍して健常者と疑わしい陰影をもつ非健常者をふるい分ける．こうしてスクリーニング技術によって選ばれた画像を，放射線科専門医が精細に観察・読影して診断をつける．このことで人的資源の有効利用が図られるであろう．

3) 検査の流れの改善

病院に行き胸部撮影を受け，疑わしい病的陰影が発見されたら，確診のためCT検査が後日行われる．これは現在の検査の流れの一例であり，病名を確定してもらうため，病院に数回足を運ばねばならない．胸部撮影とCTを一度にできる装置をつくってはどうだろうか．被検者はCTのテーブルの上に楽な仰臥位で寝てもらう．まずX線管球が回転し，テーブルが移動して，胸部の全体像を撮影する．ここまでは現在の技術で可能である．得た画像はCADでスクリーニングをただちに行い，健常者と非健常者にふるい分ける．病変を有すると疑われた場合，ただちにCT撮影を行う．このことで撮影の二度手間は避けられる．

このように，装置の改良と自動診断技術のドッキングは将来けっして夢ではない．

4) 放射線科の中央化より分散化へ

第二次世界大戦以前は，日本の大学病院ではX線装置は各診療科に置かれていることが多かった．戦後，放射線機器は集められ，放射線部が設置され，放射線科医と診察放射線技師を中心に運営が行われ，業務の能率化が図られた．検査を受ける患者にとって喜ばしいことばかりではなかった．どこの病院も大きくなり，移動距離が長くなった．足の悪い患者が整形外科から放射線科へ歩いてきて，骨の撮影をしてもらったり，身体の衰弱した患者が内科から放射線科へ来て，胸部撮影をしてもらったりしている．

アナログX線撮影の時代には，フィルムを現像する必要があり，現像室を撮影室の中央におき，自動現像機を効率よく利用することが求められ，中央化，集中化のメリットはあった．しかし今日デジタルX線時代で現像が必要でなく，放射線装置より画像がフィルムレスで病院電子カルテのネットワークで配信されるようになると，撮影室が分散していてもよくなってきた．離れた撮影室から送られてきた画像は，快適で静かな環境の読影室で診断が行われることも可能になってきた．

さらにその読影室は病院内にある必要はなく，電話回線を利用して送られ，読影センターや放射線科医の家庭で診断を行うことも可能になり，すでに実現していてさらに普及するであろう．

5) 三次元画像技術の発展

すでに高精細CTより人体の三次元画像を作成する技術はできあがっている．三次元画像は単に人体を二次元画像より立体的にみせるだけでなく，二次元画像では得られなかった診断情報を得ることができる．また，病状を患者本人や家族に説明し理解してもらうインフォームドコンセントでも大きな効果があることが認められている．三次元画像はもはや診断に供するだけでなく，ロボット手術などの治療面にも応用されている．時間的要素を入れた四次元画像の発展も期待される．

2. 分子画像技術の出現

長い間，X線技術が主流であったが，いまや非放射線の超音波，MRIが大きな地位を占めてきた．とくにMRIの発展は，従来は診断できなかった軟部組織の描出に威力を発揮してきた．その技術を発展させ，また核医学技術の positron emission tomography（PET）との共同作業によって，生体を分子レベルで観察することが可能な分子画像技術の芽生えがみられ，今後の発展が期待できる．

21世紀に出現する放射線医学とその技術ははかりしれない．どのようなことがでてくるだろうか，占ってみるのも楽しみである．

第2章　画像解剖学

1 骨格軟部系

1. 頭蓋

1) 頭蓋の全体的観察

頭蓋上部の半球形の部を脳頭蓋といい，その中に脳をいれる大きな頭蓋腔がある．頭蓋前下部の複雑な凹凸を示す部を顔面頭蓋という．

①頭蓋の上面：眼窩の上縁と，外後頭隆起を通る平面より上にある頭蓋部を，頭蓋冠という．主として左右の頭頂骨からなり，これに前頭鱗と後頭鱗が加わる．

②頭蓋の後面：主として後頭鱗からなり，上方には左右の頭頂骨が続き，外側には側頭骨の乳様突起が接している．

③頭蓋の側面：中央部に側頭骨があり，上方に頭頂骨，前方に蝶形骨，頬骨，下顎骨，後方に後頭骨などが接続している．側頭鱗とその付近の部分を側頭部という．

④頭蓋の前面：中央に鼻腔，その上方に1対の眼窩があって，眼窩の上縁より上を前頭部，下を顔面部という．

⑤頭蓋の下面：前部に半長円形の骨口蓋と，上顎骨の歯槽部とがある．中部は蝶形骨と側頭骨からなっていて，著しい凹凸を示す．後部は後頭骨からなり，比較的平坦である．

⑥頭蓋腔：脳頭蓋の中にある腔で，脳を収める．その形はほぼ卵円形である．

　ⅰ．前頭蓋窩：篩骨の篩板＋前頭骨の眼窩部＋蝶形骨の小翼
　ⅱ．中頭蓋窩：蝶形骨＋側頭骨
　ⅲ．後頭蓋窩：錐体の後面＋後頭骨

2) 頭蓋正面撮影像

つぎの部分を同定する（図2-1）．
　1：頭蓋冠，2：ブレグマ，3：ラムダ，4：前頭洞，5：鶏冠，6：蝶形骨隆起，7：トルコ鞍底，8：篩骨洞，9：鼻中隔，10：矢状縫合，11：冠状縫合，12：人字縫合，13：蝶形骨洞，14：眼窩上縁，15：眼窩，16：内耳道，17：上顎洞，18：乳突蜂巣，19：下顎頭，20：乳様突起，21：下顎骨

ほかに松果体（石灰化），錐体骨尖，蝶形骨大翼，錐体稜，三半規管，無名線がわかることがある．

3) 頭蓋側面撮影像

つぎの部分を同定する（図2-2）．
　1：冠状縫合，2：血管溝，3：蝶形骨洞，4：前頭洞，5：鼻骨，6：頬骨前頭突起，7：上顎洞，8：硬口蓋，9：オトガイ部，10：ブレグマ，11：クモ膜顆粒小窩，12：頭蓋骨外板，13：内板，14：前床突起，15：松果体（石灰化），16：トルコ鞍，17：後床突起，18：鞍背，19：ラムダ，20：人字縫合，21：内後頭隆起，22：外後頭隆起，23：乳突蜂巣，24：外耳道，25：下顎窩，26：下顎頭，27：下顎枝，28：筋突起，29：下顎角，30：下顎体

ほかに乳様突起がわかることがある．

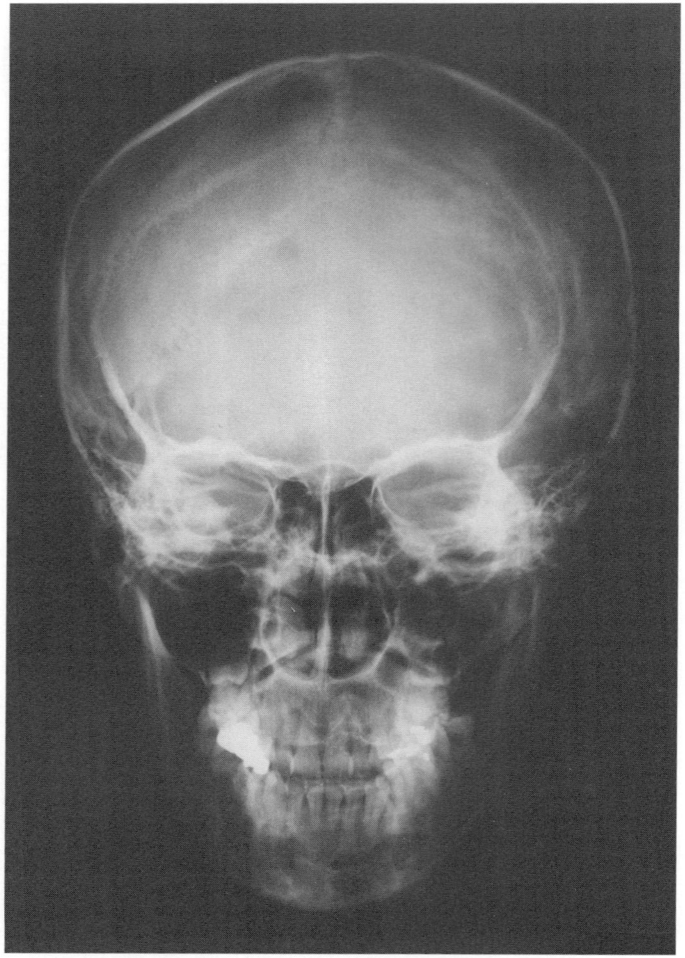

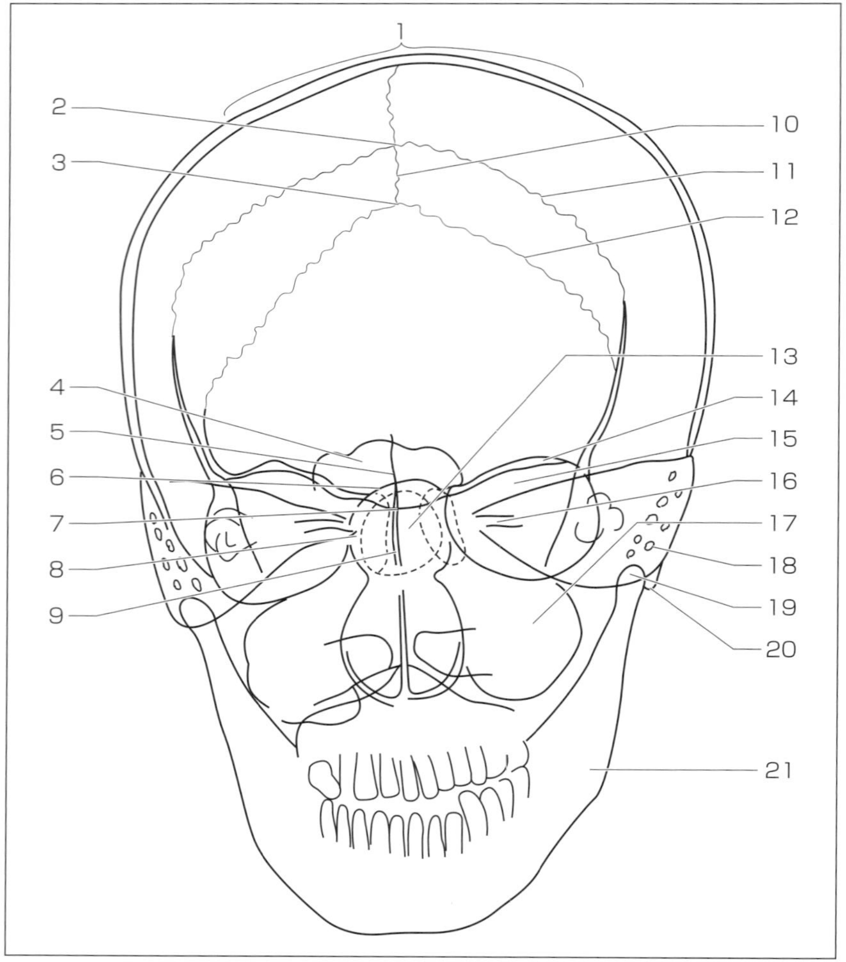

第 2 章　画像解剖学

図 2-1　頭蓋正面撮影像
1：頭蓋冠，2：頭蓋冠，3：ラムダ，4：前頭洞，5：鶏冠，6：蝶形骨隆起，7：トルコ鞍底，8：篩骨洞，9：鼻中隔，10：矢状縫合，11：冠状縫合，12：人字縫合，13：蝶形骨洞，14：眼窩上縁，15：眼窩，16：内耳道，17：上顎洞，18：蝶突蜂巣，19：下顎頭，20：乳様突起，21：下顎骨

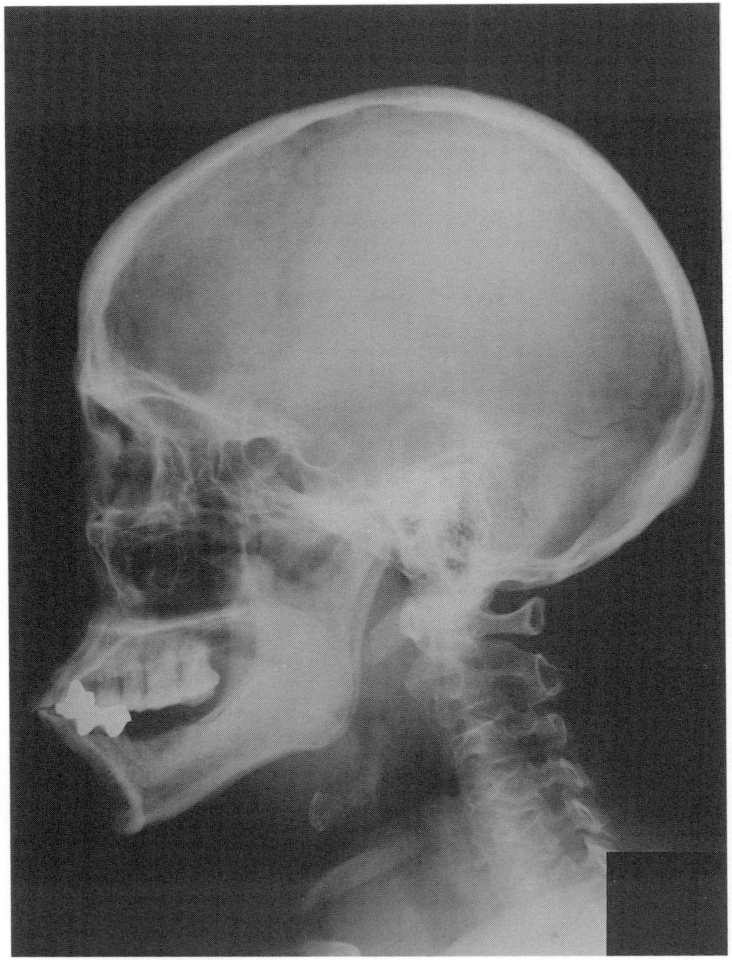

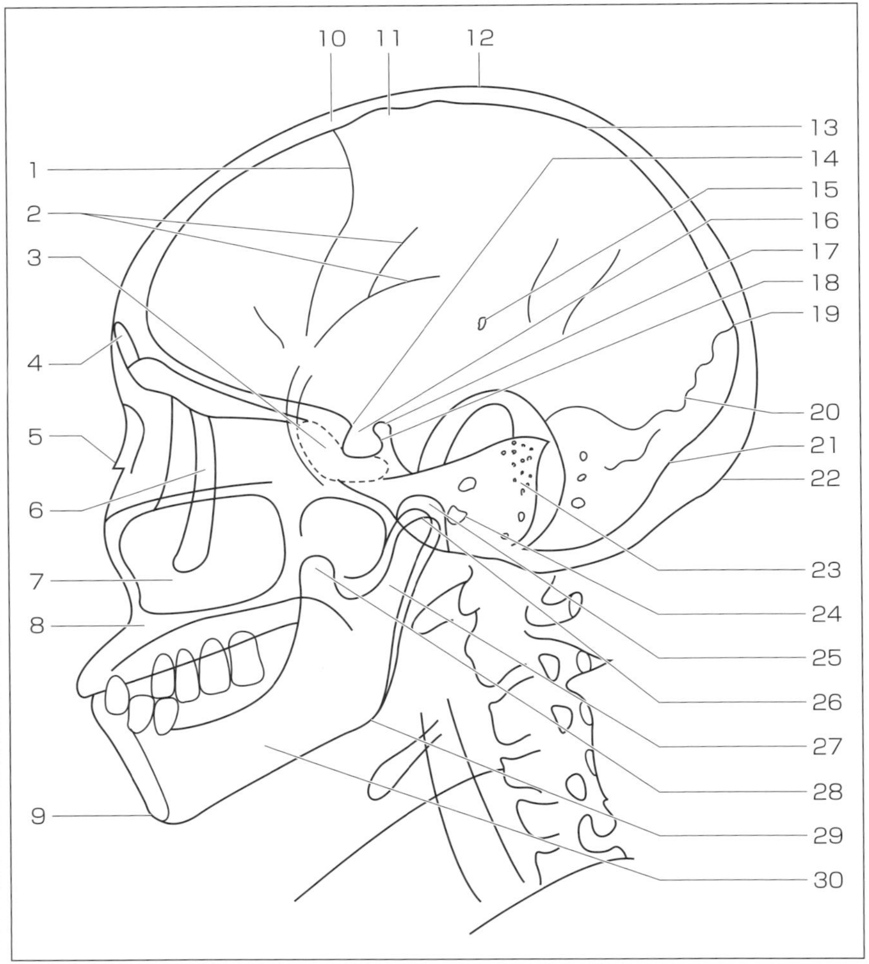

図 2-2 頭蓋側面撮影像
1：冠状縫合，2：血管溝，3：蝶形骨縫合，4：前頭洞，5：鼻骨，6：頬骨前頭突起，7：上顎洞，8：硬口蓋，9：オトガイ部，10：ブレグマ，11：クモ膜顆粒小窩，12：頭蓋骨外板，13：内板，14：板間溝，15：前床突起，16：トルコ鞍，17：後床突起，18：鞍背，19：ラムダ，20：人字縫合，21：内後頭隆起，22：外後頭隆起，23：乳突蜂巣，24：外耳道，25：松果体（石灰化），26：下顎頭，27：下顎窩，28：筋突起，29：下顎角，30：下顎体

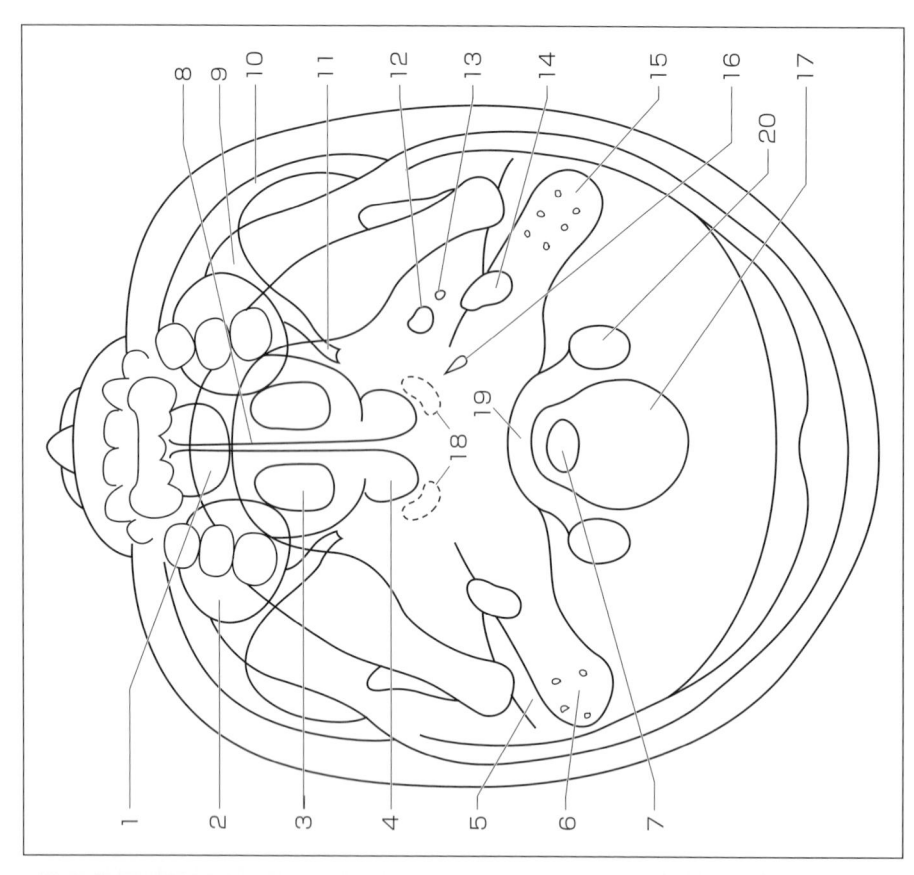

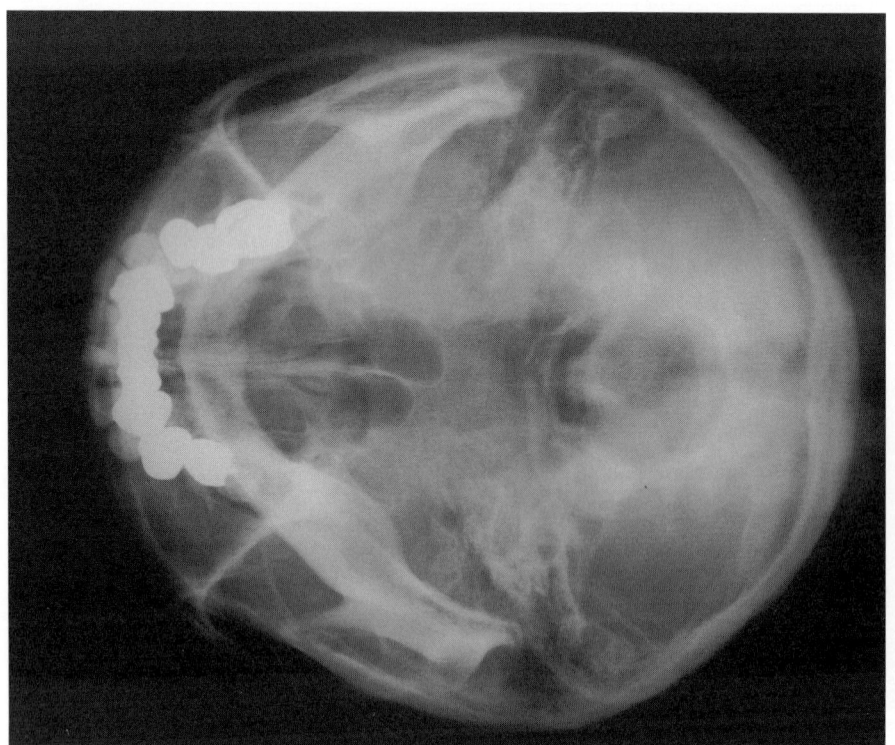

図2-3 軸方向撮影（頭蓋底）像
1：前頭洞，2：上顎洞，3：篩骨洞，4：蝶形骨洞，5：外耳道，6：乳突蜂巣，7：軸椎，8：鋤骨，9：蝶形骨大翼，10：頬骨弓，11：翼状突起，12：卵円孔，13：棘孔，14：三半規管，15：錐体，16：頸動脈管，17：大後頭孔，18：破裂孔，19：環椎前弓，20：後頭顆

1 骨格軟部系

4）軸方向撮影（頭蓋底）像

つぎの部分を同定する（図 2-3）.

1：前頭洞, 2：上顎洞, 3：篩骨洞, 4：蝶形骨洞, 5：外耳道, 6：乳突蜂巣, 7：軸椎, 8：鋤骨, 9：蝶形骨大翼, 10：頬骨弓, 11：翼状突起, 12：卵円孔, 13：棘孔, 14：三半規管, 15：錐体, 16：頸動脈管, 17：大後頭孔,

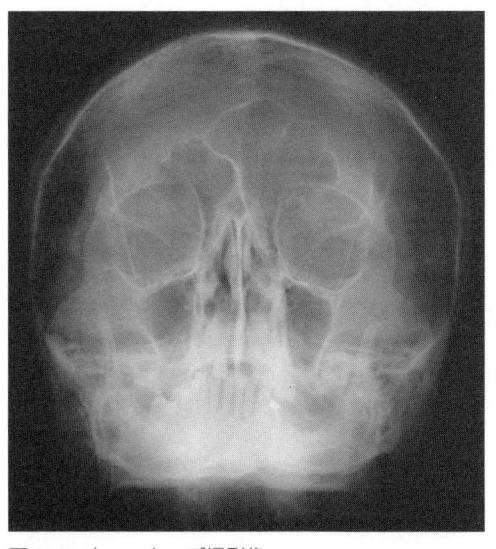

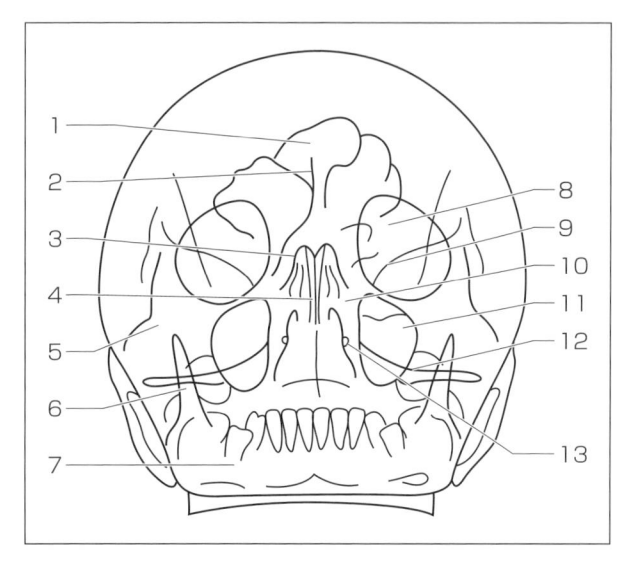

図 2-4　ウォーターズ撮影像
1：前頭洞, 2：前頭稜, 3：篩骨洞, 4：鼻中隔, 5：頬骨, 6：筋突起, 7：下顎骨, 8：眼窩, 9：上眼窩裂, 10：鼻腔, 11：上顎洞, 12：錐体上縁, 13：正円孔

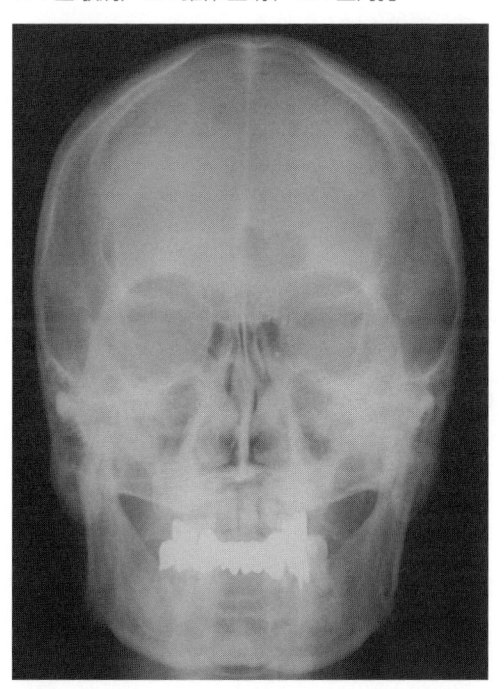

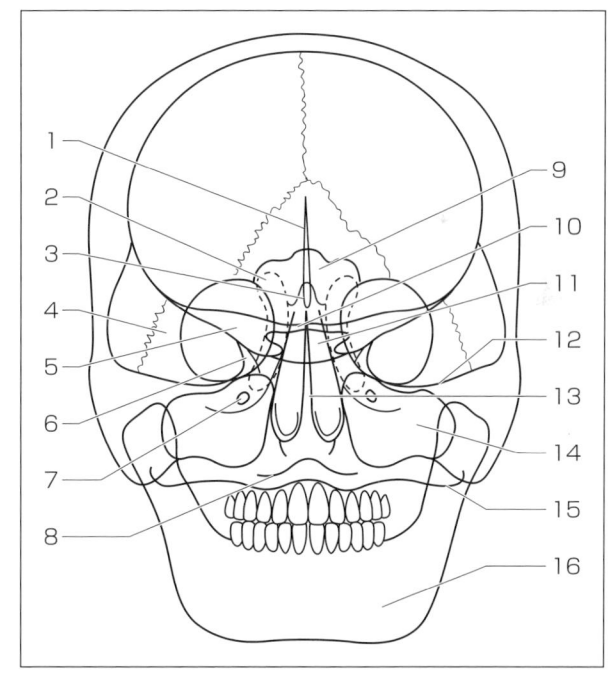

図 2-5　コールドウェル撮影像（25°）
1：前頭稜, 2：篩骨洞, 3：鶏冠, 4：蝶形骨大翼, 5：蝶形骨小翼, 6：上眼窩裂, 7：正円孔, 8：硬口蓋, 9：前頭洞, 10：篩板, 11：蝶形骨洞, 12：錐体上縁, 13：鼻中隔, 14：上顎洞, 15：後頭骨, 16：下顎骨

図 2-6 篩骨断層像
1：眼窩上縁，2：上顎洞，3：中・下鼻甲介，4：鶏冠，5：篩骨蜂巣，6：篩骨眼窩板，7：鼻中隔，8：頰骨，9：中・下鼻道

18：破裂孔，19：環椎前弓，20：後頭顆

5）ウォーターズ（Waters）撮影像

副鼻腔炎や前頭部・顔面の外傷の診断に有用である．つぎの部分を同定する（**図 2-4**）．

1：前頭洞，2：前頭稜，3：篩骨洞，4：鼻中隔，5：頰骨，6：筋突起，7：下顎骨，8：眼窩，9：上眼窩裂，10：鼻腔，11：上顎洞，12：錐体上縁

ほかに蝶形骨洞，正円孔，頰骨弓，前頭骨頰骨縫合がわかることがある．

6）コールドウェル（Caldwell）撮影像

前頭洞，篩骨洞を描出するのに適している．つぎの部分を同定する（**図 2-5**）．

1：前頭稜，2：篩骨洞，3：鶏冠，4：蝶形骨大翼，5：蝶形骨小翼，6：上眼窩裂，7：正円孔，8：硬口蓋，9：前頭洞，10：篩板，11：蝶形骨洞，12：錐体上縁，13：鼻中隔，14：上顎洞，15：後頭骨，16：下顎骨

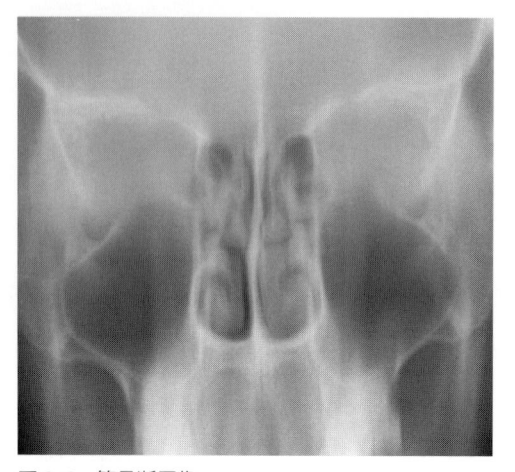

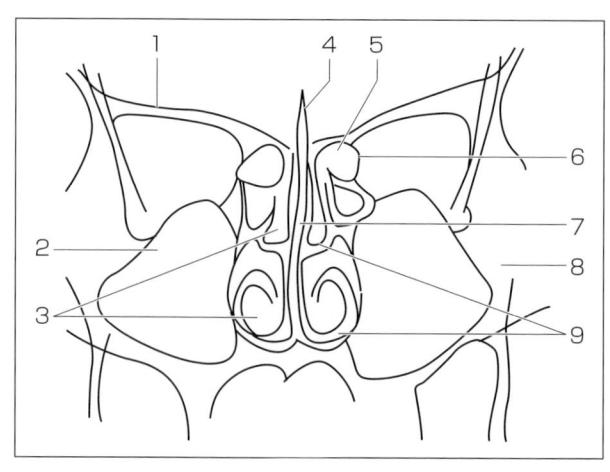

2．頭頸部

頭頸部は，①下部頭蓋・口蓋骨，②咽頭・軟骨部，③頸椎に分けることができる．

1）篩骨断層像

（1）概観

①篩骨垂直板が下部の鋤骨と併せて，鼻中隔として一直線上にみられる．
②両側上部には，蝶形骨洞と重複して篩骨洞がみられる．
③空気像の篩骨蜂巣の外側は篩骨眼窩板とよばれ，眼窩中・後縁を形成し，上眼窩裂を隔てて蝶形骨大翼と連なる．
④篩骨垂直板の上に鶏冠がみられる．
⑤鼻中隔下部の両側に，鼻甲介や鼻道がみられる．

（2）篩骨断層像での同定（図 2-6）

1：眼窩上縁，2：上顎洞，3：中・下鼻甲介，4：鶏冠，5：篩骨蜂巣，6：篩骨眼窩板，7：鼻中隔，8：頰骨，9：中・下鼻道

2）頭頸部側面像

（1）概観

①頭蓋骨下部の矢状面では，前から前頭洞，篩骨洞，蝶形骨洞と並んでみえる．
②蝶形骨はその洞の上方にトルコ鞍と小翼がみら

1　骨格軟部系

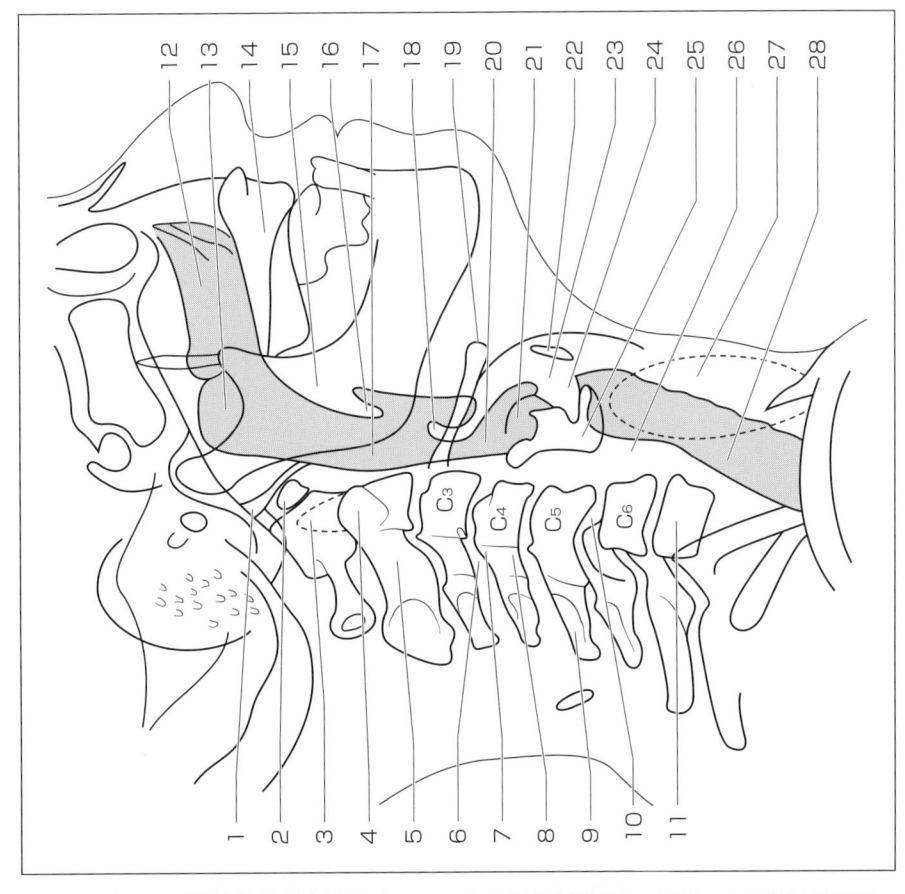

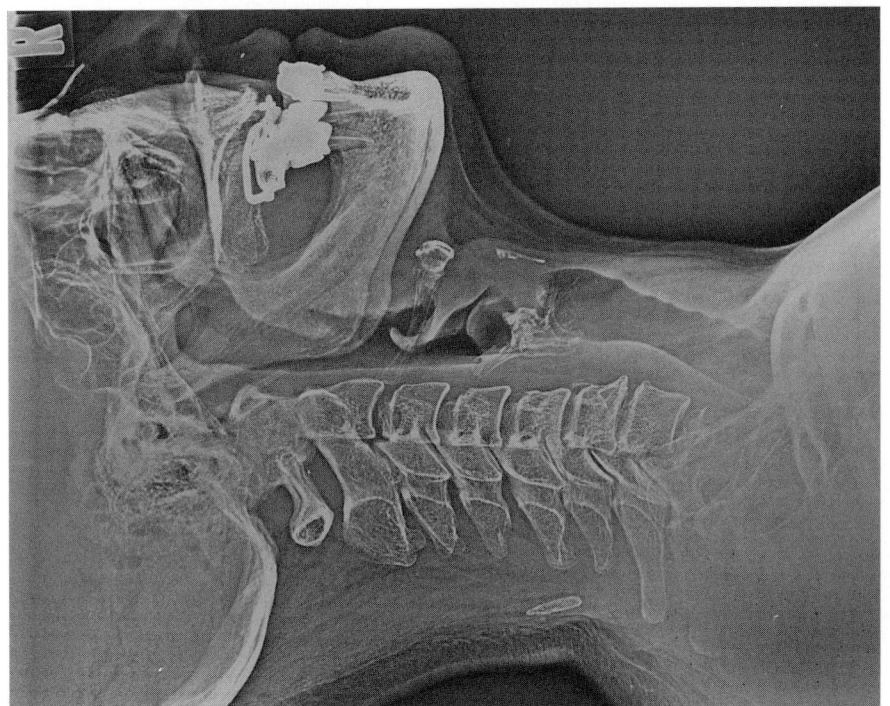

図 2-7　頭頸部側面像（ゼログラフィ）
1：側頭骨茎状突起，2：環椎前弓，3：歯突起，4：軸椎横突起，5：（頸椎）後弓，6：椎間関節，7：上関節突起，8：下関節突起，9：棘突起，10：椎間腔，11：隆椎（第7頸椎），12：蝶形骨洞，13：鼻腔，14：硬口蓋，15：口蓋垂，16：軟口蓋，17：咽頭口部，18：咽頭喉頭部，19：喉頭蓋，20：舌骨，21：喉頭前庭，22：甲状軟骨，23：喉頭室，24：声門下腔，25：輪状軟骨，26：食道，27：甲状腺，28：気管

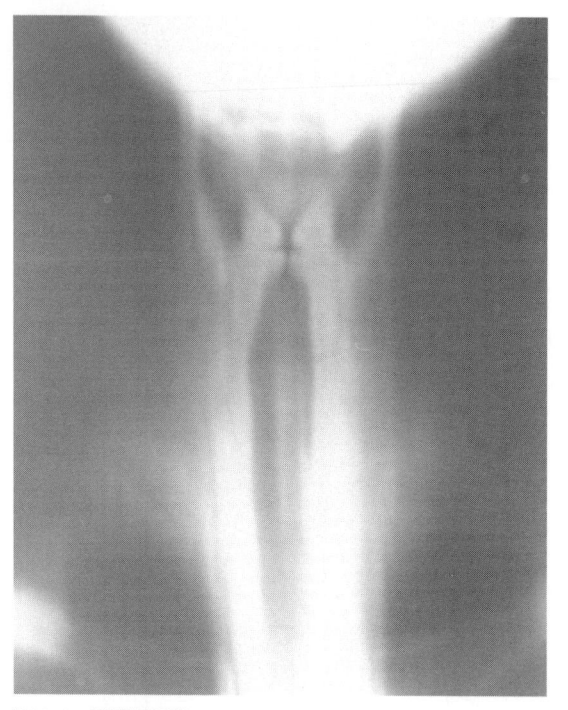

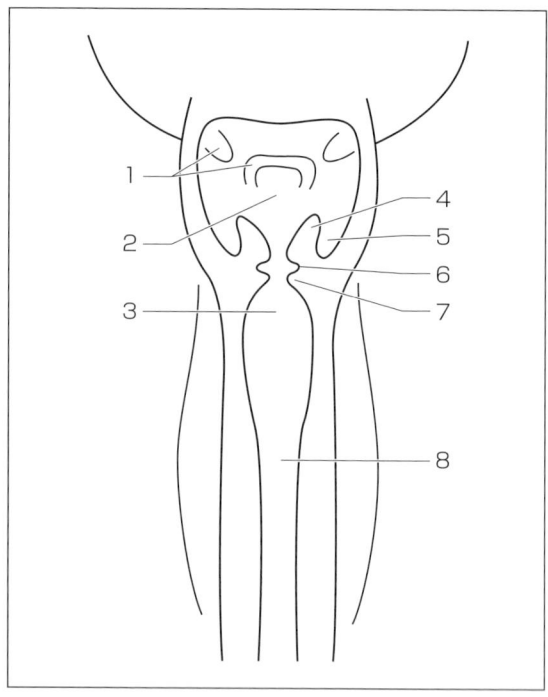

図 2-8　喉頭断層像
1：舌骨，2：喉頭前庭，3：声門下腔，4：仮声帯，5：梨状窩，6：喉頭室，7：声帯，8：気管

③鼻腔の中に突起部がみえる．篩骨は前頭洞と蝶形骨の間に位置し，上縁の篩板は蝶形骨小翼のレベルにあり，前頭洞の後部で鶏冠とよばれる隆起をつくる．その下部の垂直板は鋤骨まで達するが，鼻甲介と頬骨とに挟まれていて同定できない．
④鼻甲介は鼻道と鋤骨により分割されてみえる．この部分は通常のフィルム画像では，上顎洞として黒化度の高い空気像としてしかみえない．
⑤頭蓋骨は後頭蓋窩で環椎と連絡し，その前方には側頭骨の茎状突起がみえる．
⑥咽頭は，鼻腔の後方を咽頭鼻部（上咽頭：頭蓋骨下端から口蓋垂まで），その下を咽頭口部（中咽頭：軟口蓋・硬口蓋移行部から輪状軟骨上縁まで），さらに輪状軟骨下縁までを喉頭部（下咽頭）とよぶ．この輪状軟骨下縁は，前方の気管，後方の頸部食道入口部の分岐点となる．

（2） 側面像での同定（図 2-7）

1：側頭骨茎状突起，2：環椎前弓，3：歯突起，4：軸椎横突起，5：（頸椎）後弓，6：椎間関節，7：上関節突起，8：下関節突起，9：棘突起，10：椎間腔，11：隆椎（第 7 頸椎），12：鼻腔，13：咽頭鼻部，14：硬口蓋，15：軟口蓋，16：口蓋垂，17：咽頭口部，18：喉頭蓋，19：舌骨，20：咽頭喉頭部，21：喉頭前庭，22：甲状軟骨，23：喉頭室，24：声門下腔，25：輪状軟骨，26：食道，27：甲状腺，28：気管

3）喉頭断層像

つぎの部分を同定する（図 2-8）．

1：舌骨，2：喉頭前庭，3：声門下腔，4：仮声帯，5：梨状窩，6：喉頭室，7：声帯，8：気管

1 骨格軟部系

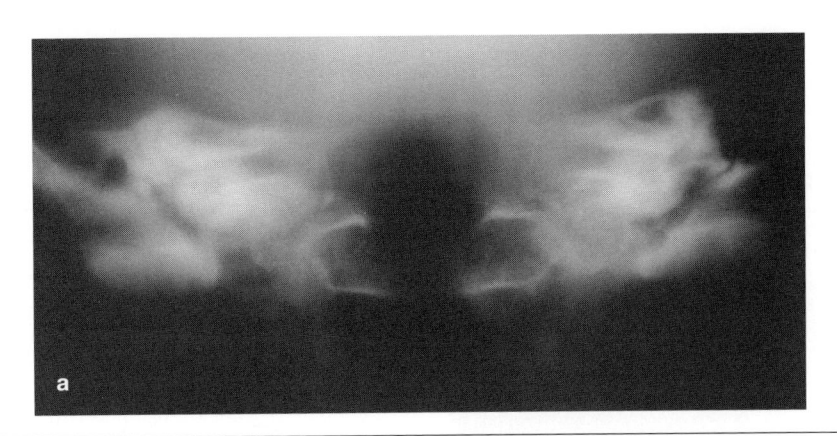

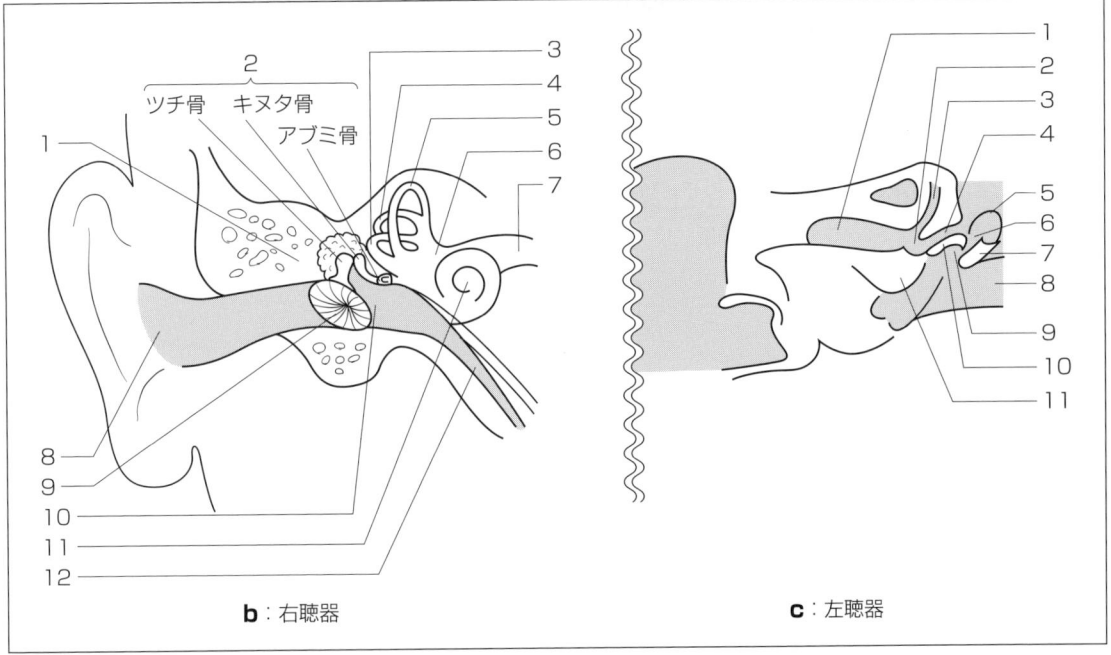

図2-9 聴器前額面断層像
a：全体像
b：右聴器．1：乳突洞，2：耳小骨，3：外側半規管，4：後半規管，5：上半規管，6：顔面神経管，7：内耳道，8：外耳道，9：鼓膜，10：鼓室，11：蝸牛，12：耳管
c：左聴器．1：内耳道，2：前庭，3：上半規管，4：外側半規管，5：上鼓室，6：卵円窓，7：ツチ骨，8：外耳道，9：鼓室，10：キヌタ骨，11：蝸牛

3. 側頭骨（聴器）

1）断層撮影

（1）構 造

側頭骨椎体部の岩様部に存在する聴器は蝸牛，半規管，耳小骨が立体的に配列している．そのため，断層像では断片しかみえない（図2-9a）．左聴器に断層像（図2-9c）を，右聴器には断層像に解剖図を重複させて図示した（図2-9b）．

断層像では，①外耳道前縁面から2mm後方の間（ゾーン）に，蝸牛，ツチ骨，上鼓室，顔面神経管が並ぶ．②それより2mm後方の間（図2-9aに該

第2章 画像解剖学

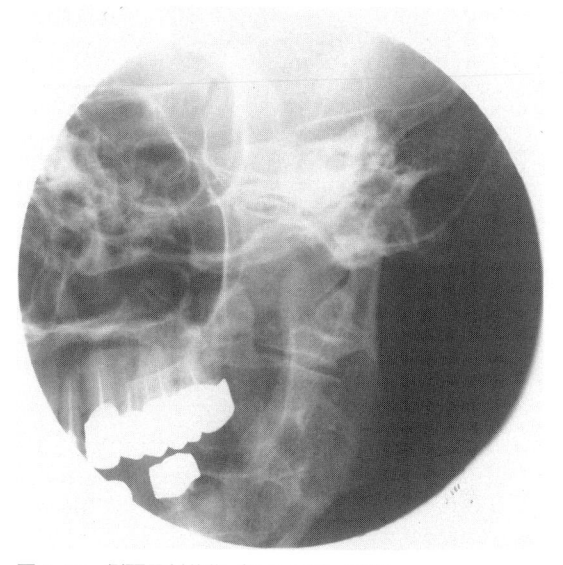

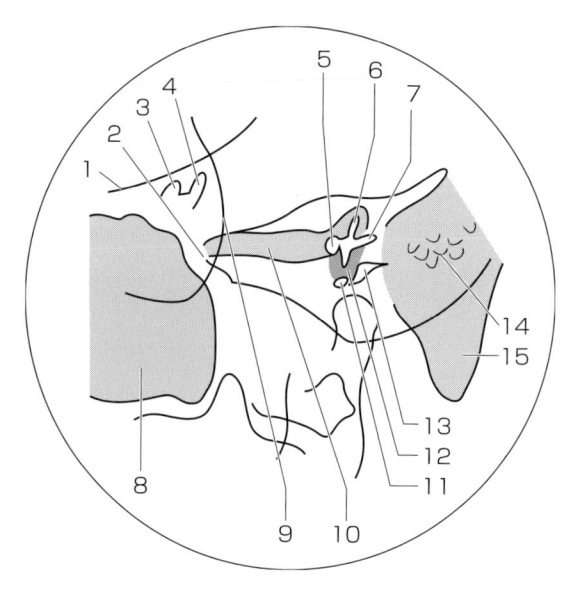

図2-10 側頭骨斜位像（ステンバース像）
1：蝶形骨稜，2：錐体尖，3：視神経管，4：上眼窩裂，5：前庭，6：上半規管，7：外側半規管，8：上顎洞，9：眼窩外縁，10：内耳道，11：キヌタ骨，12：鼓室，13：ツチ骨，14：乳突蜂巣，15：乳様突起

当するゾーン）には，半規管，鼓室，キヌタ骨長脚が現れる．③その後方に前庭，卵円窓が現れる．アブミ骨は同定困難である．

図2-9a では，蝸牛の描出からみて，前額面が左右水平でなく，右側が低位になり，結果的に 1mm ほど高位が裁断されている．

断層像で 2mm/1mm 間隔で 20mm のゾーンをカバーするには，12枚ほどの画像を要し，読影に際しては，各裁断面の画像を組み合わせ，経験により三次元画像に復元されねばならない．近年，CT の高速・高分解能化が進み，耳小骨を含む聴器の立体的表示が可能となり，CT が断層撮影に取って代わりつつある．

(2) 左聴器断層像での同定（図2-9a, c）

1：内耳道，2：前庭，3：上半規管，4：外側半規管，5：上鼓室，6：卵円窓，7：ツチ骨，8：外耳道，9：鼓室，10：キヌタ骨，11：蝸牛

(3) 右聴器断層像での同定（図2-9a, b）

1：乳突洞，2：耳小骨，3：外側半規管，4：後半規管，5：上半規管，6：顔面神経管，7：内耳道，8：外耳道，9：鼓膜，10：鼓室，11：蝸牛，12：耳管

2) 単純撮影

(1) 構　造

単純撮影では，撮影角度を変えて目的の器官を選択的に描写する．

ステンバース（Stenvers）法は，錐体の骨長軸に垂直にX線を入射する（図2-10 左）．この像では半規管，内耳道，錐体稜が観察できる（図2-10 左）．乳突蜂巣の観察には，左右の側頭骨の重なりを避けた側面撮影，すなわちシュラー（Schüller）法が優れている．

シュラー法は内耳道に平行にX線束を入射する．内耳道の中に耳小骨が観察される．外耳道上方の上鼓室，乳突洞，乳突蜂巣，顎関節がみえる．

(2) ステンバース像での同定（図2-10）

1：蝶形骨稜，2：錐体尖，3：視神経管，4：上眼窩裂，5：前庭，6：上半規管，7：外側半

規管，8：上顎洞，9：眼窩外縁，10：内耳道，11：キヌタ骨，12：鼓室，13：ツチ骨，14：乳突蜂巣，15：乳様突起

解説（五十音順）

注）正：正面像，側：側面像，底：頭蓋底像，W：ウォーターズ像，C：コールドウェル像，篩：篩骨洞断層像，頸：頭頸部側面像，喉：喉頭断層像，聴：聴器前額面断層像，S：ステンバース像.

- 咽頭：鼻腔，口腔および喉頭の後ろに位置する．口腔後方にある部分を口部といい，その上部に鼻部，下部に喉頭部がある（頸）．
- オトガイ部：上顎骨の前方正中部にある．正中線に縦のオトガイ隆起がある（側）．
- 下顎角：下顎体と下顎枝との間の角（側）．
- 下顎骨：頭蓋冠との連結に下顎骨関節突起があり，その前方に下顎骨筋突起をみる（正，側，W，C）．
- 下顎枝：下顎の上行する部分（側）．
- 下顎体：下顎骨の水平部．これに下顎枝がつく（側）．
- 下顎頭：下顎後方の関節突起の上部（正，側）．
- 下顎窩：側頭骨頬骨弓の基部にある関節面で，下顎頭と相対して顎関節をつくる（側）．
- 蝸牛：骨迷路にあり，2½～2¾回転している（聴）．
- 外後頭隆起：後頭骨中心に皮膚を通して顕著に触れる骨性隆起（側）．
- 外耳道：側頭骨錐体内にあり，錐体上縁の下方にみられる（側，底，聴）．
- 外側半規管：三半規管のなかでもっとも外側にあり，水平に走る（聴，S）．
- 外板：頭蓋冠の骨質のもっとも外層．厚い緻密質からできている（側）．
- 冠状縫合：前頭骨と両頭頂骨の間の縫合（正，側）．
- 環椎：第1頸椎で椎体を欠く．その前弓の内方には，軸椎の歯突起のための関節窩である歯突起窩がある（頸）．
- 眼窩：眼窩上縁（前頭骨），下縁（上顎骨，頬骨）に囲まれる．蝶形骨大翼，篩骨眼窩板，涙骨，前頭骨眼窩面，上顎骨眼窩面，頬骨眼窩面よりなる．眼窩内に上眼窩裂（蝶形骨の大翼・小翼間）と，下眼窩裂（蝶形骨大翼・上顎骨眼窩面間）をみる（正，W）．
- 眼窩上縁：前頭骨の前頭鱗より眼窩面への折り返しの部分（辺縁）をなす（正，篩，S）．
- 顔面神経管：内耳孔に始まり茎乳突孔に至る（聴）．
- 頬骨：眼窩の外側壁の大部分と頬骨弓の一部をなす（W，篩）．
- 頬骨弓：側頭骨の頬骨弓と頬骨の側頭突起からなる（底，W）．
- 頬骨前頭突起：頬骨の上角から上方へ向かい，前頭骨の頬骨突起と縫合する（側）．
- 棘孔：中頭蓋窩の卵円孔の外側方にあり，中硬膜動脈の通路の開口部（底）．
- 筋突起：下顎枝の前方にある突起（後方には関節突起あり）（側，W）．
- クモ膜顆粒：矢状静脈洞および板間静脈中に，クモ膜下腔が絨毛状に突起したもの．10歳以下で大きくなり，脳脊髄液の排出に関与する（側）．
- クモ膜顆粒小窩：頭蓋冠のクモ膜顆粒を入れる小窩（側）．
- 茎状突起：側頭骨頸静脈窩の外前方にある長い突起（頸）．
- 鶏冠：頭蓋腔へ突出した篩骨の小骨稜，ここへ大脳鎌が付着する（正，C，篩）．
- 血管溝：中硬膜動脈溝で，トルコ鞍部付近から頭頂部と側頭部へ伸び，枝分かれする特徴をもつ（側）．
- 鼓室：骨迷路と鼓膜の間にある裂隙状の空気を入れた室（聴，S）．
- 鼓膜：外耳道の終わりにある斜めに張った膜（聴）．
- 後床突起：トルコ鞍の背側を画す鞍背の外側縁にある左右対称的な小さな突起（側）．
- 後頭骨：頭蓋後部で，蝶形骨，側頭骨，頭頂骨の間に位置する．中央に内後頭隆起，その下方に内

後頭稜，大後頭孔が続く（C）．
- 後半規管：錐体長軸と平行な面に対し垂直に位置する（聴）．
- 口蓋垂：軟口蓋の後縁から垂れている部分（頸）．
- 喉頭蓋：弾性軟骨からなる喉頭の部分（頸）．
- 喉頭室：声帯ヒダと前庭ヒダの間の側方陥凹（頸，喉）．
- 喉頭前庭：喉頭腔の上部の部分（頸，喉）．
- 甲状軟骨：喉頭部にみられる最大の軟骨（頸）．
- 硬口蓋：口蓋の硬い骨性部分．上顎骨口蓋突起と口蓋骨とで形成される（側，C，頸）．
- 三半規管（半規管）：内耳の平衡に関係する部分である．前庭の上後方にあり，上，後，外側と3つある（正，底）．
- 矢状縫合：左右頭頂骨間の正中線上の縫合（正）．
- 視神経管：蝶形骨小翼にあり，視神経および眼動脈の通路（S）．
- 歯突起：軸椎（第2頸椎）にあり，上方へ突出している（頸）．
- 篩骨眼窩板：眼窩内側壁の一部をなす薄い骨板（篩）．
- 篩骨垂直板：篩骨から垂れ下がる骨板．鼻中隔の上部を形成する（篩）．
- 篩骨洞：鼻腔と眼窩の間にえんどう豆大の空洞を有し，左右1対あり（正，底，W，C）．
- 篩骨蜂巣：眼窩と鼻腔の間にある迷路状の部分（篩）．
- 篩板：篩骨の中央に位置し，水平位にある長方形の骨板で，鼻腔と前頭洞の境をなす．多くの小孔があり，嗅糸が通る．
- 耳管：中耳と鼻腔との間の連絡管で，長さ4cmほどある．鼓室の通気を行う（聴）．
- 耳小骨：ツチ骨，キヌタ骨およびアブミ骨よりなる．鼓膜から内耳へとテコの原理で音を伝える（聴）．
- 軸椎：第2頸椎で，上方へ歯突起があり環椎と関節をつくる（底）．
- 鋤骨：鼻中隔の一部をなし，蝶形骨，上顎骨，口蓋骨および篩骨垂直板の間に位置する（底，C，篩）．
- 松果体石灰化：内分泌腺の一つに数えられる松果体の石灰沈着で，加齢とともに進む．日本人で約20%にみられる．腫瘤の圧迫，脳萎縮により偏位し，診断上有力な指標となる．側面では耳介の後方にみえる（正，側）．
- 上顎洞：前方，外側にある1対の洞で，眼窩の下方，鼻腔の外側にある．中鼻甲介の下に開口する（正，側，底，W，C，篩，S）．
- 上眼窩裂：蝶形骨の大翼および小翼の間にある上部裂隙で，頭蓋腔と眼窩を連絡する．ここを眼神経〔三叉神経（V）第1枝〕，動眼神経（Ⅲ），滑車神経（Ⅳ），外転神経（Ⅵ）および上眼静脈が通る（W，C，S）．
- 上半規管：垂直に位置し，錐体長軸に対しほぼ直角である（聴，S）．
- 人字縫合：後頭骨と両頭頂骨との間の縫合（正，側）．
- 錐体：側頭骨の岩様部で，四角錐体形をなす．その尖端を錐体尖といい，後頭骨底部と蝶形骨体との間に破裂孔を形成する（底）．
- 錐体上縁：側頭骨錐体部の上縁．側方より大後頭孔下縁に向け線状にみえる．前上面（大脳面）と後上面（小脳面）との境をなす（W，C）．
- 錐体尖：前内方へ向く錐体の尖端部（正，S）．
- 正円孔：蝶形骨大翼にあり，前方の翼口蓋窩に開く開口部．上顎神経が通る（W）．
- 声門下腔：声門裂下の弾性円錐により囲まれる腔（頸，喉）．
- 舌骨：下顎の下方にあり，前方の体部より大角が延び，上方へ小角がある（頸，喉）．
- 前床突起：トルコ鞍底の前方部にある左右対称的な小突起（側）．
- 前庭：骨迷路の一部で，卵形嚢および球形嚢を含む（聴，S）．
- 前頭骨頬骨縫合：前頭骨・頬骨間にあり，眼窩外側にみえる（W）．
- 前頭洞：前頭鱗内にあり，中鼻甲介の下に開口する．左右1対あり（正，側，底，W，C）．

- 前頭稜：前頭骨の前内側部，正中線にある骨稜．大脳鎌が付着する（W，C）．
- 大後頭孔：頭蓋の下方にある大孔で，頭蓋腔と脊柱管の連絡部をなし，椎骨動脈，延髄，副神経が通る（底）．
- 蝶形骨小翼：蝶形骨体前端の両側から左右に向かって突出する扁平三角形の突起で，その外側端は細く尖っている（C）．
- 蝶形骨大翼：蝶形骨体後部の外側から起こり，前外側方へ翼状に広がって，中頭蓋窩の一部をなす．その前端は尖って少し上向きとなり，頭蓋の側壁の一部をなす（正，底，C）．
- 蝶形骨洞：蝶篩陥凹の後方，鼻咽頭腔の上方の蝶形骨体内にある1対の洞（正，側，底，W，C）．
- 蝶形骨隆起：左右の蝶形骨小翼間の結合部にある隆起（正）．
- 蝶形骨稜：蝶形骨体前面の中央にある骨突出で，篩骨の正中板と連結する（S）．
- トルコ鞍：前床突起，鞍底，後床突起，鞍背から形成される．下垂体を入れる（正，側）．
- トルコ鞍底：トルコ鞍の底部で，その下方に蝶形骨洞がある（正，側）．
- トルコ鞍背：トルコ鞍の後壁に当たる．後方に向かい斜台に連なる（側）．
- 頭蓋冠：頭部を上方よりみて，冠状の骨性頭蓋．主として前頭骨，後頭骨，頭頂骨，側頭骨の一部からなる（正，側）．
- 頭蓋底：前・中・後の3つの頭蓋窩がある．顕著な骨稜で仕切られる（底）．
- 内後頭隆起：後頭骨内面にある隆起（十字隆起の中心点）（側）．
- 内耳道：側頭骨錐体部にあり，眼窩に重なってみえる．第Ⅶおよび Ⅷ神経の通路（正，聴，S）．
- 内板：頭蓋冠の内層で薄い緻密質よりなる（側）．
- 軟口蓋：軟らかい口蓋の後方部（頸）．
- 乳突洞：鼓室に続く腔で，後方上部に位置する．ここから乳突蜂巣が下方へ続く（聴）．
- 乳突蜂巣：側頭骨の乳様突起内にあり，凹凸がある．扁平または立方上皮でおおわれる（正，側，底，S）．
- 乳様突起：外耳道後方に位置する．側頭骨錐体部にあり，乳突蜂巣（顆粒状）がみられる（正，側，S）．
- 破裂孔：中頭蓋窩で，側頭骨錐体尖と蝶形骨の間にある，不規則な形をした孔．頸動脈管（内頸動脈）が通る（底，C）．
- 板間層：頭蓋冠内外両板の間の海綿質（側）．
- 鼻甲介：上・中鼻甲介は篩骨から張り出す．下鼻甲介は独立した骨で，外側鼻壁に連結している（篩）．
- 鼻腔：真中に鼻中隔がある．外側壁より上・中・下鼻甲介が突出し，上・中・下鼻道をつくる（正，W，頸）．
- 鼻骨：鼻腔を前方からおおう台形の骨．上方は狭く，下方は広い．左右の上顎骨の間にあり，上方で前頭骨と連絡する．下縁は遊離縁で骨鼻腔の梨状口の上縁をなす（側）．
- 鼻中隔：骨（篩骨垂直板，鋤骨で構成），軟骨および結合組織からできている（正，W，C）．
- 鼻道：鼻甲介間にあり，上・中鼻甲介間は上鼻道，中・下鼻甲介間は中鼻道，下鼻甲介と鼻腔底の間は下鼻道である（篩）．
- ブレグマ：矢状縫合と冠状縫合の交点（正，側）．
- 副鼻腔：上より前頭洞，篩骨洞，上顎洞がある．鼻腔後方のトルコ鞍下方に蝶形骨洞がある（正，側，底，W，C）．
- 縫合：前方に冠状縫合（前頭骨・両頭頂骨間），中央に矢状縫合（左右頭頂骨間の正中線上の縫合），後方に人字縫合（後頭骨・両頭頂骨間），下方に鱗状縫合（側頭骨・頭頂骨間）がある（正，側）．
- 無名線：蝶形骨大翼の一部で眼窩内に投影される（正）．
- 翼状突起：蝶形骨体および大翼根部の下面から下方に向かって頭蓋底面に直角をなして出る突起で，内・外両側板からなる（底）．
- ラムダ：人字縫合と矢状縫合との合流点（正，

第 2 章　画像解剖学

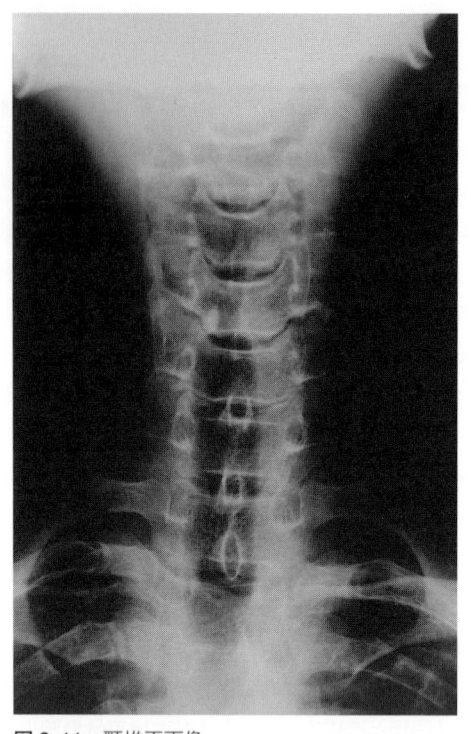

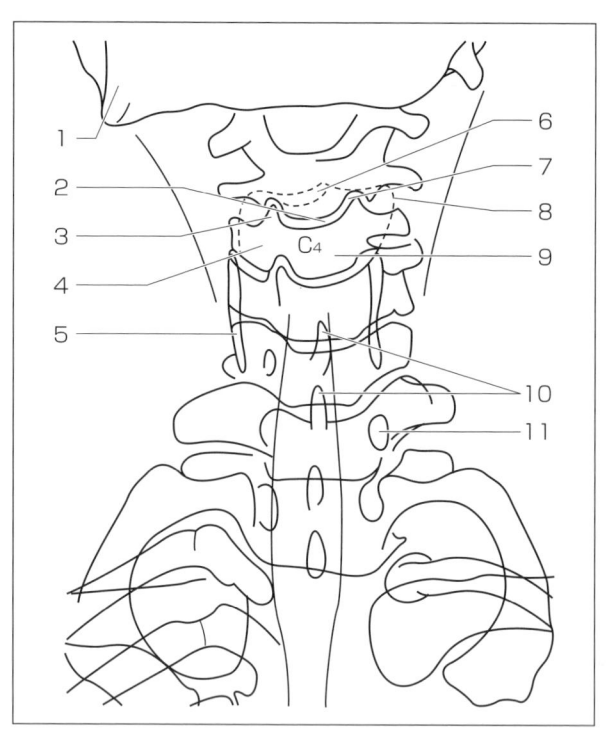

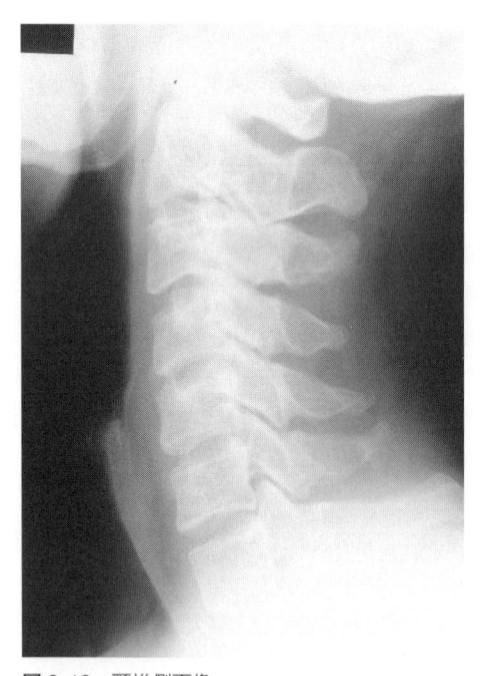

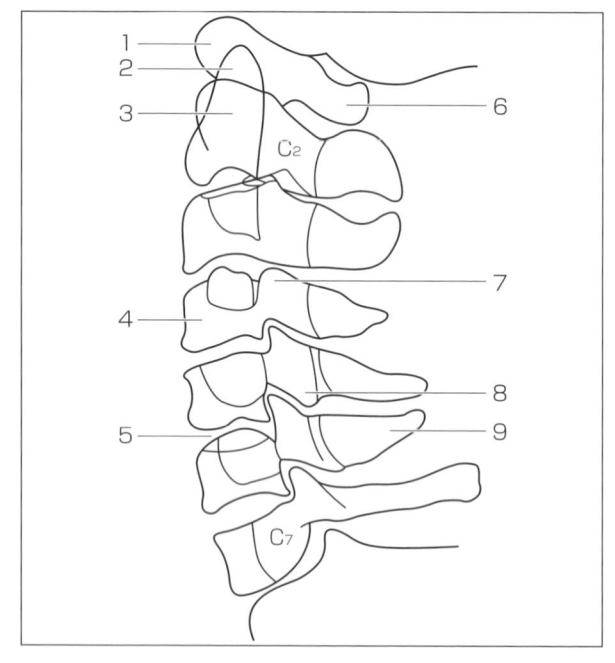

図 2-11　頸椎正面像
1：下顎角，2：椎間関節，3：椎体鉤，4：横突起，5：輪状軟骨，6：舌骨，7：ルシュカ関節，8：甲状軟骨，9：椎体，10：棘突起，11：椎弓根

図 2-12　頸椎側面像
1：環椎前弓，2：歯突起，3：軸椎横突起，4：椎体，5：椎間腔，6：環椎後弓，7：上関節突起，8：下関節突起，9：棘突起

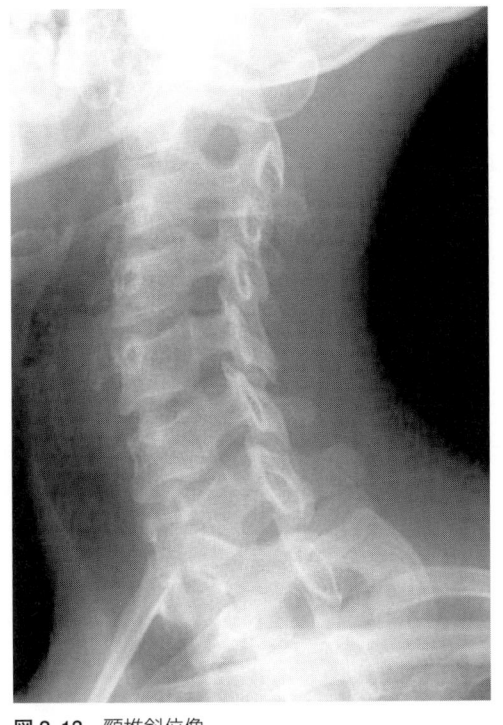

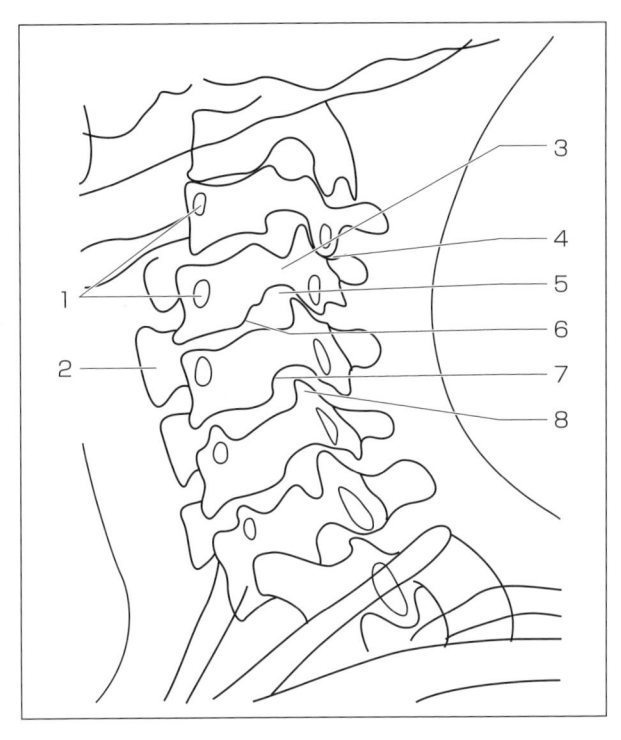

1 骨格軟部系

図 2-13 頸椎斜位像
1：椎弓根，2：横突起，3：椎弓板，4：下関節突起，5：椎間孔，6：ルシュカ関節，7：下椎切痕，8：上関節突起

● 卵円孔：中頭蓋窩で，棘孔の内前方にある．下顎神経の通路（底）．
● 輪状軟骨：気管の上端に位置し，甲状軟骨と関節によって結ばれる（頸）．

4. 脊柱

脊柱は頸椎，胸椎，腰椎，仙骨，尾骨よりなる．各脊椎には椎体と椎弓があり，脊椎間をつなぐ椎間板と靱帯がある．正常では椎体，椎弓根，上・下関節突起，棘突起，横突起，椎間孔がX線像でみられる．

脊柱管は，椎体後縁を結ぶ線と棘突起前縁を結ぶ線との間にあり，中に脊髄を入れる．

正側方向のほかに斜位撮影を加えるのは，椎間孔を観察するためである．

1）頸椎

環椎（C_1），軸椎（C_2），ほかの頸椎（C_3〜C_7）をみる．

● 環椎：第1頸椎で椎体を欠く．環状の外側部に外側塊があり，その上関節窩で頭蓋を支える．下関節窩で軸椎と連結する．
● 軸椎：第2頸椎で前方に歯突起があり，環椎と連結する．
● その他の頸椎：頸椎椎体は長方形で，上方にやや凹，下方にやや凸の辺縁をもつ．椎体と後方へ突出する棘突起は，側面像で同定できる．椎体と棘突起の間に椎弓がある．そこから小さい横突起が出るのが，正・側面・斜位像で同定できる．横突起起始部にある上・下関節突起は，斜位像で同定できる．

(1) 正面像での同定（図2-11）

1：下顎角，2：椎間関節，3：椎体鈎，4：横

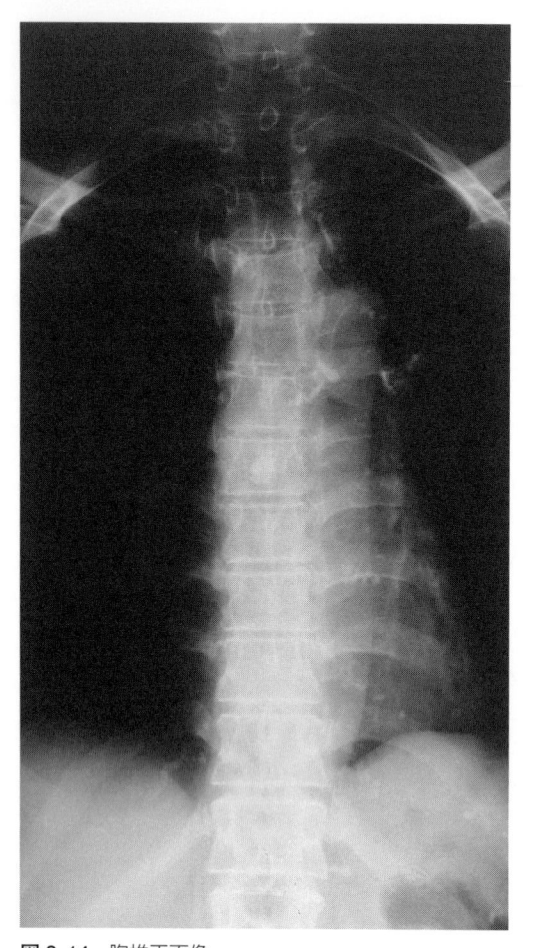

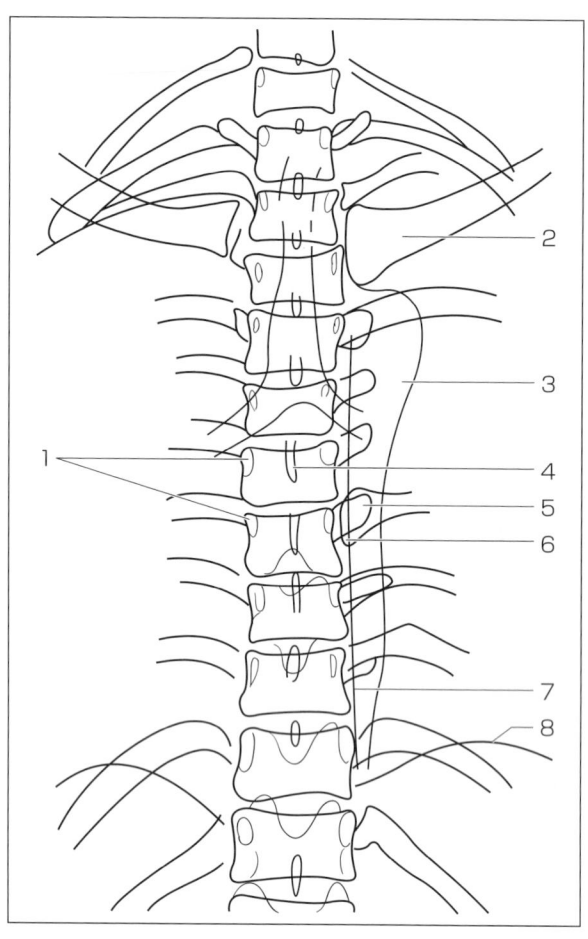

第2章 画像解剖学

図 2-14 胸椎正面像
1：椎弓根，2：鎖骨，3：大動脈，4：棘突起，5：横突起，6：肋骨脊椎関節，7：傍脊椎線，8：横隔膜

突起，5：輪状軟骨，6：舌骨，7：ルシュカ(Luschka)関節，8：甲状軟骨，9：椎体，10：棘突起，11：椎弓根

(2) 側面像での同定（図 2-12）

1：環椎前弓，2：歯突起，3：軸椎横突起，4：椎体，5：椎間腔，6：環椎後弓，7：上関節突起，8：下関節突起，9：棘突起

(3) 斜位像での同定（図 2-13）

1：椎弓根，2：横突起，3：椎弓板，4：下関節突起，5：椎間孔，6：ルシュカ関節，7：下椎切痕，8：上関節突起

2）胸 椎

(1) 正面像での同定（図 2-14）

1：椎弓根，2：鎖骨，3：大動脈，4：棘突起，5：横突起，6：肋骨脊椎関節，7：傍脊椎線，8：横隔膜

(2) 側面像での同定（図 2-15）

1：椎体，2：椎間腔，3：上関節突起，4：椎間孔，5：下椎切痕，6：下関節突起，7：棘突起，8：上椎切痕，9：椎弓根

解説
● 椎体：正側両面像で同定できる．
● 椎弓根：上下の椎切痕間にあり，椎体に続いて

1 骨格軟部系

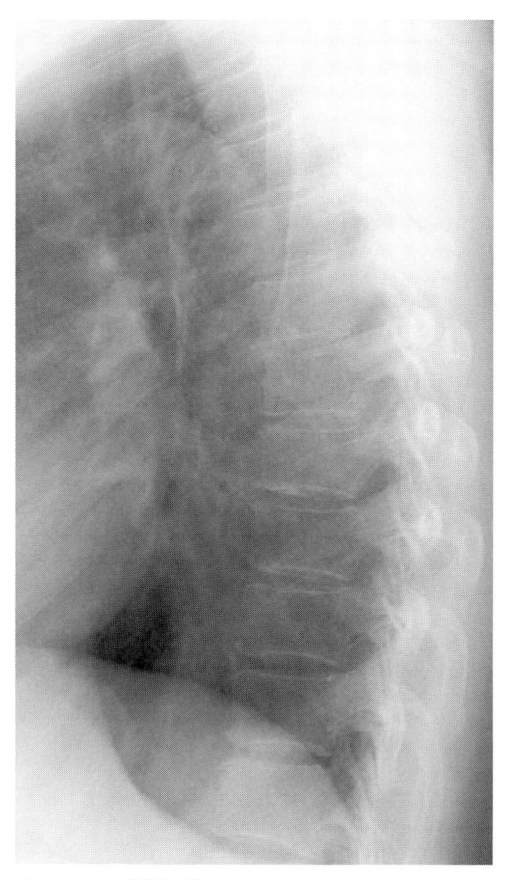

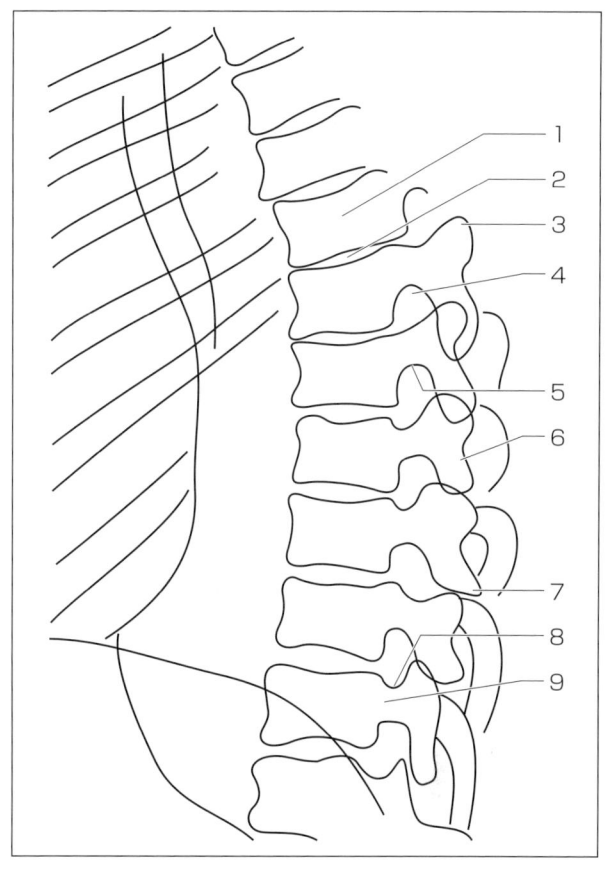

図 2-15 胸椎側面像
1：椎体，2：椎間腔，3：上関節突起，4：椎間孔，5：下椎切痕，6：下関節突起，7：棘突起，8：上椎切痕，9：椎弓根

いる．正面像で軸方向に投影され，長方形の椎体の上隅角の近くに，長軸を縦にした卵円形としてみられる．正側面像で同定．

- **椎弓板**：椎弓の後部にある平らな部分．
- **椎体鈎**：頸椎椎体の側縁から上方へ向く突起．その上方の椎体との間にルシュカ関節をつくる．ときに骨増生の起点となり，脊髄神経を圧迫する．
- **横突起**：椎弓より側方へ向け突出する．肋骨結節と関節をつくる．横突肋骨窩はその先端にある．正面像で同定．
- **肋骨脊椎関節**：上部胸椎の椎弓根下方の椎体にある下肋骨窩と，相対する下方の胸椎の上肋骨窩によって関節窩を構成し，肋骨頭を入れる．左右1対．正面像で同定．
- **上椎切痕**：椎弓根上方の切れ込み．左右1対．側面像で同定．
- **下椎切痕**：椎弓根下方の切れ込み．左右1対．側面像で同定．
- **椎間孔**：相対する上下切痕，椎体および椎間円板によって囲まれている．脊髄神経の通路．側面像で同定．
- **椎間関節**：脊柱の上下関節突起間の関節性連結．
- **上関節突起**：椎弓にある上方に向いた関節突起．上方の胸椎の下関節突起との間で関節を構成しつながる．左右1対．側面像で同定．
- **下関節突起**：椎弓から下方へ出ている．左右1対．側面像で同定．
- **棘突起**：後方へ突出し，ほぼ正中線上に細長い形を呈する．正面像で下端が隣接する椎体上縁に投影される．側面像で同定．

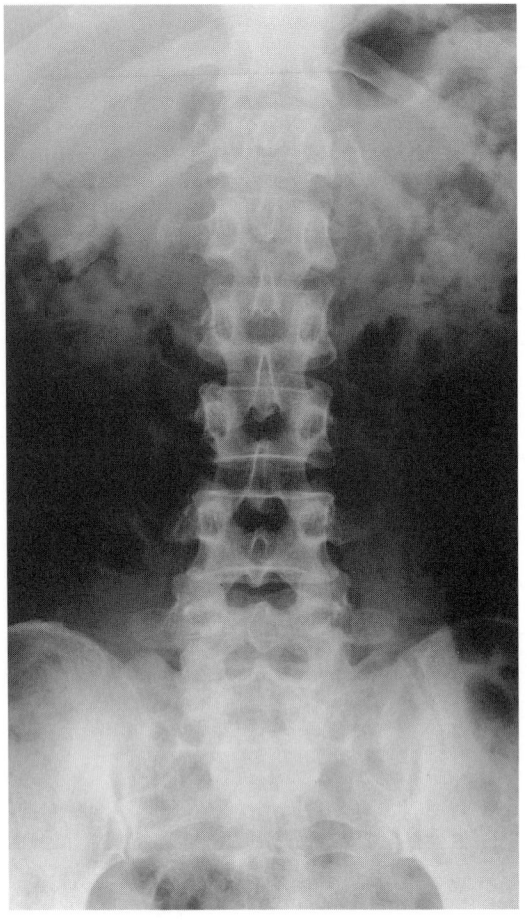

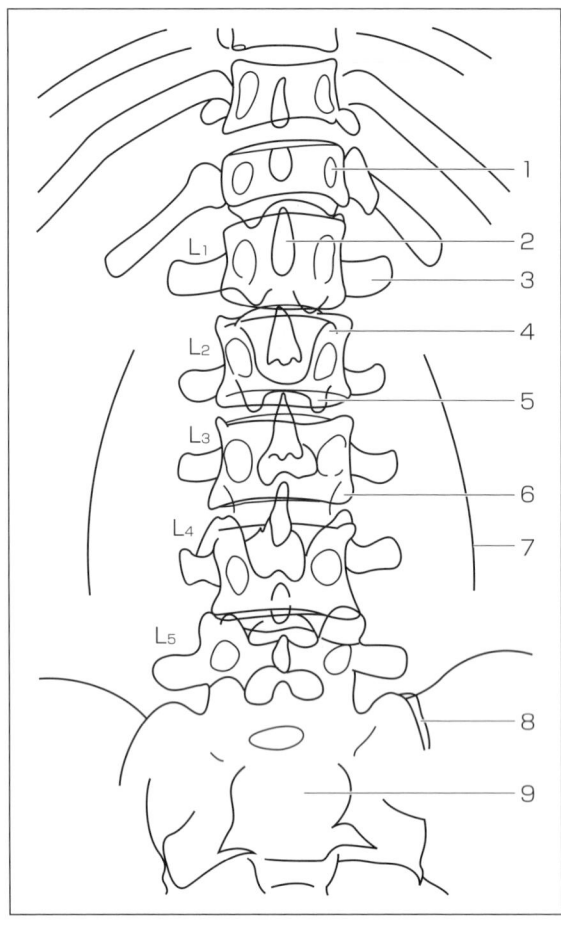

図 2-16 腰椎正面像
1：椎弓根，2：棘突起，3：横突起，4：上関節突起，5：下関節突起，6：椎体，7：大腰筋，8：仙腸関節，9：仙骨

- 椎間腔：隣接する椎体間にあり，椎間円板を入れる．脊椎の診断で椎間腔が正常に保たれているかは主要点の一つである．正側面像で同定する．
- 椎孔：椎弓と椎体で囲まれた孔．椎孔は上下に重なり合って脊柱管をつくる．
- ルシュカ関節：頸椎椎体の外側縁から上方へ向く突起である椎体鈎と，その上の椎体の外側下縁との間につくる関節．
- 輪状軟骨：気管の上端に位置し，甲状軟節と関節によって結ばれる．
- 甲状軟骨：最大の喉頭軟骨で，部分的に他の軟骨を囲んでいる．

3）腰 椎

（1） 正面像での同定（図 2-16）

1：椎弓根，2：棘突起，3：横突起，4：上関節突起，5：下関節突起，6：椎体，7：大腰筋，8：仙腸関節，9：仙骨

（2） 側面像での同定（図 2-17）

1：椎間孔，2：上関節突起，3：椎弓根，4：下関節突起，5：椎間腔，6：椎体上縁，7：椎体下縁，8：椎体，9：岬角，10：仙骨

解説
- 椎体：前後方向に長い長方形を呈する．上下腰椎間に均等な厚さの椎間板をはさむ．わずかに前彎

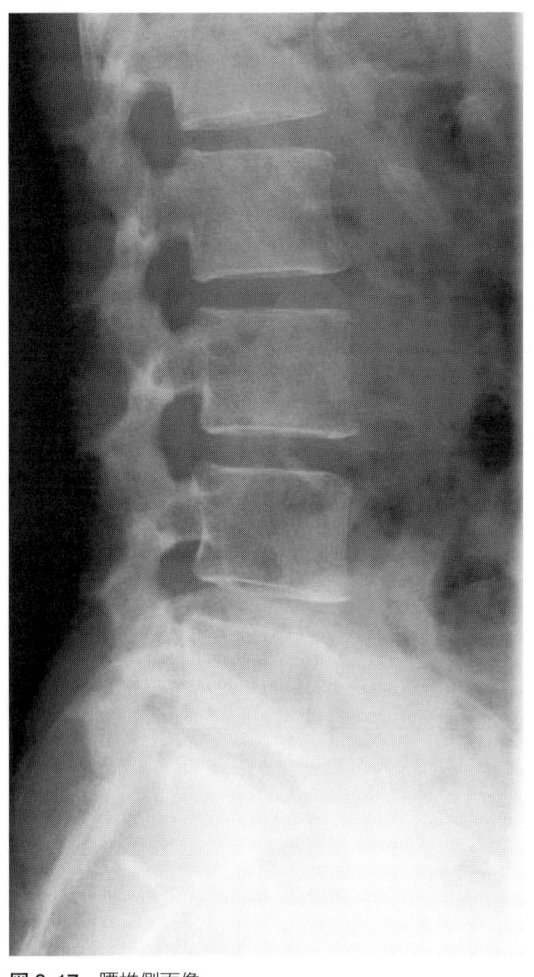

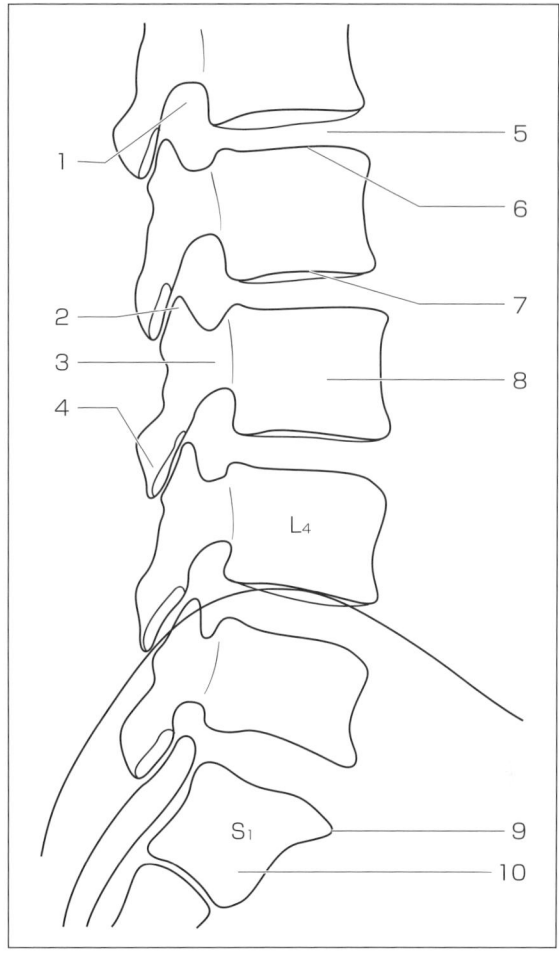

1　骨格軟部系

図 2-17　腰椎側面像
1：椎間孔，2：上関節突起，3：椎弓根，4：下関節突起，5：椎間腔，6：椎体上縁，7：椎体下縁，8：椎体，9：岬角，10：仙骨

して規則正しい配列を示す．
- **椎弓根**：正面像で，両側の椎弓根の内縁の距離は脊椎管の幅を表す．上部腰椎から下部腰椎にかけて増加する．左右 1 対．
- **横突起**：椎弓より側方へ大きく突出する．左右 1 対．
- **上・下関節突起**：腰椎斜位像で同定でき，椎弓の関節間部を観察できる．左右 1 対．
- **棘突起**：椎弓根，椎弓関節部の後部に大きな突起としてみられる．側面像で同定．
- **大腰筋**：第 1〜4 腰椎椎体および横突起を起始部とし，大腿骨小転子に終わる大きな筋肉．

4) 仙骨・尾骨

正側面像で，仙骨，仙腸関節，横線，仙骨孔，仙骨尖，尾骨を同定する．

解説
- **仙骨**：5 個の椎骨が癒合してできたもの．
- **仙腸関節**：仙骨と腸骨との間にある，ほとんど動かない関節．
- **岬角**：とくに強く前方へ突出した仙骨底前縁．
- **横線**：5 個の仙骨椎体の癒合線で，前側に 4 本ある．正面像で同定．
- **仙骨孔**：通常 4 つあり，神経の出口である．

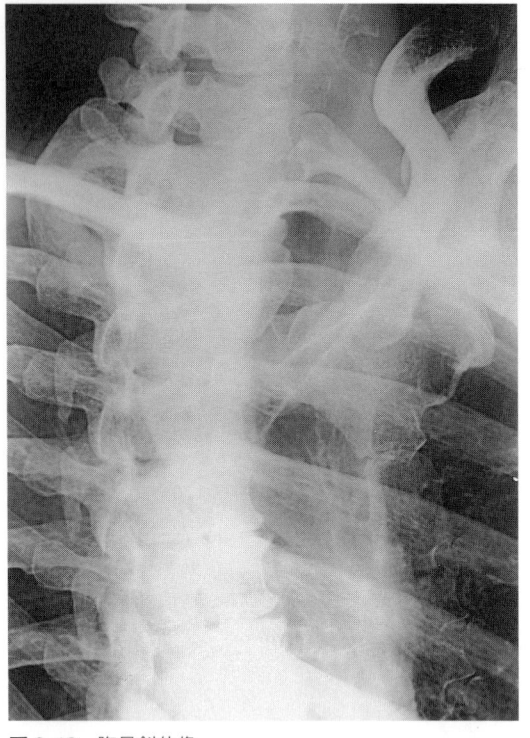

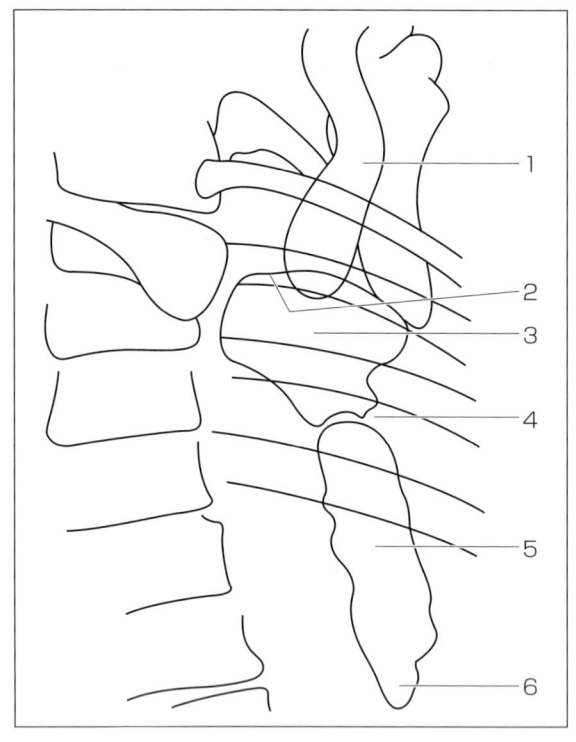

図 2-18　胸骨斜位像
1：鎖骨，2：胸骨切痕，3：胸骨柄，4：胸骨柄結合，5：胸骨体，6：剣状突起

- 仙骨尖：仙骨の下端で尾骨につながる．
- 尾骨：通常 4 個の萎縮した椎骨からなる．

5．骨　格

①個々の骨は表層部にある骨皮質と，これに包まれる海綿質とからなる．
②骨皮質（緻密質）は骨格の中央部でもっとも厚く，両骨端に近づくほど薄くなる．
③海綿質は骨の髄質を形成し，板状あるいは円柱状の網状構造を呈し，骨梁とよぶ．
④長管骨の周囲は結合織の骨膜でおおわれるが，正常の骨膜は X 線写真上識別できない．
⑤骨には，骨端，成長板，骨幹端，骨幹がある．

1）胸　骨

（1）斜位像での同定（図 2-18）

1：鎖骨，2：胸骨切痕，3：胸骨柄，4：胸骨柄結合，5：胸骨体，6：剣状突起

（2）側面像での同定（図 2-19）

1：鎖骨，2：胸骨柄，3：胸骨角，4：結合線，5：胸骨体，6：剣状突起

解説
- 胸骨柄：胸骨角より上で，胸骨のもっとも上の部分．
- 胸骨切痕：胸鎖関節のための陥凹．
- 胸骨柄結合：胸骨柄と胸骨体の間の軟骨性結合．X 線像では透けてみえる．胸骨角として皮膚を通して触れる．
- 胸骨体：胸骨の下部で胸骨柄と剣状突起の間に位置する．
- 剣状突起：胸骨の最下端部．

2）肋　骨

Ⅰ～Ⅶ肋骨，Ⅷ～Ⅻ肋骨に分ける．
- Ⅰ～Ⅶ肋骨：上位 7 対の肋骨で，肋軟骨を介し

1 骨格軟部系

図 2-19　胸骨側面像
1：鎖骨，2：胸骨柄，3：胸骨角，4：結合線，5：胸骨体，6：剣状突起

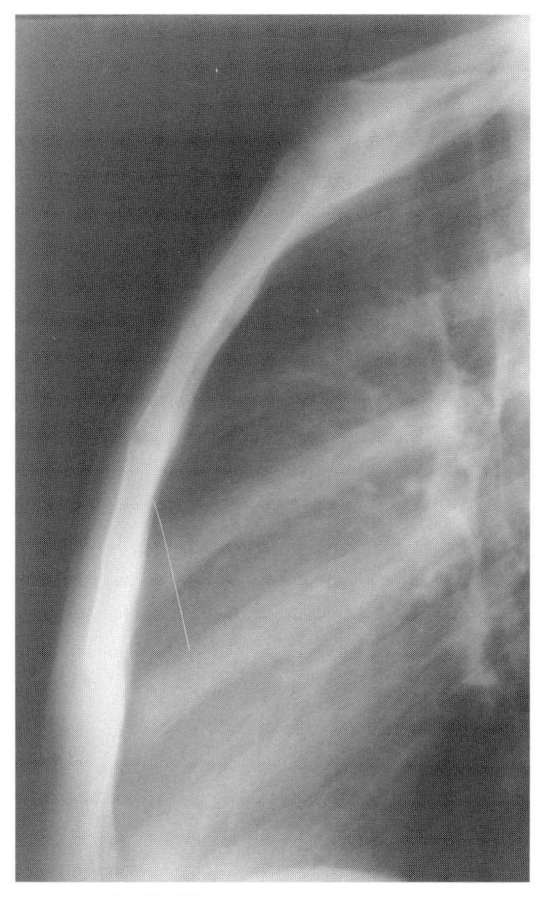

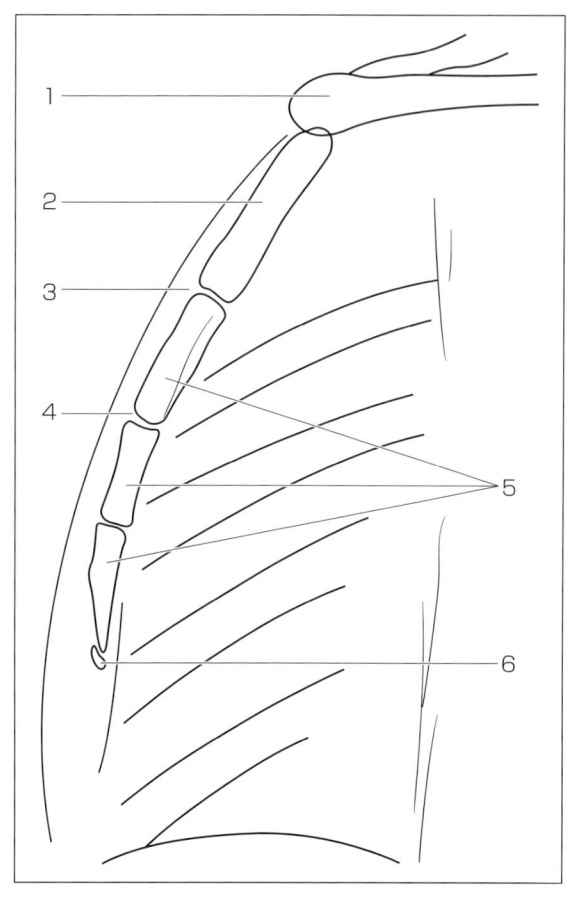

て胸骨と連結している．肋軟骨は透けてみえる．
● Ⅷ〜Ⅻ肋骨：下位5対の肋骨で，胸骨と直接の連結をもたない．

3）肩関節

（1）正面像での同定（図2-20）

1：上腕骨頭，2：大結節，3：結節間溝，4：小結節，5：外科頸，6：肩峰，7：烏口突起，8：鎖骨，9：肩甲骨

（2）軸位像での同定（図2-21）

1：烏口突起，2：上腕骨頭，3：関節窩，4：鎖骨，5：肩鎖関節，6：肩峰

解説
● 肩峰：肩甲棘の自由端で，上腕骨頭の上方へ突出している．鎖骨と接する肩峰関節面がある．
● 肩峰棘：肩甲骨後面の長い突起で，肩峰へ終わる．
● 鎖骨：外側端（肩峰端）には，肩峰と接する肩峰関節面がある．内側端には，胸骨関節面がある．
● 肩鎖関節：肩峰と鎖骨の間の関節．
● 烏口突起：肩甲骨上縁の肩甲切痕のすぐ外側にあり，前方へ向く鉤状の突起で，小胸筋のつくところ．
● 肩甲頸：烏口突起の下で関節窩縁の内側のやや細い部分．
● 上腕骨頭：上腕骨の最上部で，肩甲頸の関節窩と関節を構成する．
● 大結節：上腕骨頭の後外側にある大きな隆起で，筋付着部となる．
● 結節間溝：大結節と小結節間の溝．上腕骨近位端

第2章 画像解剖学

図2-20 肩関節正面像
1：上腕骨頭，2：大結節，3：結節間溝，4：小結節，5：外科頸，6：肩峰，7：烏口突起，8：鎖骨，9：肩甲骨

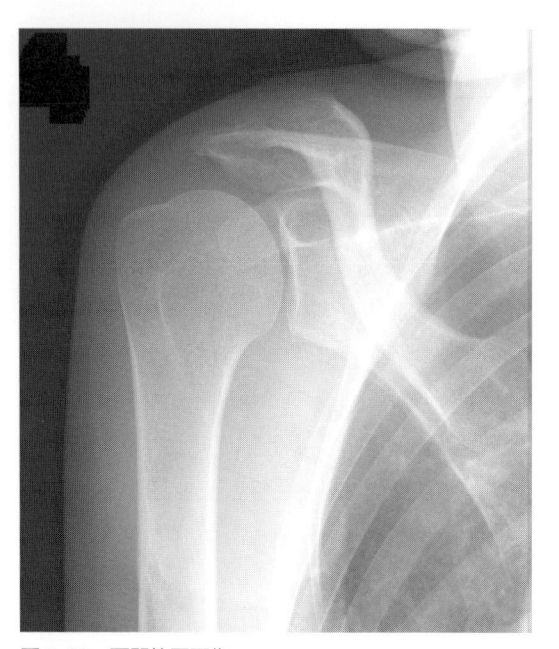

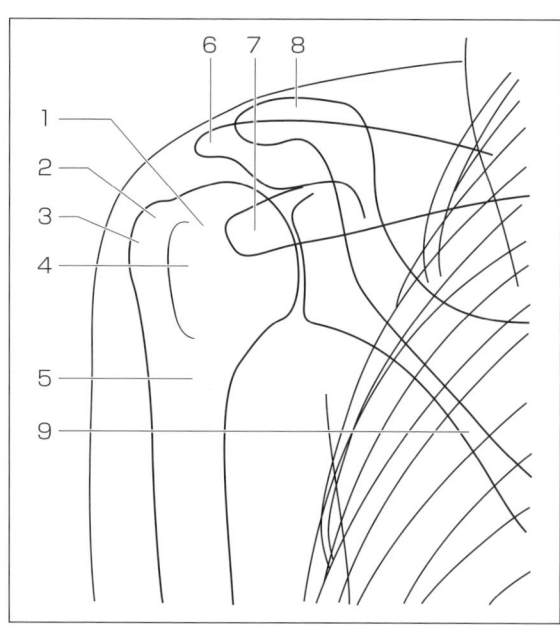

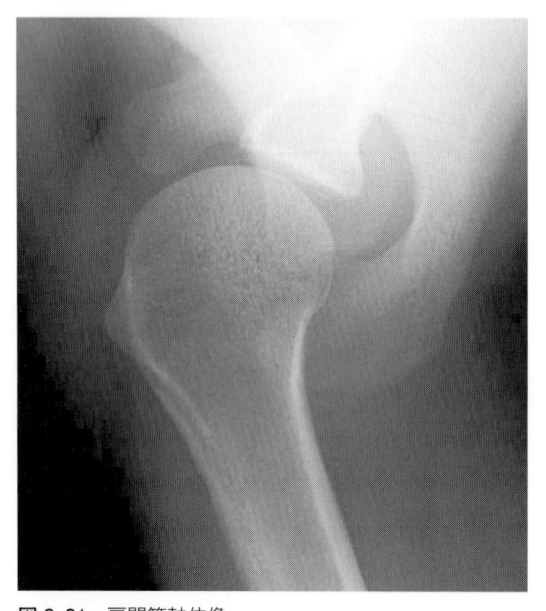

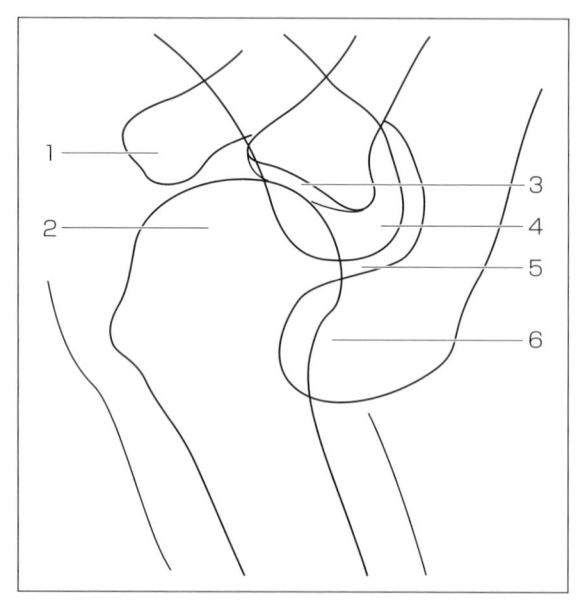

図2-21 肩関節軸位像
1：烏口突起，2：上腕骨頭，3：関節窩，4：鎖骨，5：肩鎖関節，6：肩峰

の回旋の状態をみる目安となる．
● **小結節**：上腕骨の前方にある小隆起で，筋付着部となる．

4）上肢骨

(1) 上腕骨正面像での同定（図2-22）

1：上腕骨頭，2：大結節，3：小結節，4：外

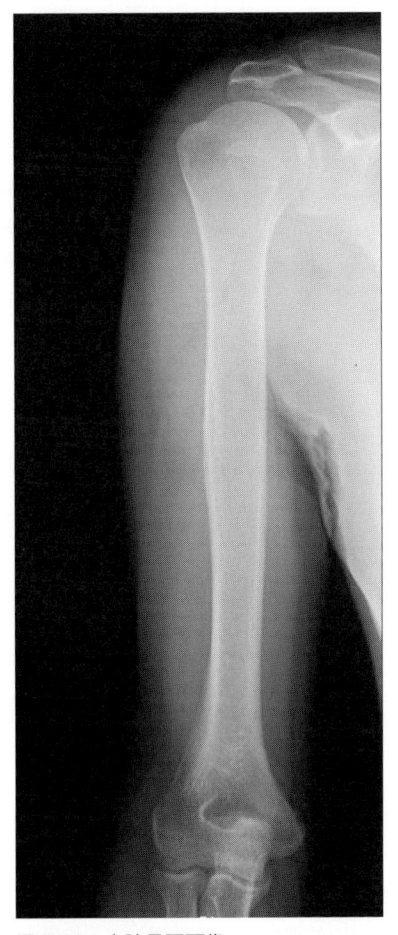

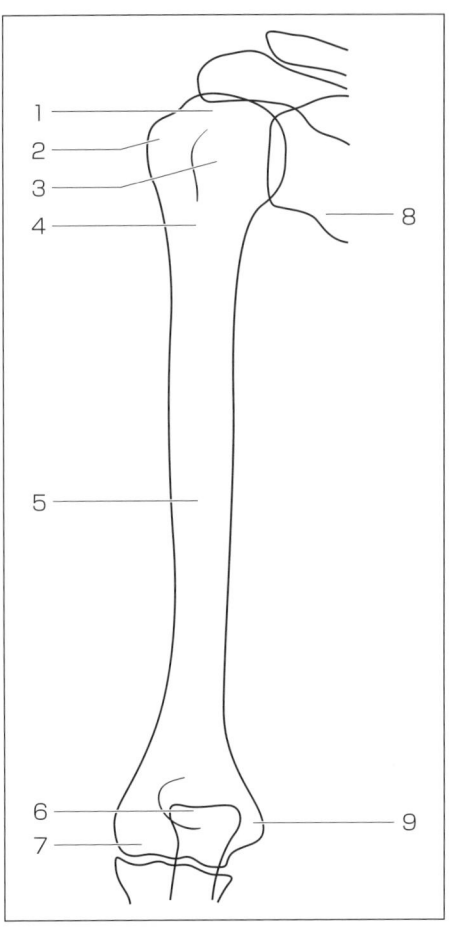

1　骨格軟部系

図 2-22　上腕骨正面像
1：上腕骨頭，2：大結節，3：小結節，4：外科頸，5：上腕骨体，6：尺骨肘頭，7：外側上顆，8：肩甲骨，9：内側上顆

科頸，5：上腕骨体，6：尺骨肘頭，7：外側上顆，8：肩甲骨，9：内側上顆

(2)　肘関節正面像での同定（図 2-23）

1：上腕骨外側上顆，2：上腕骨小頭，3：橈骨頭，4：橈骨体，5：上腕骨鈎突窩，6：尺骨肘頭，7：上腕骨内側上顆，8：上腕骨滑車，9：尺骨体

(3)　肘関節側面像での同定（図 2-24）

1：上腕骨肘頭窩，2：尺骨肘頭，3：尺骨体，4：上腕骨体，5：鈎突窩，6：上腕骨滑車，7：橈骨頭，8：鈎状突起，9：橈骨体

(4)　前腕骨正面像での同定（図 2-25）

1：上腕骨内側上顆，2：上腕骨滑車，3：尺骨肘頭，4：尺骨鈎状突起，5：橈骨粗面，6：尺骨体，7：尺骨頭，8：尺骨茎状突起，9：肘頭窩，10：上腕骨外側上顆，11：上腕骨小頭，12：橈骨頭，13：上橈尺関節，14：橈骨体，15：下橈尺関節，16：橈骨茎状突起

解説
- **上腕骨頭**：肩甲骨関節窩との間に肩関節を構成する．
- **大結節**：上腕骨の後外側にある大きな隆起で，筋付着部となる．
- **小結節**：上腕骨の前方にある小隆起で，筋付着部となる．
- **外科頸**：大小結節直下の部分．

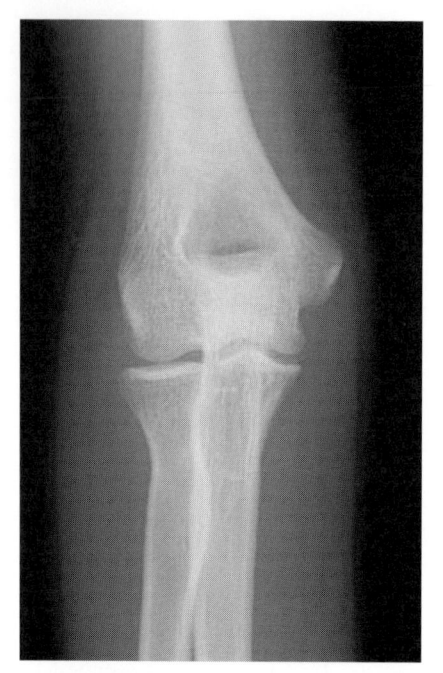

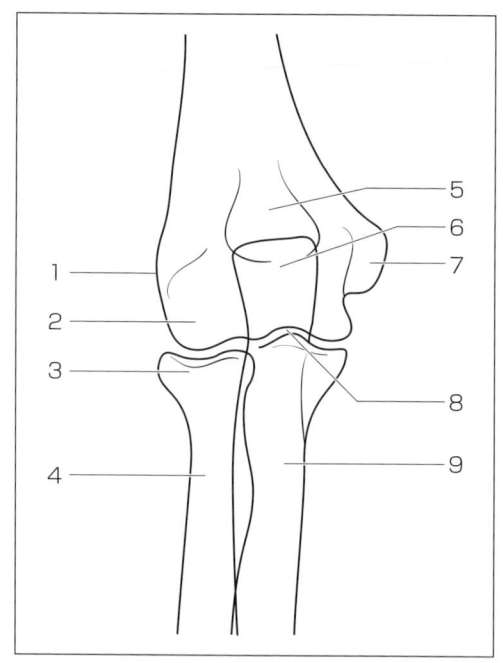

図 2-23 肘関節正面像
1：上腕骨外側上顆，2：上腕骨小頭，3：橈骨頭，4：橈骨体，5：上腕骨鈎突窩，6：尺骨肘頭，
7：上腕骨内側上顆，8：上腕骨滑車，9：尺骨体

- 上腕骨体：前面は，大結節から遠位に延びる骨稜（大結節稜）の延長線より内側の面（内側前面）と，外側の面（外側前面）がある．後面は橈骨神経溝がみられる．
- 上腕骨顆：上腕骨の遠位端で，上腕骨小頭と上腕骨滑車からなる．これに肘頭窩，橈骨窩，鈎突窩，関節面を含める．
- 上腕骨小頭：上腕骨遠位端にあり，橈骨と関節をつくる．
- 上腕骨滑車：上腕骨遠位端にあり，尺骨と関節をつくる．
- 肘頭窩：上腕骨滑車の後上方にある深い凹みで，伸展時に肘頭が入る．
- 鈎突窩：上腕骨滑車の前上方の凹みで，強く屈曲したときに，尺骨の鈎状突起が入る．
- 橈骨窩*：上腕骨小頭の前上方の凹みで，強く屈曲したときに，橈骨頭が入る．
- 内側上顆：前腕屈筋が起こる隆起部．
- 外側上顆：上腕骨小頭の外側にある隆起で，前腕伸筋が起こるところ．
- 橈骨頭：橈骨は前腕の2骨の一つで，尺骨の外側に位置する．橈骨頭には上腕骨小頭と関節をなす関節窩と，尺骨の橈骨切痕と滑り合う関節環状面がある．
- 橈骨頸*：橈骨の近位端で，橈骨頭と橈骨粗面の間の細い部分．
- 橈骨粗面：橈骨近位端から約2cm遠位の内側にある粗面で，上腕二頭筋腱がつく．
- 上橈尺関節：近位にある橈骨・尺骨間の関節．橈骨の関節環状面と尺骨の橈骨切痕からつくられる関節．
- 橈骨体：前腕骨を構成する2骨の一つで，外側（第1指側）にある橈骨の骨幹部．
- 橈骨茎状突起：橈骨の遠位外側にあり，その遠位端に手根との関節面（手根関節面）がある．
- 橈骨尺骨切痕*：橈骨遠位端にある円形の陥凹で，尺骨と関節をつくって接する．
- 尺骨体：内側（第5指側）にある尺骨の骨幹

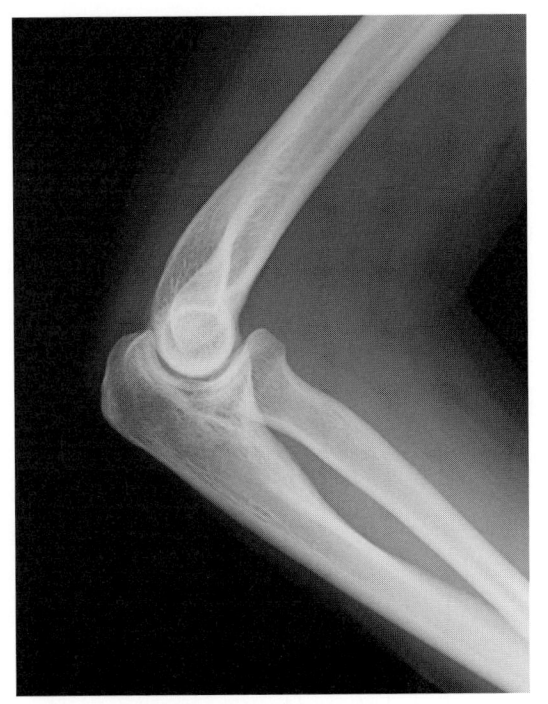

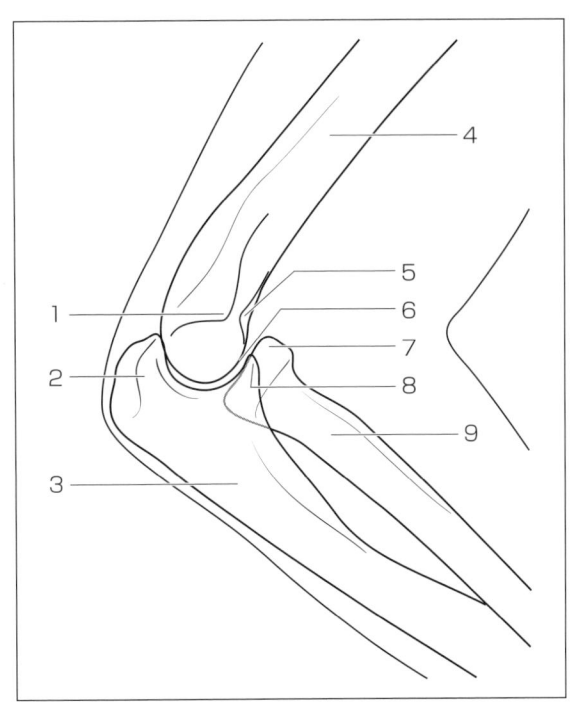

1 骨格軟部系

図2-24 肘関節側面像
1：上腕骨肘頭窩，2：尺骨肘頭，3：尺骨体，4：上腕骨体，5：鉤突窩，6：上腕骨滑車，7：橈骨頭，8：鉤状突起，9：橈骨体

部．
- 尺骨肘頭：尺骨の近位端後部にあり，上腕骨肘頭窩に入り込む．ここに肘関節の伸筋がつく．
- 尺骨滑車切痕*：尺骨近位端で肘頭の前面にあり，上腕骨滑車に適合する関節面．
- 尺骨鉤状突起：滑車切痕の前端にある突起．
- 尺骨頭：尺骨の遠位端にある．その前外側に関節環状面があり，橈骨の尺骨切痕と関節をつくる．
- 尺骨茎状突起：尺骨遠位端にある突起．
- 下橈尺関節：遠位にある橈骨・尺骨間の関節で，橈骨の尺骨切痕と尺骨の関節環状面で関節をつくる．

注）＊：図にはないが，理解のために説明を行っている．

5）手の指骨

(1) 手の指骨の構成

- 手根骨：8個の手根骨からなる．有頭骨，舟状骨，月状骨，三角骨，豆状骨，大菱形骨，小菱形骨，有鉤骨．
- 中手骨：第1〜5中手骨．
- 指骨：第1〜5指骨（基節骨，中節骨，末節骨）．

(2) 手正面像での同定（図2-26）

1：第2中手骨，2：第1中手骨，3：小菱形骨，4：大菱形骨，5：有頭骨，6：舟状骨，7：橈骨茎状突起，8：月状骨，9：橈骨尺骨切痕，10：末節骨，11：中節骨，12：基節骨，13：第5中手骨，14：第4中手骨，15：第3中手骨，16：有鉤骨，17：三角骨，18：豆状骨，19：尺骨茎状突起，20：尺骨頭

第2章　画像解剖学

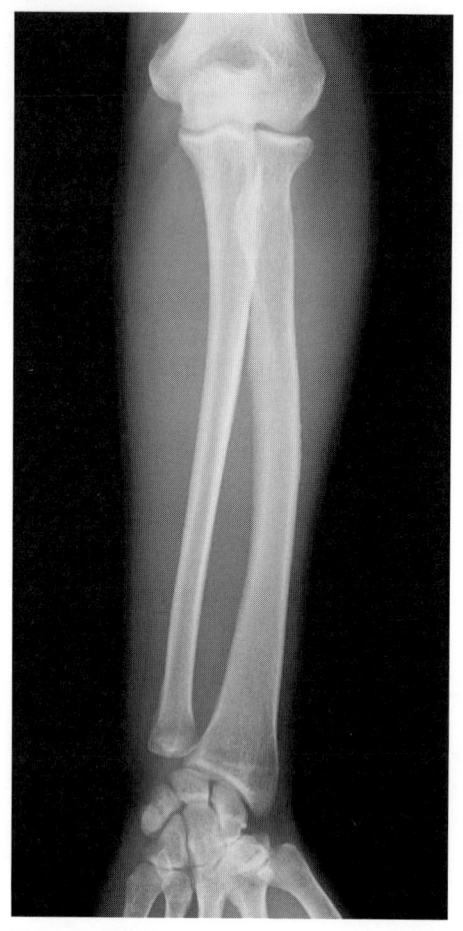

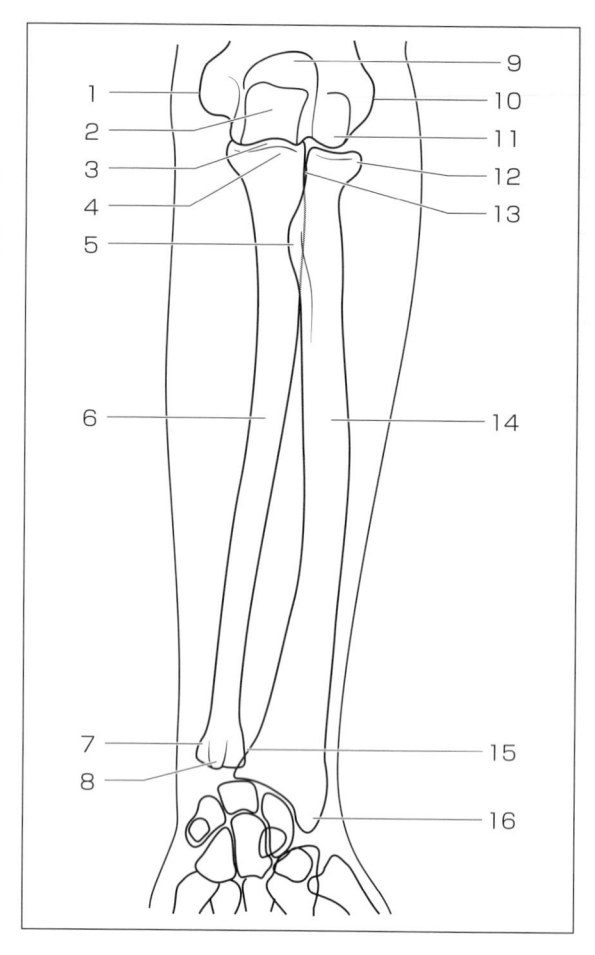

図2-25　前腕骨正面像
1：上腕骨内側上顆，2：尺骨肘頭，3：上腕骨滑車，4：尺骨鈎状突起，5：橈骨粗面，6：尺骨体，7：尺骨頭，8：尺骨茎状突起，9：肘頭窩，10：上腕骨外側上顆，11：上腕骨小頭，12：橈骨頭，13：上橈尺関節，14：橈骨体，15：下橈尺関節，16：橈骨茎状突起

6）骨盤（寛骨）

互いに軟骨性に結合する腸骨，坐骨，恥骨からなり，成長後癒合して1つの骨になる寛骨と，仙骨・尾骨からなる．

骨盤正面像での同定（図2-27）

1：腸骨稜，2：腸骨窩，3：仙腸関節，4：上前腸骨棘，5：寛骨臼，6：恥骨上枝，7：恥骨結合，8：閉鎖孔，9：恥骨下枝，10：坐骨結節

解説
- **腸骨稜**：寛骨の上縁をさし，骨盤の輪郭の一部となる．
- **上前腸骨棘**：腸骨稜の前端にある突出部．
- **腸骨窩**：腸骨翼の内面にある凹み．
- **仙腸関節**：仙骨と腸骨の間にあるほとんど動かない関節．
- **寛骨臼**：腸骨・坐骨・恥骨からなり，大腿骨頭を入れ，股関節をつくる．
- **閉鎖孔**：恥骨と坐骨からつくられた大きな孔．
- **恥骨上枝**：恥骨で閉鎖孔の上方にある部分．
- **恥骨下枝**：閉鎖孔の前下方にあり，外方は坐骨枝と結合し，内方は恥骨結合との間の部分．
- **坐骨結節**：骨盤の外下部にある隆起．

1 骨格軟部系

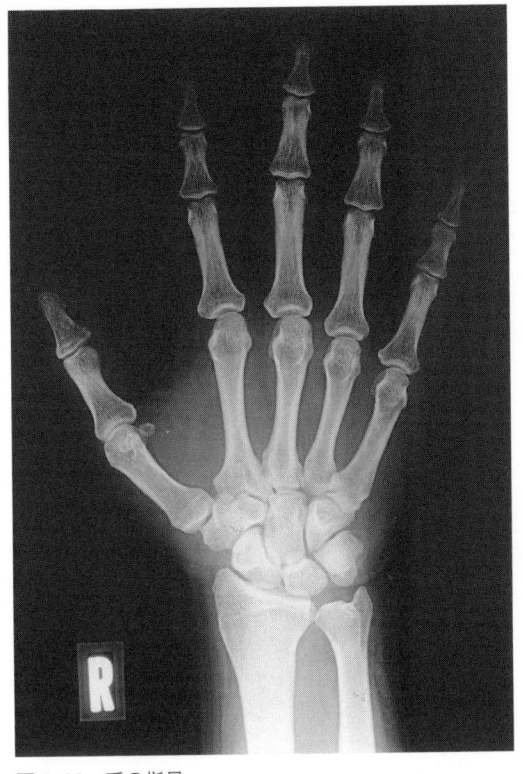

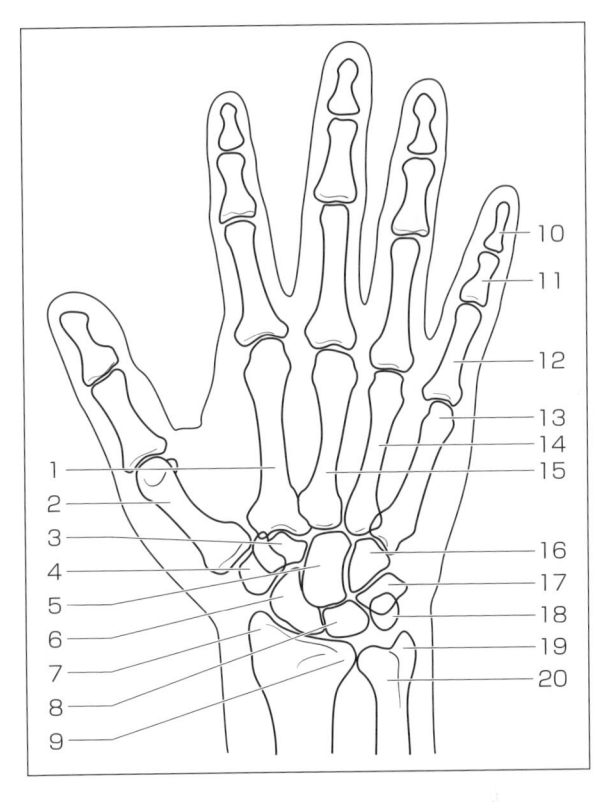

図 2-26 手の指骨
1：第2中手骨, 2：第1中手骨, 3：小菱形骨, 4：大菱形骨, 5：有頭骨, 6：舟状骨, 7：橈骨茎状突起, 8：月状骨, 9：橈骨尺骨切痕, 10：末節骨, 11：中節骨, 12：基節骨, 13：第5中手骨, 14：第4中手骨, 15：第3中手骨, 16：有鈎骨, 17：三角骨, 18：豆状骨, 19：尺骨茎状突起, 20：尺骨頭

● 恥骨結合：左右の恥骨は靱帯で連結されているので，X線像では透けてみえる．

7）下肢骨

(1) 大腿骨正面像での同定（図 2-28）

1：股関節, 2：大腿骨頭, 3：大腿骨頸, 4：大転子, 5：小転子, 6：大腿骨体

(2) 膝関節正面像での同定（図 2-29）

1：大腿骨外側上顆, 2：大腿骨外側顆, 3：顆間隆起, 4：脛骨外側顆, 5：腓骨頭, 6：腓骨頸, 7：腓骨体, 8：膝蓋骨, 9：大腿骨内側上顆, 10：大腿骨顆間窩, 11：大腿骨内側顆, 12：膝関節, 13：脛骨内側顆, 14：脛腓関節, 15：脛骨粗面, 16：脛骨体

(3) 膝関節側面像での同定（図 2-30）

1：脛骨顆間隆起, 2：腓骨頭, 3：脛腓関節, 4：腓骨頸, 5：腓骨体, 6：膝蓋骨, 7：膝関節, 8：脛骨内側顆, 9：脛骨外側顆, 10：脛骨粗面, 11：脛骨体

(4) 膝蓋骨（図 2-31）

膝関節を形成する大腿骨に重なるようにみえる．

1：大腿骨内側顆, 2：膝窩骨, 3：大腿骨膝蓋面, 4：大腿骨外側顆

(5) 足関節正面像での同定（図 2-32）

1：腓骨体, 2：脛腓靱帯結合, 3：腓骨外果, 4：踵骨, 5：脛骨体, 6：脛骨内果, 7：距腿関節, 8：距骨

(6) 足関節側面像での同定（図 2-33）

1：距腿関節, 2：脛骨内果, 3：距骨, 4：舟状骨, 5：楔状骨, 6：腓骨外果, 7：距踵関節, 8：踵立方関節, 9：踵骨

第2章 画像解剖学

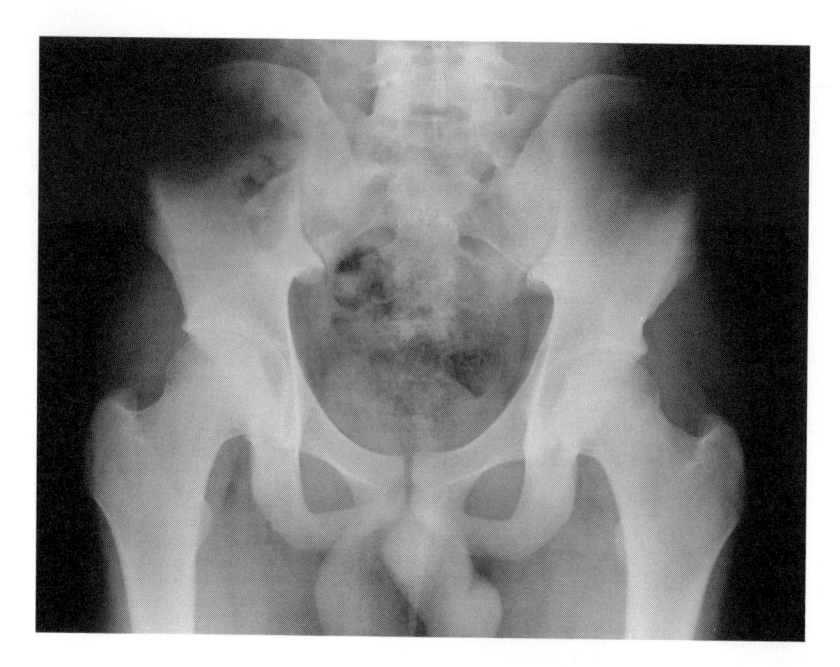

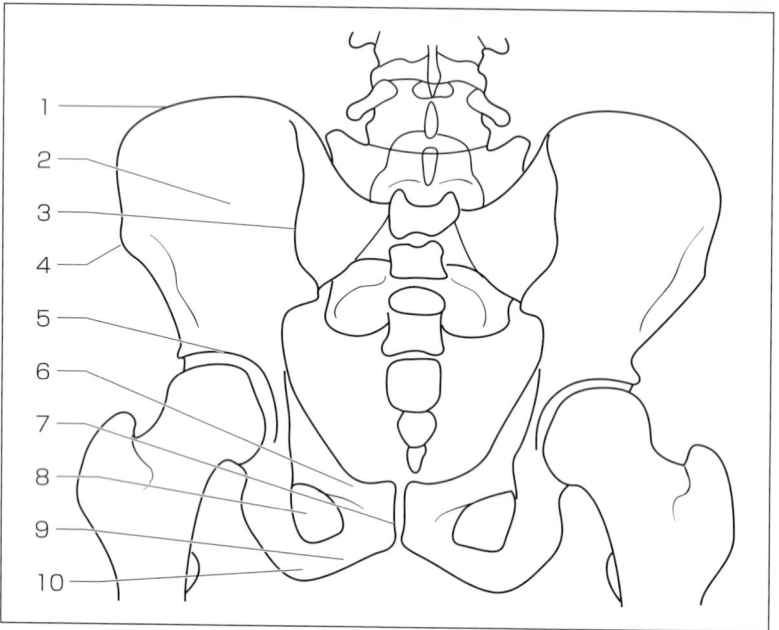

図2-27 骨盤正面像
1:腸骨稜, 2:腸骨窩, 3:仙腸関節, 4:上前腸骨棘, 5:寛骨臼, 6:恥骨上枝, 7:恥骨結合, 8:閉鎖孔, 9:恥骨下枝, 10:坐骨結節

解説
- 股関節:寛骨臼と大腿骨頭からなる関節.
- 大腿骨頭:大腿骨の近位端で股関節をつくる.
- 大腿骨頸:大腿骨頭と大転子の間の部分.
- 大転子:大腿骨の上外側にある.中殿筋,小殿筋,梨状筋,閉鎖筋,双子筋がつくところ.
- 小転子:後内方にあり,腸腰筋がつくところ.
- 大腿骨体:大腿骨の骨幹部をなす.

1 骨格軟部系

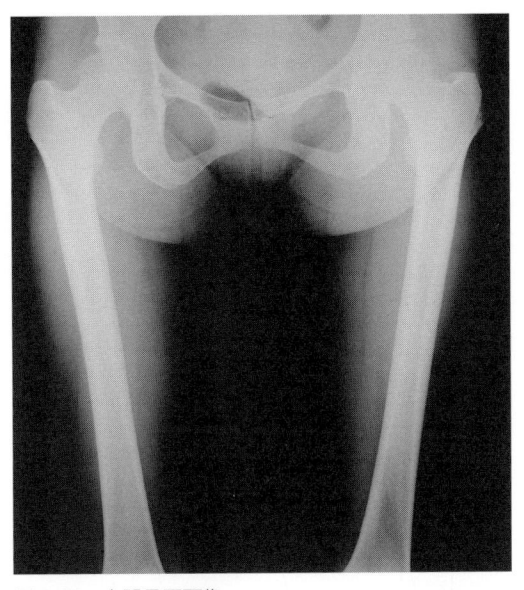

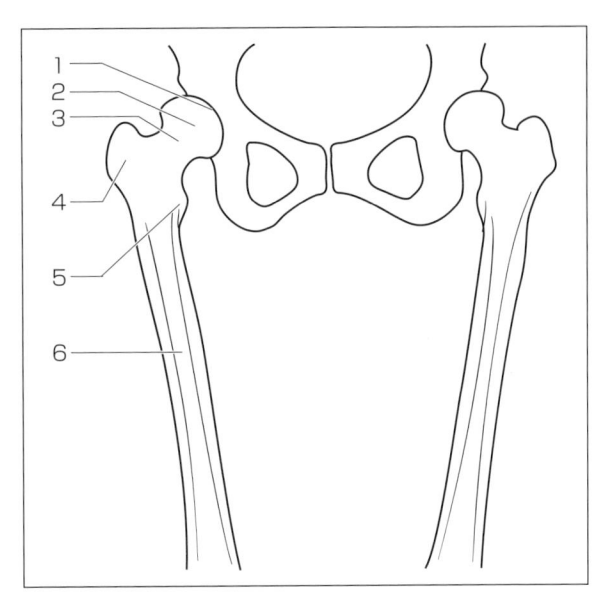

図 2-28 大腿骨正面像
1：股関節，2：大腿骨頭，3：大腿骨頸，4：大転子，5：小転子，6：大腿骨体

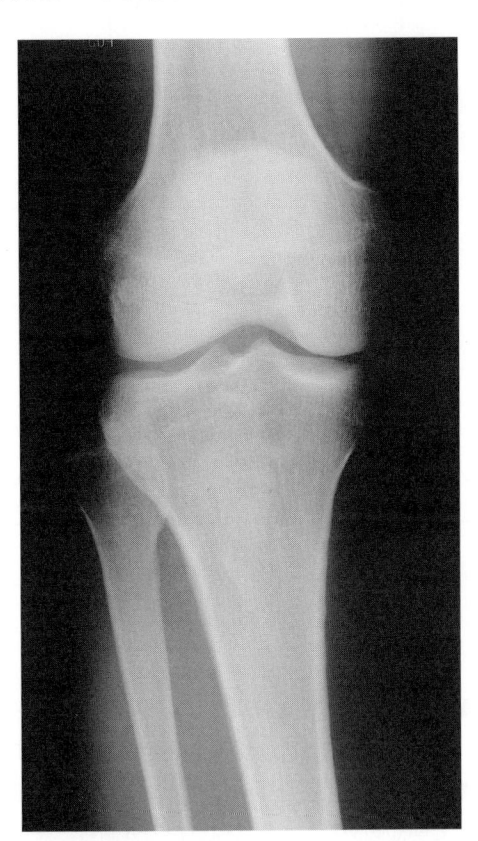

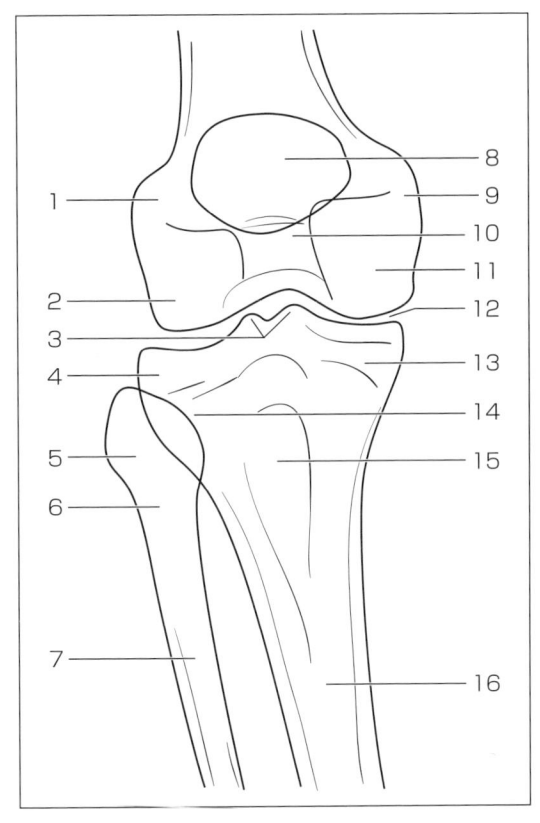

図 2-29 膝関節正面像
1：大腿骨外側上顆，2：大腿骨外側顆，3：顆間隆起，4：脛骨外側顆，5：腓骨頭，6：腓骨頸，7：腓骨体，8：膝蓋骨，9：大腿骨内側上顆，10：大腿骨顆間窩，11：大腿骨内側顆，12：膝関節，13：脛骨内側顆，14：脛腓関節，15：脛骨粗面，16：脛骨体

第2章 画像解剖学

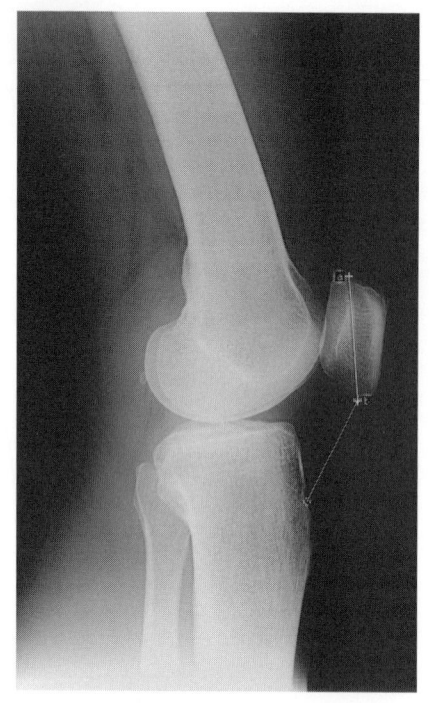

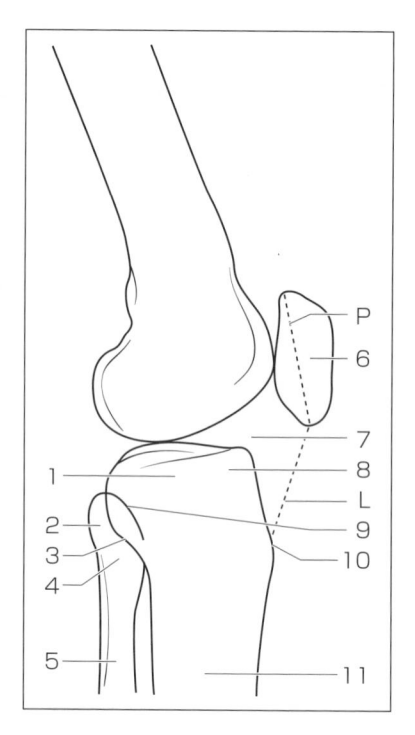

図 2-30 膝関節側面像
1：脛骨顆間隆起，2：腓骨頭，3：脛腓関節，4：腓骨頸，5：腓骨体，6：膝蓋骨，7：膝関節，8：脛骨内側顆，9：脛骨外側顆，10：脛骨粗面，11：脛骨体，L/P：靱帯膝蓋比

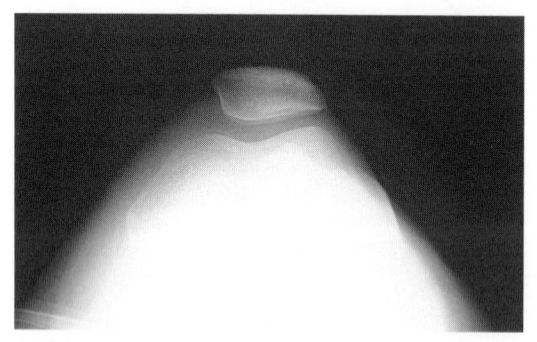

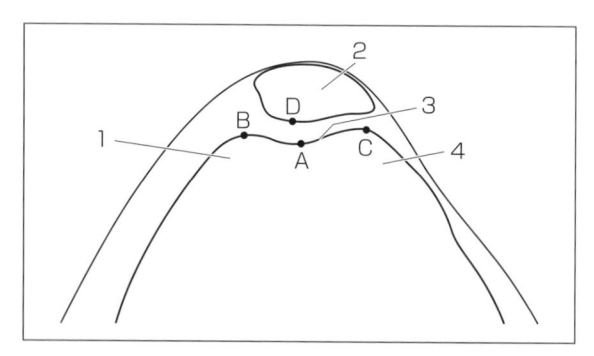

図 2-31 膝蓋骨軸位像（Merchant法）
1：大腿骨内側顆，2：膝蓋骨，3：大腿骨膝蓋面，4：大腿骨外側顆，D：パテラリッジ（膝蓋骨稜），A：3の底点，∠BAC：サルカスアングル（溝角），B，C：1，4の峰

- **膝関節**：大腿骨，脛骨，腓骨，膝蓋骨で構成される．
- **外側上顆**：大腿骨外側顆の外側にある骨隆起．
- **外側顆**：大腿骨の遠位端外側にある骨隆起．
- **顆間窩**：内外側顆間の後側の切り込み．
- **内側上顆**：内側顆の内側にある骨隆起．
- **内側顆**：大腿骨の遠位端内側にある骨隆起．
- **脛骨内側顆**：脛骨頭部の近位端にある内側膨大部で関節面あり，大腿骨遠位端の内側顆と対する．
- **脛骨外側顆**：脛骨頭部の近位端にある外側膨大部で関節面あり，大腿骨遠位端の外側顆と対する．
- **脛骨顆間隆起**：脛骨の上関節面（膝関節）の両側関節面間にある骨隆起で，十字靱帯と半月板がつくところ．

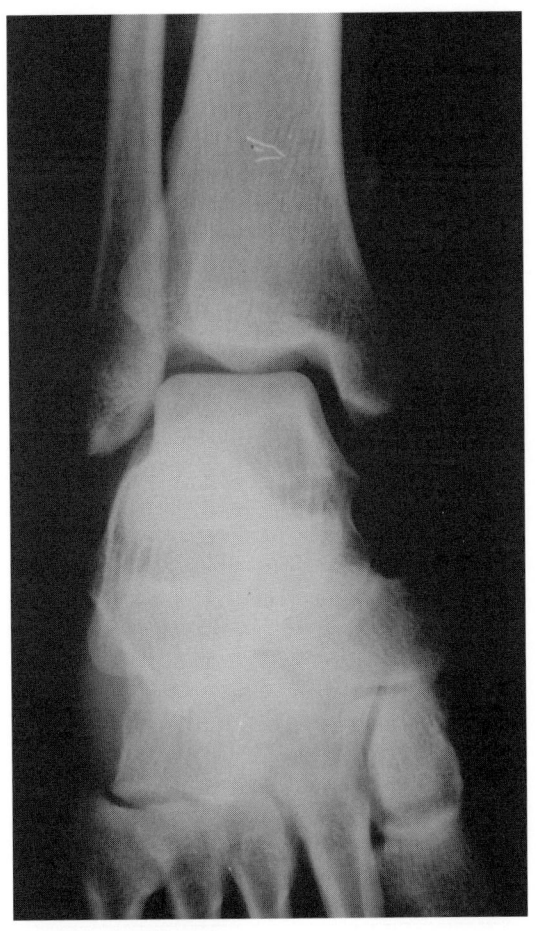

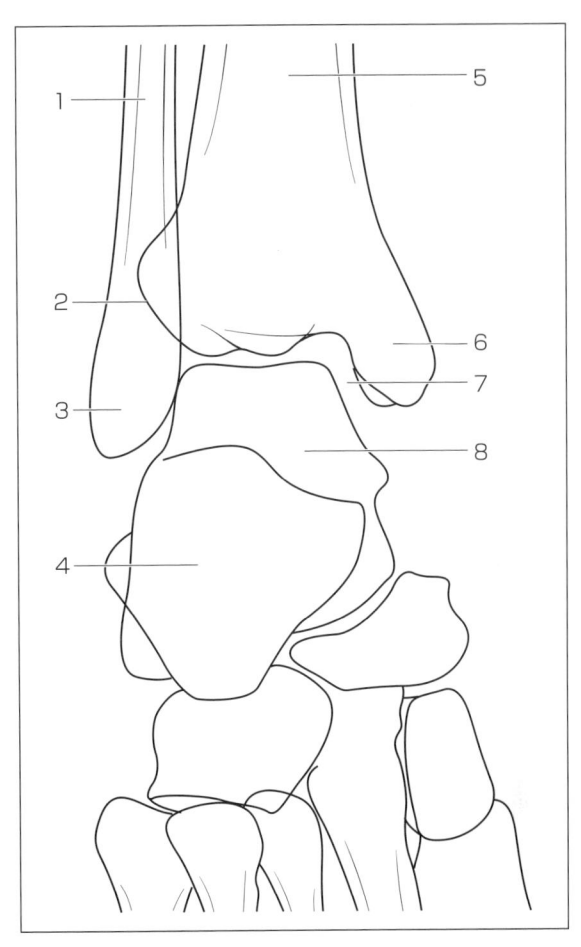

1 骨格軟部系

図 2-32 足関節正面像
1：腓骨体，2：脛腓靱帯結合，3：腓骨外果，4：踵骨，5：脛骨体，6：脛骨内果，7：距腿関節，8：距骨

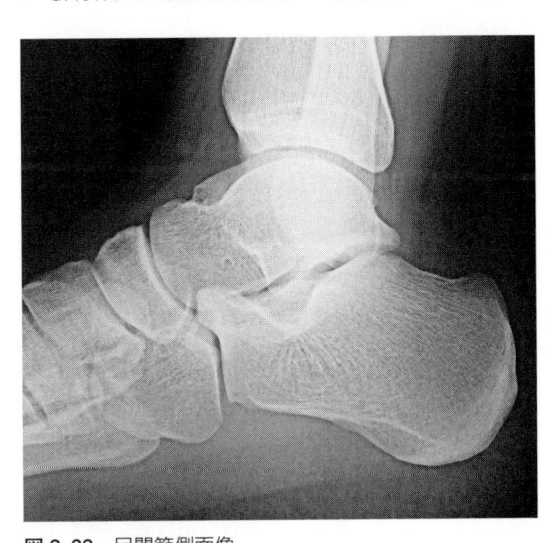

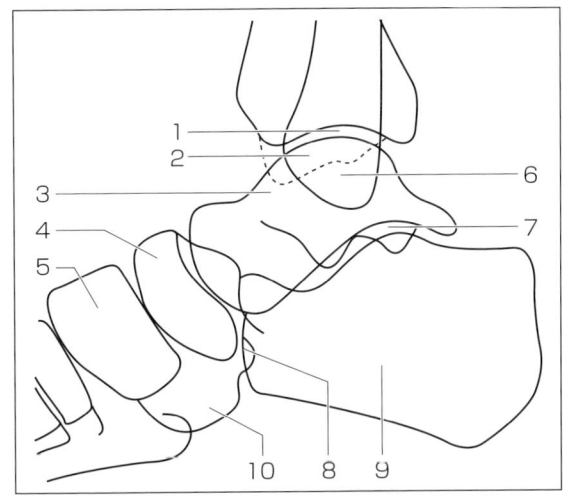

図 2-33 足関節側面像
1：距腿関節，2：脛骨内果，3：距骨，4：舟状骨，5：楔状骨，6：腓骨外果，7：距踵関節，8：踵立方関節，9：踵骨，10：立方骨

第2章 画像解剖学

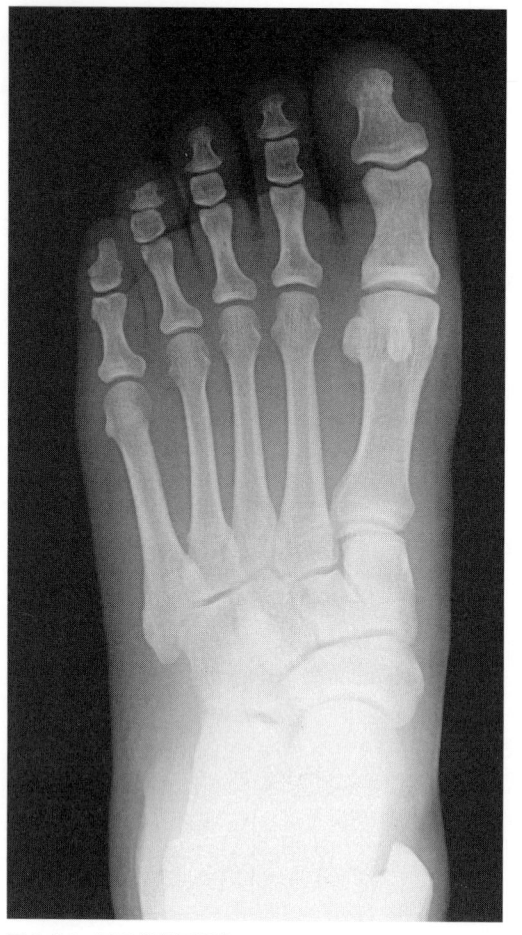

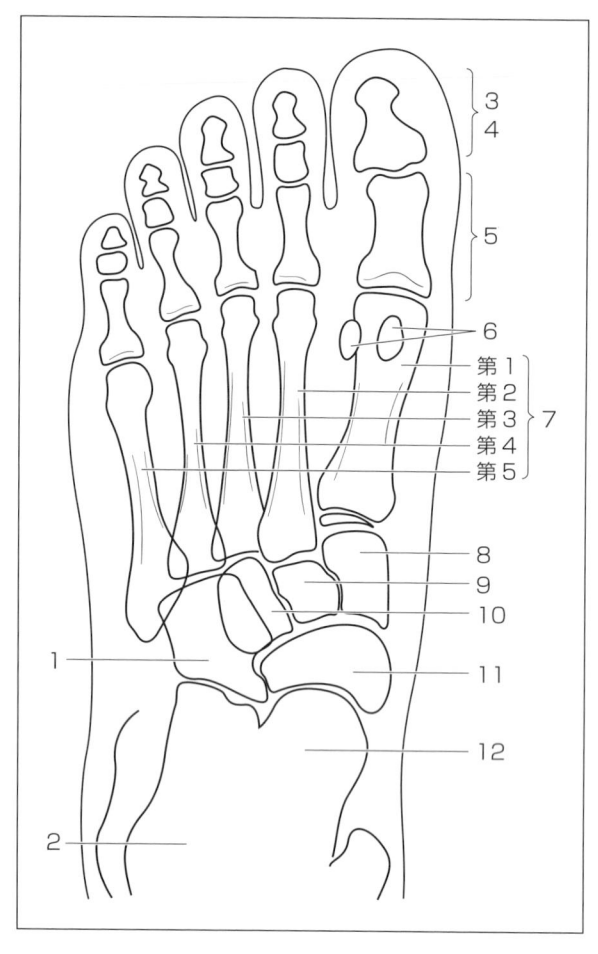

図 2-34 足の指骨正面像
1：立方骨，2：踵骨，3：第1～5末節骨，4：第2～5中節骨，5：第1～5基節骨，6：種子骨，7：第1～5中足骨，8：第1楔状骨，9：第2楔状骨，10：第3楔状骨，11：舟状骨，12：距骨

- 脛骨粗面：脛骨体部前縁の上端にある粗面で，膝蓋靱帯がつくところ．
- 脛腓関節：腓骨頭と脛骨外側顆の腓骨関節面との間の関節．
- 脛骨体：脛骨の骨幹部．
- 脛骨内果：脛骨遠位端の内側にある骨隆起で距骨と関節をつくる．
- 距腿関節：脛骨内果関節面と距骨の間で関節をつくる．
- 脛腓靱帯結合（関節）：脛骨遠位端の外側にある腓骨切痕と，腓骨で関節をつくる．
- 腓骨頭：腓骨の近位端で脛骨と脛腓関節をつくる．
- 腓骨頸：腓骨頭部に続くところで，腓骨体部へ続く．
- 腓骨体：腓骨の骨幹部．
- 腓骨外果：腓骨の遠位端にある骨隆起で，踵骨と関節をつくる．

8）足の指骨

（1）足の指骨の構成

- 足根骨：距骨，踵骨，立方骨，舟状骨，第1（内側）楔状骨，第2（中間）楔状骨，第3（外側）楔状骨．

1　骨格軟部系

図中ラベル:
1: 皮膚
2: 皮下脂肪
3: 浅層筋膜表在層
4: 浅層筋膜深部層
5: 胸筋筋膜
6: クーパー（Cooper）靱帯
7: 乳管膨大部（乳管洞）
8: 乳管
9: 乳腺組織
10: 大胸筋

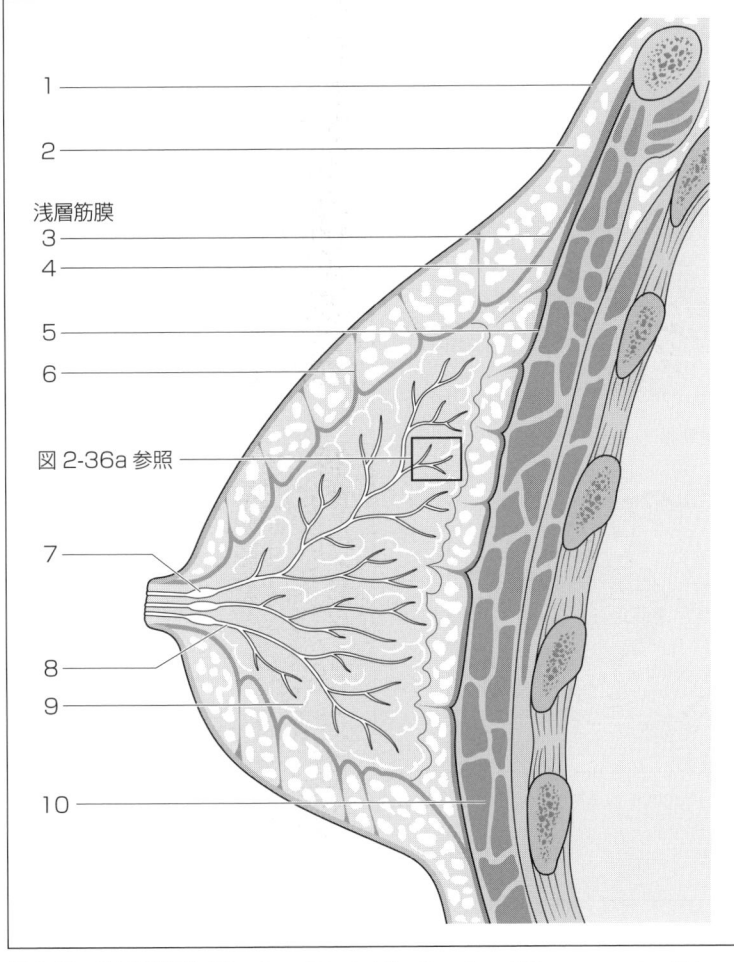

（図中左側）浅層筋膜、図2-36a参照

図 2-35　乳房の解剖（Dronkers DJ, et al:The Practice of Mammography. Thieme, Stuttgart, New York, 2001 より）

- 中足骨：第1～5中足骨．
- 指骨：第1～5基節骨，第2～5中節骨，第1～5末節骨，種子骨．

  （2）足の指骨正面像での同定（図2-34）
  1：立方骨，2：踵骨，3：第1～5末節骨，4：第2～5中節骨，5：第1～5基節骨，6：種子骨，7：第1～5中足骨，8：第1楔状骨，9：第2楔状骨，10：第3楔状骨，11：舟状骨，12：距骨

6. 乳房

乳房の解剖

　乳房は胸郭前面に左右1対，第2～第6肋骨との間で胸骨と中腋窩線の間に存在し，その2/3が大胸筋にのっており，外側下部は前鋸筋の表面に及ぶ．乳房は，乳腺と脂肪組織，支持組織（間質）から構成される（図2-35）．形状，大きさは個人差があり，多様である．

　乳房の内部構造や大きさは，一般的に年齢や生活

第 2 章　画像解剖学

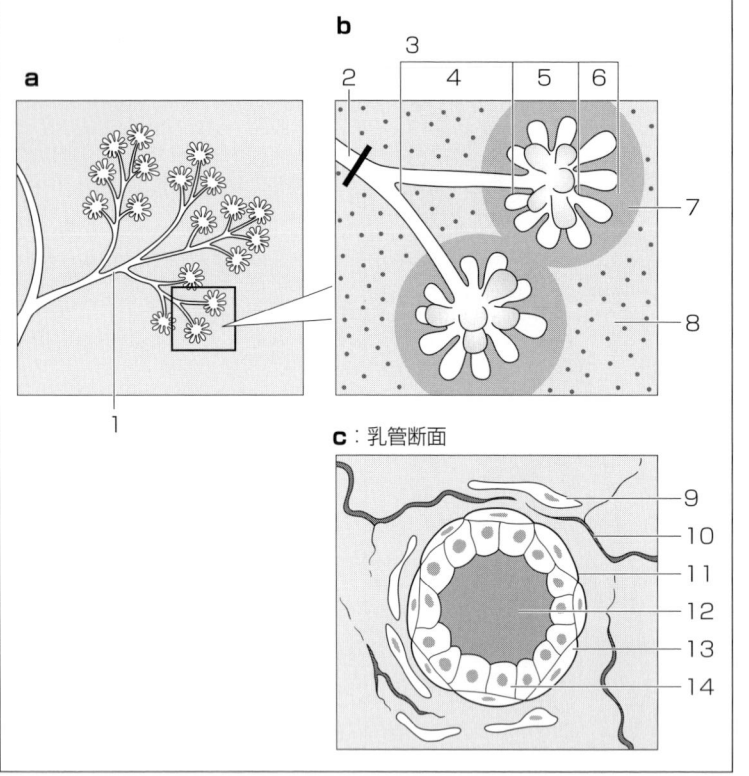

1：乳管
2：小乳管
3：終末乳管小葉単位（TDLU）
4：小葉外乳管
5：小葉内乳管
6：終末乳管（腺房）
7：小葉内間質
8：小葉間間質
9：線維芽細胞
10：毛細血管
11：基底膜
12：内腔
13：筋上皮細胞
14：上皮細胞

図 2-36　乳腺末梢（Dronkers DJ, et al:The Practice of Mammography. Thieme, Stuttgart, New York, 2001 より）

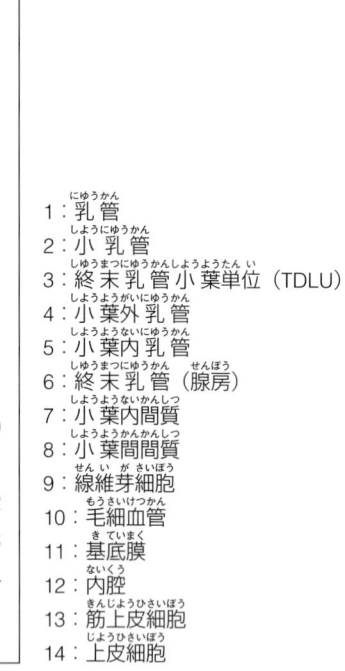

図 2-37　体位による乳腺の動き（Dronkers DJ, et al:The Practice of Mammography. Thieme, Stuttgart, New York, 2001 より）

環境，女性ホルモン（エストロゲン）の影響を受け，変化する．乳腺組織の量は妊娠期から授乳期にもっとも多く，授乳期が終わると萎縮し，閉経後には間質や脂肪に置き換わる．乳腺組織は，妊娠期間や授乳期間だけでなく，月経サイクルのような短い期間で変化する．さらに，女性の一生の間でも変化

1 骨格軟部系

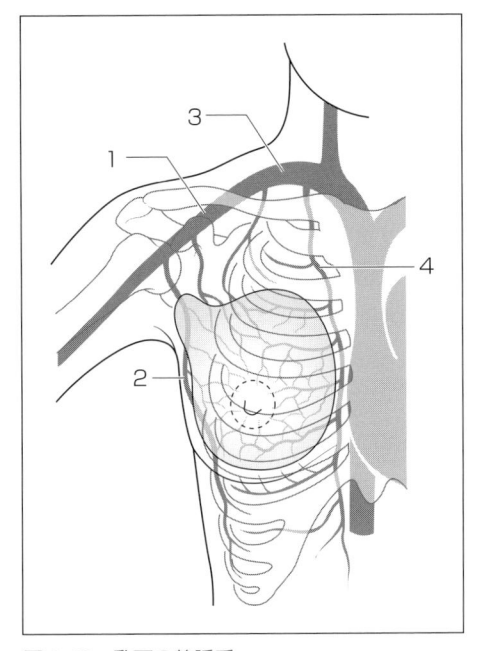

図 2-38 乳房の静脈系
1：腋窩静脈，2：胸腹壁静脈，3：鎖骨下静脈，4：内胸静脈（Dronkers DJ, et al: The Practice of Mammography. Thieme, Stuttgart, New York, 2001 より）

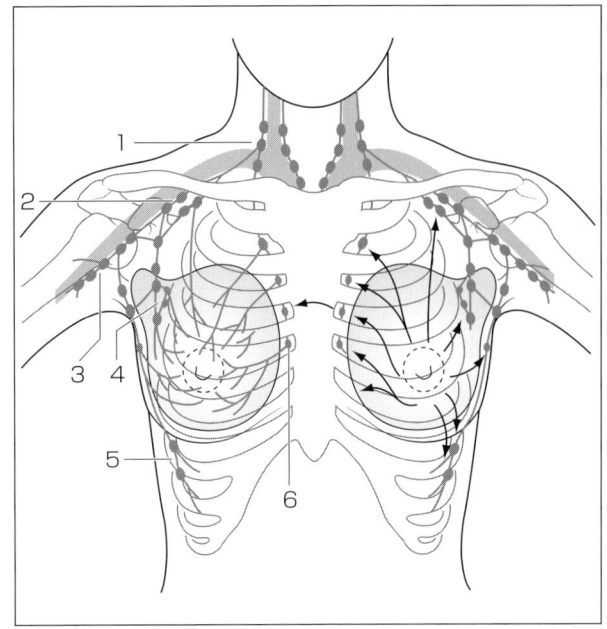

図 2-39 乳房のリンパ管系
1：深部頸部リンパ節，2：鎖骨下リンパ節，3：深腋窩リンパ節，4：浅腋窩リンパ節，5：腹壁のリンパ節，6：傍胸骨リンパ節（Dronkers DJ, et al: The Practice of Mammography. Thieme, Stuttgart, New York, 2001 より）

していく．そのため，正常な乳房の解剖は，多くのバリエーションがあり，画像上にも反映される．

乳腺は 15～25 の腺葉からなり，おのおのから乳管が出て乳管洞を形成し，乳頭部に開口する．一方，末梢では乳管が分岐を繰り返し，終末乳管となり 20～40 小葉を形成する．終末乳管と小葉は terminal duct lobular unit（TDLU）とよばれる（図 2-36）．乳癌の多くはこの TDLU から発生する．腺葉および小葉の間は脂肪組織と間質からなり，支持組織はクーパー（Cooper）靱帯とよばれ，真皮，筋膜を連結し，乳腺も同様にクーパー靱帯によって真皮，筋膜に連結されている．

乳房は外側と下部は胸壁上を移動可能であるが，上方と中央部付近では動きが制限される．画像診断では，可動部分は体位によって位置が移動することを考慮しなければならない（図 2-37）．また，乳癌は血行性，リンパ行性に転移することから，乳房周辺の血管（図 2-38）やリンパの走向（図 2-39）を把握しておくことも画像診断上，不可欠である．

用語解説は，図解解剖学辞典，第 2 版（H. Fenesis, 山田英智監訳，医学書院，1983）による．

2　脳神経系

1. 脳

　脳は体のなかでは特殊な器官であり，解剖も他とは異なる特徴をもつ（図2-40～2-42）．脳は硬い頭蓋骨により全周性に囲まれ，頭蓋骨内にある脳脊髄液になかば浮かんで存在する．この構造は外傷時に損傷を受けにくい利点があると考えられる．一方，頭蓋骨に囲まれた閉鎖空間であることは，血腫や水頭症など体積を増加させるような病態では頭蓋内圧が上昇し，そのためにより強い脳損傷（脳ヘルニアなど）を引き起こす原因になる．

　本項では頭蓋の構造を外側から見ていき，脳の画像解剖の概略を理解することを目標にする．

1）頭　蓋

　頭蓋は脳を入れる脳頭蓋と顔面を形成する顔面頭蓋に分けられるが，ここでは脳頭蓋のみを記述する．

　脳頭蓋はさらに下方部分の頭蓋底，および上方部分の頭蓋冠に分けられる．頭蓋冠は前頭骨，両側の頭頂骨，後頭骨，両側の側頭骨の一部からなり，それぞれジグザグ状の縫合により結びついている．この縫合の部分は頭蓋が大きくなるために必要であり，早期癒合すると頭蓋の不均等な成長をきたす．なお，乳幼児期には頭蓋冠の骨がまだ成長せず，骨と骨の間に結合組織が残っている部分がある．前頭骨と頭頂骨の間の四角形の部分は大泉門，頭頂骨と後頭骨の間の三角形の部分は小泉門とよばれる．大泉門は生後18～24カ月，小泉門は生後6カ月で閉じる（図2-43）．

　頭蓋底は前，中，後の3つのくぼみがあり，それぞれ前頭蓋窩，中頭蓋窩，後頭蓋窩とよばれる．前二者の境界は蝶形骨縁，後二者の境界は小脳テントである．これらの3つのくぼみは大脳前頭葉，大脳側頭葉，小脳をのせている．頭蓋底には，脳と体の他の部分をつなぐ神経や血管を通すために多数の穴が開いている．そのなかで最大のものが延髄-脊髄を通す大後頭孔である．

2）髄　膜

　外側から骨に接する硬膜，その直下のクモ膜，もっとも内側で脳に密着する軟膜の3つの膜からなる（図2-45）．

　硬膜には硬膜外層と硬膜内層がある．骨膜である硬膜外層は骨と密着するが，中硬膜動脈の損傷時などには硬膜外層と骨の間に血腫を生じる（硬膜外血腫）．硬膜内層と硬膜外層は多くの部分では癒着しているが，分かれている部分があり重要な静脈の経路（硬膜静脈洞）になっている．静脈洞の部分では硬膜内層は大きく内方に突出し，大脳鎌や小脳テントなど隔壁をつくる．これらの隔壁により両側の大脳半球，小脳が分けられ，過度な偏位が制限されている（図2-44）．

　硬膜の内側にはクモ膜がある．クモ膜は厳密には硬膜に接する比較的厚い外クモ膜と軟膜に密接する薄い内クモ膜からなるが，一般にクモ膜といえば外クモ膜をさすことが多い．（外）クモ膜と硬膜との間（硬膜境界細胞層）は弱く破綻しやすく，硬膜下血腫はこの部分に貯留する．前述のように，破綻しやすい組織のために硬膜下血腫は広範囲に広がる性質があり，硬膜外血腫との鑑別点になる．

　（外）クモ膜の下側（内側）には正常の状態で脳脊髄液が貯留し，クモ膜下腔とよばれる．クモ膜下腔は脳の外側で水が貯留している部分であり，脳槽と同義語である．脳の周辺のクモ膜下腔は下方では脊髄周辺のクモ膜下腔に移行する．クモ膜下腔には動脈，静脈が多く存在し，たとえば動脈瘤が破裂するとクモ膜下出血となる．

　軟膜は脳表に密に接して存在するが，画像診断上

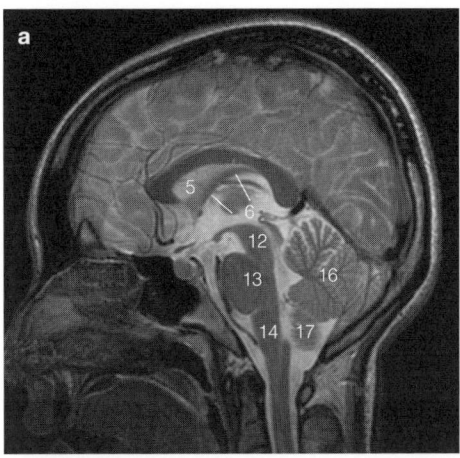

〈太字は重要〉
1：脳梁膝部
2：脳梁体部
3：脳梁膨大部
4：脳梁吻部
5：透明中隔
6：脳弓
7：前交連
8：後交連
9：下垂体柄
10：下垂体前葉
11：下垂体後葉
12：中脳
13：橋
14：延髄
15：第四脳室
16：小脳虫部
17：小脳扁桃
18：蝶形骨洞
19：中脳水道
20：中脳蓋
21：ガレン大静脈
22：直静脈洞
26：第三脳室
27：乳頭体
28：下垂体窩
29：鞍結節
30：鞍背

T_2 強調画像

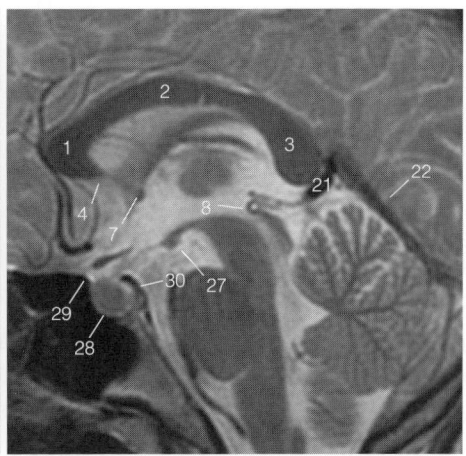

T_2 強調画像拡大

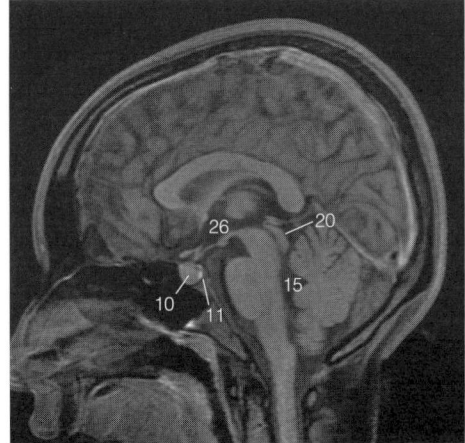

脂肪抑制 T_1 強調画像

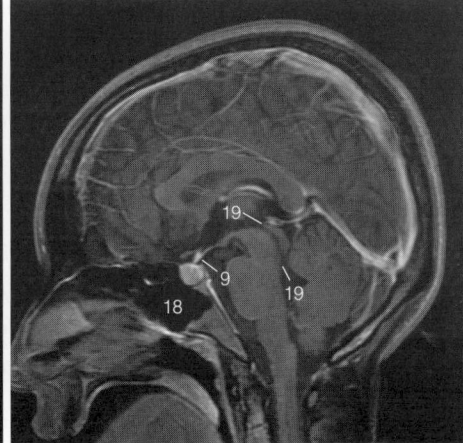

造影後脂肪抑制 T_1 強調画像

図 2-40 脳神経系の矢状断像
a：正中矢状断像．左右の大脳半球をつなぐ脳梁は前方から脳梁膝部，脳梁体部，脳梁膨大部および膝部からくちばし状に下後方に伸びる脳梁吻部からなる．発生もこの順序で起こる．脳梁の下部には左右の側脳室体部の間にある透明中隔があり，その下方には海馬からの出力線維を含む脳弓がある．前交連および後交連にも左右の大脳半球をつなぐ交連線維が走行する．前交連，後交連を通る仮想的な線に平行に横断像を設定することは神経科学の分野でよくみられ，AC-PC line とよばれる（AC：anterior commissure〈前交連〉，PC：posterior commissure〈後交連〉）．第三脳室から第四脳室に至る中脳水道は中脳の背側部にあり，中脳水道より後方部分が中脳蓋である．中脳蓋には上丘と下丘があり，上丘が視覚反射に下丘が聴覚反射に関係する．中脳水道の部分では脳脊髄液の流れが速く，T_2 強調画像では中脳水道から第四脳室への速い流れによる軽度の信号低下が認められる．下垂体は視床下部から下垂体柄でつながっている．下垂体後葉は T_1 強調画像で高信号を示し，抗利尿ホルモンと関係するといわれている．抗利尿ホルモンの分泌不全がある尿崩症ではこの高信号が消失する．なお，この高信号は下垂体後方の骨である鞍背の脂肪髄と紛らわしいことがあり，脂肪抑制画像で観察するほうがよい．下垂体が入っている骨のくぼみが下垂体窩，前頭蓋底の水平な骨が下垂体窩に移行する部分を鞍結節，下垂体後方で下垂体の背もたれに当たる骨が鞍背である．鞍結節＋下垂体窩＋鞍背をトルコ鞍というが，一般にはトルコ鞍といえば下垂体窩のみをさすことが多い．造影後の撮影で血液脳関門がある通常の脳組織は増強を受けないが，血液脳関門がない下垂体は増強を受けることに注目されたい．

第 2 章 画像解剖学

23：頭頂後頭溝
24：中心溝
25：視索-視交叉-視神経

図 2-40　脳神経系の矢状断像（つづき）
b：傍正中矢状断像．頭頂後頭溝は頭頂葉と後頭葉の境界である．中心溝は前頭葉と頭頂葉の境界である．前頭葉がかなり大きいことがわかる．

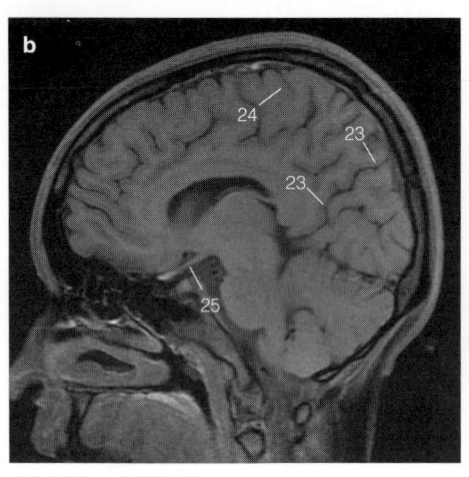

脂肪抑制 T_1 強調画像

問題となることは少ない．

3）脳の概観

　脳はもっとも上方に大脳がある．その下方には間脳，中脳，橋，延髄があり脊髄に連続する．大脳はもっとも大きく左右大脳半球に分かれる．間脳は小さく大脳の中心部に位置する．中脳，橋，延髄はまとめて脳幹ともよばれる．脳幹の後方には小脳があり上小脳脚，中小脳脚，下小脳脚の 3 つの脚により脳幹と連続する．

　脳からの出力線維，脳への入力線維のうち頸部以下に行くものはおもに上記の脳幹から脊髄を通って伝えられる．一方，おもに頸部以上に分布する線維は脳底部から左右 12 対の脳神経として起始する．これらの脳神経は頭蓋底の穴を通って頭蓋外に至る．脳幹には第 3 脳神経（動眼神経）から第 12 脳神経（舌下神経）線維の出発点（運動神経の場合）または到達点（感覚神経の場合）となる神経核が含まれている．このように，身体各部へのあるいは各部からの神経線維が走行しまた脳神経核が存在するので，脳幹は脳の中でもとくに重要な部分である．

　脳には神経活動の源となる神経細胞（ニューロン）を含む灰白質と，神経細胞間をつなぐ線維からなる白質とがある．白質は絶縁体として脂肪を含むミエリンが豊富にあり，灰白質に比べて脂肪に近づいた濃度，信号を示す．すなわち，CT では灰白質に比べて白質は低濃度であり，MRI の T_1 強調画像では白質は高信号である．灰白質・白質境界の消失はなんらかの異常を意味し，逆にいえば灰白質・白質境界がわかるように（腹部 CT に比べて）ウインドウ幅を小さくして CT 画像を見る必要がある．大脳の神経線維には同側の大脳半球皮質どうしを結ぶ連合線維，左右の大脳半球皮質を結ぶ交連線維，大脳皮質とより下位の脳内中枢または脊髄とを結ぶ投射線維がある（図 2-46）．

4）大　脳

　ヒトの大脳は複雑な形態を示すが，これは進化の過程で大脳が発達してきたことと関連すると考えられる．

　大脳は大脳縦裂により左右大脳半球に分けられ，大脳縦裂には硬膜内層が折り返していて大脳鎌を形成している．左右大脳半球とも下方では間脳から中脳に連続する．一方，左右大脳半球を直接つなぐ経路もあり脳梁とよばれる．また，大脳は表面に脳溝とよばれる多くの溝がある．脳溝と脳溝の間の盛り上がっている部分は脳回とよばれる．このような構造は表面積を増すという利点がある．

（本文 83 頁につづく）

2 脳神経系

〈太字は重要〉
1：上顎洞（副鼻腔の一つ）
2：鼻中隔
3：鼻腔
4：**内頸動脈**
6：**内頸静脈**
7：**S状静脈洞**
8：**椎骨動脈**
10：舌下神経管
11：延髄
12：小脳半球
13：小脳扁桃
20：下顎骨関節突起
21：下顎骨筋突起
23：外耳道
41：第四脳室正中孔

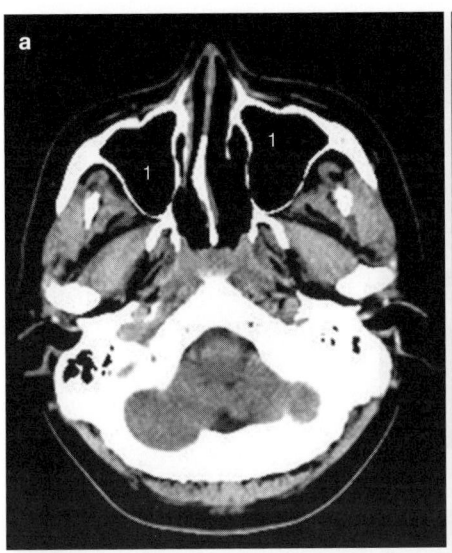

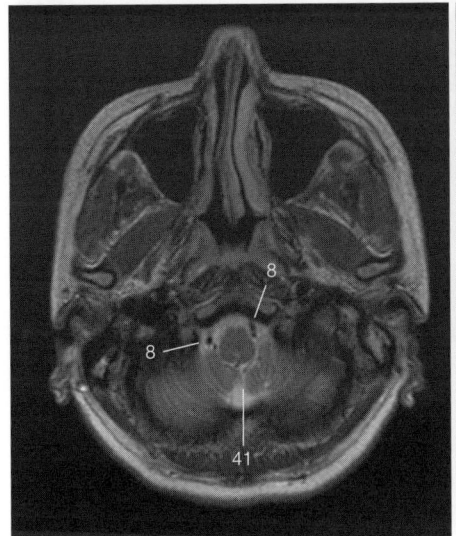

CT画像

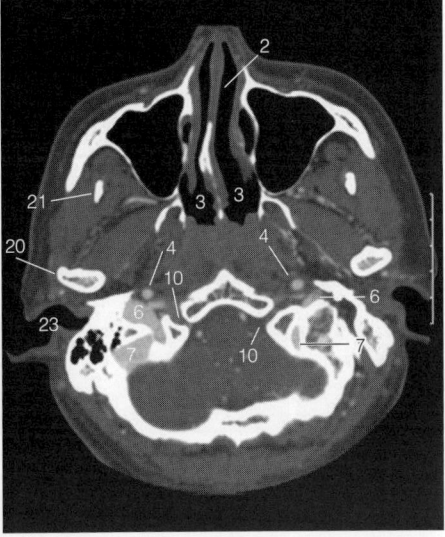

CT血管造影（CTA）元画像

MRI T_2 強調画像

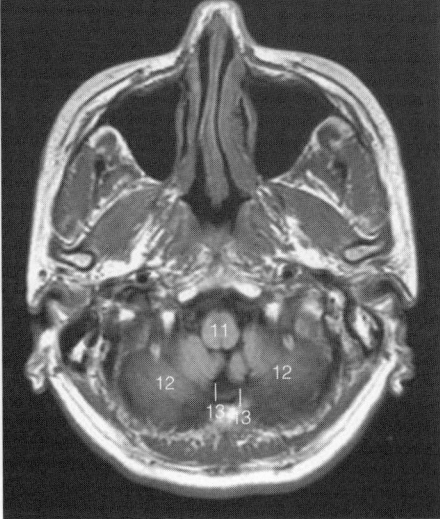

MRI T_1 強調画像

図2-41　脳神経系の横断像（下から上に表示する）
a：舌下神経は特別に舌下神経管という孔を与えられ，頭蓋内から頭蓋外に至る．内頸動脈と内頸静脈はこれより足方では伴走するが頭蓋内では分かれる．内頸静脈やこれに流れ込むS状静脈洞，横静脈洞には左右差があるのがふつうである．左右の椎骨動脈は脳脊髄液で満たされたクモ膜下腔内を走行し，まだこのレベルでは合流していない．流れの速い血管は flow void という現象のため，T_2 強調画像，T_1 強調画像ともに低信号となる．脳脊髄液は T_2 強調画像で高信号（白い），T_1 強調画像で低信号（黒い）を示す．

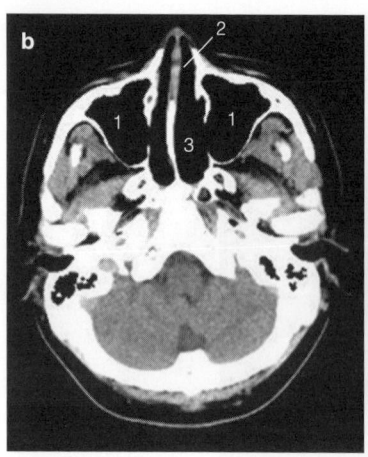

第 2 章　画像解剖学

〈太字は重要〉
1：上顎洞（副鼻腔の一つ）
2：鼻中隔
3：鼻腔
5：鼻涙管
6：**内頸静脈**
7：**S状静脈洞**
9：**頸静脈孔**
11：延髄
12：**小脳半球**
13：小脳扁桃
23：外耳道

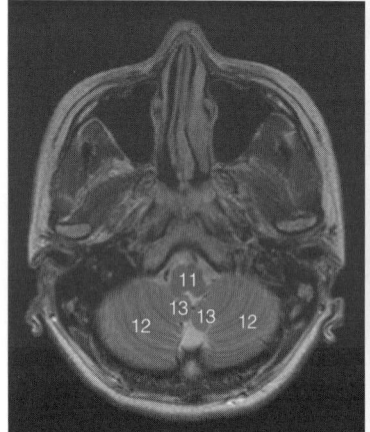

CT 画像　　　　CT 血管造影（CTA）元画像

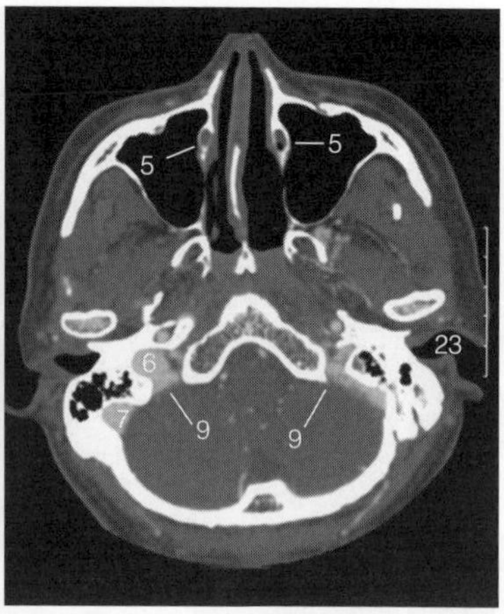

MRI T_2 強調画像 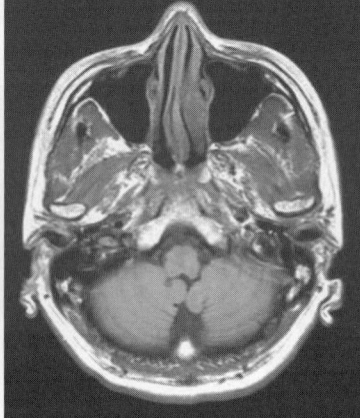　　　MRI T_1 強調画像 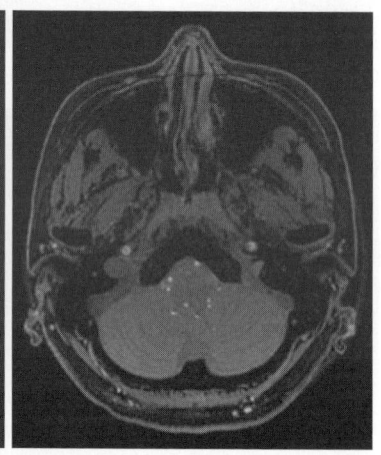　　　MR 血管撮影（MRA）元画像

図 2-41　脳神経系の横断像（下から上に表示する）（つづき）
b：MR 血管撮影画像も提示してある．MR 血管撮影では頭側から流入する血流の信号は消去するように工夫されているので，ほぼ動脈のみが高信号に見られる．この点で造影剤が入れば動脈も静脈も白くなる CTA（CT 血管造影）と対比していただきたい．たとえば内頸静脈，S 状静脈洞は MRA（MR 血管造影）では高信号を示さない．頸静脈に至る骨の孔が頸静脈孔である．ここは頸静脈以外に第 9-11 脳神経（舌咽神経，迷走神経，副神経）が通り重要である．鼻涙管は涙がこの管を通って鼻腔内（下鼻道）に至る管である．

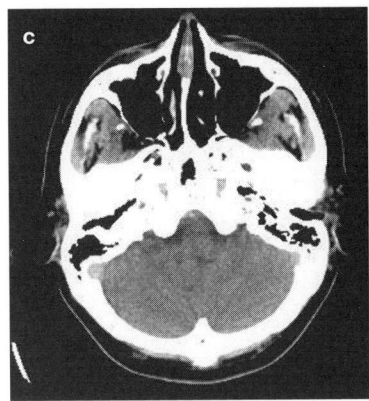

2 脳神経系

〈太字は重要〉
4：**内頸動脈**
14：脳底動脈
15：卵円孔
16：棘孔
17：頸動脈管
18：中硬膜動脈
19：三叉神経第三枝（下顎神経）
22：顎関節
40：第四脳室外側孔

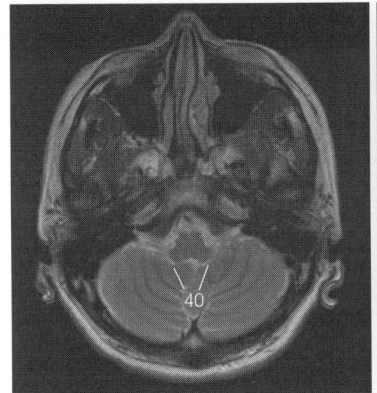

CT 画像

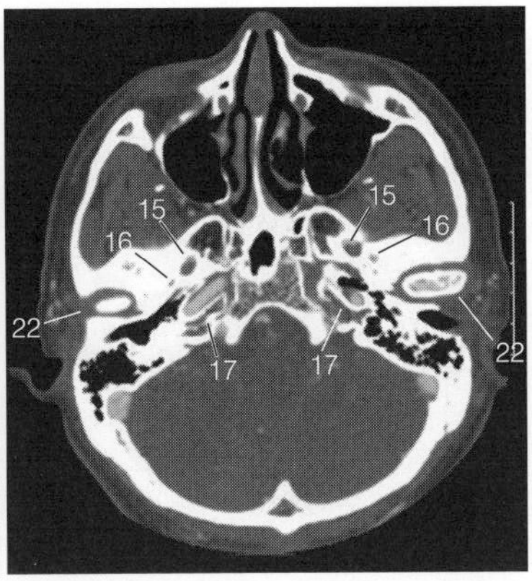

CT 血管造影（CTA）元画像

MRI T_2 強調画像

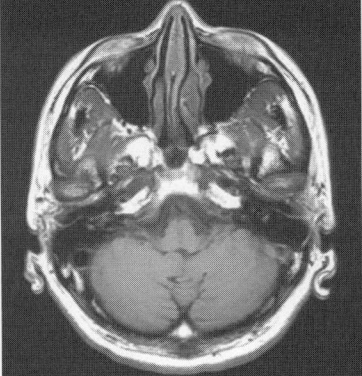

MRI T_1 強調画像

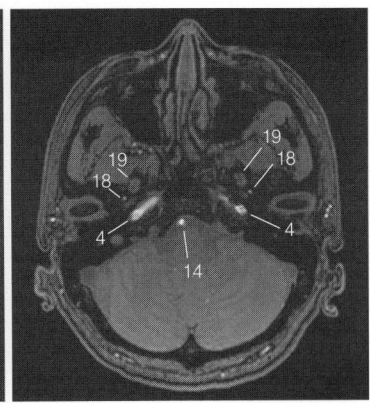

MR 血管撮影（MRA）元画像

図 2-41 脳神経系の横断像（下から上に表示する）（つづき）
c：両側の椎骨動脈は合流して脳底動脈になる．内頸動脈は錐体骨にある頸動脈管という骨の管に入る．頸動脈管は前内側に走行し，うまく断面が合うと左右の頸動脈管内の内頸動脈はカタカナの"ハ"の字のようにみえる．中頭蓋窩の蝶形骨には卵の形に似た卵円孔という孔が開いていて，三叉神経第3枝（下顎神経）が走行する．この孔は上咽頭癌などの頭蓋外悪性腫瘍が頭蓋内に進展するときの経路となる．卵円孔の外側後方には棘孔という小さな孔があり，外頸動脈の分枝である中硬膜動脈が通っている．MRAでは骨皮質が信号を出さないため，中硬膜動脈の信号が明瞭である．

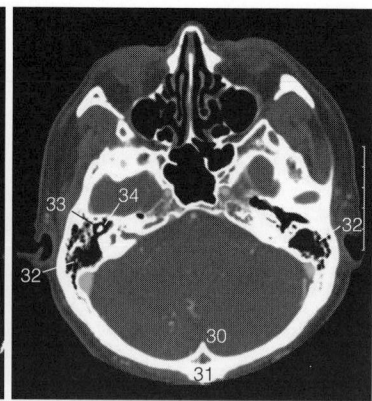

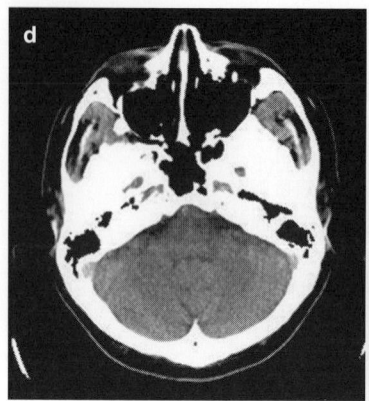

第 2 章　画像解剖学

〈太字は重要〉
24：**橋**（きょう）
26：蝸牛（かぎゅう）
27：三半規管（さんはんきかん）
28：**第 7, 8 脳神経**（のうしんけい）
30：内後頭隆起（ないこうとうりゅうき）
31：外後頭隆起（がいこうとうりゅうき）
32：乳突洞（にゅうとつどう）
33：鼓室（こしつ）
34：耳小骨（じしょうこつ）
35：前庭（ぜんてい）

CT 画像　　　CT 血管造影（CTA）元画像

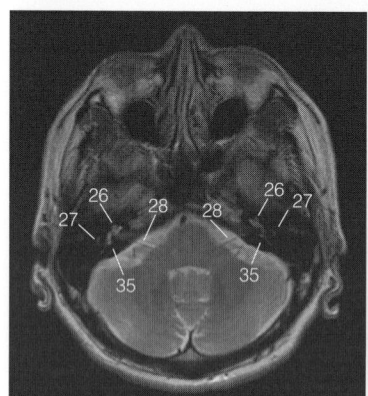

MRI T_2 強調画像　　　MRI T_1 強調画像　　　MR 血管撮影（MRA）元画像

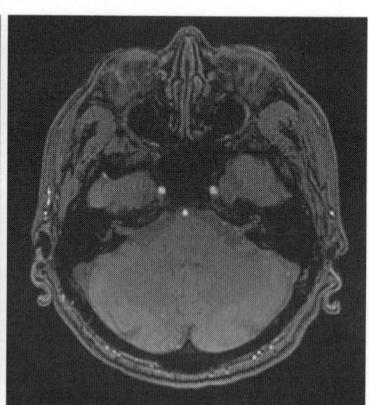

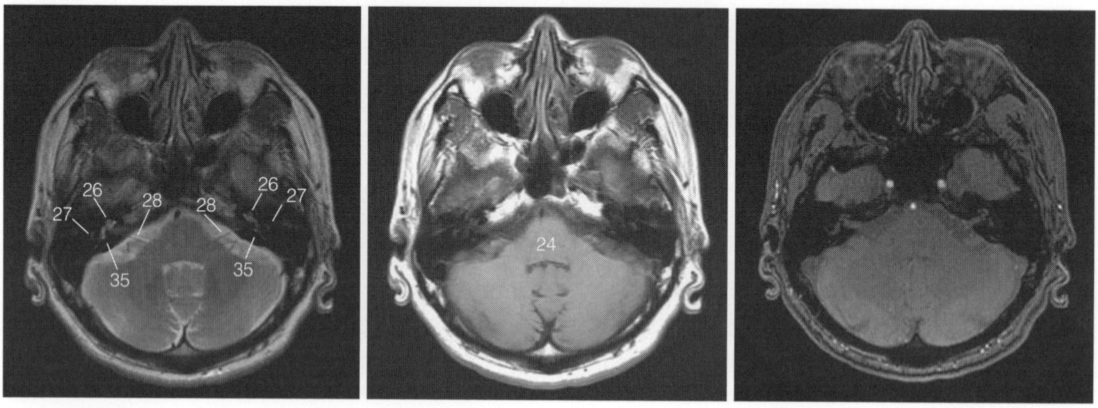

図 2-41　脳神経系の横断像（下から上に表示する）（つづき）

d：第 7, 8 脳神経（顔面神経，内耳神経）は橋延髄移行部から出て骨の孔である内耳道に入る．内耳道底部では前上部を顔面神経が走行し，錐体骨内を複雑に走行した後，頭蓋下面の茎乳突孔（提示されていない）から頭蓋外に至る．一方，内耳神経は蝸牛神経，上前庭神経，下前庭神経に分かれ，蝸牛神経は蝸牛に行き聴覚を司る．一方，前庭神経は前庭に行き平衡覚を司る．内耳は蝸牛（かぎゅう：カタツムリの意），前庭，および前庭から直交 3 方向に伸びている三半規管からなる．これらの骨の管の内部は内および外リンパ液で充填されている．中耳（鼓室，乳突蜂巣洞など）は空気で満たされていて鼓室の中に耳小骨がある．

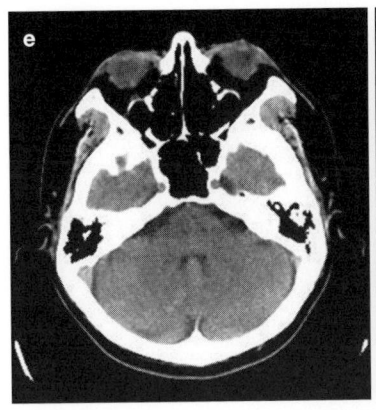

2　脳神経系

〈太字は重要〉
24：**橋**（きょう）
25：**中小脳脚**（ちゅうしょうのうきゃく）
29：**内耳道**（ないじどう）
36：篩骨洞（しこつどう）
37：蝶形骨洞（ちょうけいこつどう）
38：メッケル腔（くう）
39：**側頭葉**（そくとうよう）
42：**第四脳室**（だいよんのうしつ）
52：下直筋（かちょくきん）

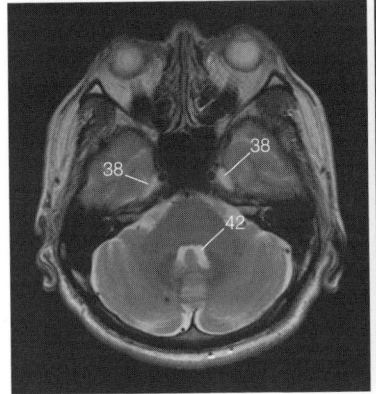

CT画像

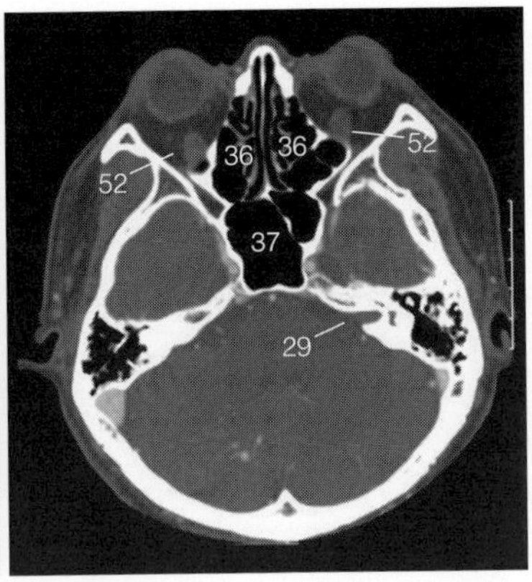

CT血管造影（CTA）元画像

MRI T_2 強調画像

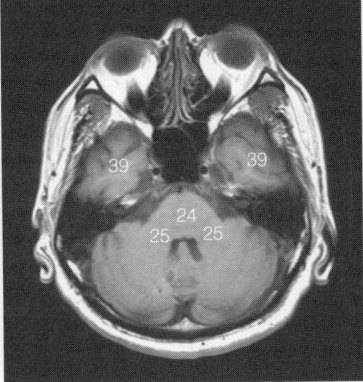

MRI T_1 強調画像

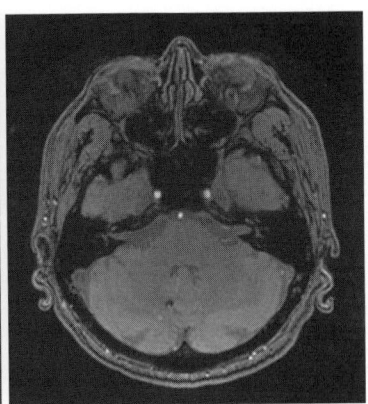

MR血管撮影（MRA）元画像

図 2-41　脳神経系の横断像（下から上に表示する）（つづき）
e：このレベルでは小脳と橋との連絡部分のうち最大部分である中小脳脚が認められる．三叉神経は橋の側面を出てから前方に走行し，メッケル腔に入ってその先端部で 3 個の神経に分岐する．第 1 枝（眼神経）と第 2 枝（上顎神経）は海綿静脈洞を通過した後に，第 1 枝は上眼窩裂を，第 2 枝は正円孔を通って頭蓋外に至る．第 3 枝（下顎神経）は c 図で記述した卵円孔を通って頭蓋外に至る．

第 2 章 画像解剖学

〈太字は重要〉
4：**内頸動脈**
14：脳底動脈
42：**第四脳室**
43：（病変）静脈奇形
44：上小脳脚
45：海綿静脈洞
46：水晶体
47：硝子体

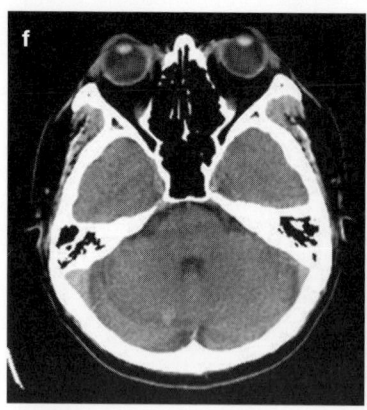

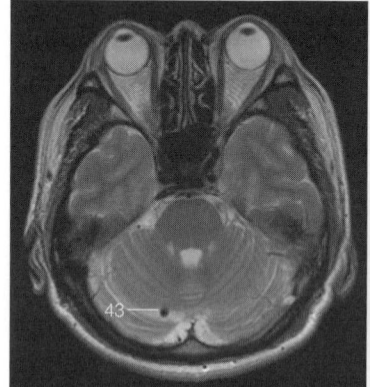

CT 画像

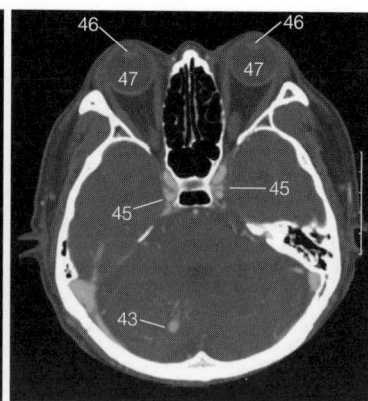

CT 血管造影（CTA）元画像

MRI T_2 強調画像

MRI T_1 強調画像

MR 血管撮影（MRA）元画像

図 2-41　脳神経系の横断像（下から上に表示する）（つづき）
f：内頸動脈は頸動脈管を出た後は中頭蓋窩内側（トルコ鞍両側）を走行する．この部分で内頸動脈は海綿静脈洞といわれる静脈血が流れる海綿（スポンジ）状の組織の中を走る．CTA で，内頸動脈の周囲で増強される部位が海綿静脈洞である．MRA 元画像では内頸動脈は高信号，海綿静脈洞は低信号を示すので CTA と比較するとわかりやすい．内頸動脈は蛇行しまた前向きに屈曲しているので，2 つ以上見えても正常である．
なお，この被検者には右小脳半球に MRI T_2 強調画像で低信号，造影 CT で増強を受ける部分を認めるが，これは静脈奇形で正常構造ではない．

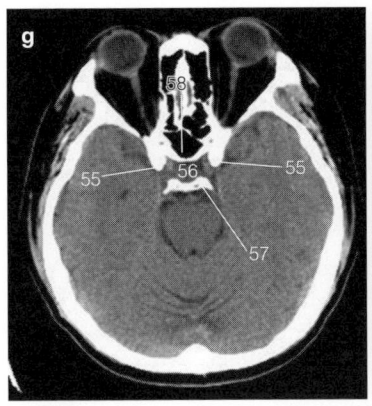

2 脳神経系

〈太字は重要〉
48：**視神経**
49：外直筋
50：内直筋
51：**横静脈洞**
54：小脳虫部
55：前床突起
56：下垂体窩あるいはトルコ鞍
57：鞍背
58：鞍結節

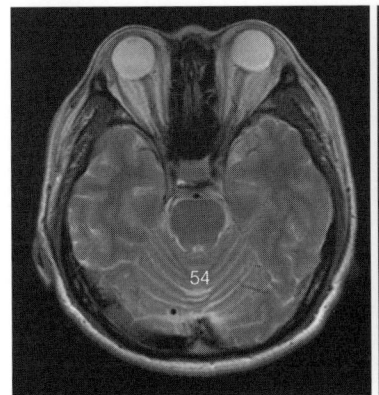

CT 画像　　CT 血管造影（CTA）元画像

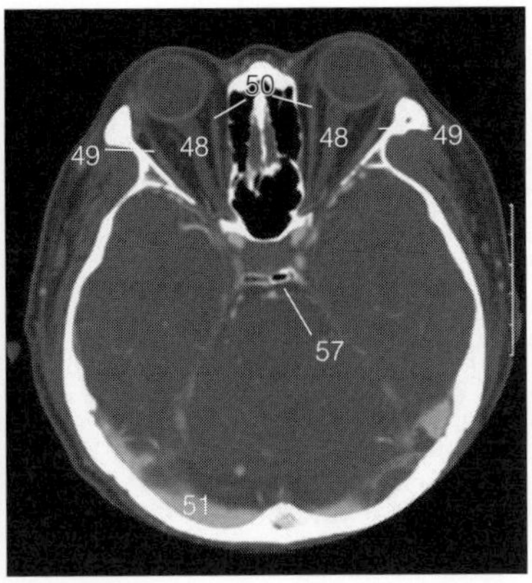

MRI T_2 強調画像 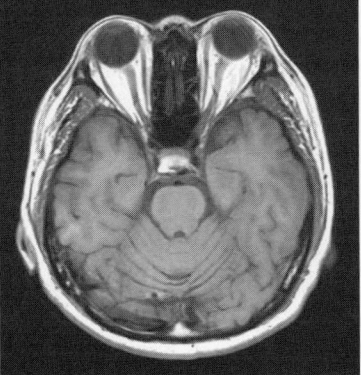　　MRI T_1 強調画像 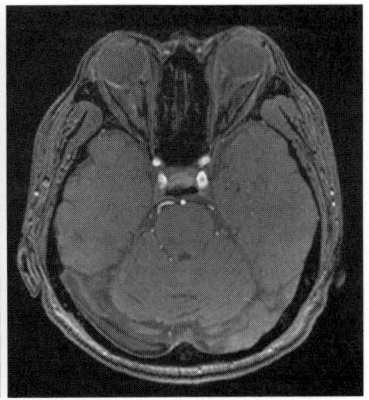　　MR 血管撮影（MRA）元画像

図 2-41　脳神経系の横断像（下から上に表示する）（つづき）
g：眼窩中央が切れるレベルであり，眼窩内脂肪の中に眼球中央から後方に連続する視神経，眼球に付着し眼球の回転に役立つ内直筋，外直筋が認められる．視神経は視神経管（g 図には示されていない）を通って頭蓋内に入る．視神経管の外側には後ろに伸び出す骨の突出である前床突起が認められる．この付近の内頸動脈には動脈瘤が生じやすく，脳外科手術の際には前床突起はときとして障害物にもなる．視神経管の内側正中には前頭蓋底でほぼ水平であった骨が下向きに方向を変える場所（鞍結節）がある．下側に曲がった骨は，下垂体が収まる下垂体窩をつくり，つぎに下垂体の背もたれである鞍背となる．この状況は正中矢状断の図（図 2-40）のほうがわかりやすい．後頭蓋窩には横静脈洞がみられる．

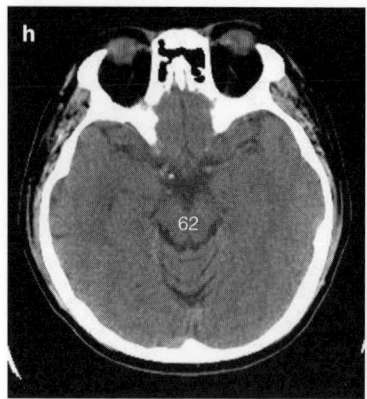

第 2 章　画像解剖学

〈太字は重要〉
48：**視神経**
59：上眼静脈
60：**視交叉**
61：**視索**
62：**中脳**
63：大脳脚
64：**中脳水道**
65：側脳室下角
66：海馬
97：下垂体柄

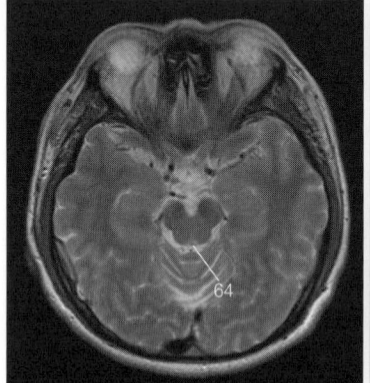

CT 画像　　　CT 血管造影（CTA）元画像

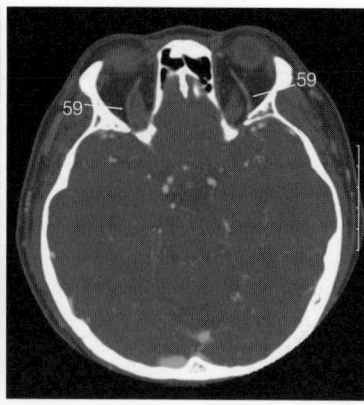

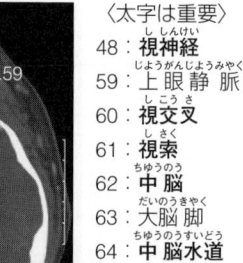

MRI T_2 強調画像 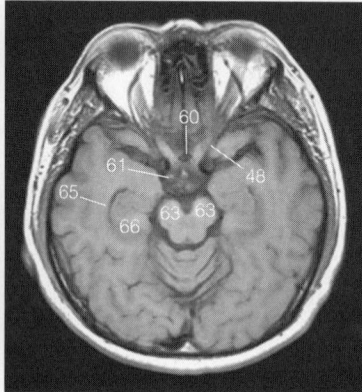　　　MRI T_1 強調画像 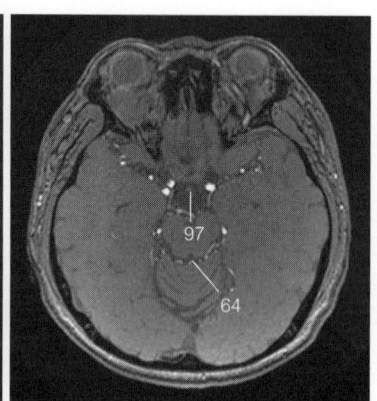　　　MR 血管撮影（MRA）元画像

図 2-41　脳神経系の横断像（下から上に表示する）（つづき）
h：視神経管を抜けて頭蓋内に入った視神経は対側の視神経と交叉した後，視索となって左右に分かれる．視神経-視交叉-視索は全体として"H"型を示す．なお，両側眼球の網膜右側部分からの情報は右視索に，網膜左側からの情報は左視索に伝えられるので，視索から後方の障害は片側の視野欠損として現れる．視交叉のすぐ後方には下垂体に続く上下に細長い下垂体柄の断面が認められる．脳幹はこのレベルでは中脳になる．中脳背側部分には第三脳室と第四脳室をつなぐ細い管である中脳水道がある．この部分は脳脊髄液の循環経路のなかでもっとも細く，中脳水道周囲に腫瘍ができると閉塞し水頭症をきたしやすい．中脳より両側前部への耳状の突出部分は大脳脚といわれ，四肢の運動を司る錐体路などの大脳からの投射線維が走行する．

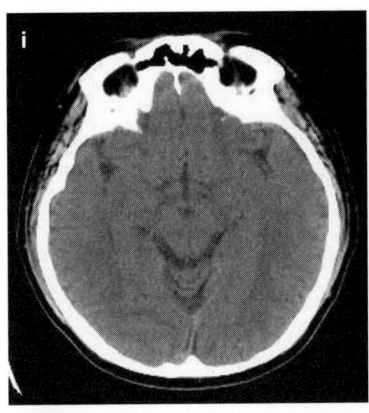

〈太字は重要〉
39：**側頭葉**
53：上直筋
61：**視索**
67：**後頭葉**
68：**中大脳動脈（水平部，M1）**
69：脳弓
70：乳頭体
71：黒質
72：赤核
75：**前頭葉**

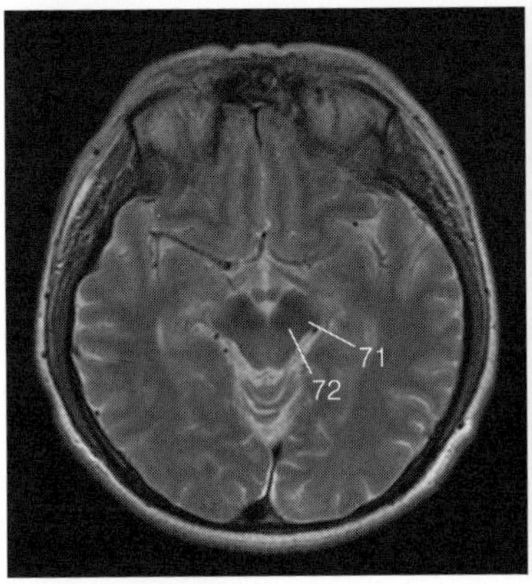

CT 画像

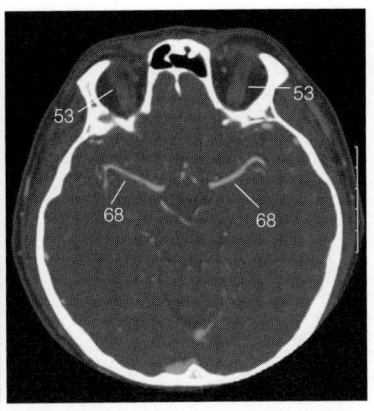

CT 血管造影（CTA）元画像

MRI T_2 強調画像

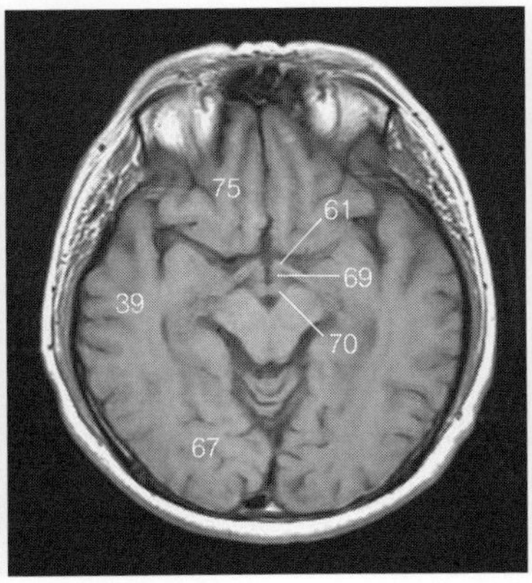

MRI T_1 強調画像

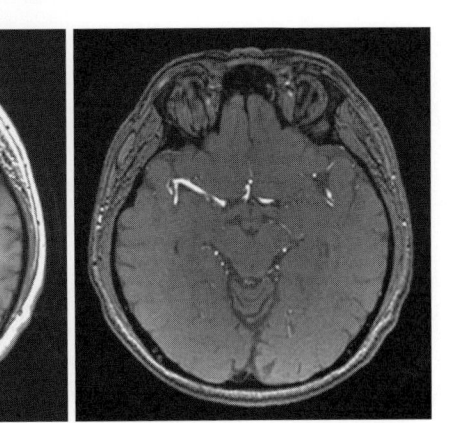

MR 血管撮影（MRA）元画像

図 2-41 脳神経系の横断像（下から上に表示する）（つづき）

i：視神経-視交叉-視索は後方へ行くほど上方にあるので，視索はこのレベルでよく認められる．"ハ"の形をなす視索の内側に前後に走る両側の脳弓が認められる．脳弓は文字通り弓のような形をしていて，ここは脳弓の最後の部分である．脳弓の後端には乳頭体があり，脳弓は海馬を出発点として乳頭体を終点とする．この経路はぺーぺズ（Papez）回路という回路の重要部分を占め，記憶に関与すると考えられる．たとえばアルコール多飲家に好発するウェルニッケ-コルサコフ（Wernicke-Korsakov）症候群では乳頭体に病変があり，記憶障害がある．中脳には大脳脚の後方に黒質，さらに後方には赤核という灰白質がある．パーキンソン（Parkinson）病では黒質の障害がある．内頸動脈は中大脳動脈と前大脳動脈に分かれる．このレベルでは中大脳動脈の最初の部分（水平部，M1）が両側方向へ伸びているのが認められる．

第2章　画像解剖学

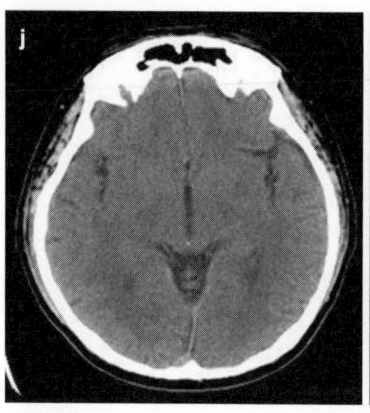

CT 画像

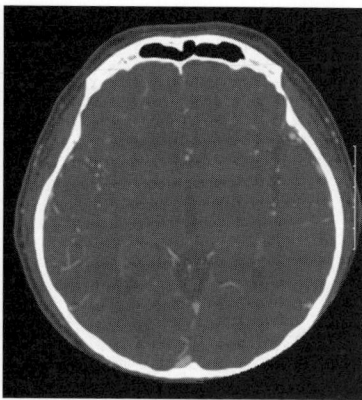

CT 血管造影（CTA）元画像

〈太字は重要〉
73：側脳室後角
74：鳥距溝
76：シルビウス裂
77：前大脳動脈
78：中大脳動脈（島部，M2）
98：第三脳室
104：視覚野

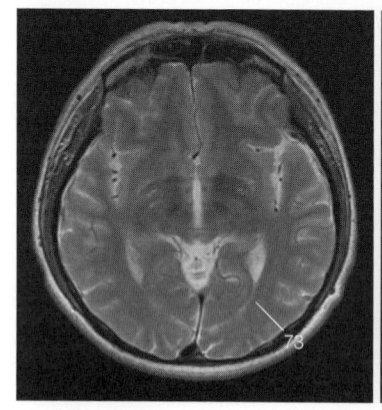

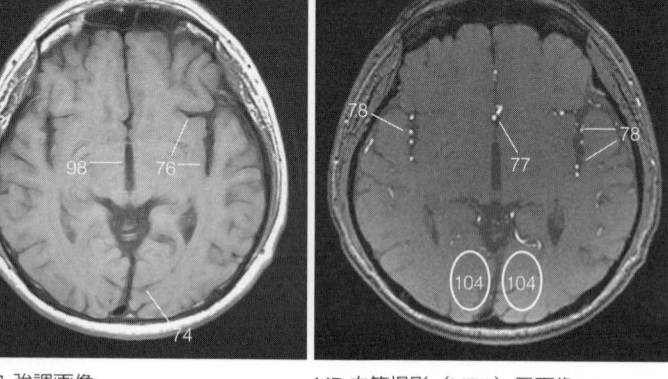

MRI T_2 強調画像

MRI T_1 強調画像

MR 血管撮影（MRA）元画像

図 2-41　脳神経系の横断像（下から上に表示する）（つづき）
j：左右の前大脳動脈は正中部を走行している．一方，もう一つ下のスライスで外側に走行した中大脳動脈は多くの枝に分かれてシルビウス（Sylvius）裂を上行している．この図からわかるように，前大脳動脈は大脳半球内側部を栄養し，中大脳動脈は外側部を栄養する．両者を比べると中大脳動脈の栄養する範囲のほうが広い．後頭葉の鳥距溝周辺は視覚中枢があり重要である．側脳室後角は予想より後方まであり，後端部分のみが拡張していたりすると病変と見まちがうことがある．

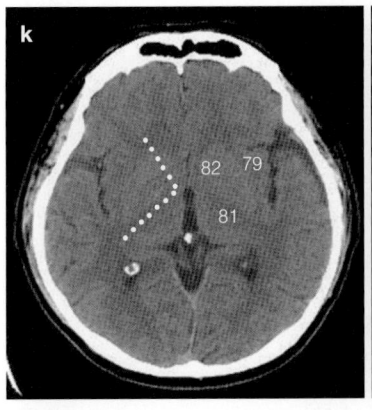

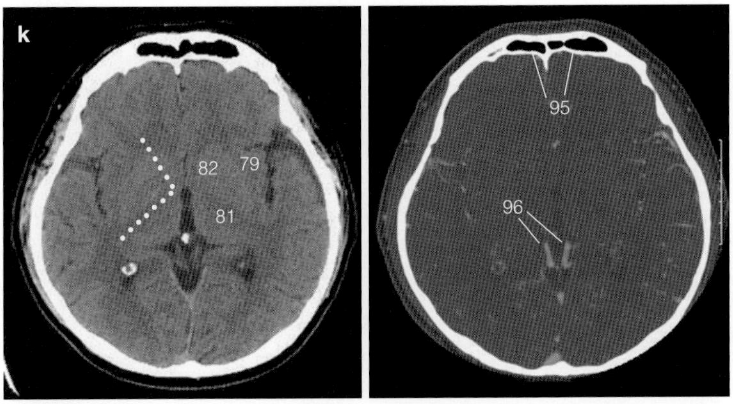

2　脳神経系

CT 画像

CT 血管造影（CTA）元画像

〈太字は重要〉
75：前頭葉
79：島
80：淡蒼球
81：内包後脚
82：内包前脚
83：側脳室三角部
84：視床
86：被殻
95：前頭洞
96：内大脳静脈

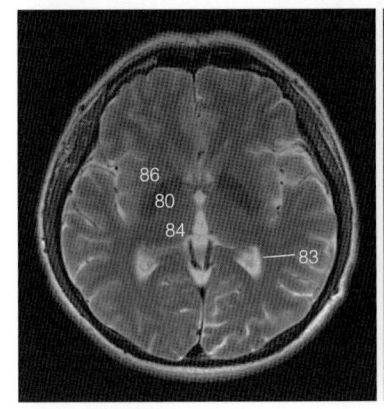

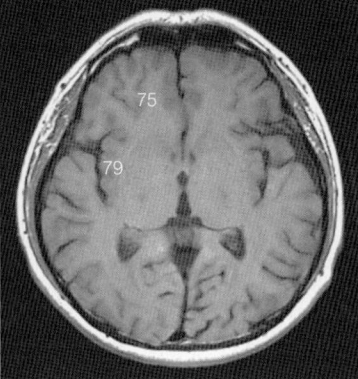

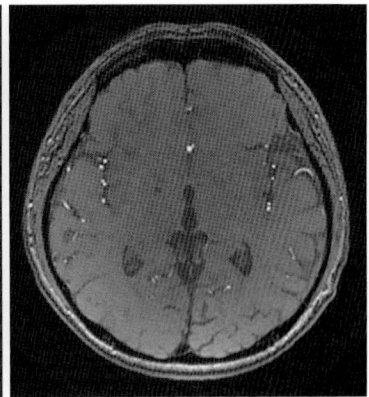

MRI T_2 強調画像

MRI T_1 強調画像

MR 血管撮影（MRA）元画像

図 2-41　脳神経系の横断像（下から上に表示する）（つづき）

k：中心灰白質が認められる．淡蒼球は鉄を多く含むため，中脳の黒質，赤核と同様に T_2 強調画像で低信号に見える．淡蒼球の外側には被殻が接する．淡蒼球と被殻は両者が合わさってレンズ形を示すため，レンズ核と総称される．感覚神経の中継基地である視床は第三脳室の両側に位置する．視床とレンズ核の間には白質である内包がある．横断像では内包は点線で示しているように"く"の形を示す（右内包は"＞"の形，左内包は"く"の形を示す）．"く"の形の曲がっている部分が内包膝，それより前を内包前脚，後ろを内包後脚という．全身の運動を支配する錐体路が走行するので内包後脚は重要である．

第2章 画像解剖学

CT 画像　　　　　　　CT 拡大図　　　　　　CT 血管造影（CTA）元画像

MRI T_2 強調画像　　MRI T_1 強調画像　　MR 血管撮影（MRA）元画像

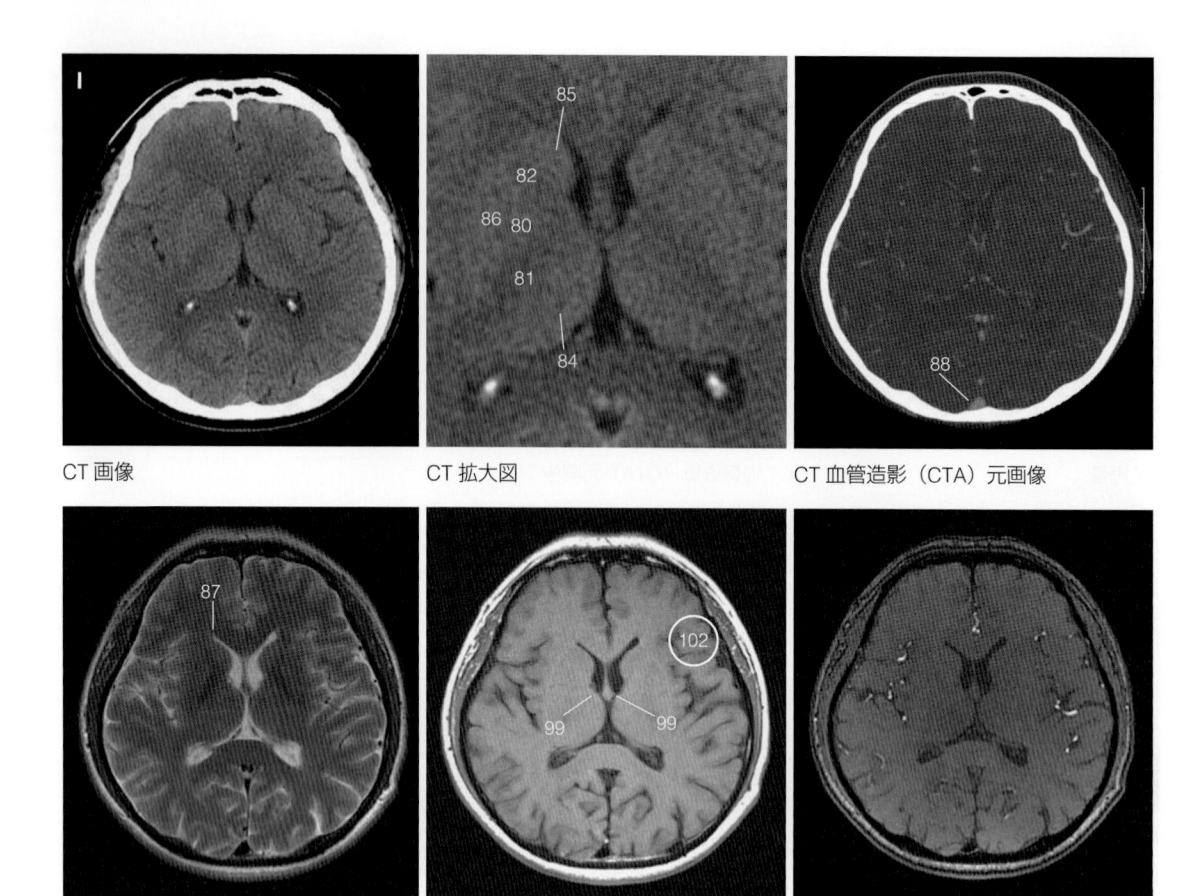

図 2-41 脳神経系の横断像（下から上に表示する）（つづき）
I：尾状核頭部は側脳室前角の外側に認められる．尾状核と被殻は発生的には同じものであり，まとめて線条体とよばれる．側脳室と第三脳室をつなぐ細い通路はモンロー（Monro）孔とよばれ，中脳水道と並んで脳室系で通過障害の起こりやすい難所の一つである．
〈太字は重要〉
80：淡蒼球，81：**内包後脚**，82：内包前脚，84：**視床**，85：尾状核頭部，86：**被殻**，87：側脳室前角，88：上矢状静脈洞，99：モンロー孔，102：運動性言語野（ブローカ野）

2 脳神経系

88：上矢状静脈洞
89：脳梁（膝部）
90：脳梁（膨大部）
91：側脳室（体部）
93：大脳鎌
103：感覚性言語野（ウェルニッケ野）

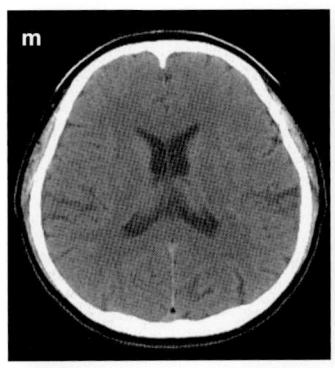

CT 画像

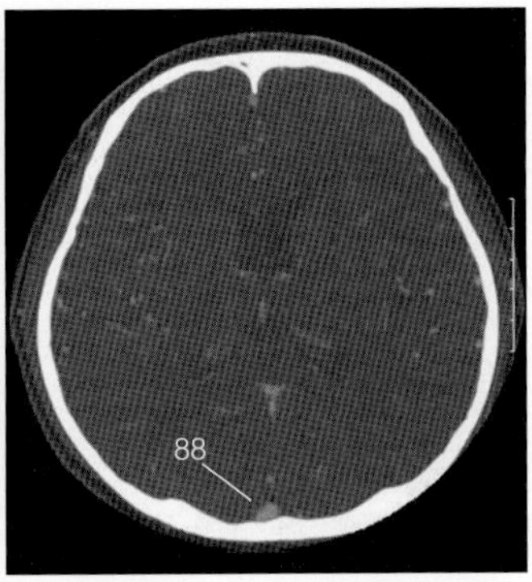

CT 血管造影（CTA）元画像

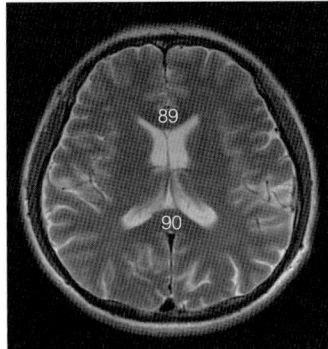

MRI T_2 強調画像

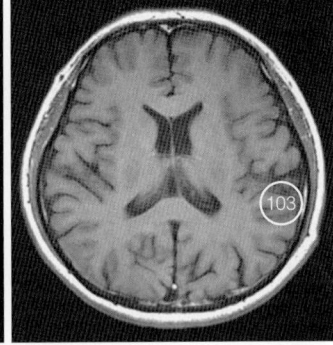

MRI T_1 強調画像

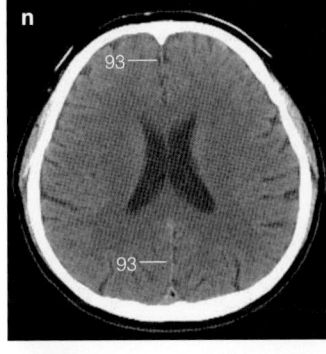

CT 画像

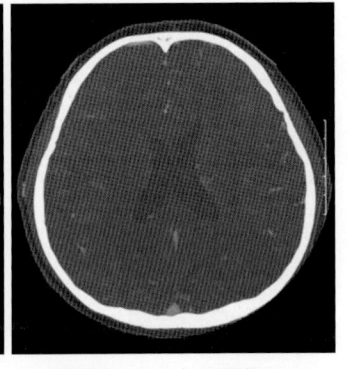

CT 血管造影（CTA）元画像

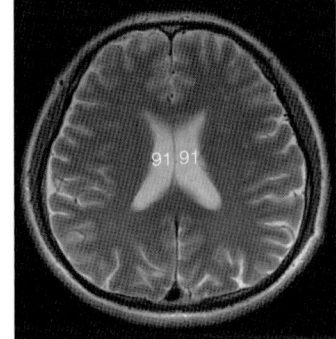

MRI T_2 強調画像

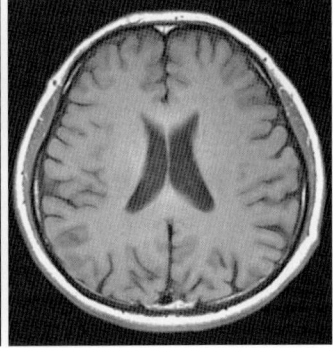

MRI T_1 強調画像

図 2-41　脳神経系の横断像（下から上に表示する）（つづき）

m：脳梁は左右の大脳半球を結ぶ連絡橋である．脳梁も弓形になっていて，この断面では前部（脳梁膝部）と後部（脳梁膨大部）がみられる．後部正中でみられる大きな血管が上矢状静脈洞であり，脳からの静脈還流の主経路である．

n：頭頂になると左右大脳半球の間のしきりとして大脳鎌が現れてくる．

第 2 章　画像解剖学

〈太字は重要〉
75：**前頭葉**
100：**頭頂葉**

CT 画像

CT 血管造影（CTA）元画像

MRI T_2 強調画像

MRI T_1 強調画像

CT 画像

CT 血管造影（CTA）元画像

MRI T_2 強調画像

MRI T_1 強調画像

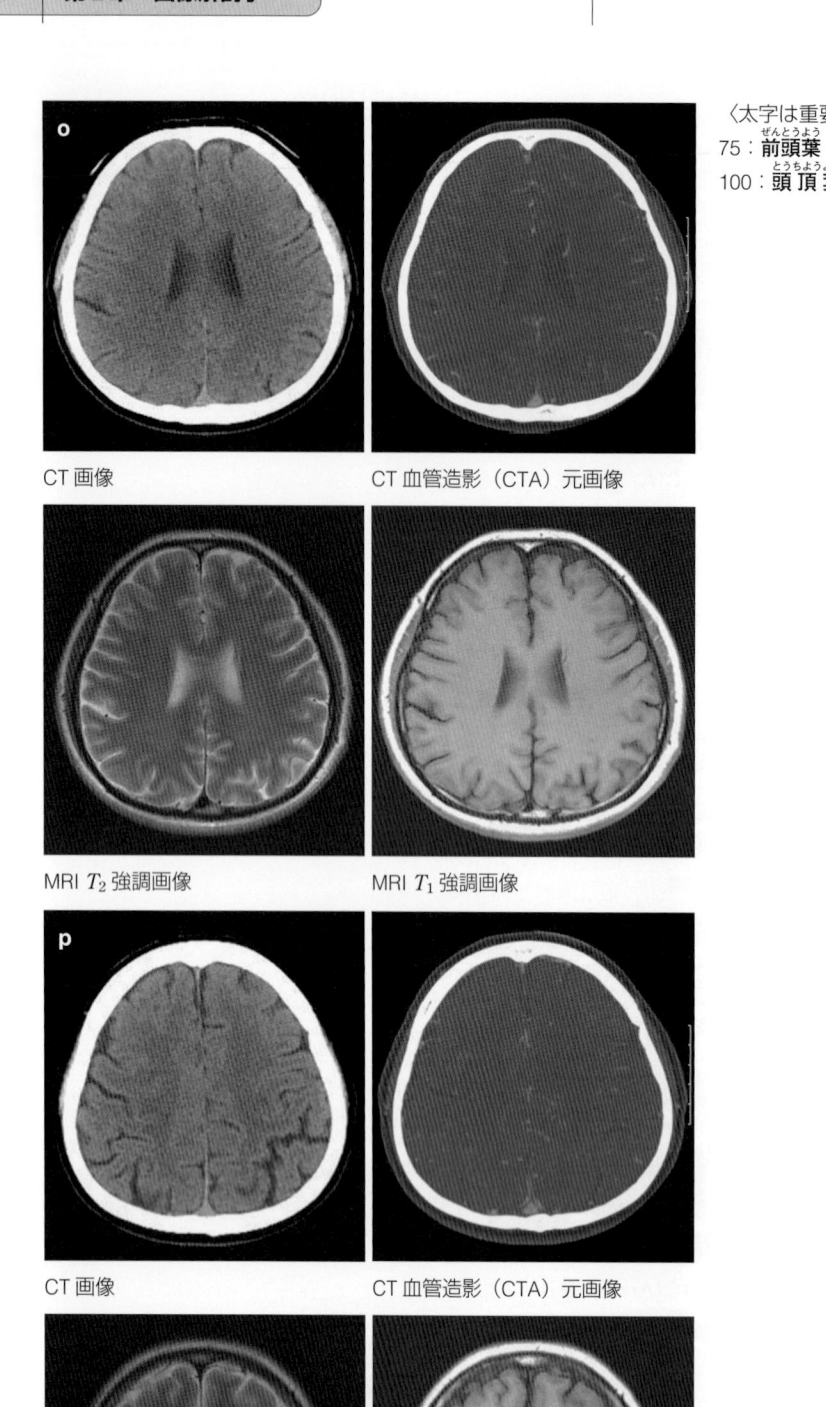

図 2-41　脳神経系の横断像（下から上に表示する）（つづき）

o，p：大脳には多数の溝があるが，もっとも重要なものは中心溝である．中心溝は頭頂部では後ろ側にへこんだ"ひしゃく"や"鎌"の形を大きな特徴とする．

〈太字は重要〉
92：**中心溝**
93：大脳鎌
94：中心前回（手の運動野）
101：中心前回（足の運動野）
105：運動野（中心前回）

CT 画像

CT 血管造影（CTA）元画像

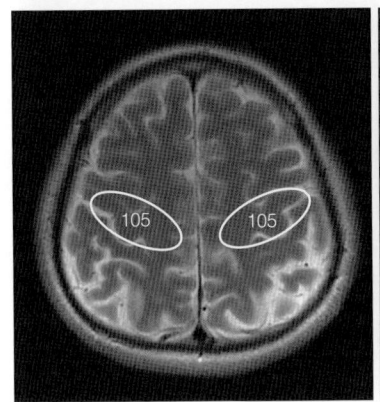

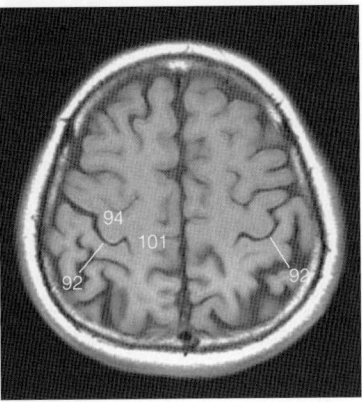

MRI T_2 強調画像

MRI T_1 強調画像

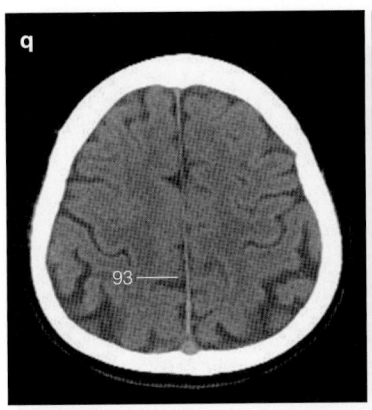

図 2-41 脳神経系の横断像（下から上に表示する）（つづき）
q：中心溝直前（中心前回）には運動野があり（このために中心前回は重要），たとえば右中心前回は左半身の運動を支配する．このうち，手の運動を支配する部位は大きく後ろ側に張り出し，前述の"ひしゃく"形の部分をつくる．中心溝直後（中心後回）は感覚野である．なお，中心溝の前が前頭葉，後が頭頂葉である．

第2章 画像解剖学

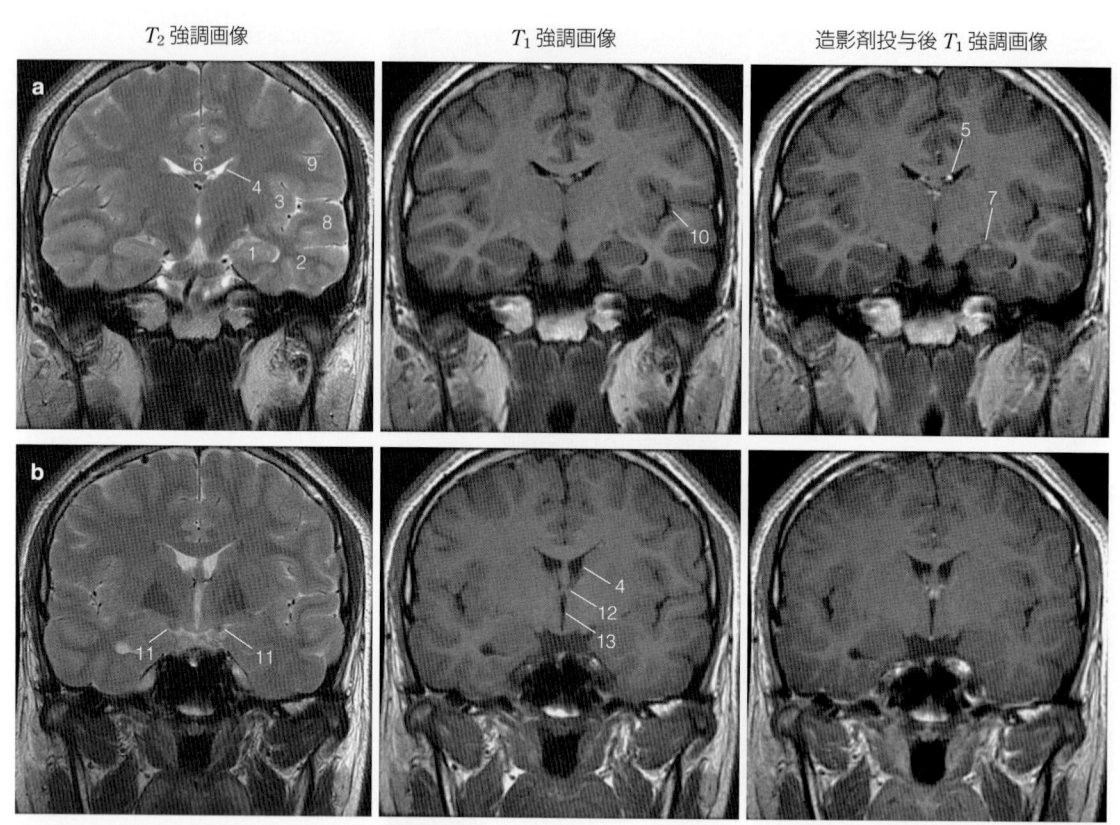

図 2-42 脳神経系の冠状断像（後ろから前に表示する）
a：側頭葉内側にはロールケーキ状の海馬がみられる．アルツハイマー（Alzheimer）病では海馬が萎縮する．冠状断面は海馬を観察するもっともよい断面である．造影剤は血液脳関門を通り抜けることができず血管内にとどまるので，脳実質はほとんど造影効果がない．血液脳関門の存在により，脳は血中の有害物質（おそらく造影剤もその一つ）の多くから守られている．一方，脈絡叢は造影を受ける．基底核の外側にある島は，前頭弁蓋，側頭弁蓋によりおおわれている．この間にある脳溝がシルビウス裂であり，中大脳動脈が枝分かれしてシルビウス裂の中を走行しているのが，T_2 強調画像での低信号（黒）として確認できる．
b：第三脳室，側脳室の間はモンロー孔という細い孔でつながっている．
〈太字は重要〉
1：**海馬**，2：**側頭葉**，3：島，4：側脳室（体部），5：側脳室体部の脈絡叢，6：**脳梁**，7：側脳室下角の脈絡叢，8：側頭弁蓋，9：前頭弁蓋，10：シルビウス裂，11：視索，12：モンロー孔，13：第三脳室

2 脳神経系

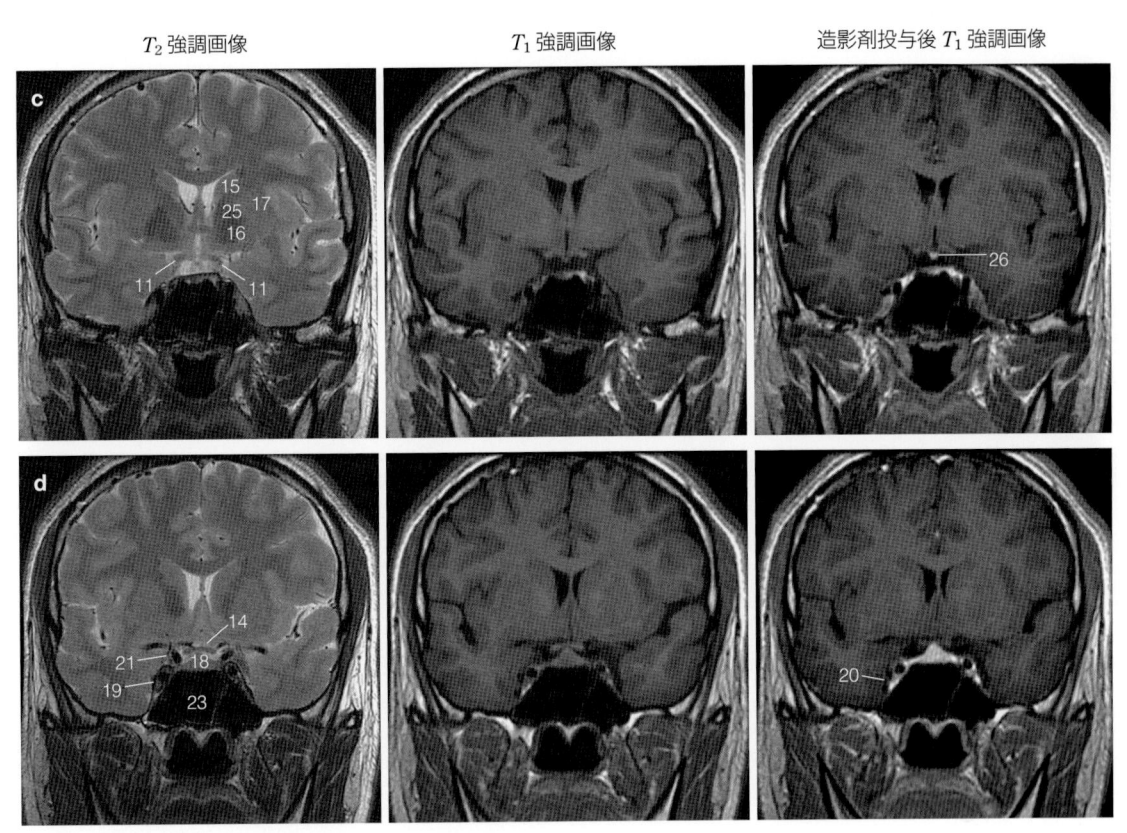

T_2 強調画像 　　　　　　　T_1 強調画像 　　　　　　 造影剤投与後 T_1 強調画像

図 2-42 脳神経系の冠状断像（後ろから前に表示する）

c：鞍上槽では視索が両方から近づいてつぎのスライスの視交叉で左右の視索の線維が一部交叉する．淡蒼球，被殻と尾状核の間が内包である．淡蒼球は鉄を含み T_2 強調画像ではやや低信号を示す．第三脳室底部に下垂体柄のもっとも上端の部分（漏斗陥凹）が増強を受けて認められる．

d：後方からの両側視索は合流し視交叉になる．視交叉の下方に下垂体がみられる．下垂体は性別・年齢により大きさは異なる．この被検者の下垂体は大きいが，生殖可能年齢の女性としては正常範囲内である．下垂体には血液脳関門がなく強い造影効果が認められる．血液脳関門がないことは，下垂体の役割であるホルモン分泌と関係すると考えられる．下垂体のすぐ下には蝶形骨洞がある．下垂体腺腫の代表的な手術法である経蝶形骨洞法では鼻中隔粘膜下〜蝶形骨洞を経由して下垂体に至る．下垂体の両側には黒い flow void を示す両側の内頸動脈が認められる．内頸動脈は前方で折り返すので，下側の海綿静脈洞内の部分は前方に，上側のクモ膜下腔内の部分は後方に流れている．海綿静脈洞は下側の内頸動脈を取り囲む三角形の部分で，流れが遅いため造影後 T_1 強調画像で高信号を示す．海綿静脈洞には，動眼神経，滑車神経，外転神経などの多くの重要な神経が走行する．

〈太字は重要〉
11：視索，14：**視交叉**，15：尾状核頭部，16：淡蒼球，17：被殻，18：**下垂体**，19：**内頸動脈**（海綿静脈洞部），
20：海綿静脈洞，21：内頸動脈（床上部），23：蝶形骨洞，25：内包，26：漏斗陥凹

第 2 章　画像解剖学

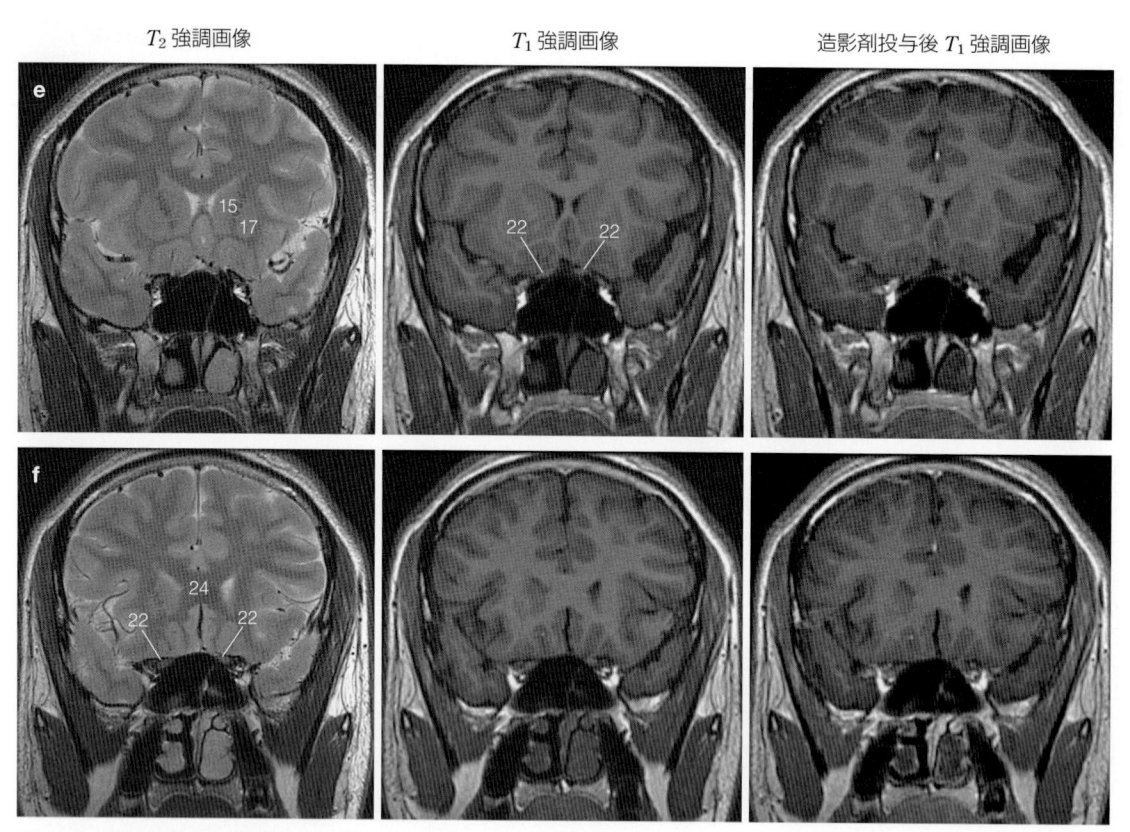

図 2-42　脳神経系の冠状断像（後ろから前に表示する）（つづき）
e：視交叉は両側の視神経に分かれる．被殻と尾状核は発生の段階では線条体という一つのものであるが，その後，分かれる．分かれた名残として被殻と尾状核の間には櫛状の灰白質が認められる．
f：視神経は骨の孔である視神経管を抜けて眼窩内に至る．脳梁はこの断面では下方に折れ曲がっていて脳梁膝部といわれる．
15：尾状核頭部，17：被殻，22：視神経，24：脳梁膝部

2 脳神経系

図 2-43a 頭蓋―40歳代男性の頭蓋CT．0.625mm厚で撮影し再構成した画像

骨と骨の間の縫合の部分はギザギザ状のへこみとしてこの画像で観察できる．この画像は薄いスライスのCT横断像より再構成したものである．通常の単純撮影と異なり立体感があるが，光線の加減によりよく見えない部分もある．たとえば，この図では頭頂部の矢状縫合が見えにくい．

〈太字は重要〉
1：**前頭骨**，2：**冠状縫合**，3：（右）**頭頂骨**，4：（左）**頭頂骨**，5：**矢状縫合**，6：**ラムダ縫合**（矢状縫合とあわせてギリシャ語のλの形に類似する），7：**後頭骨**

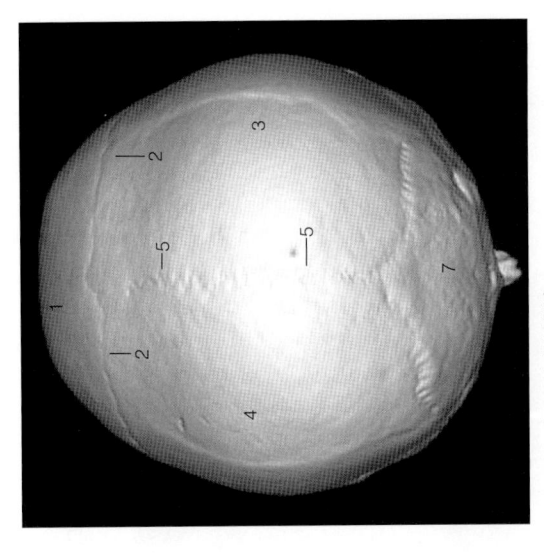

上方から（画面上側が前）

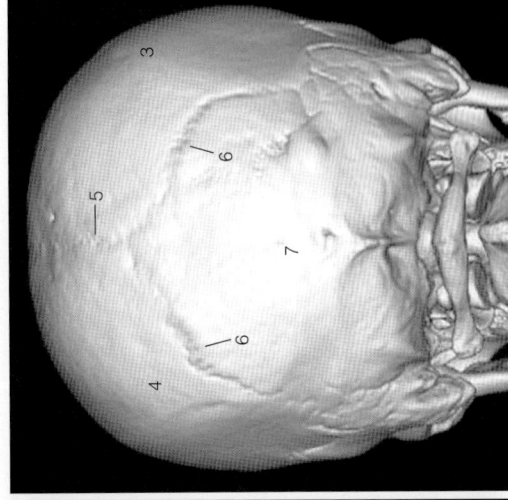

後方から

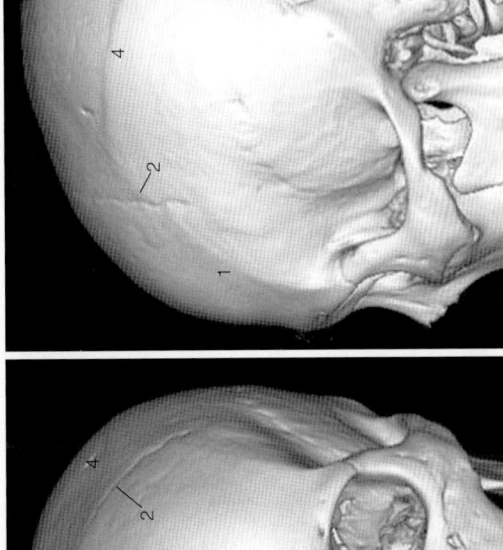

左から

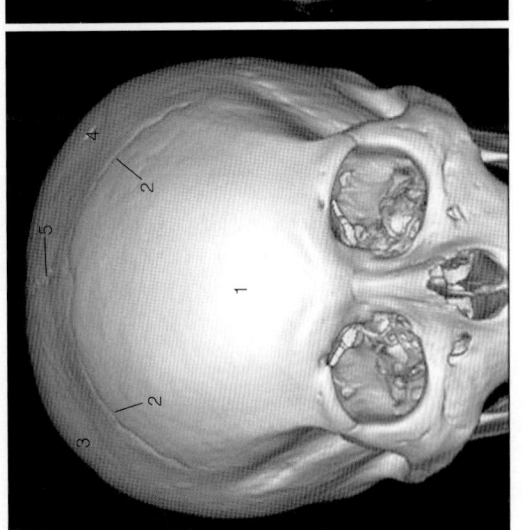

前方から

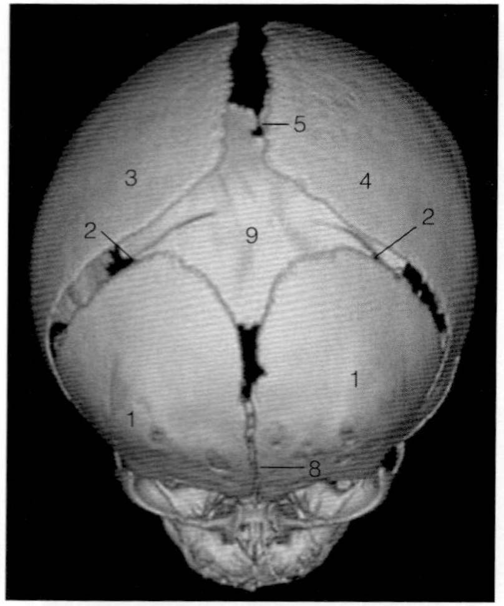

第2章 画像解剖学

図 2-43b 頭蓋─生後 6 日目の水頭症患児頭蓋 CT。0.625mm 厚で撮影し再構成した画像

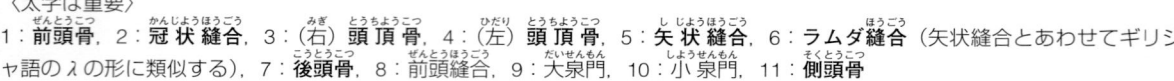

この年齢では縫合は閉じていないが、この被検者では水頭症のため縫合が通常より解離している可能性がある。前頭骨の原基は対をなして出現するので、その間に前頭縫合（図中の 8）がみられる。前頭縫合は 1〜2 歳で閉じる。側頭骨周辺は数あるが、簡略化するためここでは示していない。

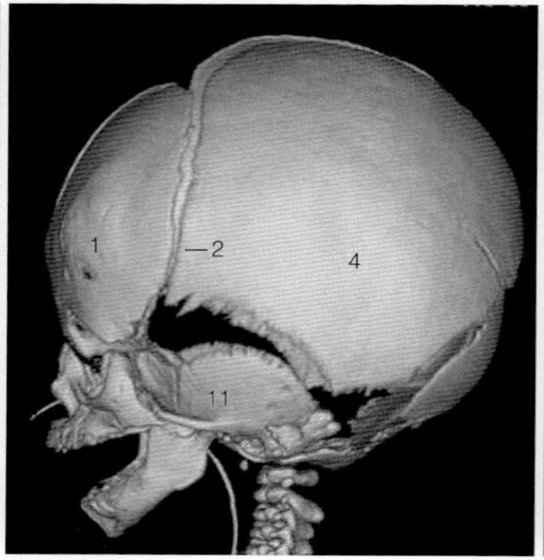

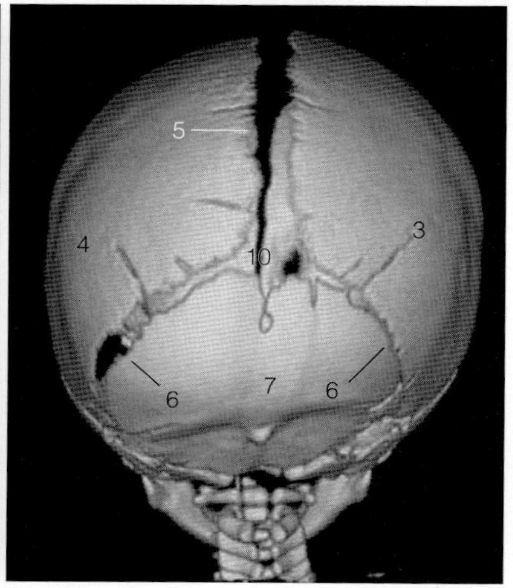

〈太字は重要〉

1：前頭骨、2：冠状縫合、3：(右) 頭頂骨、4：(左) 頭頂骨、5：矢状縫合、6：ラムダ縫合（矢状縫合とあわせてギリシャ語の λ の形に類似する）、7：後頭骨、8：前頭縫合、9：大泉門、10：小泉門、11：側頭骨

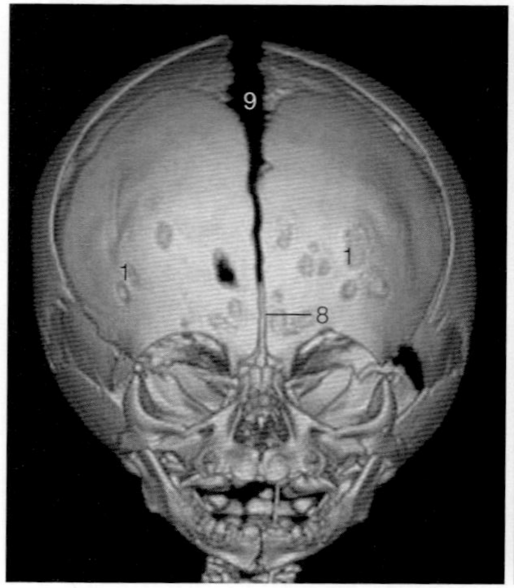

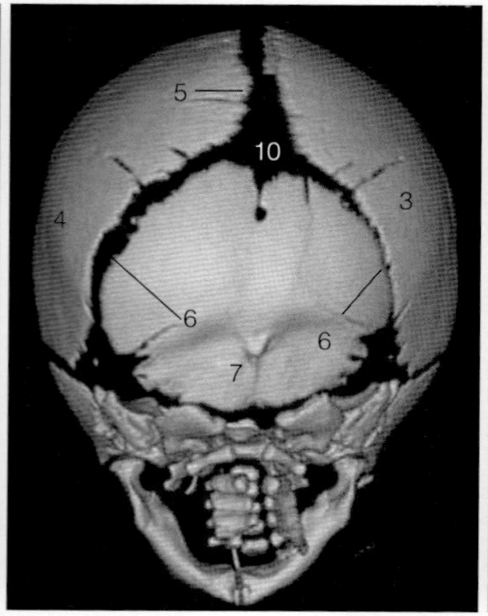

2 脳神経系

1：上矢状静脈洞
2：直静脈洞
3：横静脈洞
4：下矢状静脈洞

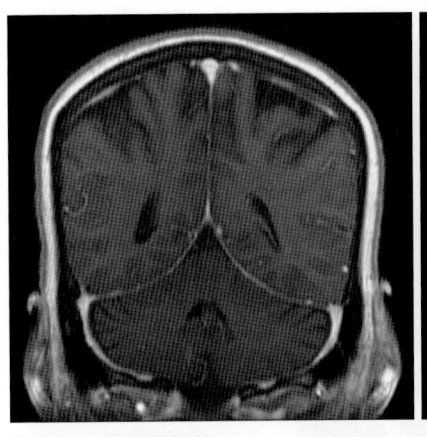

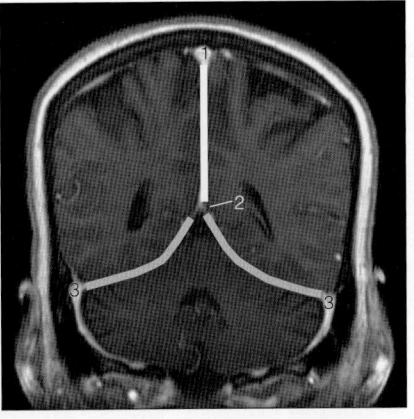

造影後 T_1 強調冠状断像

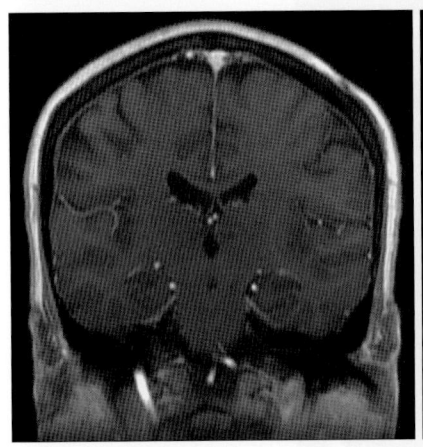

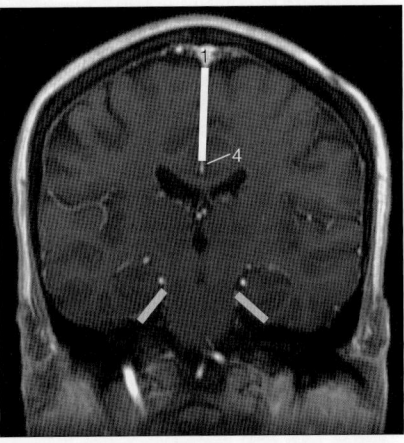

造影後 T_1 強調冠状断像

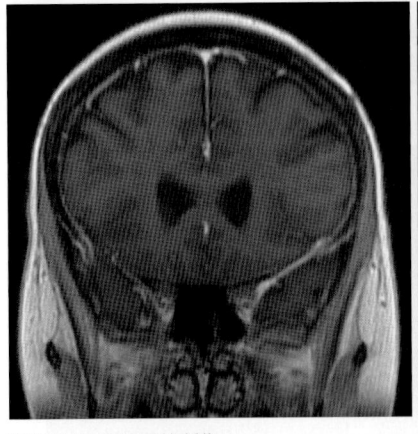

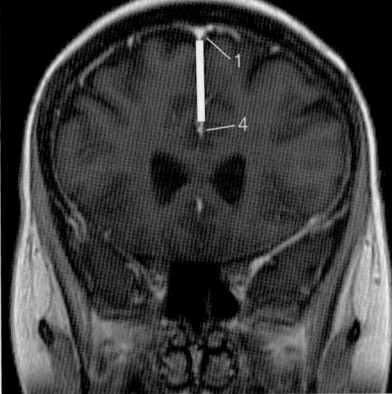

造影後 T_1 強調冠状断像

図 2-44 大脳鎌と小脳テント（後ろから前に表示する）硬膜内層は内側に折れ曲がって大脳鎌，小脳テントをつくる．左右大脳半球の間で正中にある隔壁が大脳鎌（図中白線），小脳と大脳の間の隔壁が小脳テント（図中灰色線）である．これらの部分は血液脳関門がないため増強を受ける．小脳テントはほぼ水平に走行し横断像では見えにくいが，たとえ見えなくても小脳と大脳の間には存在する．小脳テントの上方をテント上腔，下方をテント下腔ということもある．
脳は中心部でつながっているため中心部では隔壁はない．脳のある部分の体積が増え，増大した部分が隔壁の欠損を通って他のところに押し出されることがあり脳ヘルニアといわれる．とくに（小脳）テント切痕ヘルニアは生命の危機に至る重要な病態である．

第 2 章　画像解剖学

1：上矢状静脈洞
2：直静脈洞
3：横静脈洞
4：下矢状静脈洞

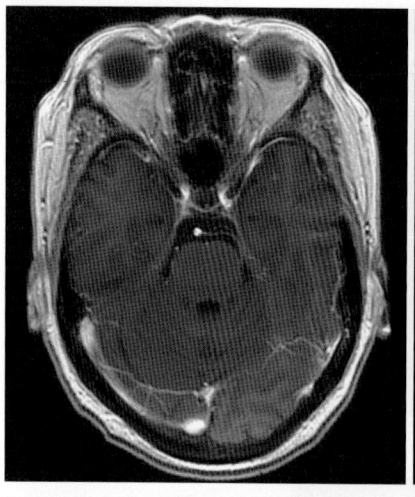

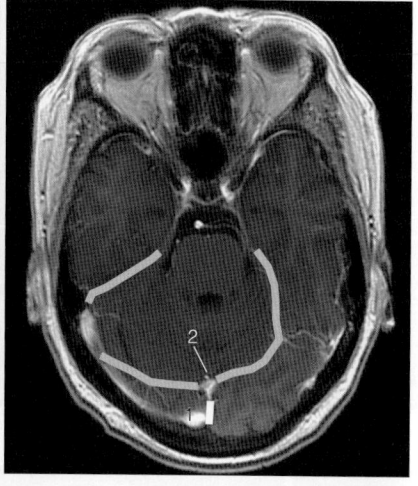

テントのレベル　造影後 T_1 強調横断像

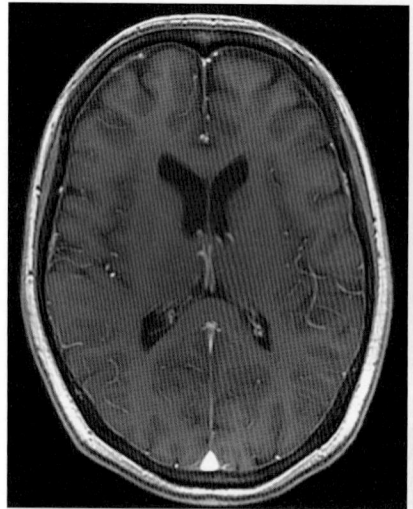

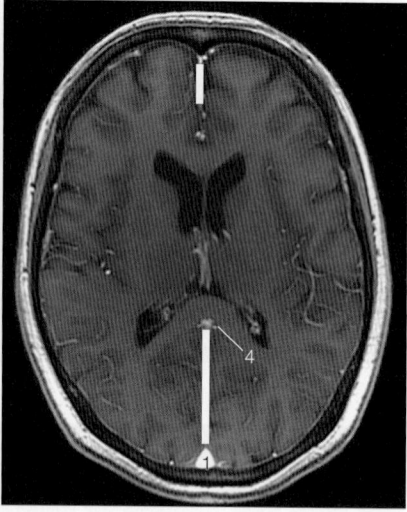

テント上腔　造影後 T_1 強調横断像

図 2-44　大脳鎌と小脳テント（つづき）

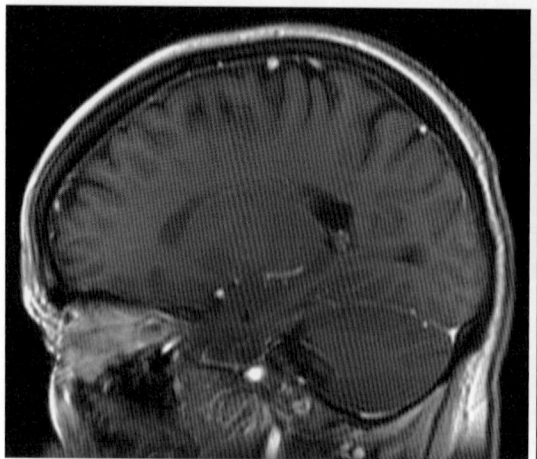

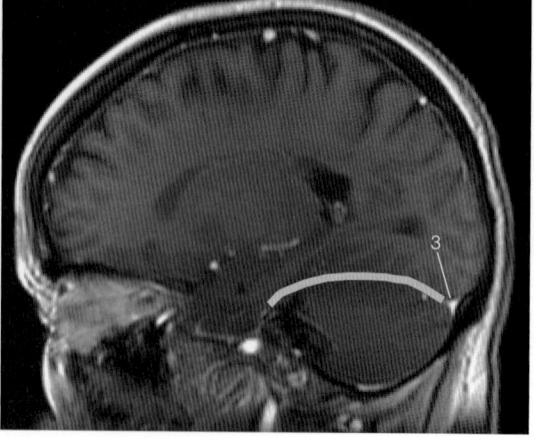

造影後 T_1 強調傍矢状断像

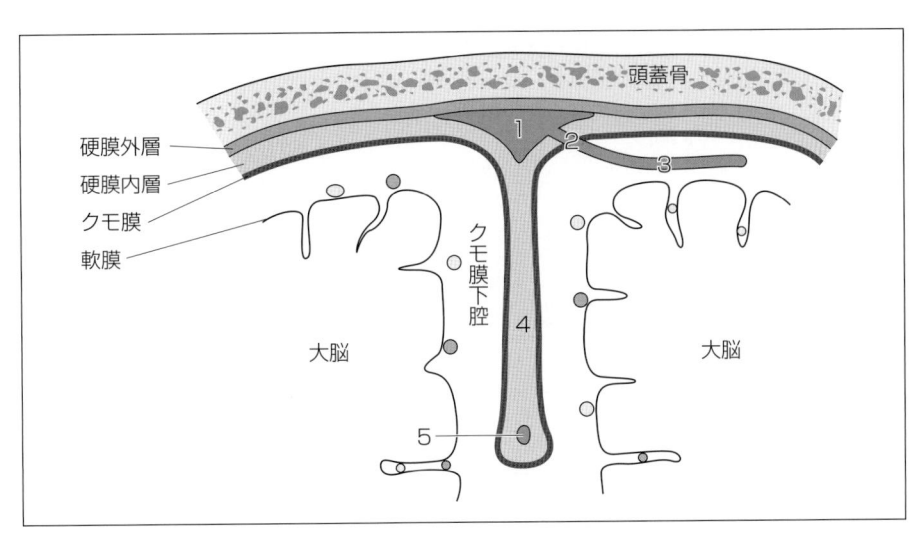

図 2-45　髄膜―頭蓋骨正中上部の模式図
外側から硬膜，クモ膜，軟膜がある．硬膜は 2 層よりなり硬膜外層は骨と密着する．硬膜外層と内層は大脳鎌や小脳テント付着部では離れ，硬膜静脈洞を形成する．また硬膜内層は頭蓋内に折れかえって大脳鎌や小脳テントなどの隔壁を作る．クモ膜と軟膜の間はクモ膜下腔とよばれ脳脊髄液が貯留する．クモ膜下腔の静脈は合流し最後には静脈洞に注ぐ．この部分を架橋静脈という．
軟膜は脳の表面にあり，脳溝に沿って脳内に陥入する．

〈太字は重要〉
1：**上矢状静脈洞**
2：架橋静脈
3：皮質静脈
4：**大脳鎌**
5：下矢状静脈洞

　大脳半球はおもな脳溝により前頭葉，頭頂葉，後頭葉，側頭葉に分けられる．これらの葉は中心部では当然つながっていて，また境界となる脳溝がない部分もあり，必ずしも病変がどの葉に属するか決められない場合もある．

　大脳では灰白質はおもに大脳表面にあり皮質とよばれるが，一部の灰白質は大脳深部にあり大脳基底核，あるいは間脳である視床を含んで中心灰白質とよばれる．大脳基底核には被殻，淡蒼球，尾状核などがあり，これらの部分の障害で不随意運動が起こる．

　大脳皮質は場所により担っている役割が異なる（機能局在）．とくに重要な部位は運動野がある両側中心前回（中心溝のすぐ前の脳回），言語野がある優位半球の下前頭回後部（ブローカ〈Broca〉の運動性言語野）および上側頭回のウェルニッケ（Wernicke）の感覚性言語野，視覚野がある後頭葉鳥距溝周辺である（図 2-47）．これらにつながる神経線維である錐体路，視放線なども当然重要である．

　側頭葉の内側部には海馬があり，新しい記憶の形成（記銘）に重要な部分である．側頭葉てんかんの原因部位になり，また痴呆の一種であるアルツハイマー病では萎縮する．

5）間　脳

　間脳は発生学の用語であり，大脳になる終脳とその他の脳の"間"にあるという意味である．

　間脳は第三脳室の壁をなし，おもに視床と視床下部に分かれる．視床は第三脳室の左右の側壁を形成する卵形の灰白質である．身体各部位からの情報の中継基地であり，身体各部位からの感覚情報はここで線維を乗り換えて大脳皮質の感覚野に向けて出発する．その際，単に情報を受け渡すのみでなく情報の修飾も行われる．たとえば，覚醒時には忠実に聴覚情報を伝えるが，睡眠時には聴覚情報の一部しか

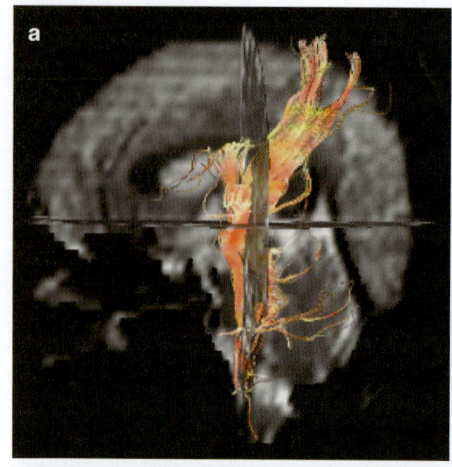

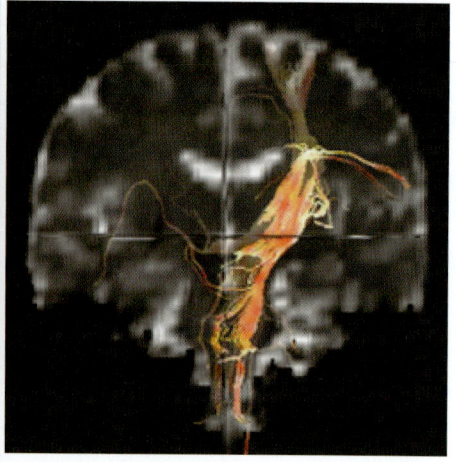

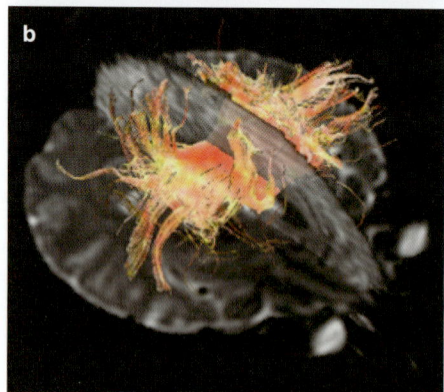

図 2-46 拡散強調画像による tractography
拡散強調画像で傾斜磁場の方向を変えて多数回撮影すると，ある場所での神経線維の方向がわかる．この方向を順次つないでいくと神経線維の経路を追うことができる．このようにして得られた画像は tractography とよばれ，手術の計画の際などに有用である．
a：内包に出発領域をおいたときの tractography 矢状断，冠状断．内包を通る神経線維が自動的に描かれる．上方では中心前回および中心後回に，下方では脳幹に至る．内包は全身の運動を支配する錐体路を含む投射線維の通り道である．
b：脳梁体部に出発領域をおいたときの tractography．右斜め上方から見ている．画面右下の白い部分が眼球．脳梁を通って左右の大脳半球皮質を結ぶ交連線維が描出されている．

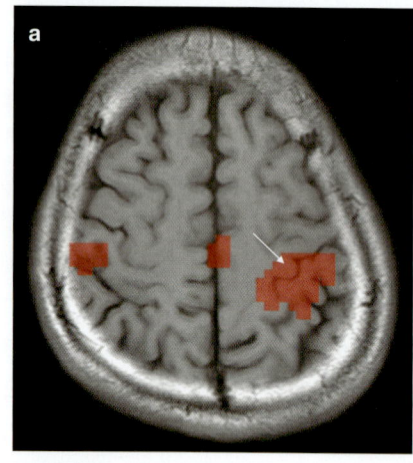

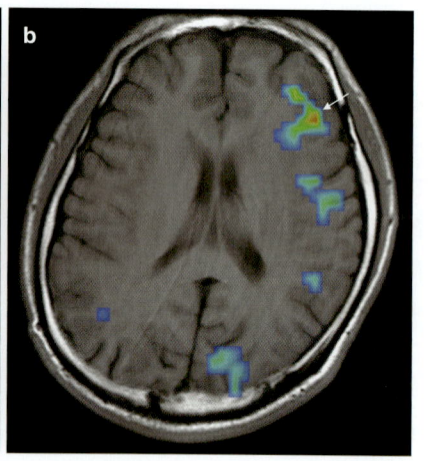

図 2-47 機能的 MRI 画像（functional MRI）
脳の局所的な機能は機能的脳 MRI 撮影により調べることができる．この方法は静脈血中のデオキシヘモグロビン（deoxyhemoglobin，酸素がはずれた状態のヘモグロビン）濃度が，活動している部位と活動していない部位で違うことを利用している．薬剤を用いずに 5 分程度の撮影で得ることができる．
a：右指を運動させた場合で，左中心溝をはさんで活動部位がみられる．矢印が右手の運動野（hand area）に当たる．
b：右利き被検者に"しりとり"をさせて撮影したものである．左大脳半球主体に活動部位がみられ，左大脳半球が言語野のある優位半球であることがわかる．矢印の部分が運動性言語野（Broca）付近である．

表 2-1 脳幹から出る脳神経

脳神経の名称	おもな働き	神経核の存在部位
動眼神経（Ⅲ）	ほとんどの方向の眼球運動，瞳孔の縮小	中脳
滑車神経（Ⅳ）	下内側方向を見るときの眼球運動	中脳
三叉神経（Ⅴ）	顔面の知覚，咀嚼筋の運動	中脳から上部頸髄
外転神経（Ⅵ）	外側を見るときの眼球運動	橋
顔面神経（Ⅶ）	顔面表情筋の運動，舌前 2/3 の味覚	橋
内耳神経（Ⅷ）	聴覚，身体の平衡や位置の情報	橋-延髄
舌咽神経（Ⅸ）	おもに中耳，咽頭，喉頭の知覚	延髄
迷走神経（Ⅹ）	軟口蓋，咽頭，喉頭の大部分の筋肉の運動 骨盤臓器を除く全内臓の副交感神経支配	延髄
副神経（Ⅺ）	胸鎖乳突筋および僧帽筋の運動	延髄-上位頸髄
舌下神経（Ⅻ）	舌の運動	延髄

伝えない．このことは睡眠を妨げないことに働いている可能性がある．視床と大脳基底核の一つである淡蒼球の間には白質があり，この部分を身体各部の運動を司る錐体路が走行する．錐体路の起源は前述の中心前回である．視床や大脳基底核には高血圧性出血が起こりやすく，その際，錐体路との関係が重要になる．

視床下部は第三脳室前下部の側壁-底をなす．自律神経（交感神経，副交感神経）および内分泌機能の中枢である．下垂体とは下垂体柄を介して結ばれている．尿量を決めるホルモンである抗利尿ホルモンは視床下部でつくられ，下垂体から血中に入る．視床下部にはまた摂食中枢，体温調整中枢も存在する．

6）脳　幹

中脳，橋，延髄がある．中脳は大脳に，延髄は脊髄に連続する．矢状断面（図 2-40）で見て妊婦のおなかのように突出している部位が橋であり，その上方が中脳，下方が延髄である．橋と中脳の間の境界は橋中脳溝，橋と延髄の間の境界は橋延髄溝とよばれる．脳幹は脳と頸髄以下を結ぶ線維の走行部位であるとともに，脳神経の出発点である脳神経核を含んでいる．

脳幹から出る脳神経を表 2-1 に示す（図 2-48）．なお，これらの神経核は現在のところ CT，MRI ではほとんど描出されず，解剖図譜と比べて想像するのみである．

7）小　脳

小脳の役割は平衡の維持，姿勢の維持（筋緊張の制御），円滑な運動の進行にある．

正中部の虫部と両側の小脳半球をおもな構造とし，虫部は姿勢の維持，小脳半球は四肢の運動の調整，学習による円滑な運動に関与する．小脳の障害ではこれらの調整機能が失われる（小脳失調）．

小脳半球は同側の四肢運動と関連し，たとえば右小脳半球は右上下肢の運動と関連する．この点で対側を支配する大脳半球とは異なる．このため片側大脳半球の広範な障害では，対側小脳半球が萎縮するということが起こる．小脳の脳幹との連結部分は上・中・下小脳脚と 3 つに分けられる．おおざっぱにいうと，中・下小脳脚は小脳への入力線維を，上小脳脚は小脳からの出力線維を通している．小脳への入力線維は小脳の皮質に達し，皮質から出された情報は小脳の中心部にある灰白質（歯状核など）

第 2 章　画像解剖学

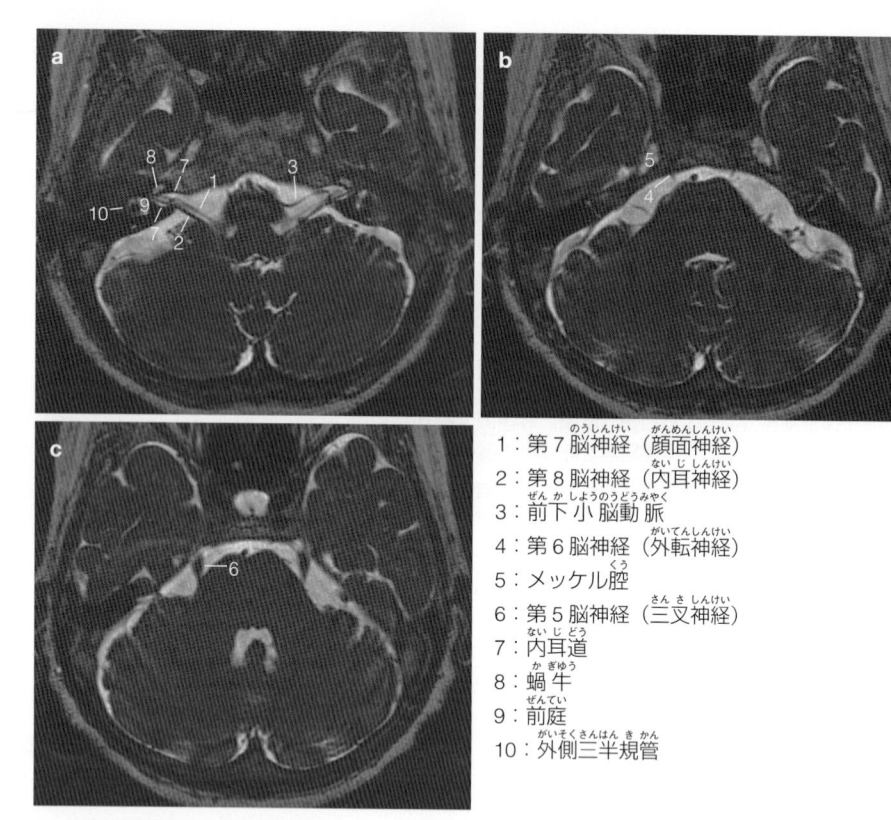

1：第7脳神経（顔面神経）
2：第8脳神経（内耳神経）
3：前下小脳動脈
4：第6脳神経（外転神経）
5：メッケル腔
6：第5脳神経（三叉神経）
7：内耳道
8：蝸牛
9：前庭
10：外側三半規管

図 2-48　脳槽内の一部の脳神経
撮影方法は T_2 強調画像で薄いスライスが撮影できる方法（CISS：constructive interference steady state，シーメンス社）である．各社に同様の撮影方法がある．
a：内耳道のレベルであり，顔面神経，内耳神経が内耳道底に至る様子がよくわかる．聴神経鞘腫は内耳神経原発の比較的頻度の多い腫瘍である．以前，聴神経鞘腫の除外は造影 MRI によりなされたが，最近はこの撮影方法によりなされる傾向がある．
b：a の上のスライスであり，外転神経が認められる．またメッケル腔には三叉神経の神経節があり，ここで眼神経（第1枝），上顎神経（第2枝），下顎神経（第3枝）に分かれる．
c：b のさらに上のスライスで，三叉神経が橋から出て前方に走行する部位が示されている．三叉神経はこの後で前述のメッケル腔に入る．

を介して上小脳脚より出力される．

8）脳室，脳脊髄液

脳の中には水（脳脊髄液）を貯めている部分があり，脳室といわれる．脳室は左右の側脳室，第三脳室，第四脳室からなる．第一脳室，第二脳室はない．

側脳室と第三脳室の間はモンロー（Monro）孔，第三脳室と第四脳室の間は中脳水道で連続する．中脳水道は細長い管であり，この付近に腫瘤性病変ができると閉塞しやすい．第四脳室は両側の第四脳室外側口（ルシュカ〈Luschka〉孔），および正中に1つある第四脳室正中口（マジャンディ〈Magendie〉孔）を介して前述のクモ膜下腔と連続する．すなわち，脳室とクモ膜下腔は交通している．このことは，たとえば脊髄腔造影（myelography）で，脊髄のクモ膜下腔に注入された造影剤が脳室に逆流することで知ることができる．

2 脳神経系

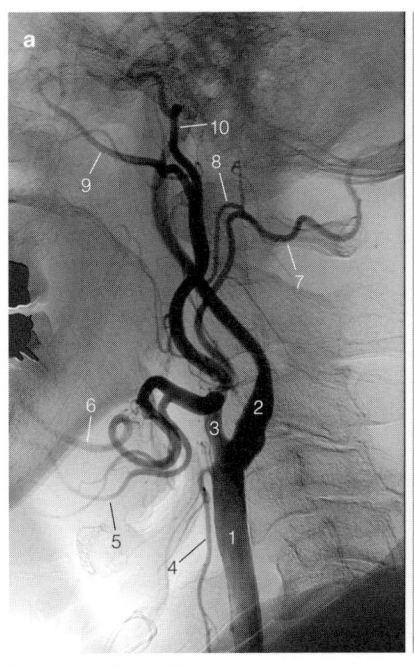

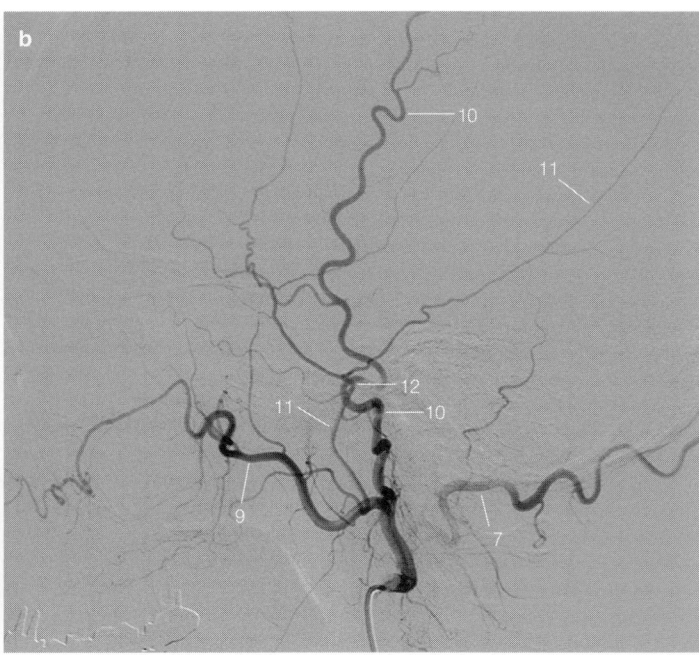

図 2-49 脳血管造影
a：総頸動脈造影頸部側面像―動脈相．総頸動脈は第3頸椎から第5頸椎付近で内頸動脈と外頸動脈に分岐する．この際，内側と外側に分かれるのではなく，ほとんどの場合，前後に分岐する．したがって頸動脈分岐部を撮影するには側面像がよい．内頸動脈は後方へ分岐し，頭蓋内に至るまで分枝を出さない．一方，外頸動脈は前方に分岐し，多くの分枝を出す．内頸動脈起始部は少しふくらんでいる．なお，この被検者では動脈硬化があり，内頸動脈起始部のふくらみがややいびつである．外頸動脈はおもな分枝として前方に舌動脈，顔面動脈，後方へ後頭動脈を出し，本幹は上行する．その後，上方に浅側頭動脈，中硬膜動脈（a 図には表されていない）を分岐し，前方に顎動脈として走行する．
b：外頸動脈造影側面像―動脈相．顔面動脈，舌動脈の遠位からの造影であり，これらは描出されていない．外頸動脈本幹をそのまま上行したものが浅側頭動脈であり，前方に屈曲したものが顎動脈である．浅側頭動脈のつぎに上側に出る分枝が中硬膜動脈である．浅側頭動脈は皮下を走行するため，皮膚の伸展・屈曲に余裕をもつ必要があり，蛇行している．一方，中硬膜動脈は硬膜に沿って走行するため直線状である．脳を養う動脈に狭窄・閉塞ができた場合，外頸動脈の分枝から脳内動脈にバイパスをつくることが行われるが，浅側頭動脈はその際に使われる．また，中硬膜動脈は髄膜腫を栄養する動脈として重要である．なお，中硬膜動脈が頭蓋底で前方に屈曲する部位が棘孔のある部位である．顎動脈は前方から内側に走行し，おもに顔面頭蓋の深部に分布する．

〈太字は重要〉
1：**総頸動脈**，2：**内頸動脈**，3：**外頸動脈**，4：上甲状腺動脈，5：舌動脈，6：顔面静脈，7：後頭動脈，8：後耳介動脈，9：顎動脈，10：**浅側頭動脈**，11：**中硬膜動脈**，12：棘孔

　脳室内の水は脳脊髄液といわれ，脈絡叢により産生される．脈絡叢は血管に富む組織で脳室壁から脳室内に突出する．脈絡叢はすべての脳室に存在するが，体積としては側脳室に多い．たとえば側脳室の脈絡叢でつくられた脳脊髄液はモンロー孔→第三脳室→中脳水道→第四脳室→第四脳室外側口または正中口→クモ膜下腔と移行し，最後にクモ膜下腔の硬膜静脈洞付近の突出であるクモ膜顆粒の部分で静脈に吸収される．この経路がどこかで阻害され，脳脊髄液が病的に貯留した状態が水頭症である．

9）下垂体

　下垂体は視床下部から下垂し，トルコ鞍内に収まる小さな組織である（図 2-40a，2-42d）．小さい

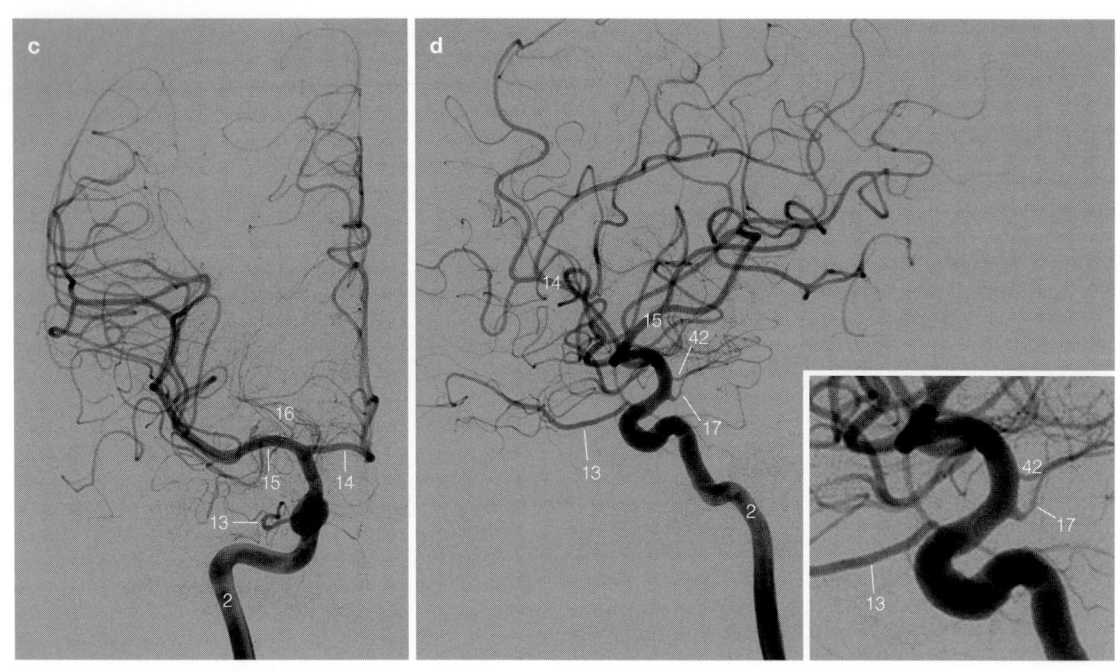

図 2-49 脳血管造影（つづき）

c：右内頸動脈造影正面像—動脈相．内頸動脈は眼動脈などの小さな分岐を出した後，中大脳動脈と前大脳動脈に分かれる．前大脳動脈は反対側の前大脳動脈と正中部で近接し，前交通動脈でつながっている．前交通動脈は動脈瘤の好発部位の一つである．前大脳動脈はその後，正中部を脳梁の上側に沿って後方に走行する．このように，前大脳動脈は大脳半球内側部を栄養する．一方，中大脳動脈はまず水平に外側に走行し，つぎに島表面を上行する．その後，大脳半球の外側部を栄養する．前大脳動脈および中大脳動脈の近位部からは細いひげ状の多数のレンズ核線条体動脈（単に線条体動脈ともいう）が波打つような独特の形で上行する．これらは穿通動脈の一部であり，小梗塞（ラクナ梗塞）や出血の原因となる．

d：内頸動脈造影側面像—動脈相．内頸動脈はトルコ鞍の外側で前方凸に屈曲し，後ろ向きに方向を変えた部分で眼動脈を分枝する．その後，今度は上向きに屈曲し前大脳動脈と中大脳動脈に分かれるが，その前に後交通動脈およびその遠位で前脈絡動脈を分枝する．内頸動脈-後交通動脈分枝部は動脈瘤の好発部位であり重要である．この被検者では，後交通動脈起始部が三角形状に拡張し，頂点から後交通動脈が出ているが，これは漏斗状拡張といわれ正常変異である．前脈絡動脈は（全身の運動を支配する）錐体路が走行する内包後脚を栄養することが多く，細いが重要な動脈である．

〈太字は重要〉
2：**内頸動脈**，13：眼動脈，14：**前大脳動脈**，15：**中大脳動脈**，16：レンズ核線条体動脈，17：**後交通動脈**，42：**前脈絡動脈**

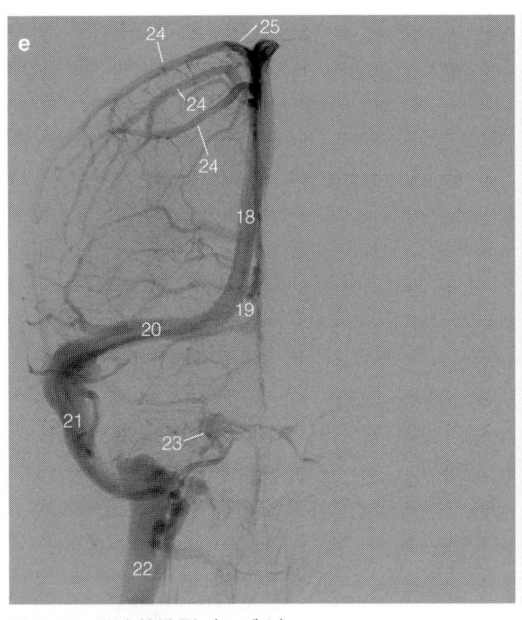

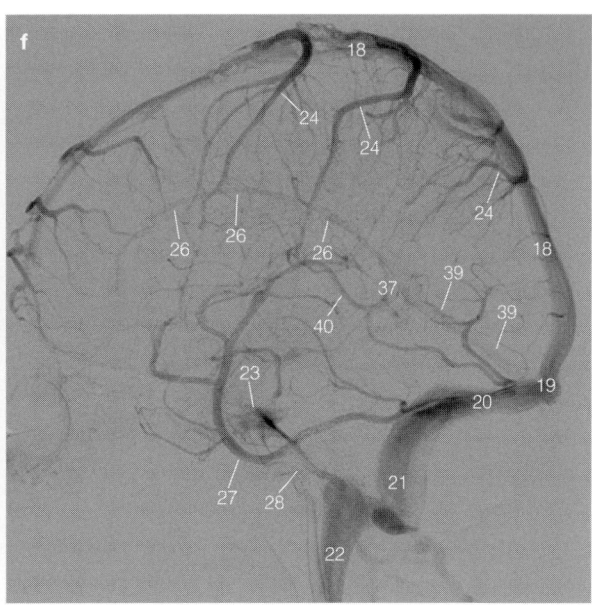

図2-49 脳血管造影（つづき）

e：右内頸動脈造影正面像—静脈相．正中を後方に走行する大きな静脈洞が上矢状静脈洞であり，大脳からの静脈還流の主経路である．上矢状静脈洞は後頭の小脳テント付着部で前方からの直静脈洞と合流し，左右の横静脈洞に分かれる．この部分が静脈洞交会である．静脈洞交会の形態には大きな個人差があり，たとえばこの被検者では上矢状静脈洞からの血流はほとんど右横静脈洞に流入する．脳の表面には皮質静脈があり，皮質静脈がクモ膜および硬膜を貫いて静脈洞に流入する部位を架橋静脈（bridging vein）といい，硬膜下出血の原因となる部位である．

f：内頸動脈造影側面像—静脈相．下矢状静脈洞は大脳鎌下端を後方に流れる．その後，直静脈洞から静脈洞交会に至る．なお，この被検者では直静脈洞の描出は淡い．海綿静脈洞からの血流はこの被検者では下錐体静脈洞を介して内頸静脈に至っている．シルビウス裂を走行する浅中大脳静脈は，ときに上矢状静脈洞や横・S状静脈洞と吻合する．上矢状静脈洞との吻合を上吻合静脈（トロラール〈Trolard〉静脈），横・S状静脈洞との吻合を下吻合静脈（ラベー〈Labbé〉静脈）という．ここでは下吻合静脈がみられる．皮質静脈，架橋静脈は手術の際に妨げとなり，とくに上吻合・下吻合静脈は大きいため問題になることが多い．

〈太字は重要〉
18：**上矢状静脈洞**，19：**静脈洞交会**，20：**横静脈洞**，21：**S状静脈洞**，22：**内頸静脈**，23：**海綿静脈洞**，24：皮質静脈，25：架橋静脈，26：下矢状静脈洞，27：下吻合静脈（ラベーLabbé静脈），28：下錐体静脈洞，37：ガレン大静脈，39：直静脈洞，40：内大脳静脈

が各種のホルモンを分泌し，また腫瘍（下垂体腺腫）が好発するので重要な部分である．トルコ鞍は頭蓋底部正中で蝶形骨内にあるくぼみである．

下垂体は前葉（腺性下垂体）と後葉（神経性下垂体）に分かれ，成長ホルモン（GH），性腺刺激ホルモン（卵胞刺激ホルモン〈FSH〉，黄体化ホルモン〈LH〉，プロラクチン〈PRL〉），副腎皮質刺激ホルモン（ACTH），甲状腺刺激ホルモン（TSH）は前葉から，抗利尿ホルモン（バソプレシン）は後葉から分泌される．MRIのT_1強調画像で後葉は高信号を示すが，後葉内の抗利尿ホルモンの量と関係するといわれる．

下垂体の両側には海綿静脈洞があり，静脈血が流れている．海綿静脈洞内には内頸動脈，動眼神経，

第 2 章　画像解剖学

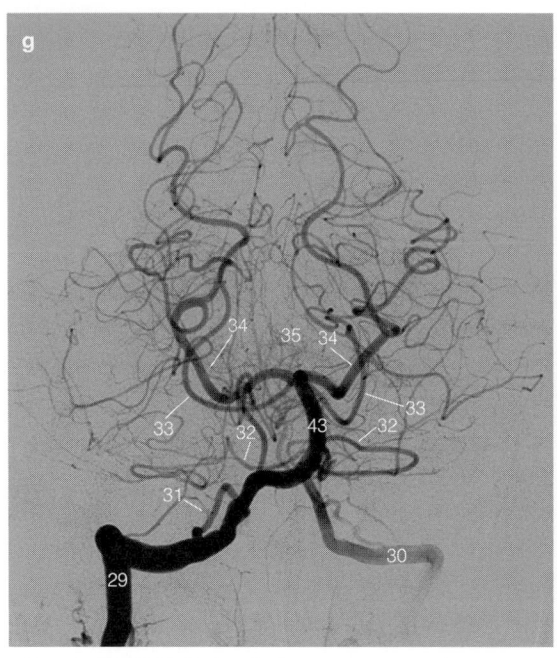

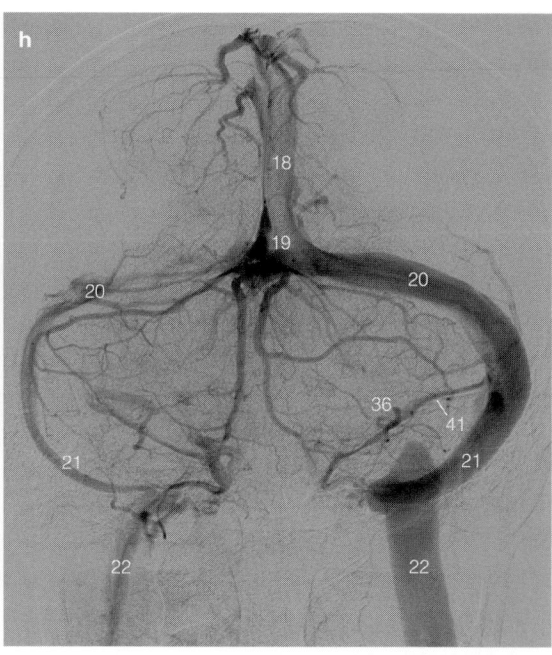

図 2-49　脳血管造影（つづき）
g：右椎骨動脈造影正面像—動脈相．両側の椎骨動脈は合流して脳底動脈となる．脳底動脈は末端部で両側の後大脳動脈に分枝する．後大脳動脈は後頭葉，側頭葉内側部などを栄養する．脳底動脈末端部や後大脳動脈近位部からは視床への穿通枝が認められる．なお，脳底動脈末端部は動脈瘤の好発部位である．
小脳を栄養する動脈はおもに 3 本ある．後下小脳動脈は椎骨動脈から分枝し，おもに小脳下部に分布する．前下小脳動脈は脳底動脈近位部より分枝し，おもに小脳半球前縁，外側縁を栄養する．後下小脳動脈と前下小脳動脈は相補的な関係にあり，一方が低形成だともう一方は発達している．また，後下小脳動脈と同側の前下小脳動脈は共通幹として椎骨・脳底動脈から分岐する場合もある．上小脳動脈は脳底動脈末端の後大脳動脈すぐ近くより分枝する．
h：右椎骨動脈造影正面像—静脈相．上矢状静脈洞は静脈洞交会で左右の横静脈洞に分かれる．この被検者では左横静脈洞への血流が大きい．錐体静脈は小脳前面や脳幹の血流を受ける短い静脈で，上錐体静脈洞に流れる．

〈太字は重要〉
18：**上矢状静脈洞**，19：**静脈洞交会**，20：**横静脈洞**，21：**S状静脈洞**，22：**内頸静脈**，29：**右椎骨動脈**，30：**左椎骨動脈**，31：**後下小脳動脈**，32：**前下小脳動脈**，33：**上小脳動脈**，34：**後大脳動脈**，35：視床への穿通動脈，36：錐体静脈，41：上錐体静脈洞，43：**脳底動脈**

滑車神経などの重要な構造物があり，下垂体腺腫が海綿静脈洞に進展している場合，その部分は手術では残すことが多い．

2. 脳血管

脳頭蓋-脳実質の解剖と同様，脳血管も他の組織とは異なる特徴をもつ．もっとも大きな特徴は，頭蓋底部にウィリス（Willis）輪とよばれる動脈の環状構造があることである（図 2-49，50）．

1）頭蓋外動脈

脳実質を養う動脈は左右の内頸動脈および左右の椎骨動脈からなる．内頸動脈の元である総頸動脈は，右は腕頭動脈から，左は動脈弓から直接分岐する．総頸動脈は第 3-5 頸椎の高さで内頸動脈と外

2 脳神経系

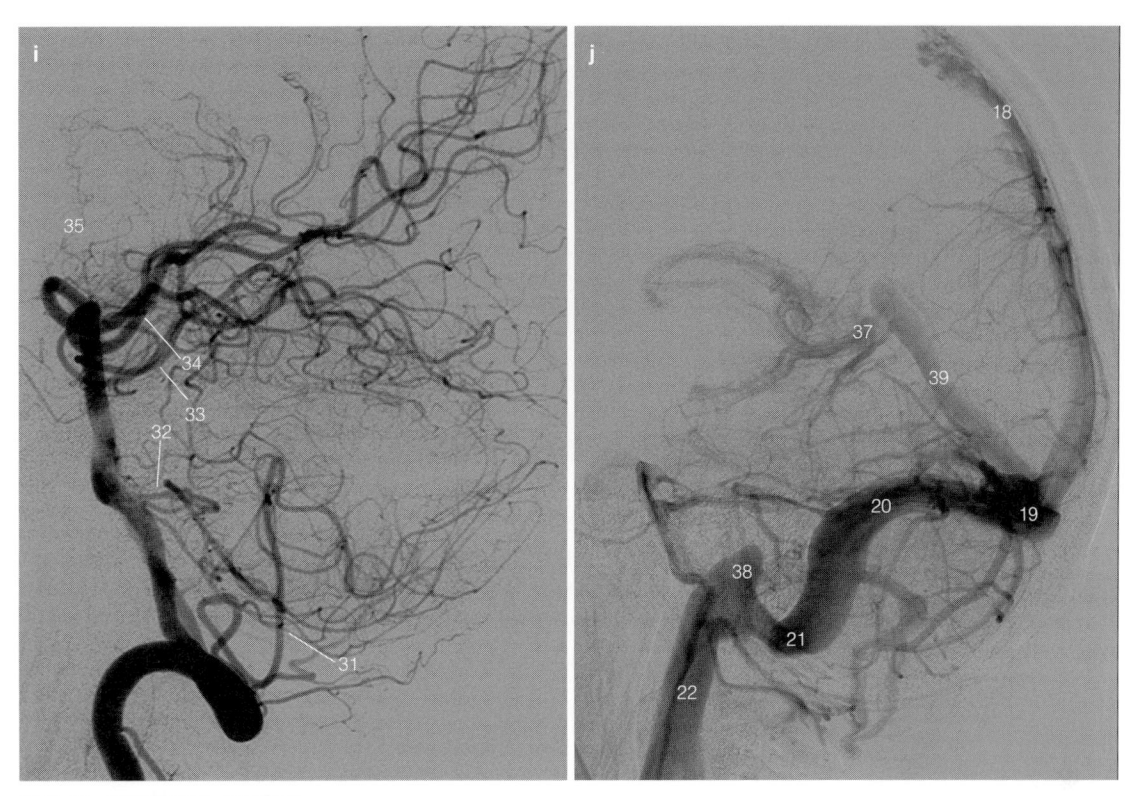

図 2-49 脳血管造影（つづき）

i：右椎骨動脈造影側面像—動脈相．後下小脳動脈は起始後，一度下側に行ってからつぎに上方で大きなループをつくる．このループのところで小脳扁桃を越えている．

j：右椎骨動脈造影側面像—静脈相．ガレン大静脈から直静脈洞の部分がよくわかる．頸静脈の上端部はふくらんでいて頸静脈球とよばれる．頸静脈球が大きいとMRIやCTで腫瘍と見間違ったり，あるいは高位にまで伸びていると聴神経腫瘍の手術の際に障害になる．

〈太字は重要〉
18：**上矢状静脈洞**，19：静脈洞交会，20：**横静脈洞**，21：**S状静脈洞**，22：**内頸静脈**，31：**後下小脳動脈**，32：**前下小脳動脈**，33：**上小脳動脈**，34：**後大脳動脈**，35：視床への穿通動脈，37：ガレン大静脈，38：頸静脈球，39：直静脈洞

頸動脈に分かれる．分岐後，内頸動脈は後方へ，外頸動脈は前方に走行する例が多い．また外頸動脈は多くの小動脈を分岐するので，枝を出さずに頭蓋内に到達する内頸動脈とは鑑別できる．なお，内頸動脈の起始部は動脈硬化の好発部位である．

一方，椎骨動脈は両側とも鎖骨下動脈の第1分岐として起始する．椎骨動脈は頸椎の横突起孔という骨の穴を通って上行し，第1-2頸椎付近でまず外方，つぎに後方へ彎曲した後，頭蓋内に入る．

頭蓋内では延髄前方のクモ膜下腔をさらに上行し，対側の椎骨動脈と合流する．合流後は脳底動脈とよばれる．なお，左右の椎骨動脈の大きさが違うことは正常でもよくみられるので，狭窄と誤らないように注意が必要である．

左右の内頸動脈と（1本しかない）脳底動脈は脳底部でウィリス輪とよばれる環状構造に流入する．ウィリス輪に流入する動脈はこの3本であり，一方，流出する動脈は前大脳動脈，中大脳動脈，後大

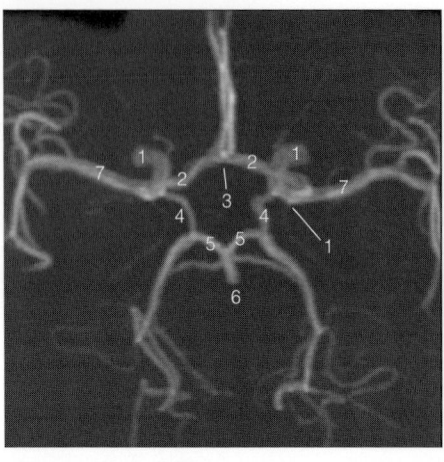

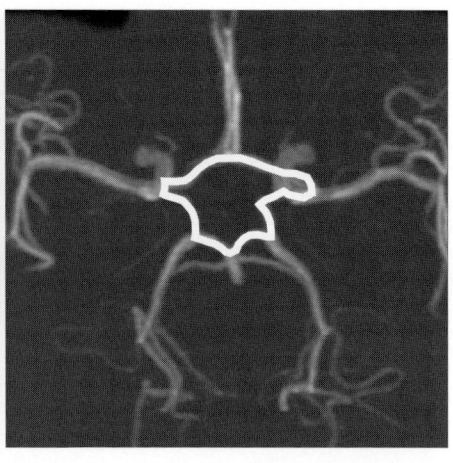

図 2-50　ウィリス輪
MRA MIP 画像で下方から見ている．ウィリス輪は脳底部にあり，両側の内頸動脈と脳底動脈をつなぐリング状の動脈構造である．この構造により近位動脈の 1～2 本が閉塞しても脳梗塞に陥らない．ウィリス輪は前交通動脈から出発すると，左前大脳動脈（A1）―左内頸動脈―左後交通動脈―左後大脳動脈（P1）―右後大脳動脈（P1）―右後交通動脈―右内頸動脈―右前大脳動脈（A1）―前交通動脈と一周する．右側の図で白色の線がウィリス輪である．この例ではウィリス輪はよく発達しているが，ウィリス輪の構成要素の一部が低形成の人はごく一般的に認められ正常変異である．

1：内頸動脈
2：前大脳動脈（A1）
3：前交通動脈
4：後交通動脈
5：後大脳動脈
6：脳底動脈
7：中大脳動脈

脳動脈およびその他の小動脈である．大脳はほぼウィリス輪からの血流で養われる．この環状構造をもっているために流入動脈の 1～2 本が閉塞しても大脳梗塞が生じにくい構造になっている．同様の機序は椎骨脳底動脈にも当てはまり，2 本の椎骨動脈が合流して 1 本の脳底動脈になるために，どちらかの椎骨動脈が閉塞しても脳底動脈の血流は保たれる（図 2-50）．

上記のように理想的な構造に聞こえるウィリス輪であるが，構成要素のどの部分も十分に発達したタイプは半数以下の人でしか認められず，部分的な欠損・低形成はごくふつうにみられる．

ウィリス輪を含んで大きな頭蓋内動脈はクモ膜下腔に位置する．動脈瘤はこれらの近位部動脈に発生することが多く，したがって動脈瘤の破裂はクモ膜下出血として発症する．

2）大脳の動脈

大脳はおもに前，中，後の 3 つの大脳動脈より血流を受ける．このうち中大脳動脈は同側の内頸動脈から血流を受け，前大脳動脈はウィリス輪の形態により異なり，同側または対側内頸動脈から血流を受ける．中大脳動脈は 3 つの大脳動脈のうちもっとも血流が多く脳の外側部を灌流する．一方，前大脳動脈は大脳縦裂を走行し，大脳半球前内側部を灌流する．後大脳動脈は脳底動脈から血流を受けることが多いが，ウィリス輪の形態により同側内頸動脈からおもな血流を受ける場合もある．後大脳動脈は大脳半球後内側部を灌流する．

上記の 3 つの主要動脈は大脳表面のクモ膜下腔を末梢に走行し，枝分かれを繰り返して細い枝となってから皮質に入り脳実質を灌流する．これらは皮質枝とよばれる．一方，基底核，視床などの脳の深部は，太い主要動脈からいきなり細い枝として分岐する穿通枝により血流を受ける．これらの穿通枝は高血圧性出血や，小梗塞（ラクナ梗塞）の原因となり臨床上重要である．

3）小脳，脳幹の動脈

椎骨，脳底動脈は脳幹の前面を走行し，分岐する

動脈により小脳，脳幹を養う．小脳は椎骨動脈遠位部から分岐する後下小脳動脈，脳底動脈近位部から分岐する前下小脳動脈，および脳底動脈遠位部から分岐する上小脳動脈で灌流されている．後および前の下小脳動脈の名称は，椎骨・脳底動脈は脳底部を前上方に走行するので椎骨動脈が後方に位置することに由来する．後下小脳動脈は小脳の下部に主として分布し，前下小脳動脈は小脳の前面に主として分布する．脳幹は椎骨・脳底動脈あるいは上記3つの小脳動脈，後大脳動脈からの細い動脈により栄養される．

4）頭蓋内の静脈

通常の組織と異なり動脈と静脈は伴走しない．また頭蓋内の静脈には弁がない．

大脳の静脈還流は大きく分けて，表面側への還流と大脳深部側への還流とに分かれる．前者の血流が大きい．表面側への静脈還流は皮質静脈となり，この皮質静脈が集まりクモ膜を貫き静脈洞に至る．その後の静脈還流のおもなルートは上矢状静脈洞として正中を頭蓋に沿って後方に走行し，後頭部の静脈洞交会から左右の横静脈洞，S状静脈洞から内頸静脈に至るものである．一方，大脳深部への還流は内大脳静脈，脳底静脈に合流し，ガレン（Galen）大静脈から直静脈洞を経て静脈洞交会に至る．

小脳・脳幹からの静脈還流は，ガレン大静脈に還るもの，後方あるいは側方の静脈洞に還るものおよびその他がある．

3. 脊椎，脊髄

骨が周囲を取り囲み，その内側に硬膜，クモ膜があり，クモ膜下腔には脳脊髄液をため，その中に中枢神経がなかば浮かんでいるという基本的な構造は脳と同様である（図2-51〜2-53）．

1）脊　椎

前方に体重を支える椎体があり，後方は脊髄を取り囲むように椎弓がある．椎弓により囲まれた空間を脊柱管とよぶ．脊柱管が疾患により狭窄すると，脊髄や脊髄神経が圧迫を受け神経症状をきたす．

脊椎には生理的な彎曲があり，頸椎は前彎，胸椎は後彎，腰椎はまた前彎している．このような生理的彎曲は直立歩行と関係があると考えられる．上下の椎体の間には椎間板があり，クッションの役目を果たしている．このクッションは人生の前半から変性し，人によりヘルニアとして突出する．突出は前彎の部位すなわち第4-6頸椎および第4腰椎-仙椎に多い．ヘルニアが脊髄や脊髄神経を圧迫すると神経症状が発現する．

脊椎は上方から7つの頸椎，12の胸椎，5つ（場合により4-6）の腰椎，1つに癒合している仙椎，および痕跡的な尾骨に分かれる．第2頸椎（軸椎）には歯突起とよばれる突起が上方に突出し，平べったい第1頸椎（環椎）が歯突起の周囲を回転する構造になっている．頭の回旋の約50％はこの部位で受け持っている．頸椎には左右方向に突起があり（横突起）その中に孔（横突起孔）が開いていて，ここを椎骨動脈が走行する．脊椎外側には上下の椎体，椎弓によって囲まれた椎間孔があり，脊髄神経はこの部分を通って脊柱管外に出る．

2）脊髄，脊髄神経

脊髄は胎生初期には脊椎とほぼ同じ長さであるが，脊椎の成長のほうが大きいため，しだいに脊髄の末端部が脊椎に対して上位に移動する．生後は脊髄下端の脊髄円錐はほぼ第1-2腰椎のレベルにある．このため，第2腰椎以下には脊髄が通常なく，クモ膜下腔の中は細い脊髄神経のみとなる．脊髄からは31対の脊髄神経が出ているが，上述した長さの差のため下位の脊髄神経ほど脊髄を出てから長い距離を走行して硬膜を貫く．

脊髄神経はもっとも上位から8対の頸神経，12対の胸神経，5対の腰神経，5対の仙骨神経および1対の尾骨神経からなる．頸神経は同名の椎体の上方椎間孔から出る．たとえば第1頸神経（C1神経）は後頭骨と第1頸椎の間から，第4頸神経（C4神経）は第3頸椎と第4頸椎間の椎間孔から

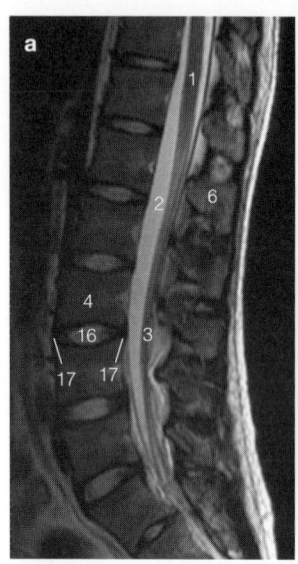

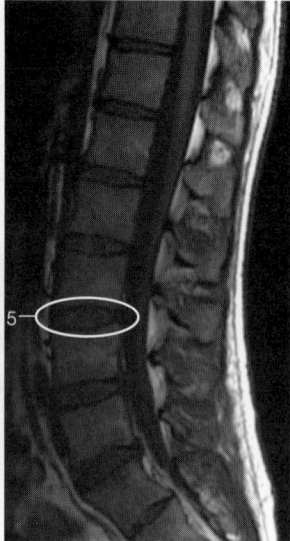

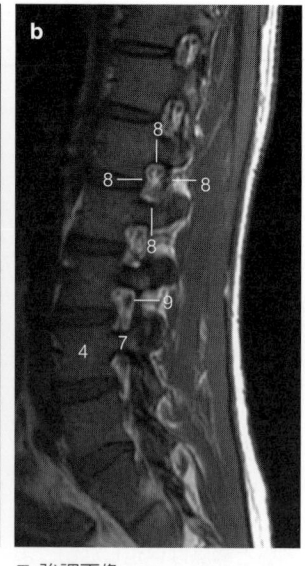

第 2 章 画像解剖学

〈太字は重要〉
1：**脊髄**
2：**クモ膜下腔（硬膜嚢）**
3：馬尾神経
4：**椎体**
5：**椎間板**
6：棘突起
7：椎弓根
8：椎間孔
9：脊髄神経
10：椎間関節
11：外側窩
12：L₄神経
13：L₃神経
14：（L₄脊椎の）上関節突起
15：（L₃脊椎の）下関節突起
16：（椎間板の）髄核
17：（椎間板の）線維輪

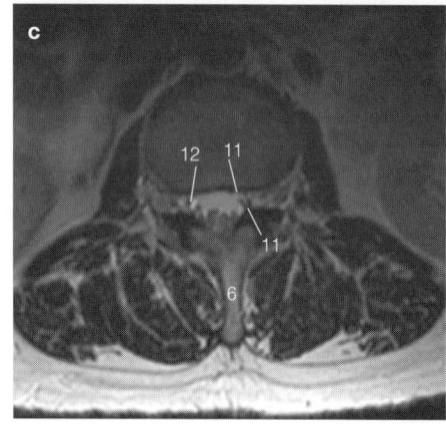

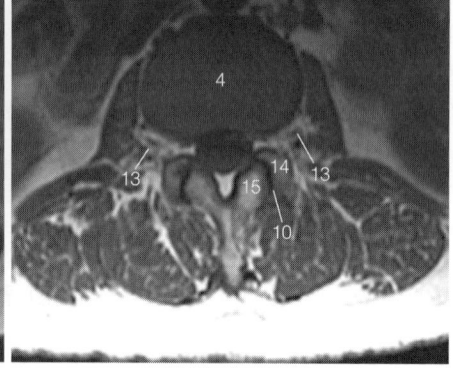

T₂強調画像　　T₁強調画像　　T₁強調画像

T₂強調画像　　T₁強調画像

図 2-51　腰椎 MRI
a：正中矢状断．脊柱管の中には脳脊髄液を貯めるクモ膜下腔があり，その中に脊髄がある．脊柱管のクモ膜下腔を硬膜嚢ともいう．脊髄は L$_{1/2}$ レベル付近で終わり，それより足方には脊髄神経のみがある．この部分の脊髄神経は馬の尻尾のように見え，馬尾神経といわれる．この断面では馬尾神経の一本一本は区別できない．骨である椎体と椎体の間には椎間板があり，屈曲・伸展を助け，またクッションとしても働いている．椎間板の中心部はゼリー状であり髄核といわれる．若年の間はこの例のように髄核はみずみずしく T₂ 強調画像で高信号を示すが，加齢とともに変性し T₂ 強調画像で低信号になる．なお，椎間板の外周部である線維輪が断裂し，髄核が外に出た状態がヘルニアである．
b：傍正中矢状断．椎体から後方に椎弓根が伸び，そこから椎弓，上関節突起，下関節突起がつながっている．上下の椎弓根に挟まれた縦長の孔が椎間孔であり，脂肪が主体を占める椎間孔の上部を脊髄神経（神経根）が走行する．
c：L$_{3/4}$ 椎間板レベルの横断像．硬膜嚢内の脳脊髄液は T₂ 強調画像で高信号を示し，その中に多数の神経根の断面が中間信号として認められる．硬膜嚢の外側部分を外側窩（lateral recess）という．この部分はつぎに椎間孔から出て行く神経が待機している場所であり，この画像では L₄ 神経根が存在する．L₃ 神経根はすでに椎間孔から外側に出ている．椎間板ヘルニアは後やや側方の外側窩方向に突出することが多く，その場合，外側窩にある神経を圧迫する．したがって典型的な椎間板ヘルニアでは 1 つ下位レベルの神経根の圧迫症状（L$_{4/5}$ 椎間板ヘルニアなら L₅ 神経根，L₅/S 椎間板ヘルニアなら S₁ 神経根）として現れることが多い．

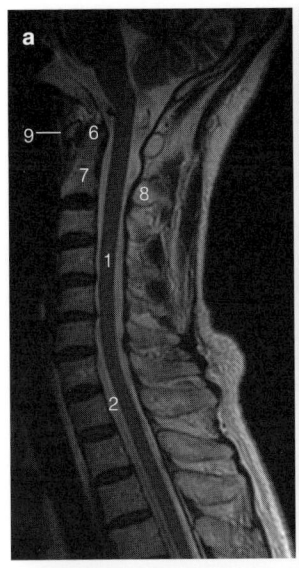

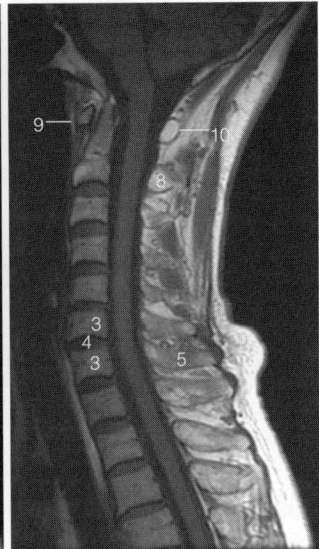

2 脳神経系

〈太字は重要〉
1：**脊髄**
2：**クモ膜下腔（硬膜嚢）**
3：**椎体**
4：**椎間板**
5：棘突起
6：**歯突起**
7：軸椎（C2）椎体
8：軸椎（C2）棘突起
9：環椎（C1）前弓
10：環椎（C1）後弓
11：椎骨動脈
12：横突起
13：横突起孔

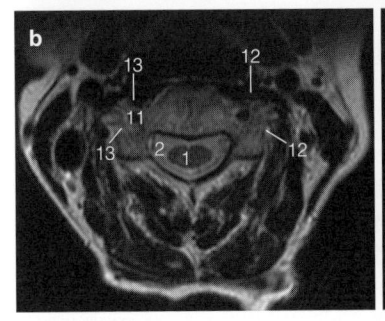

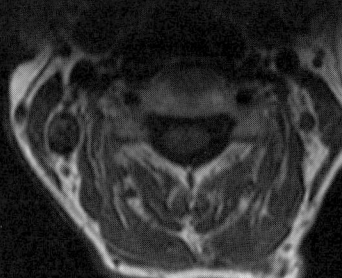

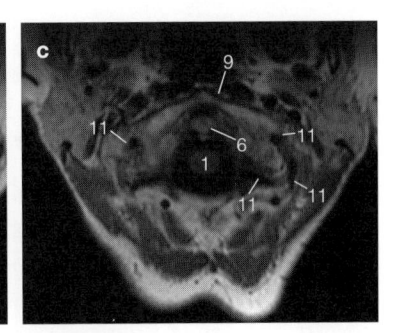

T_2 強調画像　　T_1 強調画像

T_2^* 強調画像　　T_1 強調画像　　T_1 強調画像

図 2-52　頸椎 MRI
a：正中矢状断．延髄の延長として脊髄がみられる．同様に，脊柱管内のクモ膜下腔は頭蓋内のクモ膜下腔と連続している．T_2 強調画像でクモ膜下腔はまだらな信号を示しやや信号が低い（黒い）部位もみられるが，脳脊髄液の流れによる信号低下である．第 1 頸椎（環椎）と第 2 頸椎（軸椎）は頭頸部の回旋の約 50％を受け持ち，このため回旋に特化した形態を示す．具体的には第 2 頸椎の椎体から上部に突起（歯突起）が伸び，歯突起を軸としてリング状の環椎が回転する．
b：椎体レベルの横断像．横突起孔を走行する椎骨動脈が低信号の flow void として認められる．脊髄はクモ膜下腔の脳脊髄液の中に浮かんでいるが，余裕は少なく骨棘や椎間板ヘルニアにより容易に圧迫される．
c：歯突起レベルの横断像．歯突起が環椎前弓の後ろに認められる．なお，環椎後弓はこのスライス面上にはなく表されていない．椎骨動脈は環椎横突起孔を上向きに抜けたのち，後方を回り込んで環椎後弓の上方からクモ膜下腔に入る．

出る．一方，胸神経以下は同名椎体の下側から出る．たとえば，第 4 腰神経（L4 神経）は第 4 腰椎と第 5 腰椎間の椎間孔から出る．
　脊髄神経は，脊髄から出る際は運動神経を含む前根と感覚神経を含む後根とがあり，おのおの別個に硬膜を貫きその後合流する．したがって，たとえば

右第 3 頸神経前根と右第 3 頸神経後根は別々に脊髄から出て硬膜外で合流することになる．
　脊髄内部は中心部に蝶の形をした灰白質があり，周辺を神経線維の束である白質が取り囲む．
　脊髄の動脈は脊髄前方の前脊髄動脈が中心部の灰白質および白質の前部を養っている．前脊髄動脈に

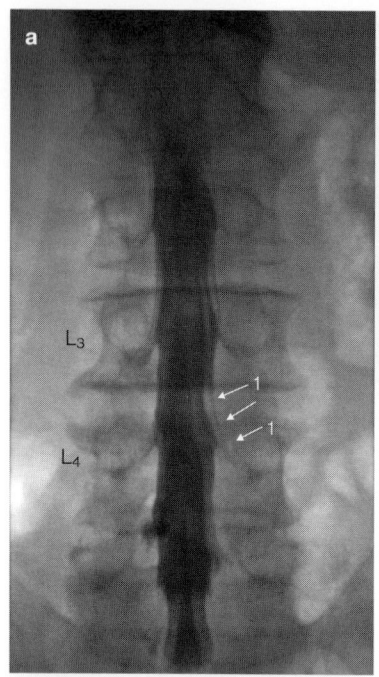

第 2 章　画像解剖学

脊髄腔造影正面像

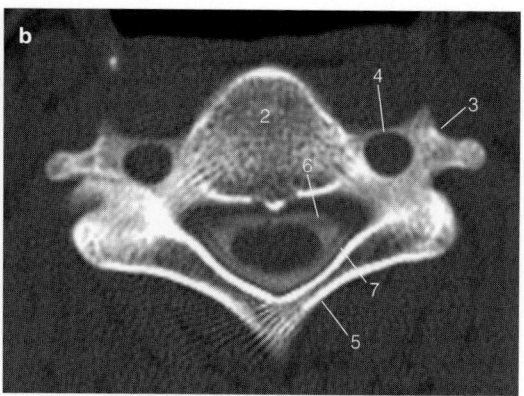

脊髄腔造影後 CT —頸椎レベル横断像

1：(L₄) 神経根，2：椎体，3：横突起，4：横突起孔，5：椎弓，6：脊髄神経前根，7：脊髄神経後根，8：歯突起，9：環椎前弓，10：環椎後弓，11：棘突起，12：脊髄

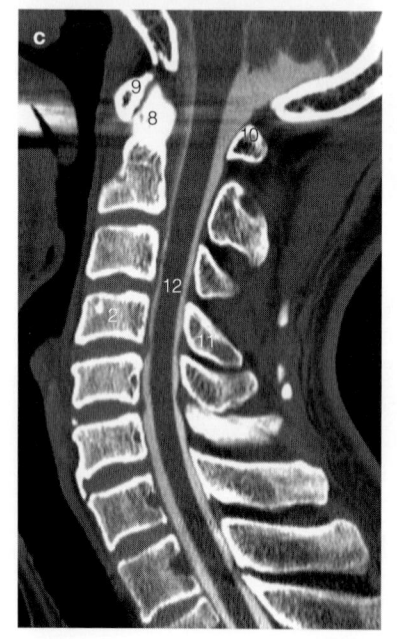

脊髄腔造影後 CT —頸椎レベル矢状断再構成像

図 2-53　脊髄腔造影（ミエログラフィ）
a：脊髄腔造影．長い針で脊椎のクモ膜下腔を直接穿刺し，造影剤を注入して撮影する．クモ膜下腔の内部にある脊髄，脊髄神経や，ヘルニア・骨棘などのクモ膜下腔外からの圧迫がわかる．図中の矢印は L₄ 神経根を示している．L₄ 神経根は L₃/₄ レベルからクモ膜下腔の外側に偏位し硬膜外に出て行く準備をして，L₄ レベルで硬膜外に出て L₄/₅ 椎間孔から脊柱管を出る．この撮影に引き続いて CT 撮影が行われることがほとんどであり，1mm 程度の薄いスライスで CT 画像を撮影しておけば任意の断面の断層像が得られること，薄い造影剤でも明瞭にみられることから，診断には CT のほうが重要なことが多い．
b：椎体-椎弓根部で外側方向に骨性の突起を認め，横突起といわれる．横突起には横突起孔といわれる孔があり，この孔を椎骨動脈が通る．横突起孔に骨折があれば椎骨動脈損傷を疑う必要がある．脊髄神経は前根および後根として脊髄から出て硬膜外で合流する．
c：1mm の厚さで横断像を撮影し，再構成したものである．

流入する動脈のうち，胸腰髄レベルでは 1 本の前根動脈（前根に沿う動脈）が特別に太く，脊髄を養う血管としてとくに重要であり，アダムキービッツ（Adamkiewicz）動脈とよばれる．

3　胸部

　PET（positron emission tomography）や MDCT（multi detector-row CT）をはじめとする種々の新しいモダリティや撮像技術が出現している今日でも，胸部疾患の X 線診断の基礎となるのは，依然として胸部単純 X 線写真である．

　胸部単純 X 線は，呼吸器症状のある場合に最初に施行される検査であることに今も昔も変わりない．胸部単純 X 線写真が適切な条件で撮影され，診断に十分役立ってこそ，意味のある検査となる．そのためには，診断医がどのような胸部単純 X 線写真を必要としているのかを，正確に知ることが重要である．また，診断医の読影の方法や，何をメルクマールにして読影しているかを知ることも必要となる．近年では，以前の増感紙-フィルム系から，コンピューテッドラジオグラフィ（CR）やフラットパネルディテクタ（X 線平面検出器）を使用したデジタル画像へと推移してきている．

　単純 X 線写真で異常が発見された場合，通常，つぎに CT が施行される．CT 装置の進歩は目覚ましく，とくに多列検出器を装備した MDCT により，高速に胸部全体の撮影が可能となり，呼吸停止時間の短縮や病変の三次元表示などが可能となった．

　本項では，単純 X 線写真正面像，側面像，胸部 CT 像，高分解能 CT 像，胸部 MRI 像について X 線解剖について概説する．

1. 胸部単純 X 線写真正面像

　単純 X 線写真読影に際してもっとも重要なことは，その胸部 X 線写真が正常か異常かの判定であ

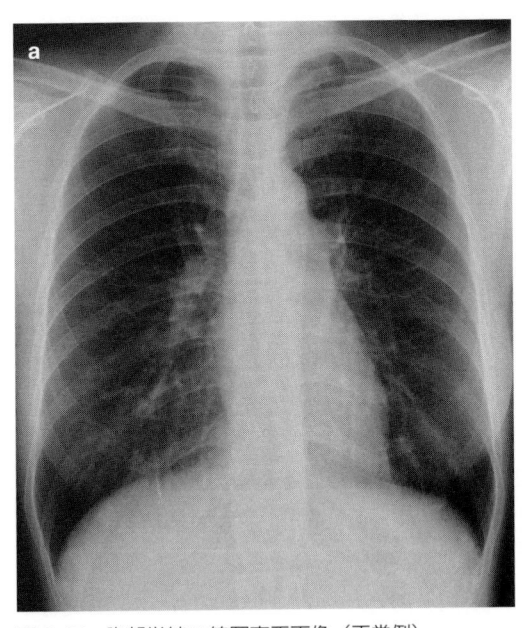

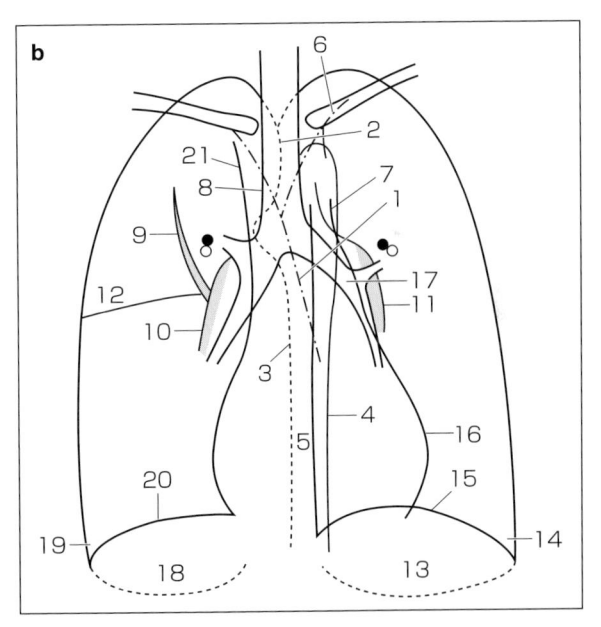

図 2-54　胸部単純 X 線写真正面像（正常例）
1：前縦隔線，2：後縦隔線，3：奇静脈食道陥凹，4：下行大動脈左縁，5：左傍脊椎線，6：左鎖骨下動脈，7：A-P window，8：右傍気管線，9：中心静脈，10：右肺動脈，11：左肺動脈，12：葉間裂，13：左横隔膜の後方に重なる肺野，14：左肋骨横隔膜角，15：左横隔膜，16：心左縁，17：左主気管支，18：右横隔膜の後方に重なる肺野，19：右肋骨横隔膜角，20：右横隔膜，21：上大静脈

る．異常と判定されれば，CTをはじめとしてほかの検査を追加し，精査することになるが，誤って正常と判定すると，病変が見落とされてしまう．この場合，病変がより進行し，種々の症状を呈するようになって，はじめて診断されることがある．

胸部領域においては，内臓は肋骨や胸椎からなる骨性胸郭の内側にある．下方は横隔膜によって腹部と，上方は胸郭入口部で頸部と境界される．

胸郭内では，その中央部に心臓大血管を含む縦隔があり，その両面に左右の肺がある．

肺の表面をおおう膜は胸膜とよばれ，肺門部では肺に出入りする血管や気管支をおおうが，ここで反転して胸壁および縦隔の内側をおおう（肺側からみると，裏打ちしている）．この膜によって囲まれた部分を胸腔とよぶ．

胸部単純X線写真正面像（**図2-54a**）を読影する際に，メルクマールとしているポイントを**図2-54b**に示した．

1）縦　隔

縦隔は左右の肺に囲まれた部分で，心臓血管系，食道，胸腺，リンパ節，胸管，結合組織などからなる．

心大血管は，胸郭の前寄りに存在するために，その後方には左右の肺が大きく内側へ入り込んでいる．透過性のよい写真では，心大血管の陰影に重なって肺内血管が透見できることでよく理解できる．

肺と縦隔との境界は，胸部単純X線写真では線として認識され，これを縦隔線という．

縦隔が飛び出している部分や，凹んでいる部分は，肺との間でX線ビームに対して接線方向であるために，この部に縦隔線が形成されることになる．

後縦隔線や奇静脈食道陥凹（かんおう）などは非常に重要である．ほかに前縦隔線，傍気管線，左傍脊椎線などがある．

2）肺　門

肺門は肺の出入口であり，左右の主気管支，主肺

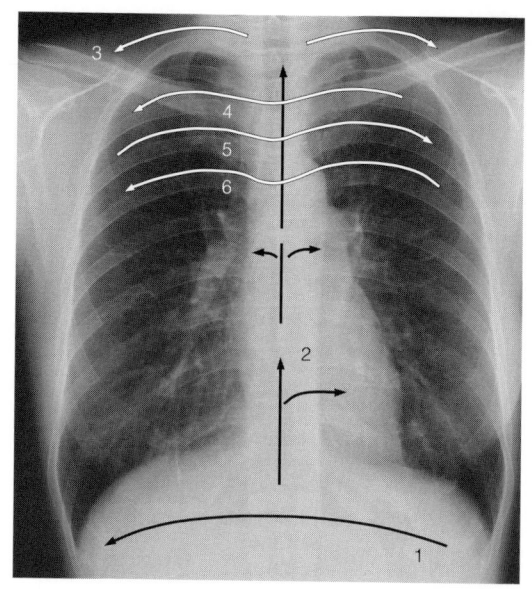

図2-55 胸部正面像の系統的読影法
矢印に沿って読影していく．

動脈，肺静脈，リンパ節からなる．

左右の肺門部を比較すると，左肺門部がやや高位にある．これは，左主肺動脈が左主気管支を乗り越えて走行するためである．

3）系統的読影法

胸部単純X線写真の読影に際して重要なことは，撮影されているすべての部分に注意をはらう必要があるという点である．

読影の基本原理は，第1に肺内で水の濃度を示すのは，健常者では肺血管だけであり，肺血管以外に水濃度を示す領域があれば，これを異常と認識してよいという原理である．第2は正常では左右の肺がほぼ対称的にみえるという原理である．したがって，とくに限局性異常の認識は左右の肺野の比較で容易に検出しうる．形，濃度，肺血管陰影の数とその太さ，肺門の大きさ，肺門の濃度などが対称性を示すわけである．

いくつかの読影法があるが，ノーマン・ブランク（Norman Blank）が彼の教科書で述べている系統的読影法を紹介する．**図2-55**に示した矢印は，観察

者の目の動きを表している．

　目は水平方向に移動し，左右を比較して異常影を検出しようとしている．

　①横隔膜，肝臓，脾臓などに重なって，その後ろに存在する肺野から始める．
　②心陰影に重なる肺野の順に進める．
　③両側肺門，気管，主気管支などの中枢気道，縦隔の輪郭，と見ながら，目は正中部を上方に向かう．
　④ここで，頸部軟部組織，頸部気道などを読影する．
　⑤さらに左右の胸壁軟部組織を読影する．

　肺野の読影に際しては，肺野をいくつかの部分に分割して読影する．

　⑥とくに目は背側の肋骨に沿って左右を比較する．
　⑦順次上から下へ読影し，全肺野の読影を終了する．
　⑧もう一度肺尖部にもどり，今度は腹側の肋骨に沿って上から下へ読影する．

　このような系統的読影法は，最初は時間のかかる作業であるが，慣れてくれば1枚の写真の読影は1分以内で可能となる．

4）左右の肺野の明るさの違い

　胸部X線写真を読影する際，左右の肺野に明るさの差があることがしばしばある．この場合，つぎのような3つの可能性がある．

　①技術的問題：患者の体位がやや斜めになっている場合やX線管球が斜めになっている場合，X線管球がグリッドの中心からずれている場合などがある．

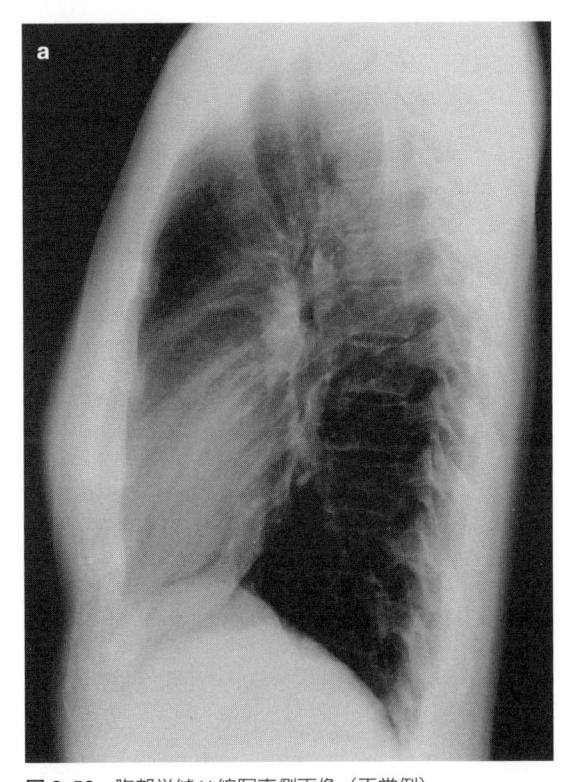

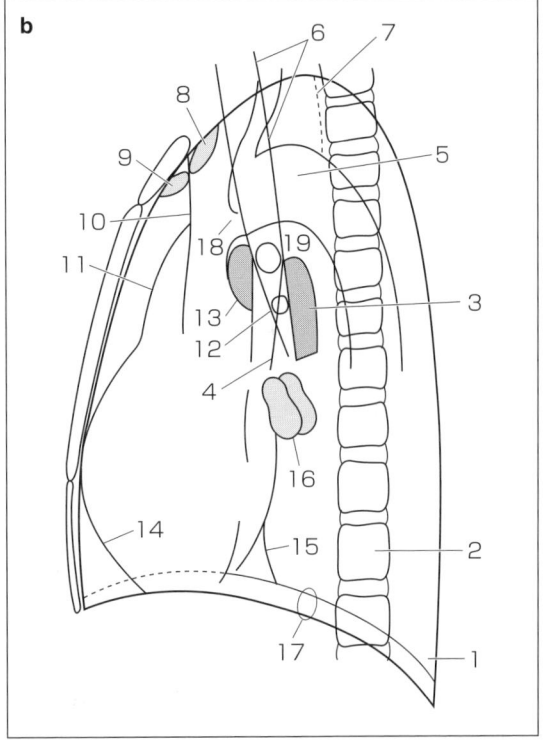

図 2-56　胸部単純X線写真側面像（正常例）
1：肋骨横隔膜角（後），2：胸椎，3：左肺動脈，4：右主気管支および右中間気管支幹の後壁，5：大動脈弓，6：気管の後壁，7：前脊椎線，8：左腕頭静脈，9：第1肋骨，10：上大静脈，11：上行大動脈，12：左上葉気管支，13：右肺動脈，14：心切痕，15：下大静脈，16：肺静脈，17：左右横隔膜，18：奇静脈，19：A-P window

②患者の体型そのものに問題のある場合：患者の胸壁の軟部組織そのものが偏側性に減少していたり，増加している場合で，たとえば乳癌に対する乳房切除術を受けている場合などがその代表である．

③肺そのものに生じた病的状態による場合：一側の肺の含気量が増加していたり（air-trapping），血流が減少する（hypoperfusion）と，その肺野は対側と比較して全体に明るくなる．その場合，原因検索が必要となる．

診療放射線技師にとっては，①の技術的問題がもっとも重要である．撮像後の胸部X線写真を見ることによって判定しうる．

患者の体位に関しては，鎖骨の内側端と椎体との関係で認識できる．

X線管球の傾きや，X線管球とグリッドの中心とのズレは，写真上の左右の側胸壁軟部組織の明るさの差が，肺野の明るさの差よりも高度であることによって，容易に認識しうる．

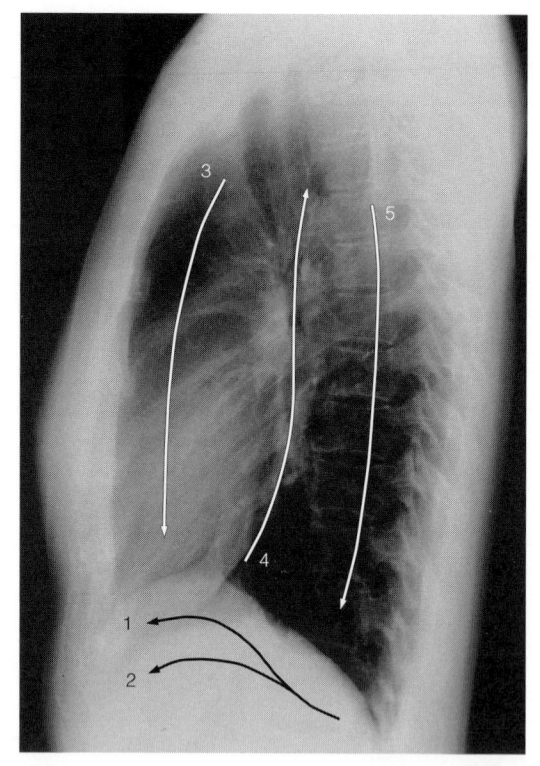

図2-57 胸部側面像の系統的読影法

2. 胸部単純X線写真側面像

胸部X線写真（間接，正面像）による肺癌検診での見落とし症例の検討によると，その原因の一つは，他臓器（たとえば，肝臓，横隔膜，心臓など）との重なりのための見落としである．

側面像（図2-56a）は，正面像で死角になる部位，あるいは判定に困難を感じる部位の診断にきわめて有用である．側面像はかならず正面像と一緒に関連づけて読影すべきである．

側面像読影のためのメルクマールをシェーマで示す（図2-56b）．側面像読影に際しても系統的読影法が重要である（図2-57）．正面像の読影方法と違なり，観察者の目の動きは垂直方向の動きになっている．

3. フィルムの経時的な比較の重要性

胸部X線写真の読影に際して，左右肺の比較読影の重要性について述べたが，経時的なフィルムの比較もきわめて重要である．たとえば，ある肺結核症の病変では，経時的な病巣の変化が，結核症の活動性を示す唯一の根拠となって治療されることがある．肺野に小腫瘤影がある場合，この陰影が2年間の経過観察で変化のない場合は，臨床的に良性病変であると診断される．

4. 胸部CT解剖

1）CTの表示

胸部領域では，CT像を表示する際，肺野病変の診断に適した表示（肺野条件のCT）と，縦隔病変の診断に適した表示（縦隔条件のCT）の両方が必要である．

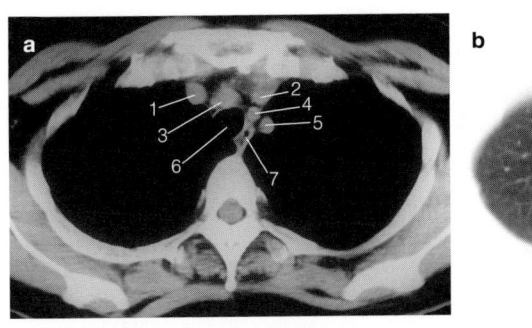

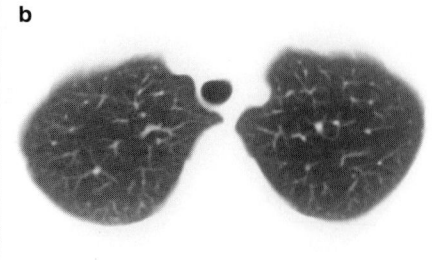

図 2-58 胸部 CT 正常像（大動脈弓より上方レベル）
a：縦隔条件表示，b：肺野条件表示．
1：右腕頭静脈，2：左腕頭静脈，3：腕頭動脈，4：左総頸動脈，5：左鎖骨下動脈，6：気管，7：食道

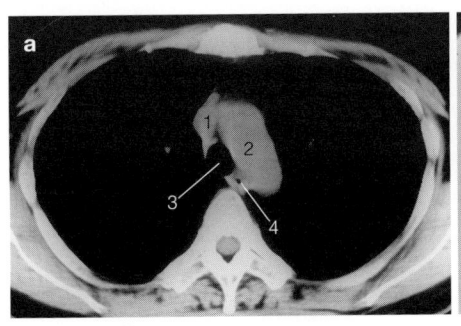

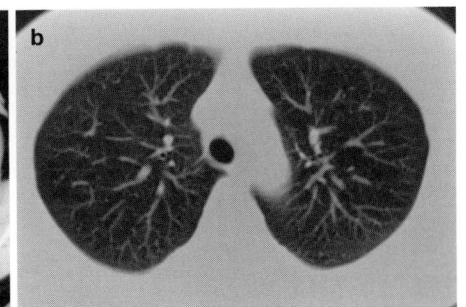

図 2-59 胸部 CT 正常像（大動脈弓レベル）
a：縦隔条件表示，b：肺野条件表示．
1：上大静脈，2：大動脈弓，3：気管，4：食道

2）体循環と肺循環

ここで，体循環と肺循環について少し解説しておく．

体循環から帰ってきた静脈血は，上方は上大静脈を，下方は下大静脈を介して右房へ還流してくる．心臓内では右房，右室，主肺動脈を経て，肺循環に達する．

肺動脈は肺門部を通り気管支に沿って走行しながら両側の肺に分布していく．枝分かれしながら末梢肺に到達した肺動脈は，肺胞表面でガス交換をして動脈血となり，肺静脈となって心臓に帰ってくる．

肺静脈は，ちょうど肺動脈と肺動脈の間を走行し，通常，左右とも上下 2 本の肺静脈となって，左房に合流する．

左房からは左室，大動脈弁を経て上行大動脈から体循環に移行する．

上半身への血流は，右は腕頭動脈を，左は左鎖骨下動脈および左総頸動脈を介して還流する．

3）縦隔条件

縦隔条件表示の CT 像を，胸郭の上から下へ 5 スライス示し，解説する．

①大動脈弓より上方レベル（**図 2-58**）：気管の前方に，大動脈から分枝した動脈群と，上大静脈に合流する左右の腕頭静脈が認められる．この場合もっとも前方に位置するのが静脈で，その後ろに動脈が位置している．気管の後方には食道がある．

②大動脈弓レベル（**図 2-59**）：気管の左から前方

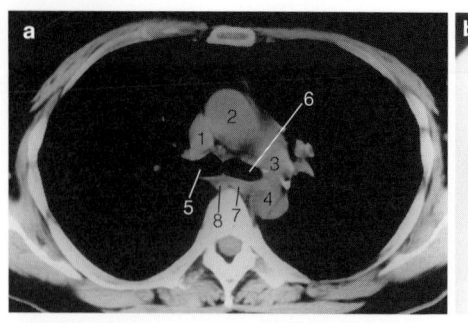

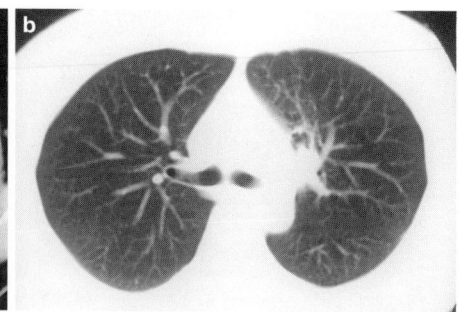

図 2-60 胸部 CT 正常像（気管分岐部レベル）
a：縦隔条件表示，b：肺野条件表示．
1：上大静脈，2：上行大動脈，3：左主肺動脈，4：下行大動脈，5：右主気管支，6：左主気管支，7：食道，8：奇静脈

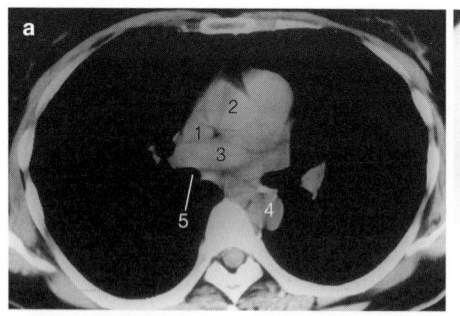

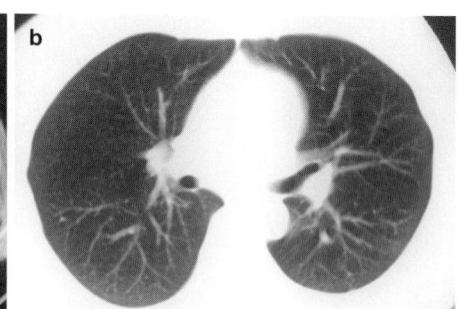

図 2-61 胸部 CT 正常像（右肺動脈レベル）
a：縦隔条件表示，b：肺野条件表示．
1：上大静脈，2：上行大動脈，3：右肺動脈，4：下行大動脈，5：中間気管支幹

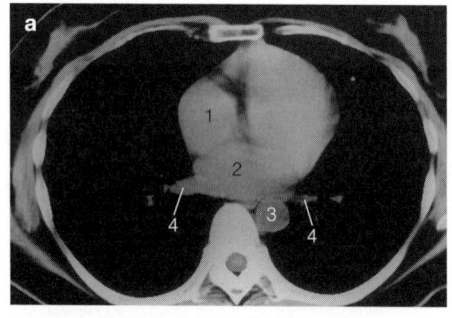

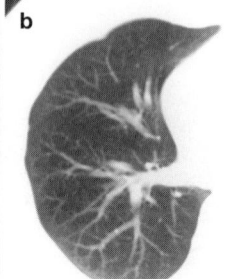

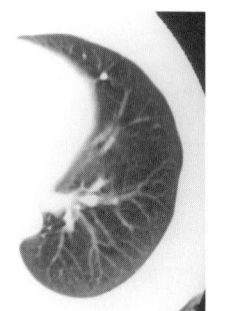

図 2-62 胸部 CT 正常像（左房レベル）
a：縦隔条件表示，b：肺野条件表示．
1：右房，2：左房，3：下行大動脈，4：下肺静脈

にかけて大動脈弓が斜めに存在する．左腕頭静脈は大動脈弓を横切って右腕頭静脈と合流するが，この部を静脈弓とよぶ．これらの血管群の前に胸腺組織があり，成人加齢にしたがって脂肪変性する．

③気管分岐部レベル（**図 2-60**）：気管分岐部から両側の主気管支を基準に考えると，左主気管支の左前方に接して左主肺動脈が認められる．右主気管支の前には上大静脈が円形にみられる．これらより前方でほぼ正中に，上行大動脈がみ

られる．気管分岐部の左後方に食道，さらにその左後方に下行大動脈がある．
④右肺動脈レベル（図 2-61）：このレベルでは，肺動脈本幹から右主肺動脈が左前方から右後方に走行するのが明瞭に認められる．
⑤左房レベル（図 2-62）：椎体の前方に左房があり，左房に合流する下肺静脈も認められる．

4）肺野条件

肺野条件表示の CT 像を，上記のそれぞれのレベルで示した．
①肺実質内の気管支は，輪状影あるいは平行する 2 本の線状影で示される．
②肺血管は帯状陰影としてみられる．
③肺動脈は気管支と並走すること，肺静脈は気管支と肺動脈の間を走行することから，それぞれを同定しうる．

5. 肺の高分解能 CT

高分解能 CT は，肺腫瘍やびまん性肺疾患の診断に不可欠な検査法となってきた．この方法は側頭骨，とくに耳小骨の描出を目的として開発された．

通常の CT では，FOV（field of view）を 35cm で撮影した場合，CT 像のもつ画素数を 512 × 512 とすると，画素のサイズは 0.68mm となる．

高分解能 CT を得るための retrospective reconstruction 法では関心領域を設定し，そのデータを空間分解能を重視したフィルタを重ねて計算なおして，そのデータを同じ 512 × 512 マトリックス上に表示する．この場合，関心領域をどのように設定するかで画素サイズは変わるが，たとえば FOV ＝ 25cm にすれば 0.49mm，FOV ＝ 15cm にすれば 0.29mm となる．2 倍ターゲット像を得るとすれば，0.68/2 ＝ 0.34mm の画素サイズで表示される．

さらに重要なことは，スライス厚を 2mm 以下の薄いスライスにすることで，通常 CT の 5〜10mm 厚の画像と比べてはるかに partial volume effect が軽減でき，空間分解能をさらに向上できる．最近では MDCT など CT の高機能化により，X，Y，Z 方向の画素サイズを等しくした等方向ピクセル（isotropic pixel）データを容易に得ることが可能となった．この方法により，高い分解能を保ったまま，3D 画像が作成でき，肺腫瘍の周囲進展範囲やびまん性肺疾患の頭尾方向の広がりを正確に判断することができる．

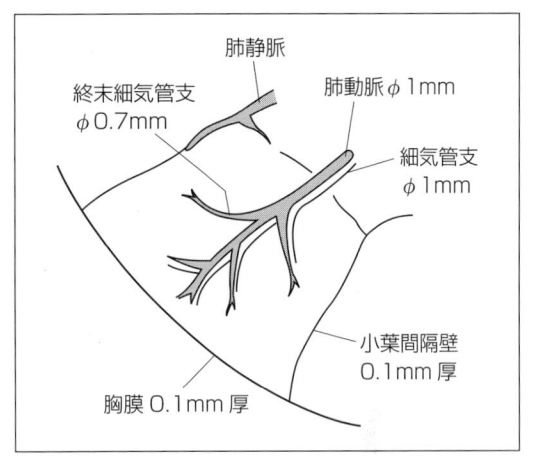

図 2-63 二次小葉のシェーマ

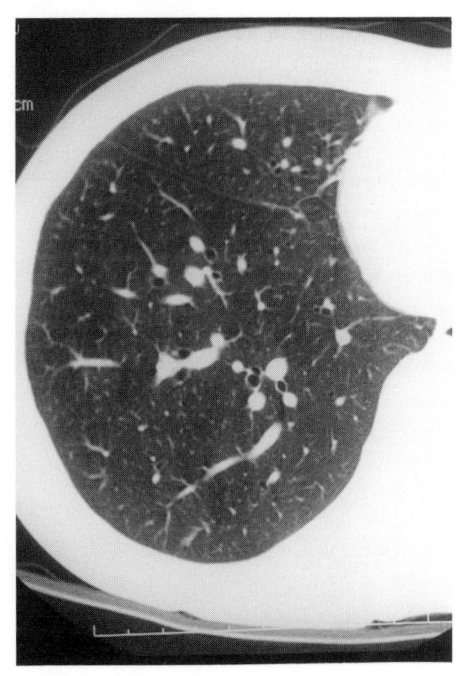

図 2-64 肺高分解能 CT 像（正常像）

第2章 画像解剖学

6. 肺の末梢構造

　肺の末梢は解剖学的にみると，二次小葉（secondary pulmonary lobule）という単位から構成されている．これは通常，結合組織によって囲まれていて，ほかの二次小葉から区別できる．

　1つの二次小葉は 1～2cm の大きさで，1本の細気管支と細動脈で支配されている．この細気管支は二次小葉内へ入ると，3～5本に枝分かれする．このそれぞれを終末細気管支とよぶ．

　肺動脈は，この細気管支に並走しながら枝分かれする．肺静脈は，二次小葉を取り巻く結合組織（小葉間隔壁）内を走行する．この小葉をシェーマで示した（**図 2-63**）．それぞれの構造の dimension（寸法）を記載してある．高分解能 CT のピクセルサイ

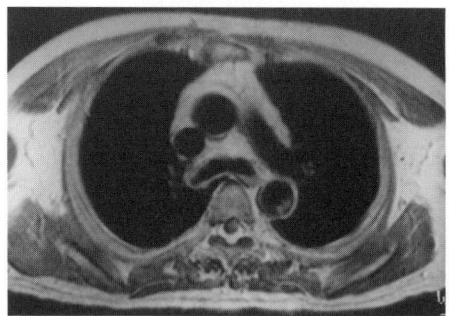

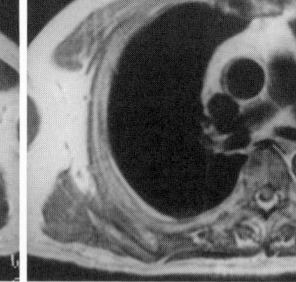

図 2-65　胸部 MRI 横断像

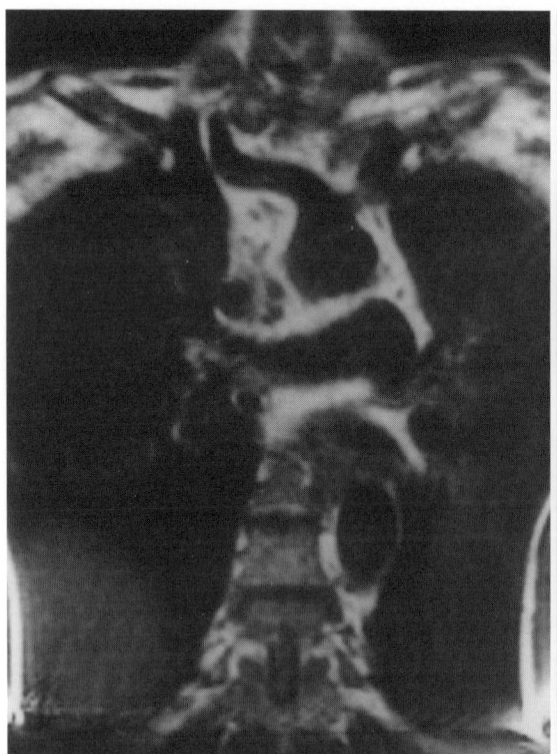

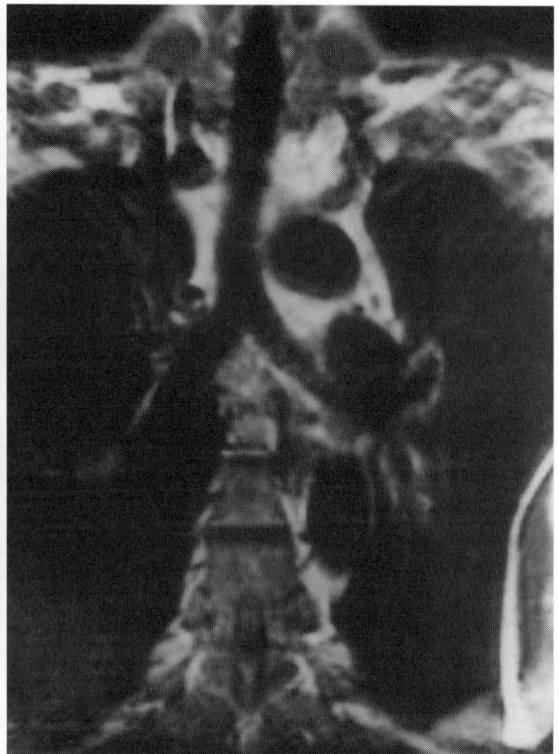

図 2-66　胸部 MRI 冠状断像

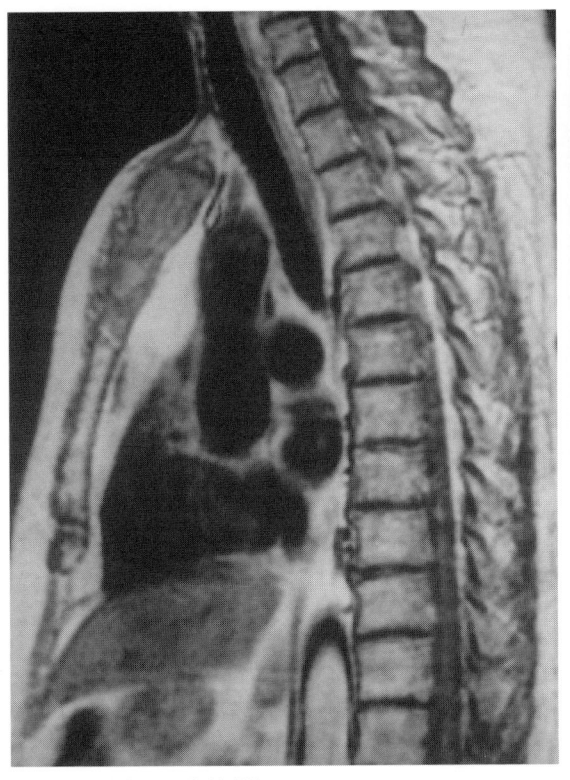

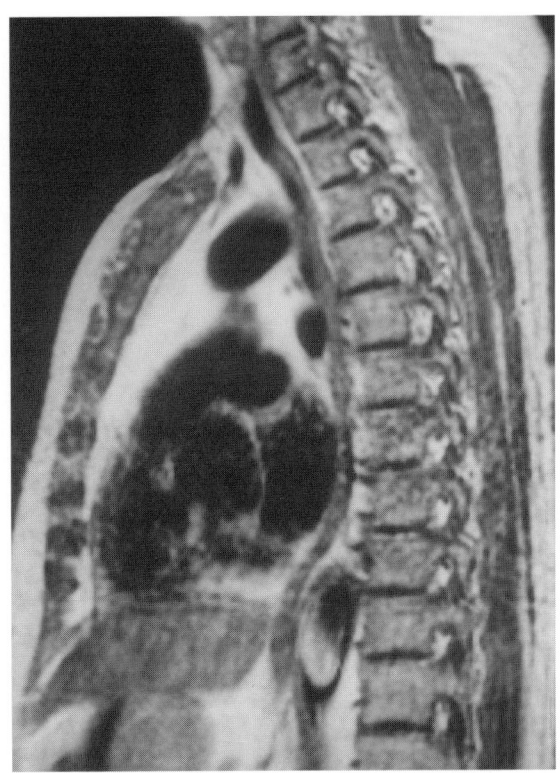

図 2-67　胸部 MRI 矢状断像

ズ（空間分解能）は 0.3〜0.5mm であるので，正常肺の場合は，小葉間隔壁は描出されない．

　気管支は内部に空気が存在する導管構造であり，通常，気管支壁は気管支の外径の約 10〜15% といわれている．したがって，高分解能 CT では，外径 2〜3mm の気管支までしか描出できない．

　血管は，0.2〜0.3mm の太さの血管まで描出しうる．正常肺の高分解能 CT 像を示した（**図 2-64**）．小葉間隔壁そのものは描出されていないが，二次小葉の範囲を推測できる部分もある．

　気管支系は上記の理由で，正常の場合は胸壁から約 2cm 内側までしかみえない．

7. 胸部 MRI 解剖

　MRI は近年急速な進歩を遂げつつある．撮像時間が長いこと，肺に空気が存在していて信号を呈さないことなどから，胸部領域への適応はまだ少ないと考えられてきたが，心電図同期法，呼吸同期法，高速撮像法や拡散強調法などの導入により，撮像時間の短縮とともに画質が向上してきており，かなりよい画質の像が得られるようになった．

　MRI の利点は，任意の撮像断面が得られること，血管は無信号に，縦隔脂肪は高信号に描出されることから，病変と縦隔の既存構造との立体的把握が容易であり，撮像パルス系列を変化させることにより，組織性状診断が可能であることなどである．

　健常者 MRI 横断像，冠状断像，矢状断像を**図 2-65〜2-67** に示す．

4 腹　部

　腹部単純X線像は造影像で診断されることが多いが，単純像も基本として理解しておかねばならない．CT，MRIの読影には，臓器の位置関係を理解しておくことが大事である．

1．腹部単純X線像

　肋骨，胸椎，腰椎，仙骨，尾骨，寛骨，大腿骨，肝臓，脾臓，右腎，左腎，膀胱，臓器周囲の脂肪層，腹膜脂肪層（側腹線），大腰筋，胃・小腸・大腸ガス像を同定する（図2-68）．

①単純X線像でX線吸収度の高いものから並べると，金属，石灰化，軟部組織（筋肉，臓器），脂肪組織，ガスの5成分がある．
②金属は本来人体に存在しないが，手術クリップ，銃弾などがみられることがある．また，異物の誤嚥の診断時にも重要な所見である．
③石灰化は肋軟骨石灰化と，胆石，腎結石，虫垂結石などの異常石灰化像がみられる．
④臓器としては，両腎はその周囲の脂肪層によってコントラストがつき，その輪郭を追いやすい．肝臓は右上腹部に辺縁がみえるが，左上腹部の脾臓はむずかしい．胃は左上腹部の胃泡のガス像で，膀胱は骨盤内正中に貯留する尿で，ほぼその形状を追うことができる．
⑤大腰筋の周囲にある脂肪層は，大腰筋の形状の判断に役立つ．

2．食　道

1）解剖学的関係

　食道口，大動脈交叉，左主気管支との交叉，下行大動脈との交叉，食道裂孔，胃噴門を同定する（図2-69）．

①食道口：喉頭輪状軟骨の後方で第6頸椎の高さ，食道は気管後方をやや左寄りに下行する．
②大動脈交叉：第4胸椎の高さで，食道の前方に位置する大動脈弓が，食道と交叉するように走行する．食道を左方から後方に向かって圧迫し，下行大動脈となる．
③左主気管支交叉：大動脈弓交叉部の下方で，左主気管支と交叉する．
④下行大動脈との交叉：第8～9胸椎の高さで，右方に曲がり前方へ向かい，後方の下行大動脈と交叉する．
⑤食道裂孔：第10～11胸椎の高さで食道は横隔膜を通る．
⑥胃噴門部：第11～12胸椎の高さで食道は胃に接する．リング状に狭くなる．

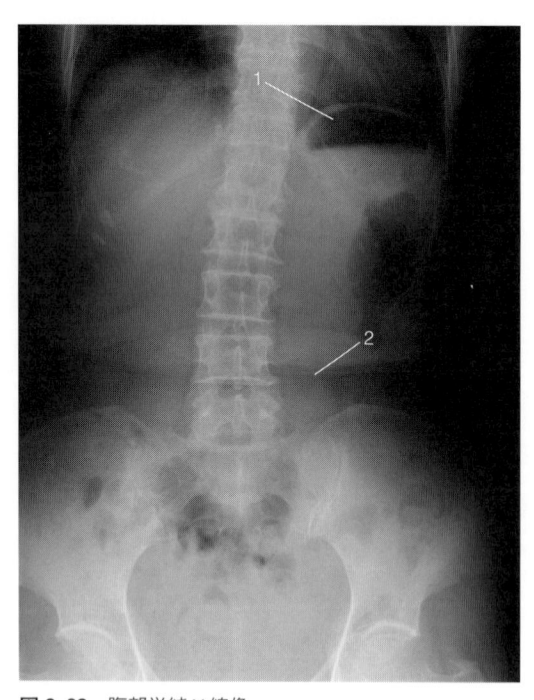

図2-68　腹部単純X線像
1：胃泡，2：大腰筋

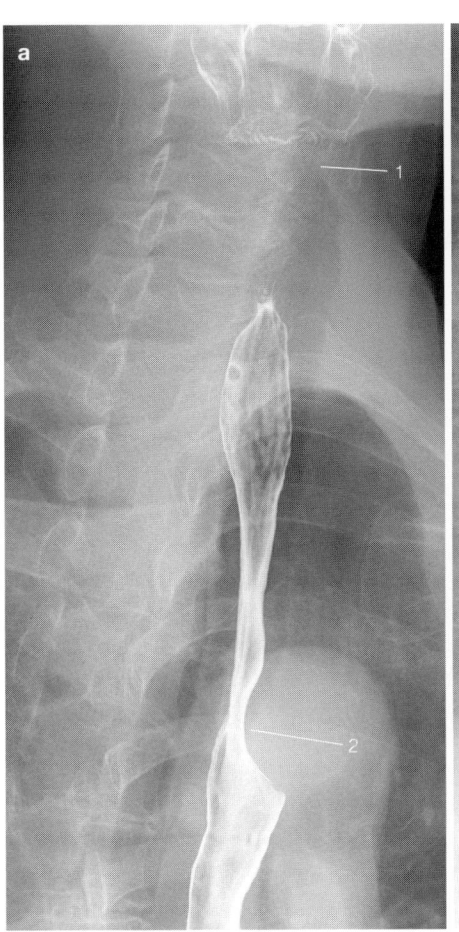

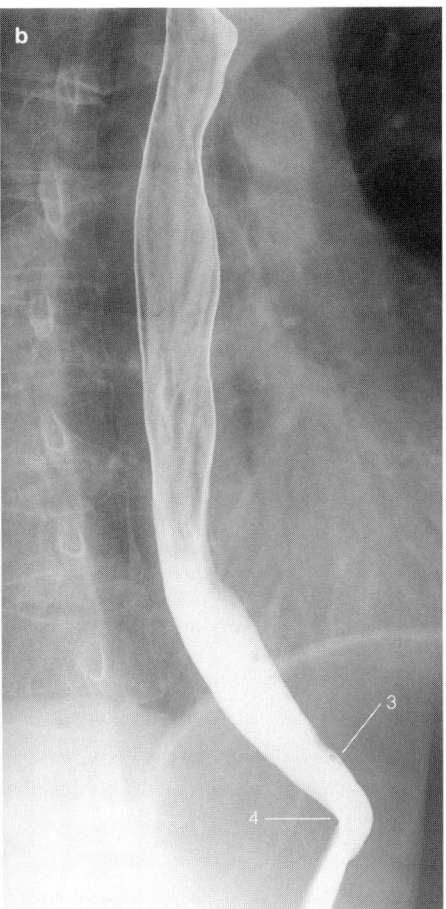

4 腹部

1：食道口
2：大動脈交叉
3：食道裂孔
4：胃噴門

図 2-69 食道
a：上・中部，b：中・下部．

2）食道の狭窄部

食道口，大動脈狭窄部，気管支狭窄部，横隔膜狭窄部がある．
① 食道口：上狭窄部または第1狭窄部ともいわれ，輪状咽頭筋による圧迫を受ける．
② 大動脈狭窄部：中狭窄部または第2狭窄部といわれ，大動脈弓による圧迫を受ける．
③ 気管支狭窄部：主気管支と交叉するために生じる．この狭窄は比較的軽い．
④ 横隔膜狭窄部：下狭窄部または第3狭窄部といわれ，食道裂孔に一致する狭窄部で，横隔膜により狭められる．

3）食道の各部位の名称

頸部，胸部，腹部食道と分類するのが一般的である．
① 頸部食道：頸椎の前にある食道部分（第6頸椎～第1胸椎）．
② 胸部食道：第1胸椎から横隔膜を貫くところ（第11胸椎）まで．
③ 腹部食道：横隔膜と胃の間の部分．

4）食道癌取扱い規約

日本食道疾患研究会の「食道癌取扱い規約」では，癌の占居部位を明確にするため細かく分類して

107

第 2 章　画像解剖学

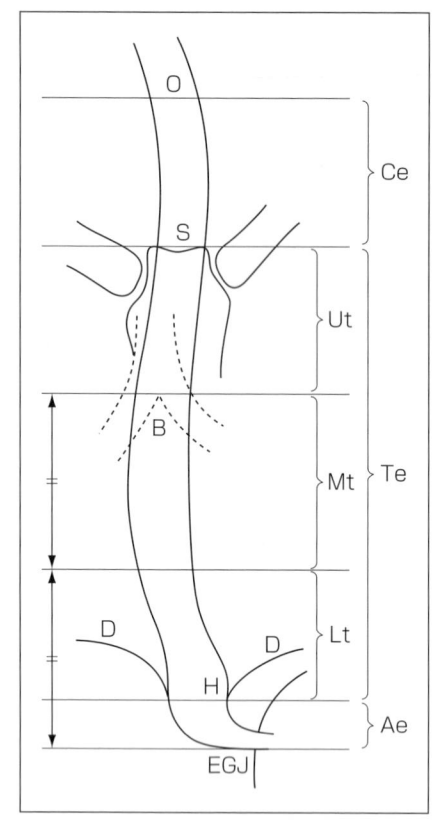

図 2-70　占拠部位
Ce：頸部食道，Te：胸部食道，Ut：胸部上部食道，Mt：胸部中部食道，Lt：胸部下部食道，Ae：腹部食道，O：食道入口部（esophageal orifice），S：胸骨上縁（upper margin of the sternum），B：気管分岐部下縁（tracheal bifurcation），D：横隔膜（diaphragm），EGJ：食道胃接合部（esophagogastric junction），H：食道裂孔（esophageal hiatus）

（日本食道疾患研究会編：臨床・病理　食道癌取扱い規約．第 10 版．金原出版，2007）

いる（図 2-70）．

①頸部食道（Ce）cervical exophagus：食道入口部より胸骨上縁まで．

②胸部食道（Te）thoracic esophagus

　ⅰ．胸部上部食道（Ut）upper thoracic esophagus：胸骨上縁より気管分岐部下縁まで．

　ⅱ．胸部中部食道（Mt）middle thoracic esophagus：気管分岐部下縁より食道・胃接合部までを 2 等分した上半分．

　ⅲ．胸部下部食道（Lt）lower thoracic esophagus：気管分岐部下縁より食道・胃接合部までを 2 等分した下半分の中の胸腔内食道．

③腹部食道（Ae）abdominal esohagus：気管分岐部下縁と食道・胃接合部までを 2 等分した下半分の中の腹腔内食道．

5）造影像

①充満像：生理的狭窄部では，外から圧迫を示した凹みはあるが，全体的に平滑で，ゆるやかに連続的なカーブを描いて噴門に至る．充満像で注目すべき点は，食道の変形，食道壁の伸展性，辺縁の変化である．

②粘膜像：正常食道の粘膜像では，食道を縦走するひだをみる．

3．胃

1）解剖学的関係

①胃は腹腔の上部左寄りに位置する．

②脊柱左縁に近い横隔膜下に噴門があり，それよ

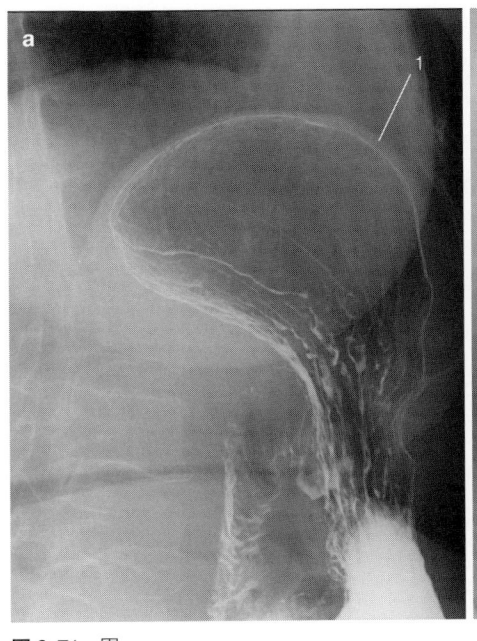

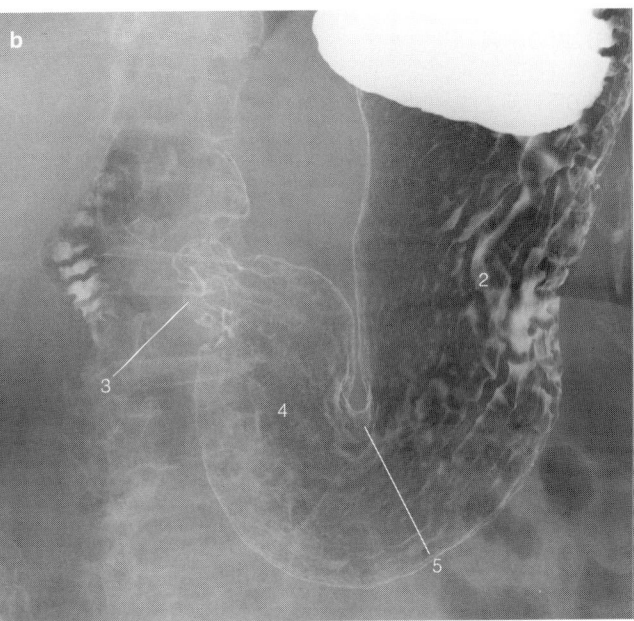

図 2-71　胃
a：上部，b：二重造影像（仰臥位）．
1：穹窿部，2：胃体部，3：幽門，4：前庭部，5：胃角

り上に穹窿部があって，横隔膜下面に接する．
③左方には脾臓，結腸脾彎曲，右方に肝臓，下方に横行結腸を隣接器官とする．
④胃では，噴門だけが食道により固定される．肝十二指腸間膜が幽門に付着するので，幽門は間接的に固定されている．
⑤噴門と幽門の両部を除くと，胃はかなり移動する．充満の程度，体位の変換，周囲からの圧迫などによって，胃の形状変化が起こる．

2）単純撮影

胃内にある程度の量のガスがあれば，立位正面像で左横隔膜下の穹窿部に透亮像が見える．ここに胃液が共存すると，水平線をつくって半月状の胃泡をみる（図 2-68）．

3）胃の部位

噴門，穹窿部，胃体部，胃角，前庭部，幽門，小彎，大彎を同定する（図 2-71）．
①噴門：食道と胃との接合部．
②穹窿部：横隔膜の直下にある胃の円蓋部で，胃底部ともいう．
③胃体部：上方は噴門より下方は胃角までの部分をいう．
④胃角：小彎のもっとも深い点に見える切れ込み．
⑤前庭部：胃角から幽門に至る部分．
⑥幽門：胃のもっとも遠位端で，十二指腸に接する．
⑦小彎：右上方へ向いた胃の小さな彎曲．
⑧大彎：右下方に向いた胃の大きな彎曲．

4）胃の蠕動

造影剤で充満すると，胃体部上方に始まり，幽門に近づくに従い，しだいにその深さを増す波動（蠕動）がみられる．大彎側では深く，小彎側では浅い．立位より臥位のほうが著明である．

5）胃の粘膜

胃の下行部では，小彎にほぼ平行に走る縦走粘膜ひだがみられる．大彎に近づくほど粘膜ひだは蛇行し，網の目状になる．胃角より幽門にかけての前庭部では顆粒状を呈し，粘膜は浅い溝により数多くの多角形の小区画（直径 2～3mm の胃小区）に分けられる．

4. 十二指腸

1）解剖学的関係

十二指腸上部は通常，左下方から右上方に向かう．肝門付近で上十二指腸曲を経て下後方に曲がり，下行部となる．下行部は膵頭部の右外側に沿って下行し，下十二指腸曲を経て水平部から上行部に移行する．上行部は胃の後方を左上方に走って，十二指腸空腸曲を経て空腸に移行する．

2）部 位

球部，下行部，乳頭，水平部，上行部，十二指腸空腸曲，粘膜を同定する．
① 球部：幽門輪を越えた直後の部分．胆嚢の腫大により，球部上縁に陥凹が出現することがある．
② 下行部：膵頭部の右外側を下行する．膵頭部の腫大は十二指腸下行部を圧迫する．
③ 乳頭：内腔に 2 つの限局した隆起をもっている．大十二指腸乳頭（ファーター〈Vater〉乳頭）には，総胆管と大膵管が開く．円形または楕円形の陰影欠損としてみえる．小十二指腸乳頭は大十二指腸乳頭の上方にあり，副膵管が開口する．
④ 水平部：下十二指腸曲より左へ走る．膵頭の下にある．
⑤ 上行部：水平部に続き，十二指腸空腸曲まで上行する部分である．
⑥ 十二指腸空腸曲：十二指腸と空腸との接合部の彎曲であり，十二指腸筋（トライツ〈Treitz〉靱帯）により横隔膜に固定されて，だいたい平坦である．その他の部分は，ケルクリング（Kerckring）ひだといわれる輪状のひだがみられる（図 2-72）．

5. 小 腸

① 小腸は腸間膜に付着して，長さ 2.5～4mm ある．
② 空腸は，左上腹部で胃および横行結腸の下方に分布する（図 2-73）．
③ 回腸の上半部は下腹部のやや右寄りに，下半部は骨盤腔内に位置する（図 2-73）．
④ 回腸終末部はふたたび上行して，盲腸に移行する（図 2-74）．
⑤ 空腸の粘膜は，長軸と直角に配列された輪状のひだ（ケルクリングひだ）の像をみる．回腸になると，ひだはほとんど認められなくなる．空腸から回腸への移行は，その粘膜像が徐々に変化するので，明瞭な境界は認められない．
⑥ 小腸の運動には，ⅰ．小腸内容を推進させる輪状収縮（蠕動），ⅱ．分節運動，ⅲ．振子運動がある．
⑦ 回腸の末端は回盲口で盲腸につながる．その部分には回盲弁がある．

6. 大 腸

1）解剖学的関係

大腸の長さは 1.5～1.7m で，つぎの部位からなる（図 2-74）．
① 盲腸：回盲口から下方，大腸起始部分で約 7cm ある．
② 虫垂：通常 9cm 長の盲腸付属物である．
③ 上行結腸：回盲弁の高さで始まり，後腹壁の内面に沿って上行し，右結腸曲（肝彎曲部）で横行結腸に継続する．

4 腹部

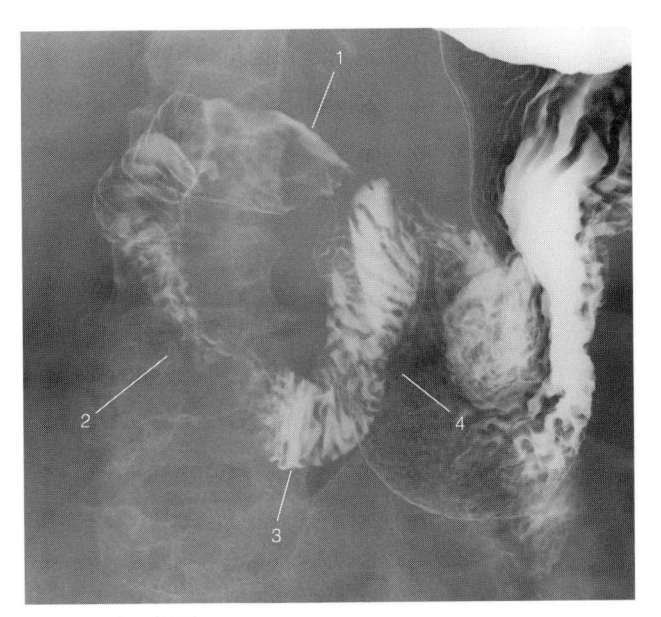

図 2-72 十二指腸
1：球部，2：下行部，3：水平部，4：上行部

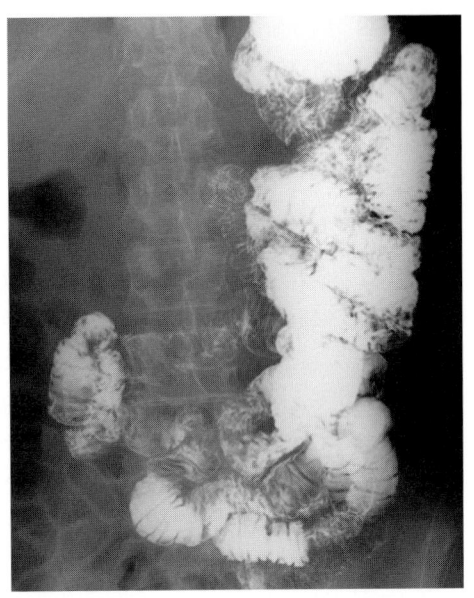

図 2-73 小腸

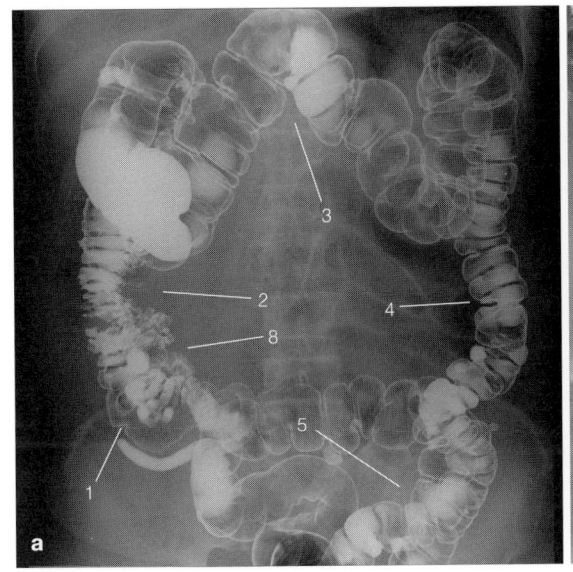

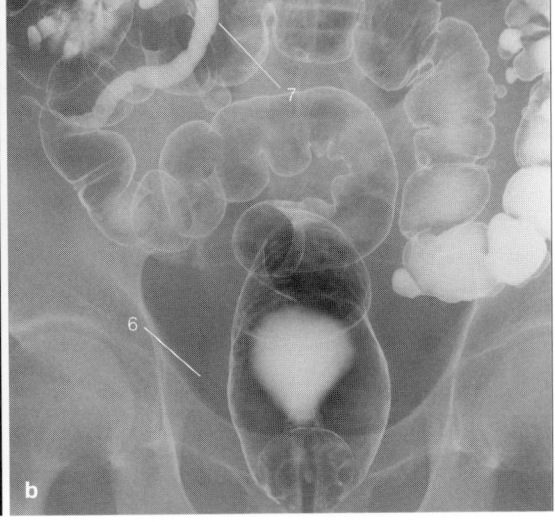

図 2-74 大腸
a：全体像，b：下部像．
1：盲腸，2：上行結腸，3：下行結腸，4：横行結腸，5：S状結腸，6：直腸，7：虫垂，8：回盲部

④横行結腸：左右結腸曲間の腹腔内にある部分で，その全周は完全に腸間膜に包まれ，非常に移動しやすい．

⑤下行結腸：左結腸曲（脾彎曲部）とS状結腸の間にある部分で，左側の後腹壁を下降する．

⑥S状結腸：下行結腸と直腸の間にある部分で，骨盤内をS字状に曲がりくねって走っている．きわめて移動性に富む．

⑦直腸：第3仙骨の高さで，S状結腸に接続する長さ12～15cmの腸管である．
⑧肛門：腸管の終末端で外肛門括約筋に囲まれている．

2）大腸の粘膜

結腸は結腸隆起（ハウストラ）の存在が特徴的である．内側の粘膜にはこれに対応して輪状，半月状のひだがある．正常の粘膜像は，二重造影で大部分は細かい線状影となって認められるが，部分的には網状影になっている．排泄後のレリーフ像では粘膜ひだの間に点状影がみられる．なお，充満像では辺縁に突起あるいは棘上影がみられる．

3）生理的狭窄部

大腸の各部分には生理的狭窄部があるが，つねにみられるとは限らない．そのうちで，横行結腸の中央のキャノン（Cannon）リングは，胎生期の中腸と後腸の境界部分で，もっともよくみられる．

7．肝内胆管

1）解剖学的関係

胆汁は肝細胞より分泌され，肝細胞の間隙の毛細胆管を通る．毛細胆管は小葉内で集合を重ねたうえ，小葉内細胆管となる．続いて，小葉間結合組織（グリソン〈Glisson〉鞘）に入り，小葉間胆管となり，合流を重ね集合胆管より左右の肝管となる．左右の肝管は合流して総胆管となる．

2）造　影

（1）経静脈性造影

経静脈性造影（drip infusion cholangiography：DIC）は，胆汁排泄性の造影剤を点滴静注して胆管を造影する方法で，左右肝管の主管および総胆管が写し出される．最近では経静脈性造影後にCTを撮影するDIC-CTが撮影し，コンピュータ処理による三次元画像表示がなされることが多い（図2-75）．

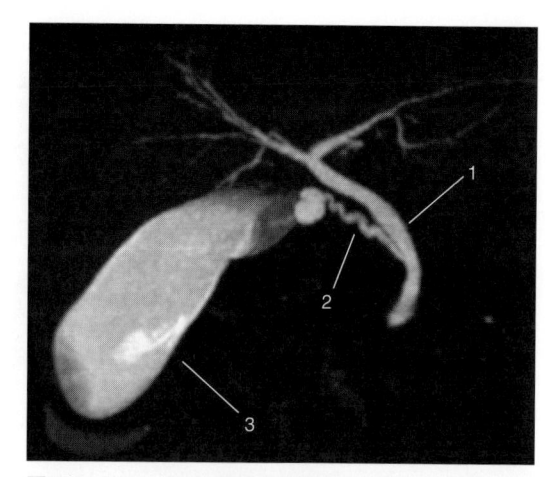

図2-75　DIC-CTの最大値投影法（maximum intensity projection：MIP）による三次元画像
総胆管（1），胆嚢管（2），胆嚢（3）が描出されている．

（2）経皮的胆管造影

経皮的胆管造影（percutaneous transhepatic cholangiography：PTC）は，経皮経肝的に肝内胆管を穿刺し，肝内胆管に直接造影剤を注入することにより胆管を造影する方法である．現在では超音波での観察下に穿刺されることがほとんどである．侵襲的な方法であり，胆管の閉塞による閉塞性黄疸に対する経皮経肝胆管ドレナージの手技の際に行われることがほとんどである（図2-76）．

3）部　位

右肝管，前枝，左肝管，外側枝，内側枝，総肝管を同定する（図2-75～2-77）．
①右肝管：通常，右葉からくる前枝と後枝が合流して形成される胆管．
②前枝：右葉前区からくる胆管枝．
③後枝：右葉後区からくる胆管枝．
④左肝管：左葉からくる外側枝と内側枝が合流して形成される胆管．
⑤外側枝：左葉外側区からくる胆管枝．
⑥内側枝：左葉内側区からくる胆管枝．
⑦総胆管：左右肝管の合流部と胆嚢管との間の胆管部分．平均3.2cm．

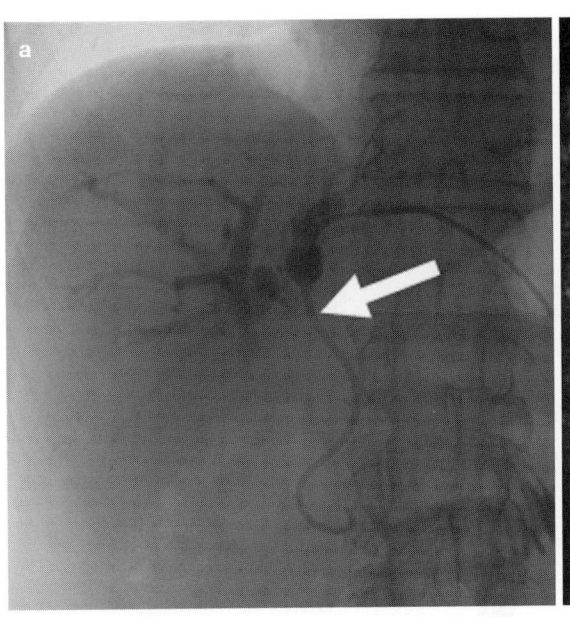

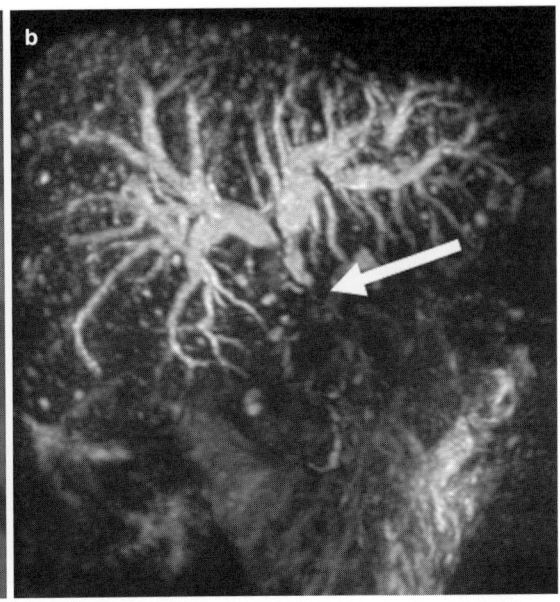

図 2-76 総胆管癌
a：PTC 像．経皮経管胆管ドレナージ時の胆管造影像．左右両葉の肝内胆管が造影されているが，左右肝管合流部で閉塞し（→），総肝管から総胆管が造影されていない．
b：MRCP 像．肝左右両葉の肝内胆管が拡張し，総胆管で閉塞が見られる．

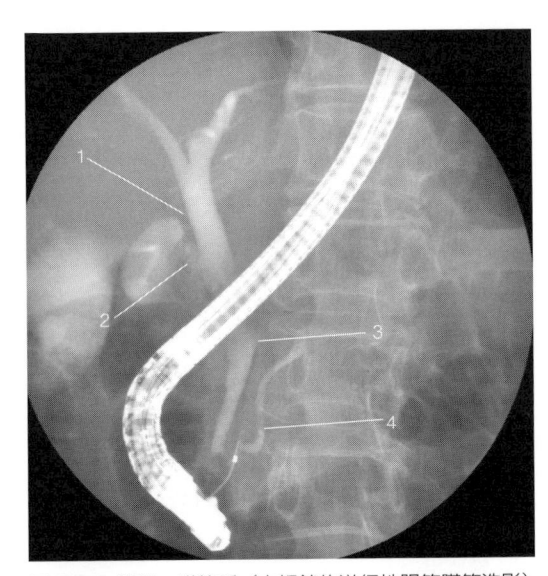

図 2-77 胆管・膵管系（内視鏡的逆行性胆管膵管造影）
1：総肝管，2：胆嚢管，3：総胆管，4：主膵管

8. 胆嚢，胆嚢管，総胆管，膵管

1) 解剖学的関係

胆嚢はなすび形をし，表面の約 1/3 は肝右葉下面に付着し，2/3 は遊離して漿膜におおわれる．胆汁を濃縮する機能を有している．

2) 部 位

胆嚢底部，体部，頸部，胆嚢管，3 管合流部，総胆管，主膵管，副膵管を同定する．
①胆嚢底部：通常，下方へ向いた丸い胆嚢端部で，肝臓より遊離している．
②体部：胆嚢底部と頸部の間にあり，肝臓に付着している．
③頸部：胆嚢の上部で屈折しながら胆嚢管へ向かう．
④胆嚢管：胆嚢頸部よりコイル状になって総胆管

第 2 章　画像解剖学

へつながる.

⑤ 3管合流部：胆嚢管と総肝管と合して総胆管になる部位をいう.

⑥総胆管：総肝管と胆嚢管が合してでき，大十二指腸乳頭へ至る胆汁の導管で，平均 6.7cm ある.

⑦主膵管：膵臓のおもな導管で，総胆管と合流し大十二指腸乳頭へ開く．膵臓は第1～2腰椎の高さに位置している．膵頭部は十二指腸に囲まれる．膵体尾部は，胃の後ろにある腹膜で囲まれた腔の毛嚢の後方にある．膵尾部は脾臓および左腎に接する．

⑧副膵管：膵頭部で主膵管から分かれる付加的な膵管で，大十二指腸乳頭の上方にある小十二指腸乳頭に開く．

9. 泌尿器系

1）解剖学的関係

尿路の造影検査は，一般に静脈性尿路造影（intravenous pyelography：IVP）がまず行われることが多い.

2）部　位

腎臓，腎実質，腎杯，腎盂，尿管，膀胱，男性尿道，女性尿道を同定する（図 2-78）.

①腎臓：後腹膜腔にあり，脂肪組織で取り囲まれる．第11胸椎下縁から第4腰椎上縁の間にある．右腎は左腎に比し低い．

②腎実質：尿路造影剤を静脈より注入すると，直後に腎実質が濃染する．これをネフログラムという．とくに CT では外側の腎皮質が最初に濃染し，内側の腎髄質とよく区別できる．

③腎杯：上，中，下の大腎杯に3分される．大腎杯は腎盂に接した底部，長管状の峡部，1個あるいはそれ以上の小腎杯が突出する頂部よりなる．

④腎盂：腎門にはまりこんでいる漏斗状の尿管起始部.

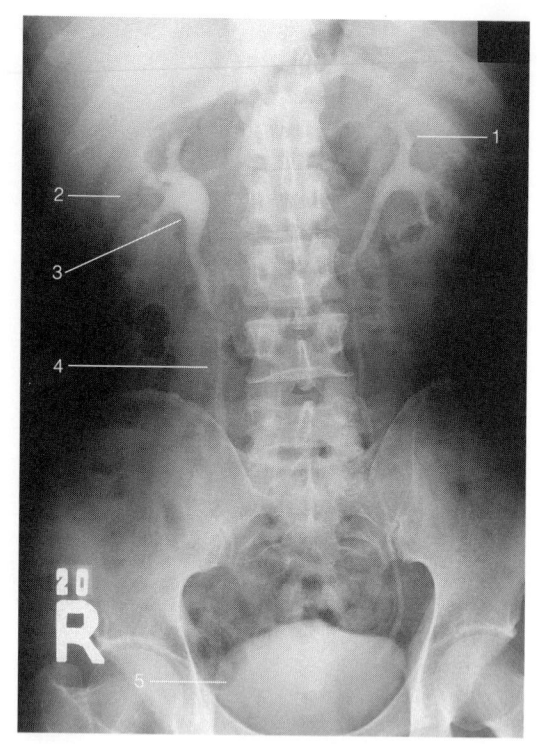

図 2-78　泌尿器系（静脈性尿路造影：IVP）
1：腎杯，2：ネフログラム，3：腎盂，4：尿管，5：膀胱

⑤尿管：後腹膜に位置し，腎臓と膀胱を結ぶ．生理的狭窄部位として，腎盂尿管移行部，腸骨動脈交叉部，尿管膀胱移行部の3カ所がある．蠕動運動により尿を膀胱へ送る．

⑥膀胱：尿の量により大きさ，位置，形が変化するが，X 線像では尿量により扁平から楕円形，円形へと変化する．底部の両側尿管口を結ぶ線を底辺とし，内尿道口を頂とする膀胱三角をつくる．この部位は尿量にかかわらず固定した部位である．

⑦男性尿道：3部分に分けられる（図 2-79）.
ⅰ．前立腺部，ⅱ．球部，ⅲ．陰茎部．

⑧女性尿道：膀胱の内尿道口に始まり，腟の前で外尿道口で開く．

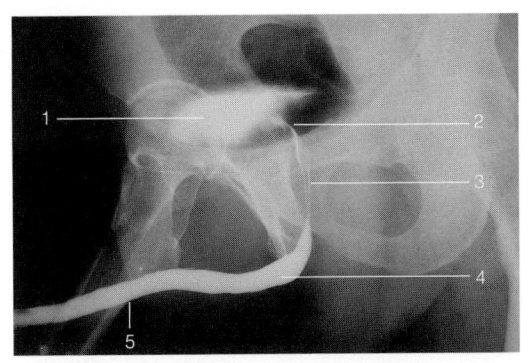

図 2-79 膀胱・男子尿道（尿道膀胱造影〈urethrocystography：UCG〉）
1：膀胱, 2：膀胱頸部, 3：前立腺部尿道, 4：球部尿道, 5：陰茎部尿道

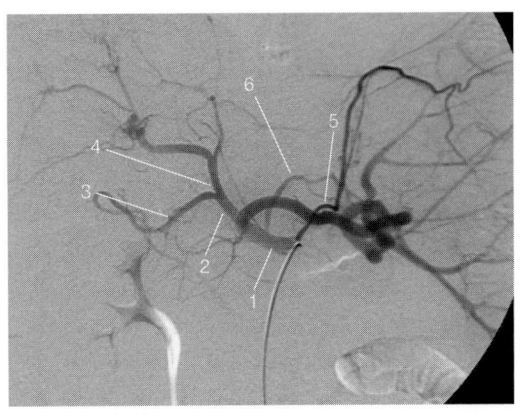

図 2-80 腹腔動脈造影
1：腹腔動脈, 2：総肝動脈, 3：胃十二指腸動脈, 4：固有肝動脈, 5：脾動脈, 6：左胃動脈

10. 男性生殖器

造　影

輸精管を鼠径部で露出して造影剤を注入し，輸精管ならびに精嚢を造影することができる．しかし現在では，MRIやCTで精嚢を同定することが可能となっている．

11. 女性生殖器

造　影

子宮頸管より造影剤を注入し，子宮内腔および卵管の造影を行うことができる．現在はMRIで子宮内腔を容易に同定できる．

12. 腹部大動脈造影

腹部大動脈は第11～12胸椎の高さの横隔膜の大動脈裂孔から始まり，椎体の左側部前面を下行して，第4腰椎の高さで左右の総腸骨動脈に分かれる．主たる分枝として，腹腔動脈，上腸間膜動脈，腎動脈，下腸間膜動脈があり，腹腔動脈，上腸間膜動脈は共通幹を形成することもある．

①腹腔動脈：第12胸椎下部から第1腰椎の高さで，腹部大動脈より前方に分岐する．動脈幹の長さは約1～2cmで，すぐ総肝動脈，脾動脈，左胃動脈の3枝に分かれる．

②上腸間膜動脈：第1～2腰椎の高さで，かつ腹腔動脈の0.5～2cm下方で，腹部大動脈の前壁から比較的鋭角に前下方に向かって分岐する．

③腎動脈：第1～2腰椎の高さで，大動脈より分岐する．右腎動脈は左腎動脈に比し，通常やや下方で分岐するが，複数の腎動脈が存在する場合もある．右腎動脈は左腎動脈より1cmほど長い．

④下腸間膜動脈：第2～4腰椎の高さで，腹部大動脈の左前面から比較的鋭角に下前方に向かって分岐する．

1）腹腔動脈（図 2-80）

大動脈より分岐後，すぐに総肝動脈，脾動脈，左胃動脈の3枝に分かれる．

（1）総肝動脈

腹腔動脈から分かれ右方へ走る．基部から5cmくらいのところで，下方へ向かって胃十二指腸動脈を分岐後，固有肝動脈となって右上方へ進む．

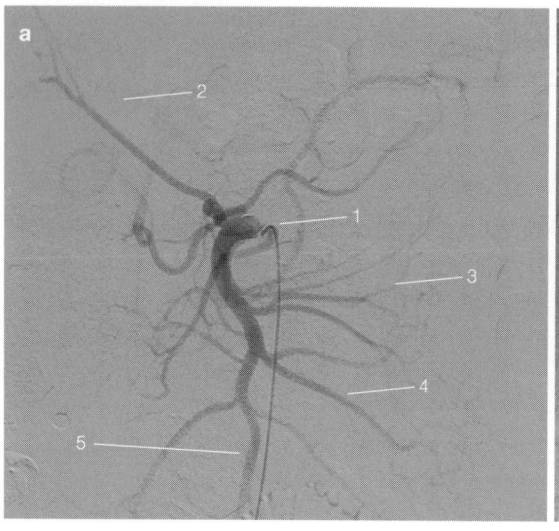

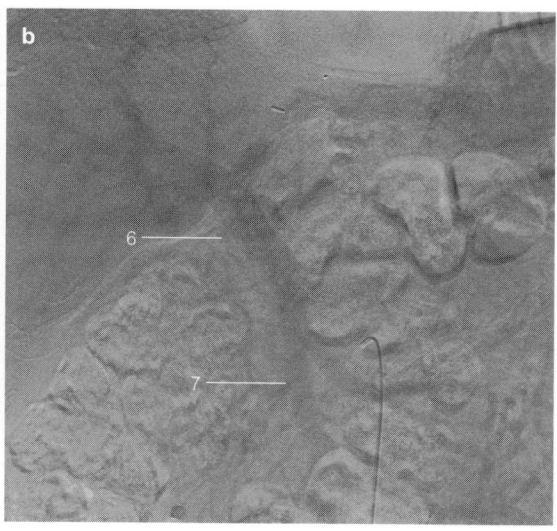

図2-81　上腸間膜動脈造影
a：動脈相，b：静脈相．右肝動脈が上腸間膜動脈から分岐．
1：上腸間膜動脈，2：右肝動脈，3：空腸動脈，4：回腸動脈，5：回結腸動脈，6：門脈，7：上腸間膜静脈

①胃十二指腸動脈：総肝動脈から分岐後，膵後面へ後上膵十二指腸動脈を出し，さらに膵前面へ前上膵十二指腸動脈を出したのち，右胃大網動脈になる．

②固有肝動脈：肝門部で左右の肝動脈に分かれる．

　ⅰ．左肝動脈は，固有肝動脈から特徴的な屈曲（umbilical point）で肝左葉へ流入する．そして外側区動脈，内側区動脈を分岐する．

　ⅱ．右肝動脈はすぐに胆嚢動脈を分岐したのち，前区動脈，後区動脈に分かれる．

　ⅲ．中肝動脈は右肝動脈から分岐するのが45%，左肝動脈から分岐するのが45%，残りの10%は総肝動脈から直接分岐する．中肝動脈は肝内側区域を栄養する．

③解剖学的変異：約10%で肝動脈は上腸間膜動脈から分岐する．とくに右肝動脈は上腸間膜動脈から分岐することがよくみられる．

(2) 脾動脈

腹腔動脈の枝で，膵上縁に沿って走り脾臓に達する．

①後膵動脈：脾動脈起始部とほぼ同じ部位から起こり，膵頭の後面を下行し，右方へ向かい前上膵十二指腸動脈（胃十二指腸動脈の分枝）と吻合する．後膵動脈から左方へ向かう枝として下膵動脈があり，膵体の後面に分布する．

②膵枝：膵体部に分布する2〜3本の大枝と多数の小枝．

③大膵動脈：脾動脈のほぼ中央から下方に出て膵後面に至り，分枝して下膵動脈と吻合する．

④左胃大網動脈：脾動脈のもっとも遠位端（脾臓に近いところ）で分岐し，大網の中を通り，右胃大網動脈と吻合する．

(3) 左胃動脈

腹腔動脈より分かれ，胃の噴門に向かって上行し，されに胃小彎に分布する．

2) 上腸間膜動脈（図2-81）

腹腔動脈の下約1cmで大動脈から出る無対の枝．まず膵臓の後方に位置し，ついで膵鉤状突起の前に出て，分岐しながら小腸間膜と結腸間膜に分布する．空腸動脈，回腸動脈，回結腸動脈，右結腸動脈，中結腸動脈の分枝がある．

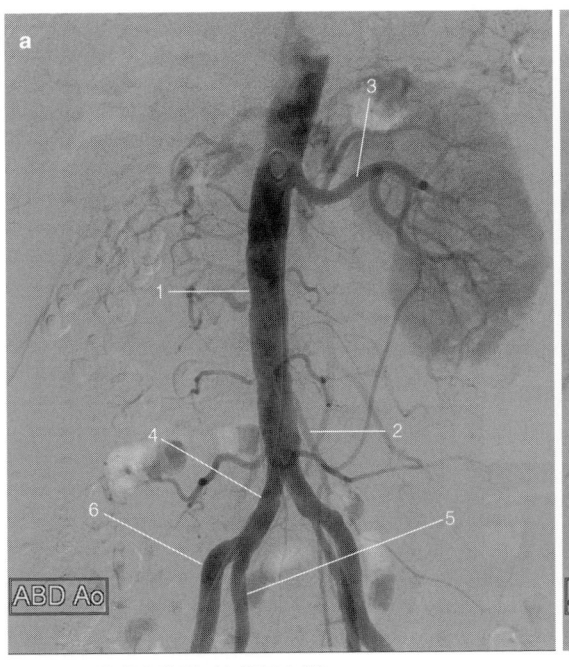

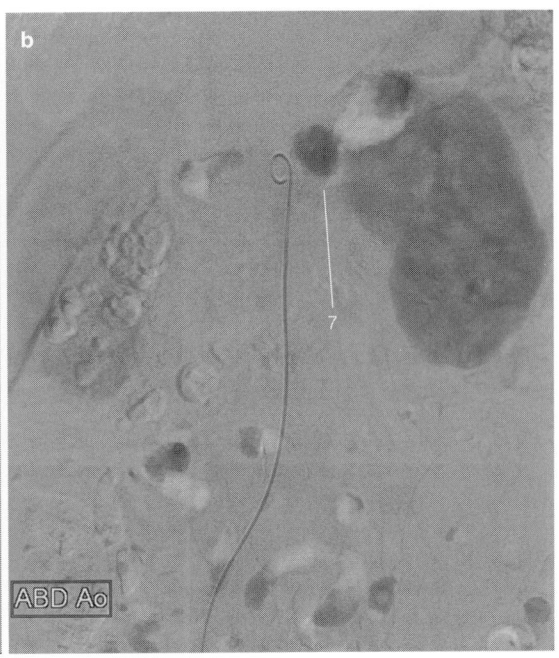

図 2-82　腹部大動脈（右腎摘出後）
a：動脈相，b：静脈相．
1：腹部大動脈，2：下腸間膜動脈，3：左腎動脈，4：総腸骨動脈，5：内腸骨動脈，6：外腸骨動脈，7：左腎静脈

3）下腸間膜動脈（図 2-82）

第 3，4 腰椎の高さで起こり，左方へ向かい下行結腸，S 状結腸，直腸に分布する．左結腸動脈，S 状結腸動脈，上直腸動脈の分枝がある．

4）中副腎動脈

大動脈から直接分枝して副腎にいく．

5）腎動脈（図 2-82）

第 1～2 腰椎の高さで両側性に大動脈より分岐する．右腎動脈は左腎動脈より 1cm ほど長い．腎動脈より分かれて副腎へと上行する細枝（下副腎動脈）を分岐する．その後，腎門部に入り，前・後枝に分かれる．前枝，後枝はそれぞれ区域動脈に分かれた後，葉間動脈を分岐する．葉間動脈は腎髄質と皮質の境界を円弧状に走る弓状動脈となる．血管造影ではふつう，葉間動脈までしか描出されない．

6）総腸骨動脈（図 2-82）

第 4 腰椎の前で大動脈から分かれ，仙腸関節の前方で内・外腸骨動脈に分岐する．

（1）内腸骨動脈

総腸骨動脈より分岐して小骨盤に入り，大坐骨孔の上縁まで達する．壁側枝としてつぎの分枝がある．

① 腸腰動脈：壁側枝で腸骨窩へ行く．
② 上殿動脈：梨状筋を越えて大坐骨孔を通り，殿部に分布する．
③ 閉鎖動脈：骨盤側壁を走り，閉鎖孔を経て内転筋群へ行く．
④ 下殿動脈：梨状筋の下で大坐骨孔を通る．その枝は大殿筋の下面に分布する．臓側枝としては膀胱動脈，精管または子宮動脈，中直腸動脈の枝がある．

(2) 外腸骨動脈

総腸骨動脈の分枝で仙腸関節の位置で分かれる．深腸骨回旋動脈，下腹壁動脈，外陰部動脈を出し，血管裂孔に至り大腿動脈となる．

13. 門　脈

門脈は脾静脈，上腸間膜静脈が合流して形成されるが（図2-81），下腸間膜静脈，左胃静脈の血流も合流し，腹部内臓器の血流を肝臓に運ぶ．肝門に入ってから右枝，左枝に分かれる．門脈系は食道静脈，直腸静脈叢，腹壁皮膚面の静脈と吻合をなし，門脈圧亢進症の際には，これらの静脈が側副血行路となる．

1）脾静脈

脾臓より膵体部の後方を通り，まず下腸間膜静脈と合流し，ついで上腸間膜静脈と一緒になって門脈となる．

2）上腸間膜静脈

分布域は十二指腸遠位端から左結腸曲に広がる．脾静脈と一緒になって門脈をつくる．

3）下腸間膜静脈

左結腸1/3から直腸上部にかけての領域の血流を受け，脾静脈に合流する．

14. 下大静脈

左右の総腸骨静脈が合流して形成され，大動脈の右に位置し，右心房に流入する．以下の分枝が合流する．

1）肝静脈

右肝静脈，中肝静脈，左肝静脈が肝臓より下大静脈上部に流入する．

2）腎静脈

左右の腎臓より静脈血を集め，下大静脈へ流入する（図2-82）．左腎静脈へは左精巣静脈あるいは左卵巣静脈が流入する．

3）右精巣静脈あるいは右卵巣静脈

右精巣あるいは右卵巣より発し，上行して下大静脈に直接流入する．

4）総腸骨静脈

第4腰椎から仙腸関節まで達する左右1対の静脈幹で，合流して下大静脈になる．

5）奇静脈

脊柱の前方に位置し，総腸骨静脈より上行腰静脈が分かれ，上行して腰静脈，肋下静脈，肋間静脈を集めて奇静脈となる．第4〜5胸椎の高さで心膜に入る直前の上大静脈に流入する．奇静脈はCTでは食道の後ろ，胸部大動脈の近くに見える（図2-83a）．

6）半奇静脈

左上行腰静脈に始まり，第9〜11肋間静脈を集め，第9〜10胸椎の高さで奇静脈に開く．奇静脈とともに下大静脈と上大静脈との連絡路となっている．

7）骨盤内静脈

(1) 内腸骨静脈

短い静脈幹で，骨盤内臓器と外陰部の静脈を集める．上殿静脈，下殿静脈，閉鎖静脈，外側仙骨静脈，仙骨静脈叢，直腸静脈叢，膀胱静脈，膀胱静脈叢，前立腺静脈叢，子宮静脈，子宮静脈叢，内陰部静脈などの分枝がある．

(2) 外腸骨静脈

鼠径靱帯の下で，大腿静脈の上端に始まり，内腸骨静脈とともに総腸骨静脈に合流する．分枝には下腹壁静脈，深腸骨回旋静脈がある．

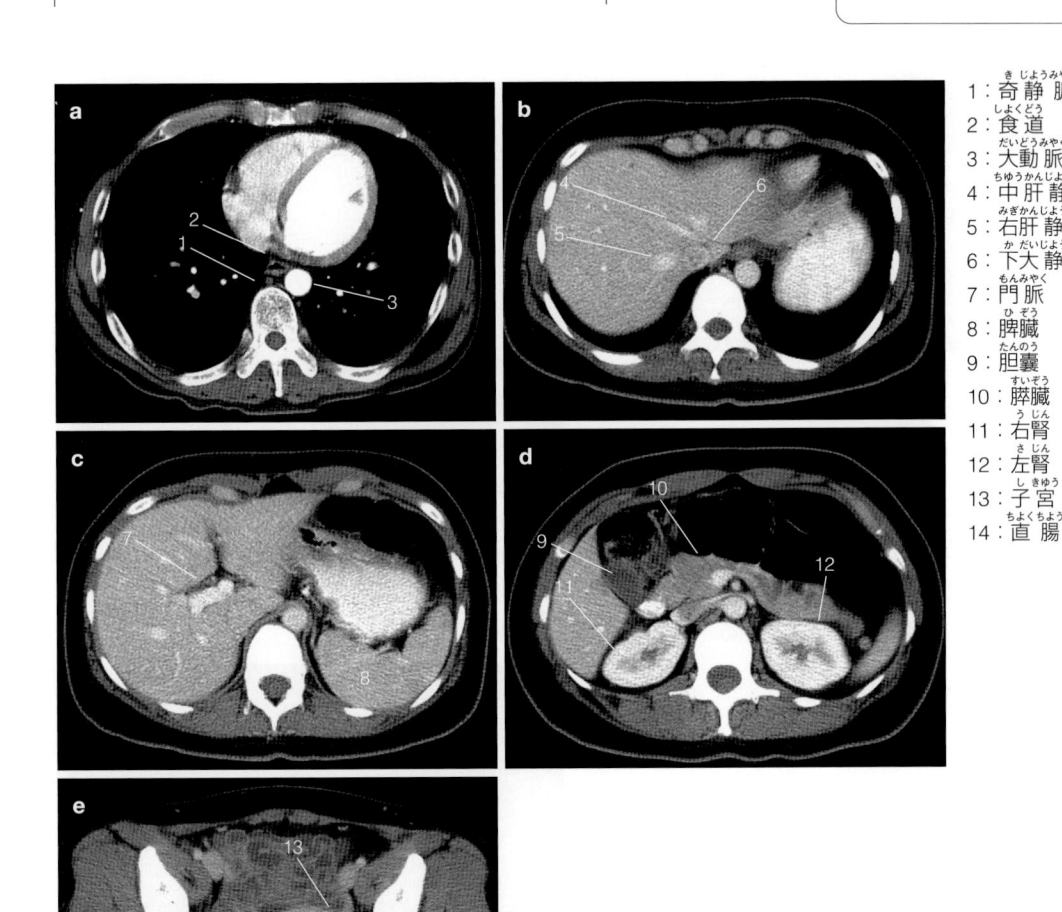

図 2-83 腹部造影 CT（女性）
a：奇静脈，b：肝上部，c：肝門部レベル，d：胆嚢レベル，e：骨盤レベル．

1：奇静脈（きじょうみゃく）
2：食道（しょくどう）
3：大動脈（だいどうみゃく）
4：中肝静脈（ちゅうかんじょうみゃく）
5：右肝静脈（みぎかんじょうみゃく）
6：下大静脈（かだいじょうみゃく）
7：門脈（もんみゃく）
8：脾臓（ひぞう）
9：胆嚢（たんのう）
10：膵臓（すいぞう）
11：右腎（うじん）
12：左腎（さじん）
13：子宮（しきゅう）
14：直腸（ちょくちょう）

15. 腹部 CT

横隔膜を上縁としてスキャンを開始し，下方へ向かっていく．

1）肝上部（図 2-83b）

①この部位では腰椎左前方に大動脈があり，その前方に食道を見る．
②全体として右方には肝上部，その左に胃穹窿部を見る．
③肝臓の内側，椎体との間に下大静脈があり，肝内には下大静脈に流入する右肝静脈，中肝静脈，左肝静脈を見る．
④両側後方には左右両肺の肺底部の一部を見る．

2）肝門部レベル（図 2-83c）

肝臓は左葉外側区域，内側区域，右葉前区域，後区域に分かれる．

①内外側区域間に鎌状間膜がある．
②肝門部には門脈が見える．
③左後ろには脾臓があり，その前方に胃がある．

3）胆嚢レベル（図 2-83d）

①肝右葉の内側に胆嚢が見える．
②腰椎の前方に位置する大動脈の左前方に，膵尾

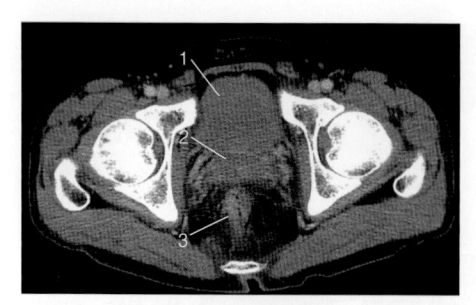

図 2-84　腹部造影 CT（男性骨盤）
1：膀胱，2：前立腺，3：直腸

部が見える．
③膵尾部の後方に左腎が見える．
④両側後方に左右の腎臓が見える．
⑤大動脈の右腹側には膵頭部が見えている．

4）女性の骨盤レベル（図 2-83e）

仙骨の腹側に直腸が，その腹側に女性では子宮が見られる．

5）男性の大腿骨頭レベル（図 2-84）

前方に膀胱，その後方に前立腺，さらにその後方に直腸を見る．

16. 腹部 MRI

横断像は CT にほぼ準ずるので，冠状断像と矢状断像について述べる．

1）上腹部冠状断像（図 2-85）

①右横隔膜下に肝臓が見え，左横隔膜下には脾臓が見える．
②その尾側後腹膜に両側の腎臓が見える．

2）女性骨盤矢状断像（図 2-86）

①恥骨上方に膀胱を見る．
②膀胱上方に子宮がある．
③子宮の後下部が子宮頸部である．
④子宮頸部の下部に腟が見える．

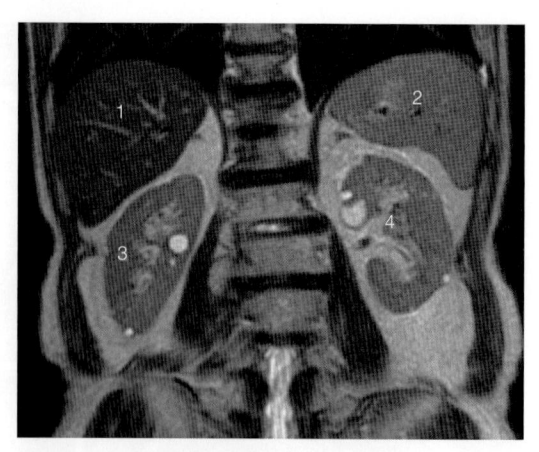

図 2-85　上腹部冠状断 MR 像（T_2 強調画像）
1：肝臓，2：脾臓，3：右腎，4：左腎

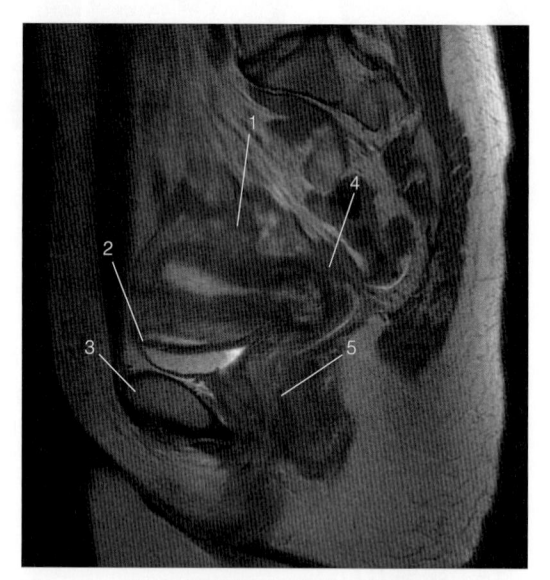

図 2-86　女性骨盤矢状断 MR 像（T_2 強調画像）
1：子宮体部，2：膀胱，3：恥骨，4：子宮頸部，5：腟

3）男性骨盤矢状断像（図 2-87）

①恥骨の上方に膀胱が見える．
②膀胱下方に前立腺が見える．
③前立腺背側後方に精嚢が同定でき，その背側に直腸が見える．

4　腹　部

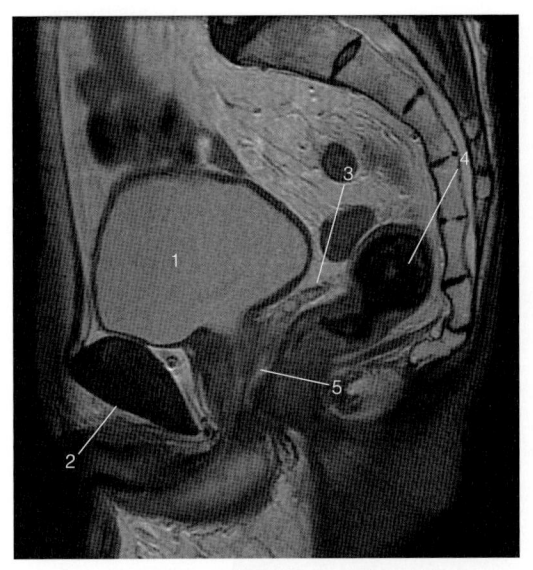

図 2-87　男性骨盤矢状断 MR 像（T_2 強調画像）
1：膀胱，2：恥骨，3：精嚢，4：直　腸，5：前立腺

17. 腹部超音波

1）超音波画像表示

超音波画像は探触子（プローブ）の自由度が高い

ため生体を任意の方向から観察できる．しかし CT，MRI に比べて 1 断面の視野は狭い．超音波画像がどの方向で撮影されているか理解するためには，画像表示の方向に一定の規則が必要になり，重要である．一般的には以下のように表示される．

①横断像は CT，MRI と同じで，患者の尾側から見上げたように表示し，画像の向かって右が患者の左側になる．
②縦断像は患者の右側から見たように表示し，画像の右側が患者の尾側になる．
③斜方向の断層面についてはとくに一定の規則はないが，横断面に近い角度のものは横断面像に，より縦断面に近い角度のものは縦断面像に準じて表示する．

2）上腹部の基本走査による超音波画像解剖

（1）　縦断走査（sagittal scan）

①心窩部付近では肝左葉，膵体部が見え，その背後に脾動脈，脾静脈があり，腹部大動脈とこれから分岐する腹腔動脈，上腸間膜動脈が観察される（図 2-88a）．
②探触子を右側に移動させると，上腸間膜静脈とそのまわりに膵頭部と鈎部を見る．

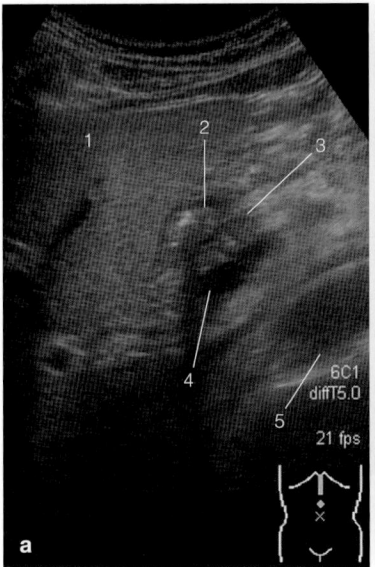

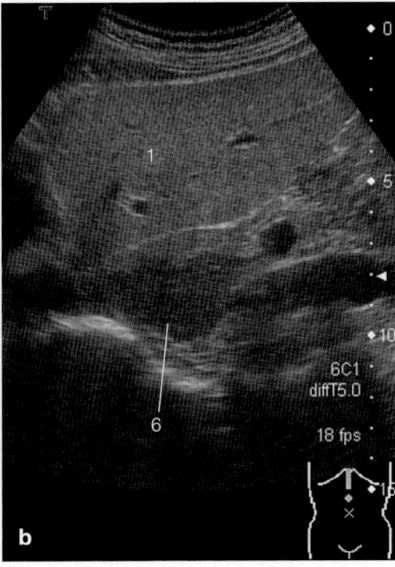

1：肝左葉
2：胃
3：膵体部
4：脾静脈
5：大動脈
6：下大静脈

図 2-88　縦断走査

第2章 画像解剖学

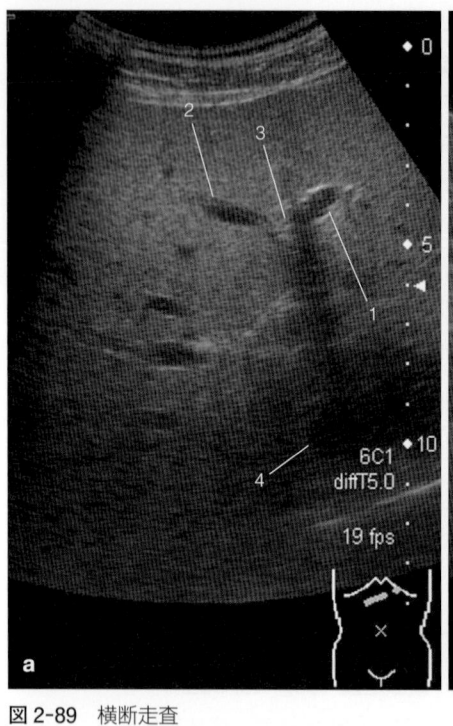

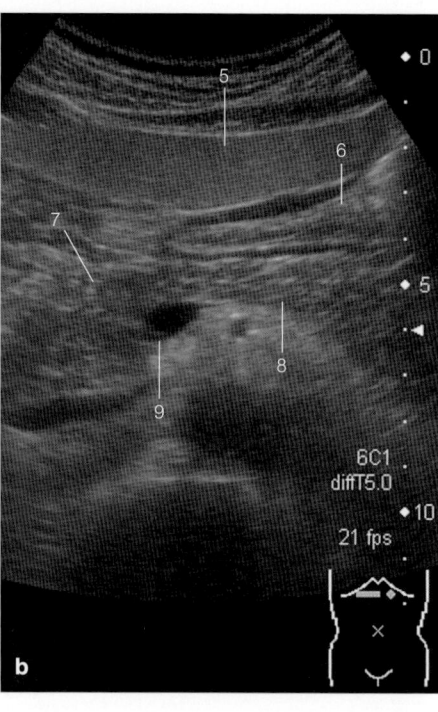

図 2-89　横断走査

1：門脈外側下枝
2：門脈内側枝
3：門脈臍部
4：下大静脈
5：肝外側区域
6：胃
7：膵頭部
8：膵体部
9：上腸間膜静脈

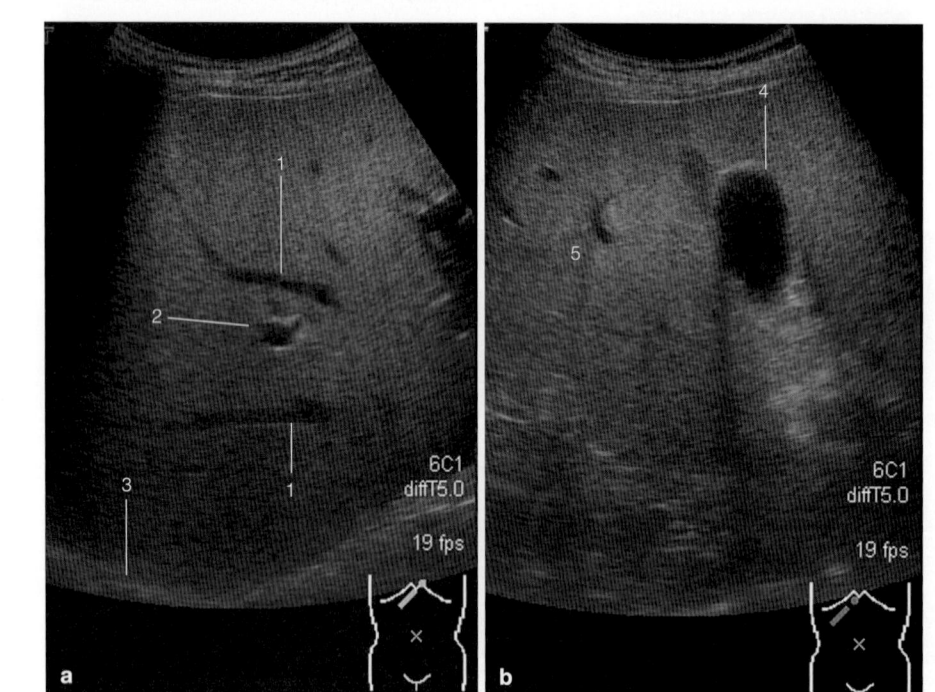

図 2-90　右肋骨弓下走査

1：中肝静脈
2：門脈前枝
3：横隔膜
4：胆嚢
5：肝右葉

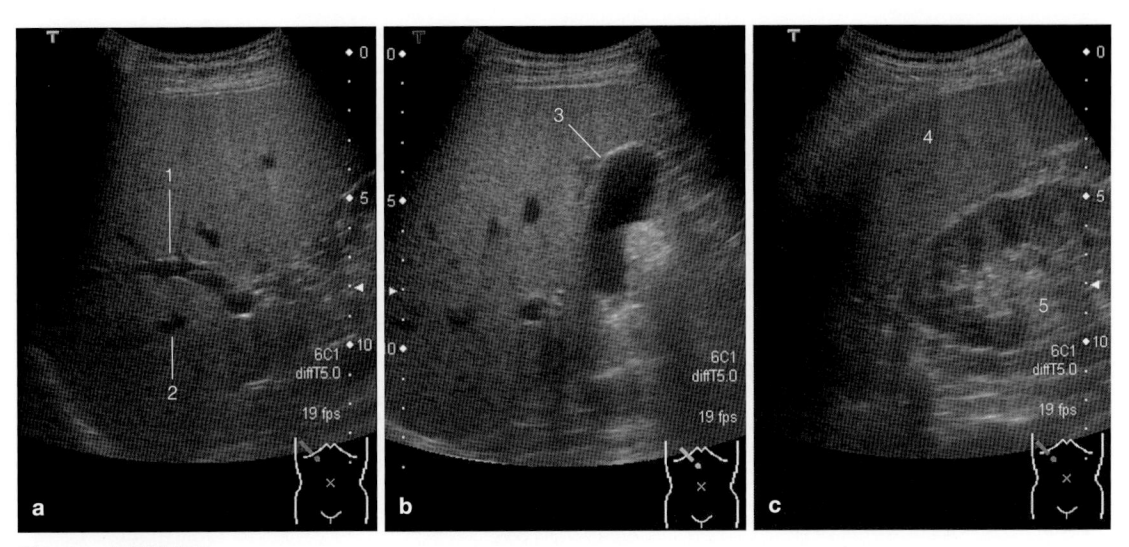

図 2-91　右肋間走査
1：門脈右前区域枝，2：右肝静脈，3：胆嚢，4：肝臓，5：右腎

③さらに右側では下大静脈と，その腹側に門脈本幹および総胆管が認められる（図 2-88b）．右季肋部付近で胆嚢が見える．

(2)　横断走査（transverse scan）
①心窩部では肝左葉，尾状葉を認め，門脈左枝，臍部（umbilical portion），外側枝，内側枝を認める（図 2-89a）．
②尾側寄りで，膵臓の長軸断面像が得られる（図 2-89b）．
③膵頭部で膵内胆管，体部で主膵管が観察される．膵体部背側に脾静脈，上腸間膜動・静脈，さらに上腸間膜動脈と大動脈との間を横走して下大静脈に流入する左腎静脈が見える．
④膵体部のやや頭側では大動脈から分岐する腹腔動脈と，これから分岐する総肝動脈と脾動脈が見える．

(3)　右肋骨弓下走査（right subcostal scan）
①背臥位から左側臥位で，右肋骨弓下縁に沿って心窩部から右側腹部端まで走査する．
②もっとも頭側では，肝右葉前上区域と横隔膜が見える．
③ついで尾側を走査していくと，中肝静脈，右肝

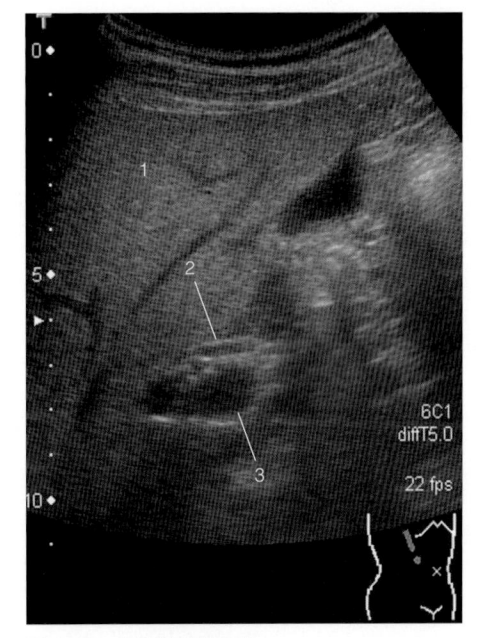

図 2-92　右季肋部斜走査
1：肝臓，2：総胆管，3：門脈

静脈，門脈後区域枝，胆嚢，さらに右腎が見えてくる（図 2-90）．

(4) 右肋間走査（right intercostal scan）
①右前胸壁から側胸壁の各肋間に沿って探触子を当てる．
②前胸壁側から順次，門脈右枝と前区域枝，肝門部総胆管，胆嚢，下大静脈，右肝静脈，さらに背側で右腎が見える（図 2-91）．

(5) 右季肋部斜走査（right hypochondriac oblique scan）
①背臥位から左側臥位で右肋骨弓と交叉するように走査する．通常，深吸気で行う．
②胆嚢および肝門部の門脈本幹と総胆管が，平行して走行するのがよく観察される（図 2-92）．

(6) 左肋間走査（left intercostal scan）
①背臥位もしくは右側臥位で，左前胸壁から側胸壁の各肋間を走査する．
②前側では肝左葉の一部が見えることがある．
③側胸部では脾臓，脾門部動静脈，膵尾部が見られる．
④左側腹部では左腎が認められる．

5　循環器系

1. 循環と機能解剖学

循環器系はポンプ機能としての心臓と，その導管である血管から成り立つ．ポンプおよび導管の機能異常は，拡大や肥大などの形態変化を伴うので，その異常診断にはX線，CT，超音波，MRIなどの画像診断法が適している．これらの医用画像を理解するためには，心・大血管系の解剖を十分理解している必要がある．

1）循　環

左室のポンプ作用にて拍出された血液は，大動脈から分岐した動脈を経て各臓器の微小循環へ入り，物質交換や情報伝達を行ったのち静脈系へ入り，上・下大静脈から右房へと還流される（体循環）．

右房から右室に流入した血液は，右室のポンプ作用にて肺循環へ拍出され，肺にてガス交換ののち肺静脈から左房へと還流する（肺循環）．

血液はこのような一連のループ内を循環している（図2-93）．先天的異常などの短絡血流がない限り左室から駆出される血液量は，右室からのそれと同じである．基本的には右房への還流量，右房から右室への流入量，右室からの駆出量，肺から左房への還流量，左房から左室への流入量，左室から大動脈への駆出量はすべて同一である．

2）機能解剖学

循環器系の臓器，とくに心臓では先天性奇形のように，心房・心室の位置・構造異常や加齢および各種疾患による心筋・弁などの構造異常などの形態的診断とともに，心室壁の運動，弁運動のように機能的診断も重要である．

従来の解剖とは，剖検による形態的診断が中心であったが，これからは機能的診断の重要性が高まる．心臓に形態的異常が生じた場合，それがどのような機能的異常をきたすのかを知る必要がある．現在のさまざまな画像診断法では，形態的変化のみならず，それによる機能的変化を知ることが可能で，機能解剖学として画像情報をみる必要がある．

2. 心臓の解剖

心臓は左右の心房・心室からなる．心房・心室の位置関係は単純ではないが，心房は静脈系の血液を受けやすい場所に，心室は大血管へ血液を駆出しやすい場所に位置する（図2-94）．

左右心房間・心室間には心房中隔，心室中隔があり，それ以外の壁を自由壁とよぶ．

房室弁として左室側に僧帽弁，右室側に三尖弁がある．動脈起始部には半月弁（大動脈弁と肺動脈弁）がある（図2-94）．

心臓は心膜に包まれ，胸郭内での位置が保持される．

心房，心室，血管は負荷により拡大や肥大をきたす．心疾患の種類に応じて負荷の部位は異なるので，結果として心臓はその心疾患に特徴的な形態を示すことになる．それゆえ，逆にいえば心臓の形態

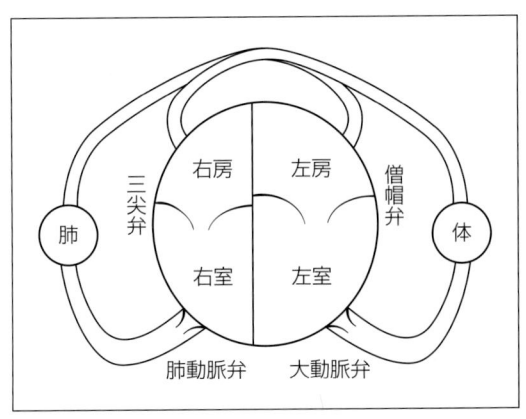

図2-93　体・肺循環の模式図

a：右心腔正面図

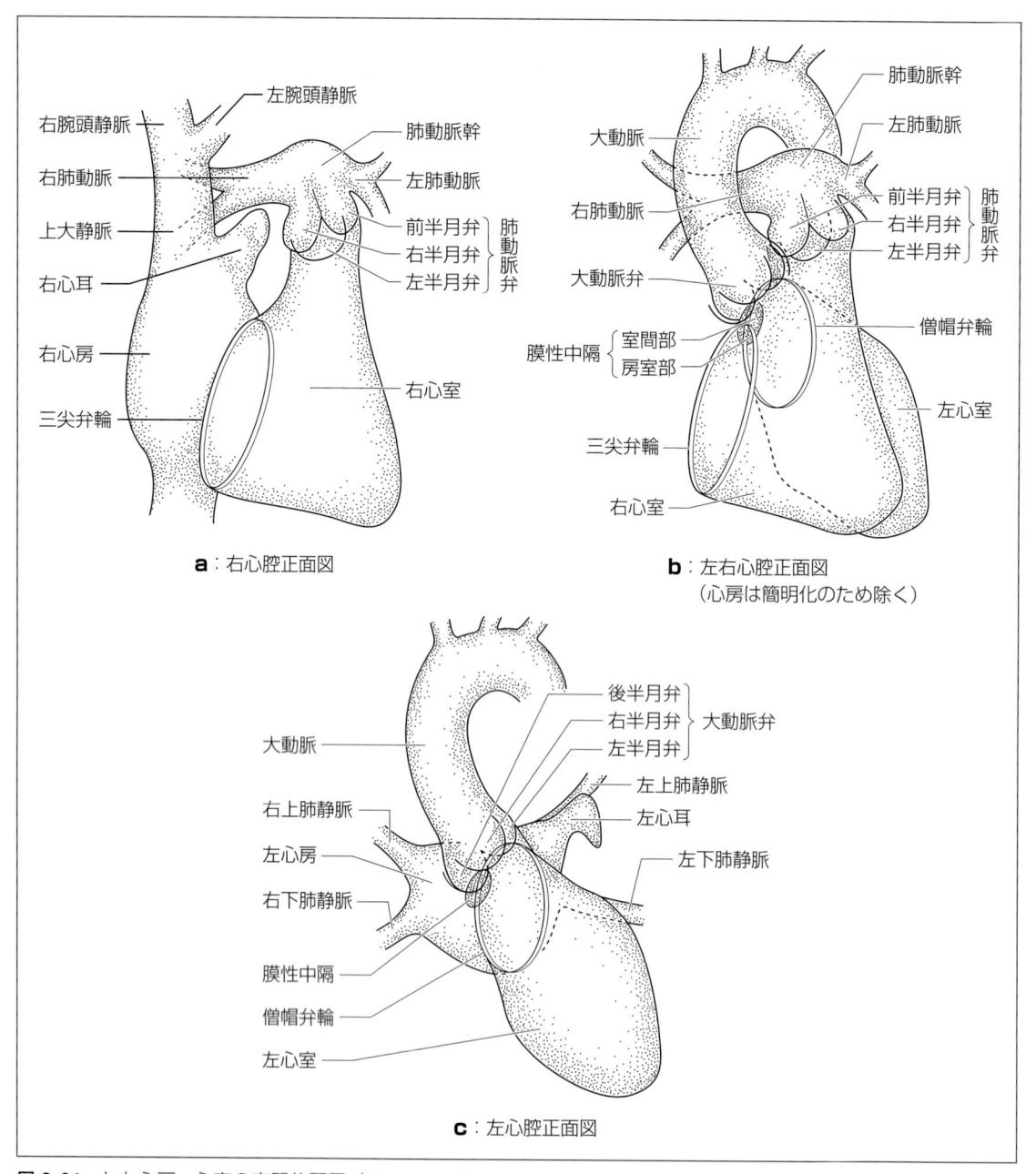

b：左右心腔正面図
（心房は簡明化のため除く）

c：左心腔正面図

図 2-94　左右心房・心室の空間的配置（Netter FH：The CIBA Collection of Medical Illustrations. 日本チバガイギー, 1975）

から心疾患の原因の推測が可能である．

1）心　室

　心室は心臓ポンプ作用の中枢である．心臓近傍に位置する肺に血液を駆出する右室に対し，左室は四肢末端まで血液を駆出するために血圧も高い．正常例では右室の収縮期圧が約 30mmHg なのに対し，左室は 120mmHg 前後である．

　この高い駆出圧に対応するために左室の壁は右室のそれよりも厚い．正常例では右室壁厚はおおむね

4mm，左室壁厚はおおむね 10mm である．心室中隔は正常では左室側の壁の機能として働く．

左室はラグビーボールのような回転楕円体であり（図 2-94），左房からの血液を受ける流入路と大動脈へ駆出する流出路からなる．ただし，これは構造解剖学的に分離しているのではなく，機能的に名づけられているものである．

右室は"三角のおにぎり"的形態であり，心室中隔部は前述のように右室側に向かい隆起している．三尖弁口，肺動脈弁口，右室心尖部がそれぞれの角に対応して位置している（図 2-94）．それゆえ，右室では流入路と流出路は構造解剖学的に分離している．

2）心 房

心房は心室への流入血液のリザーバー（貯水槽）であり，さらに心房自体が収縮して心室への血液流入を補助する働き（ブースター作用）がある．駆動圧は低いので，壁厚は左右心房とも薄い．

左房は左右の肺の上下からの還流を受けるために 4 本脚の四角いカニのような形状で，心臓の上後ろを占める．右房は上半身からと腹部および下半身からの還流を受けるため，縦長の紡錘状で，心臓の右側を占める（図 2-94）．

3．心臓の画像（全般）

原則的には画像情報は二次元表示であるが，最近の技術革新により，二次元画像をコンピュータ処理したり，三次元的に一気にデータを収集し短時間で三次元表示が可能となってきている．しかし，ホログラムなどの表示方法でない限り，三次元画像といえども通常のモニタなどで表示されるので二次元画像を自分の頭のなかで構築する訓練は必要であろう．とくに超音波法ではまだ二次元表示が主体であり，自分で任意の断面設定が可能であることから，自分の見ている画像と探触子（プローブ）のスキャンにて三次元的なイメージを頭のなかに構築することは可能である．

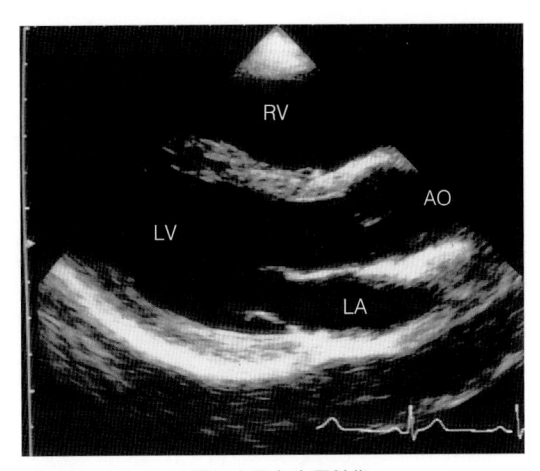

図 2-95 心エコー図による左室長軸像
大動脈，心室中隔，僧帽弁，左室後壁，左房後壁，右室壁が描出される．各腔の内径，壁厚なども計測できる．RV：右室，AO：大動脈，LV：左室，LA：左房

超音波法では，心臓の形態を診断するのに必要な基本断面のいくつかを述べる．CT や MRI では三次元構築が比較的容易となり，撮影法としての断面の意味合いは薄れてきているが，断面として見えるものは超音波法と同様なので，その画像がどのように認識されるかに関して説明する．

4．左室長軸断面

1）心エコー図

胸骨の左周辺，第 4 肋間付近に探触子を当てると，傍胸骨長軸像として，心臓長軸に沿った断層面では左房，左室，大動脈からなる左心系を同時に観察できる（図 2-95）．左房は大動脈の背方に頭足方向にやや長い円形を示す．左房・左室間には僧帽弁が観察され，心室収縮時に閉鎖し，逆流を防ぐ．僧帽弁尖端は腱索を介して乳頭筋につながる．僧帽弁は僧侶の帽子に形状が似ていることから名づけられている．

弁帆は前尖と後尖からなり，この断面では前尖は長く後尖は短く記録される．実際には，前尖は類長方形で幅よりも前後方向に長く，後尖は前尖の 3

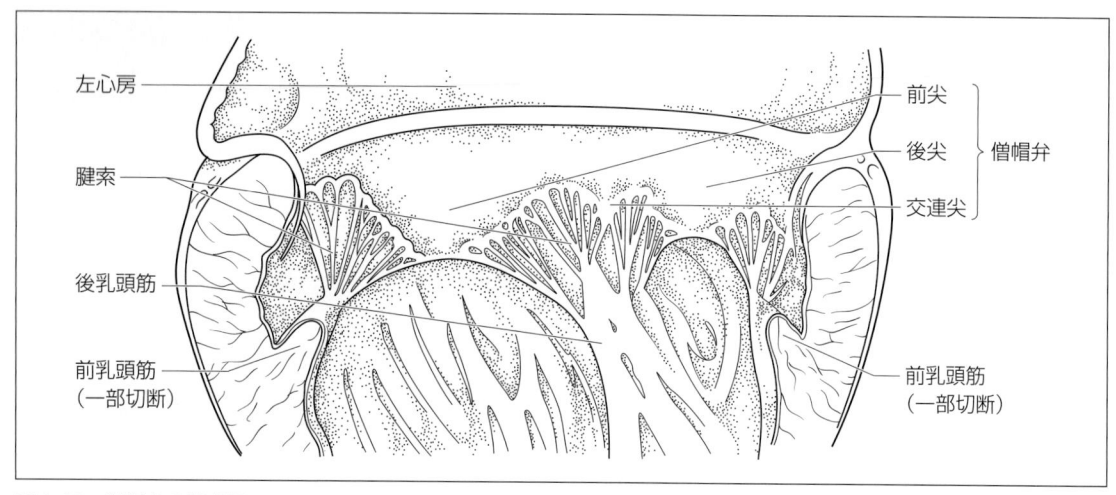

図 2-96　僧帽弁の模式図
前尖は後尖に比し，長くて幅は狭い．
(Netter FH: The CIBA Collection of Medical Illustrations. 日本チバガイギー，1975)

辺と対応するように短いが幅広い形態で，面積的には前・後尖ともおおむね同じである（図 2-96）．弁尖は薄くしなやかである．肉眼的には，弁付着部である basal zone，腱索付着部で前後尖が接合する rough zone，その間の透明な clear zone からなるが，正常例では心エコー上これらを区別することはむずかしい．弁膜症ではこれらは形態的に変化し，画像上にも描出される．

左室腔は楕円形に表示され，収縮期には均等に縮小する．心室中隔，左室後壁とも，壁厚は健常者ではおおむね 10mm である．この断面では大動脈弁は前後に開閉する弁尖として表示される．心室中隔前方の腔は右室である．この断面では狭くみえる．

超音波探触子を心尖部におき探触子を回転させると，左室長軸を中心に異なる断面を描出できる（このときは心尖部が上，左心房が下になる）．

2）MRI

MRI では，心エコー図のように心運動をリアルタイムに見ることはできないが，断面設定は任意に行え，その後の画像処理で心運動を観察することも可能になった．たとえば，冠状断面で頭側を深く，足側を浅くすると図 2-95 の断面とは直交する断面

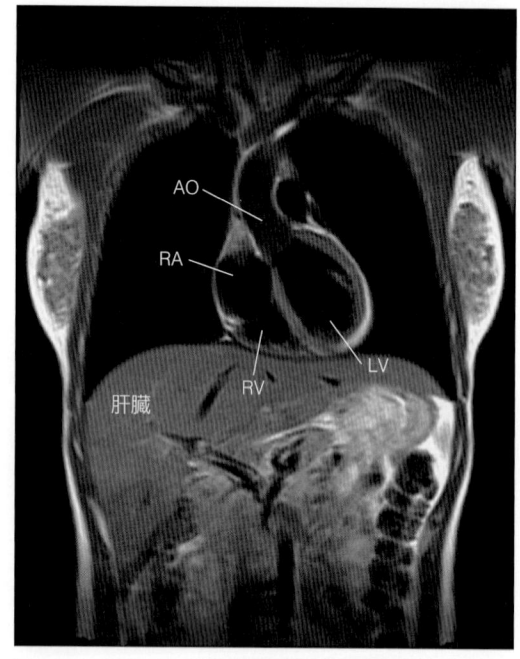

図 2-97　MRI による左室長軸像（冠状断面）
LV：左室，RV：右室，RA：右房，AO：大動脈

での左室長軸像が得られる（図 2-97）．左室腔内には乳頭筋が描出され，心房壁に比し，心室壁が厚いのも明らかである．右房の下には右室が位置し，その壁は左室よりは薄い．左室から頭側に伸びる腔は

5 循環器系

大動脈である.

3）左室造影法

心臓カテーテル法により左室腔へ挿入したカテーテルからX線造影剤を注入し，左室腔を造影する（図2-98）．画像は投影像なので心室の輪郭はわかるが，弁，腱索などの細かな情報はほとんど得られない．ただし，全体観はある．右前斜位像（図2-98）では，左室前壁，心尖部，下壁が輪郭される．

ほかの左室壁を観察するには，正面，側面，第2斜位など投影方向を変える．

5. 四腔像

1）心エコー図

左右の心房と心室を同時に観察できる断面である（図2-99）．構造物としては僧帽弁，三尖弁，心室中隔，心房中隔が描出される．僧帽弁口，三尖弁口はおおむね平行しているが，三尖弁口のほうがやや心尖寄りにある．これは，僧帽弁が心室中隔に直接付着せずに膜様中隔を介して付着するためで，先天性心疾患の診断には不可欠な情報である．

三尖弁は前尖，後尖，中隔尖の三尖からなり，僧帽弁同様，腱索乳頭筋に支持される（ただし，この断面では前尖と中隔尖のみが描出される）．

心室中隔と心房中隔とも，やや右心側に凸である．両者はおおむね平行に位置する．

2）CT像

従来のCTは任意断面を設定できない，リアルタイムに画像が得られない，などの欠点があったが，

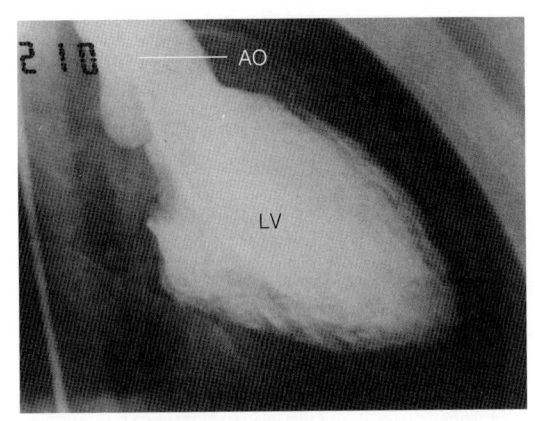

図2-98　左室造影像（右前斜位）
カテーテルにより造影剤が左室内に注入されている．心臓は類楕円形を示す．AO：大動脈，LV：左室

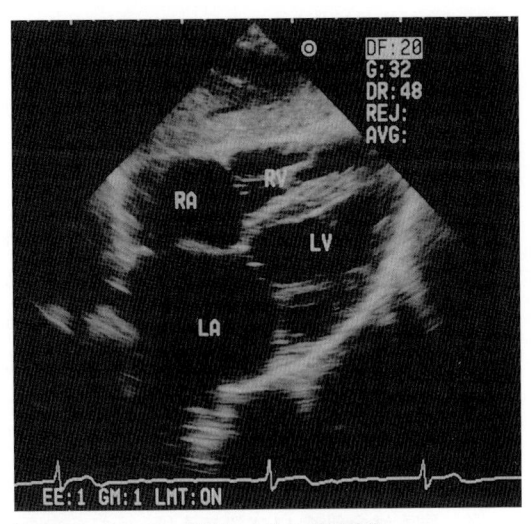

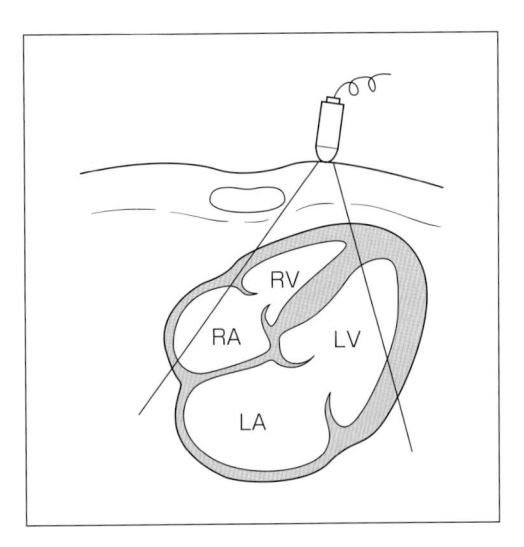

図2-99　心エコー図法による心臓四腔像
僧帽弁，三尖弁，心室中隔，心房中隔の位置関係が示される．各心腔の大きさもわかる．
RV：右室，RA：右房，LV：左室，LA：左房

第 2 章　画像解剖学

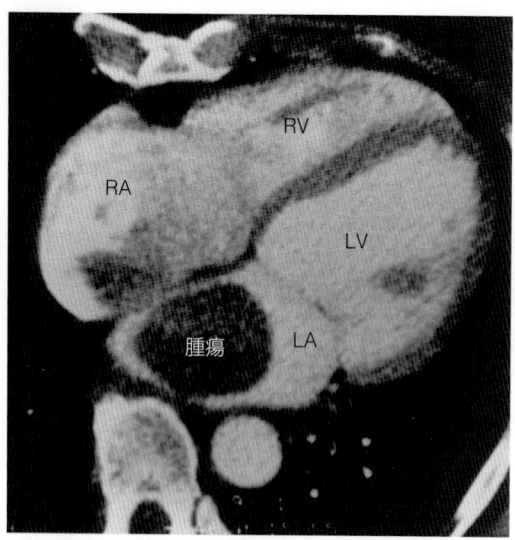

図 2-100　CT 法による心臓四腔像（造影剤使用）
左房腫瘍の例である．心腔内が白いのは造影剤のためで，腫瘍部分は欠損像として示される．造影剤は静脈注入である．RV：右室，RA：右房，LV：左室，LA：左房

最近開発された MDCT（マルチスライス CT）では，横断面（輪切り）だけでなく，任意の断面（タテ，ヨコ，ナナメ）での観察が可能で，鮮明な立体像（3D）も容易に得ることができ全体観の把握が容易になった．ボリュームとしてデータを取得するようになったので，撮影時に断面を設定するというよりは，撮影後に適切な断面を選ぶことが一般的となった．

図 2-100 は体軸の横断面での心臓四腔像である．提示例は，左房内腫瘍（粘液腫）の例で，造影剤を用いている．この画像から心臓と胸骨，脊椎，胸部大動脈との位置関係がよく認識でき，心臓は胸骨と脊柱に挟まれ，左の肋骨に接するように位置するのがわかる．

心臓内では，心エコー図での四腔像と同様，心房・心室中隔，僧帽弁，三尖弁が認識できる．三尖弁の位置が僧帽弁より心尖寄りであるのも明らかである．

6.　短軸像

心エコー図

いわゆる輪切り像で，心基部から心尖部まで順次レベルを変えると心臓全体像が理解できる（図 2-101）．

（a）　大動脈弁レベル

大動脈弁は半月状の弁尖で三尖から構成され，前方が右冠尖，左下が左冠尖，右下が無冠尖である．その背方には左房が位置し，右上に向かって左心耳が伸びる．大動脈左下より外方へ心房中隔が，左上からは三尖弁が，右上からは肺動脈弁がそれぞれ外方に向かって位置する．

肺動脈弁と大動脈弁の位置関係の異常は，先天性心疾患しかない．

左房の背方，すなわち心臓の背方には，脊柱と胸部大動脈が位置する．

（b）　僧帽弁弁帆レベル

大動脈弁レベルよりやや心尖部寄りのレベルである．大動脈前壁は心室中隔に，後壁は僧帽弁前尖に移行する．このレベルでは右心系は右室のみが描出される．

（c）　僧帽弁弁尖レベル

左房がみえなくなり，僧帽弁後尖が描出される．横断面では後尖のほうが前尖よりも長い．拡張期の僧帽弁の開放は，このレベルでもっとも大きく，心室中隔の彎曲に沿うように開く．

このレベル以下心尖部まで左室はおおむね円形を呈する．左室壁を時計に見立てると，1～3 時が前壁，3～6 時が側壁，6～8 時が下壁である．右室と対する部分はもちろん心室中隔である．右室は左室の外側に張り付いた三日月状を呈する（図 2-102）．

（d）　僧帽弁腱索レベル

僧帽弁前後尖とも左右に分かれて腱索につながる．腱索は全部で 17 本であるが，それらを画像上完全に分離できる検査法はない．

5 循環器系

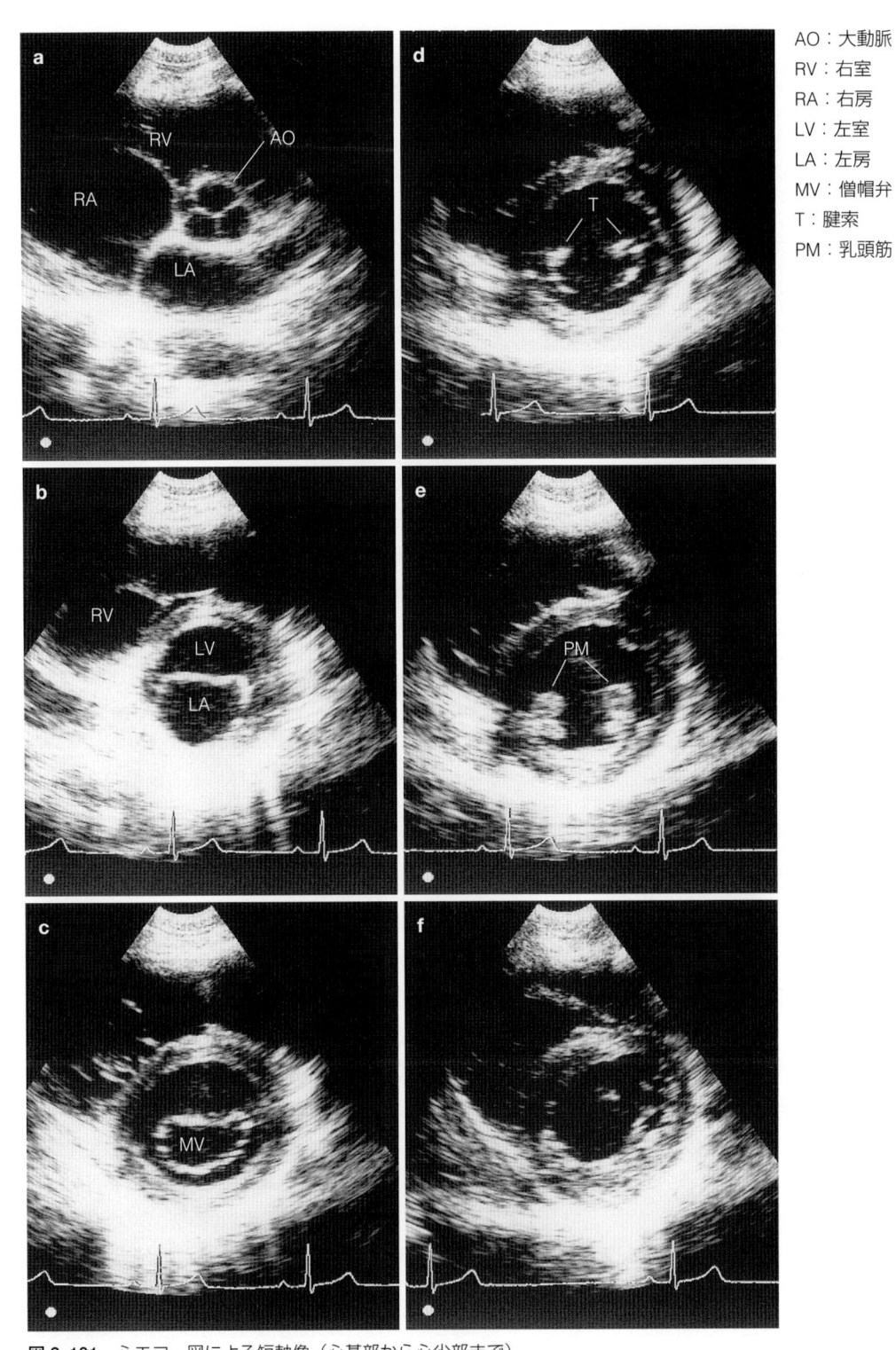

AO：大動脈
RV：右室
RA：右房
LV：左室
LA：左房
MV：僧帽弁
T：腱索
PM：乳頭筋

図 2-101　心エコー図による短軸像（心基部から心尖部まで）
a：大動脈弁レベル，b：僧帽弁弁帆レベル，c：僧帽弁弁尖レベル，d：僧帽弁腱索レベル，
e：乳頭筋レベル，f：心尖レベル．

第2章　画像解剖学

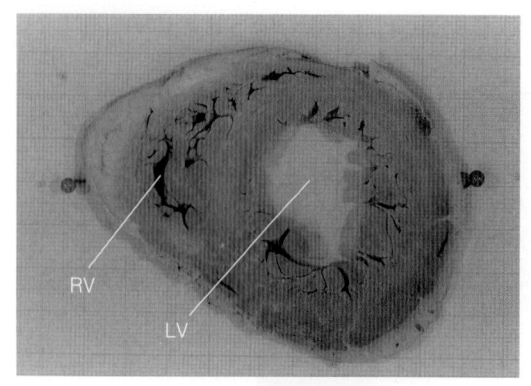

図2-102　剖検心臓における短軸断面
左室（LV）は円形，右室（RV）はそれにかぶさるように三日月型．心臓周囲の白色部分は脂肪．

（e）乳頭筋レベル

左室には左右2個の乳頭筋がある．位置関係から，左側を前乳頭筋，右側を後乳頭筋とよぶ．このレベルがおおむね左室の中央に当たる．

（f）心尖レベル

このレベルでは心室壁構造のみで，弁などはない．

7．心　膜

1）心膜の解剖

心膜は心臓を包む袋であり，後縦隔面と横隔面で固定されている．

心臓の位置保持，周囲からの感染防止，急激な心拡大の防止などの作用がある．心膜内には生理的にわずかな液体を保持し，心臓運動の滑りに役だつ．

2）心膜の画像

正常の心膜は心エコー図，CT，MRIなどで画像化される．ただし，画像診断上問題になるのは病的状態（心嚢液貯留や腫瘍など）の場合のみである．

8．冠動脈

1）冠動脈の解剖

冠動脈は心臓筋肉の栄養血管である．左・右冠動脈洞から起始し，左冠動脈は前下行枝と回旋枝に分枝する（図2-103）．

前下行枝は前室間溝に沿って心尖方向に走行し，前部心室中隔，左室前壁を支配する．

回旋枝は前下行枝と分かれたのち左房室間溝（僧帽弁輪部に相当）に沿って背方へ回り，途中，心尖方向に分枝を出し，左室側壁，後壁を支配する．

右冠動脈は右房室間溝（三尖弁輪部に相当）に沿って心臓前面を下降し，途中，右室壁に分枝しつつ後室間溝へ達し，後部心室中隔，左室下壁を支配する．

2）冠動脈の画像

冠動脈造影法が普遍的に施行されている画像診断法である（図2-104）．X線による投影像なので，冠動脈分枝の空間的配置が理解されていないと，診断がむずかしい．画像上で冠動脈分枝の重なりは避けがたいので，投影方向を変えて検査する．

MDCTでの冠動脈画像

CTの空間分解能と撮像スピードの進歩により，冠動脈造影法で得られる画像とほぼ同等，もしくはそれ以上の画像が得られるようになった．しかも，MDCTでは三次元構成画像を容易に構成できるので，あらゆる角度から冠動脈を観察することも可能である．さらに，最近では急性冠症候群の発症原因である，プラークの脆弱性まで観察できる可能性も報告されている．まだ心拍数低減のための前処置の必要性や被ばく量の問題もあるが，装置と撮影法の進歩により，かなり安定して良好な画像が得られるようになった．カテーテル冠動脈造影法は侵襲的な検査であることから，冠動脈MDCTは循環器病の診断に大きな変化をもたらしている．つまり，冠動脈病変のスクリーニング検査はMDCTが主流となり，カテーテル

5 循環器系

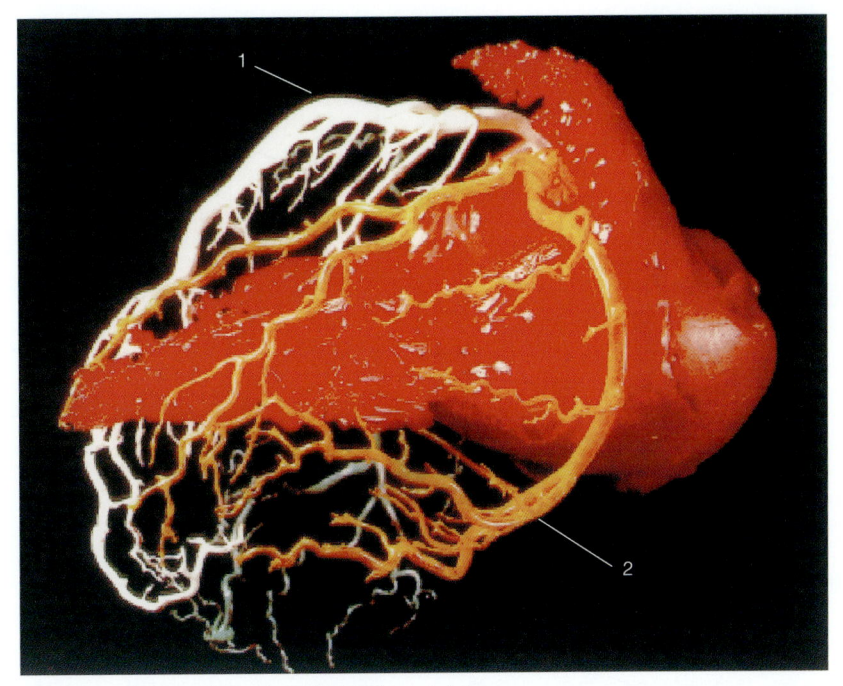

図 2-103 冠動脈の鋳型（左室腔の鋳型とともに）
冠動脈は心臓を冠状に取り巻いている．1：前下行枝，2：回旋枝
（Anderson RH, Becker AE: Cardiac Anatomy. Gower Medical Publishing, London, 1980）

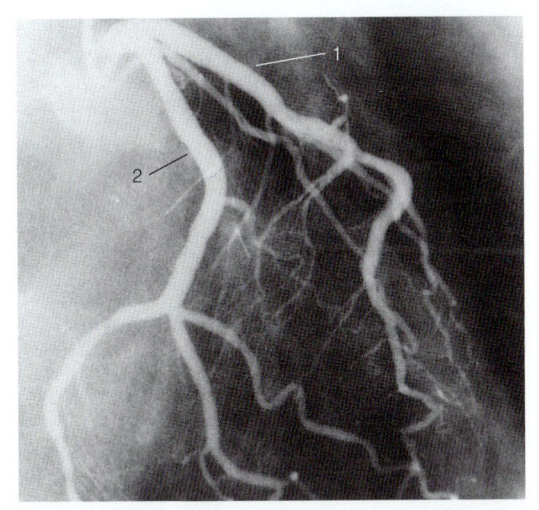

図 2-104 冠動脈造影像（左冠動脈の第1斜位像）
1：前下行枝，2：回旋枝

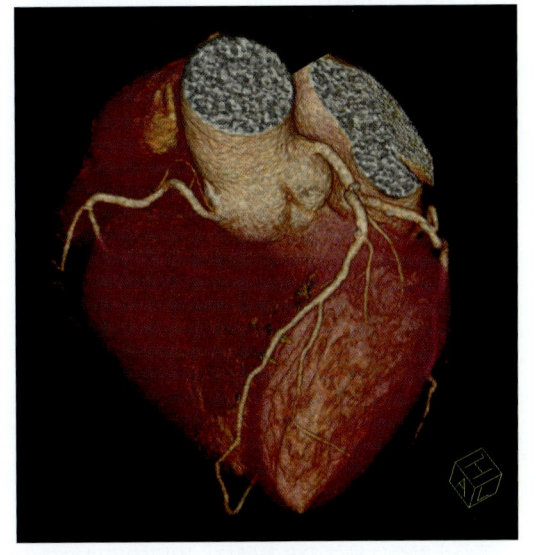

図 2-105 MDCT での冠動脈画像

第 2 章　画像解剖学

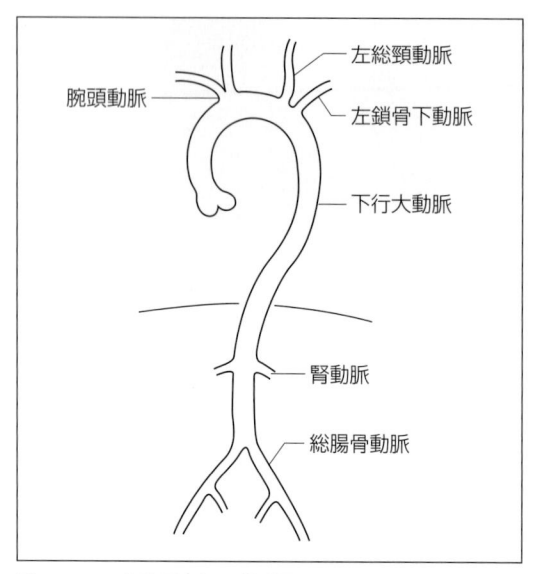

図 2-106　大動脈走行の模式図

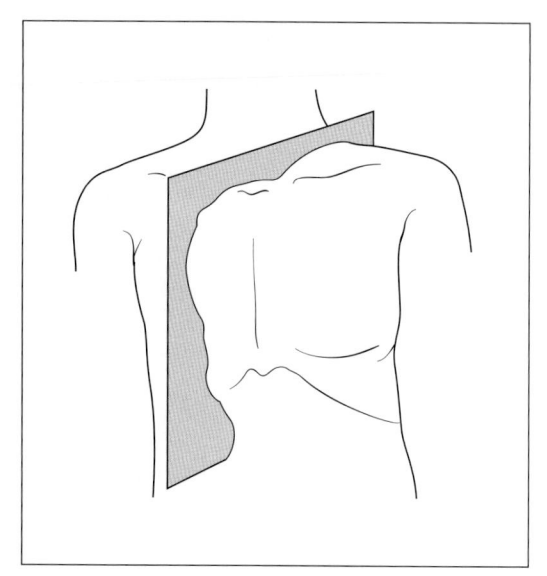

図 2-107　胸部大動脈に沿った断面

法は狭窄の精査や PCI（冠動脈形成術：ステント留置を含む）へと移行しつつある（図 2-105）．

9. 大動脈

1）大動脈の解剖

大動脈は左室から出て右前に向かい（上行大動脈），反転して（大動脈弓部）下方へ向かう（下行大動脈）．

上行大動脈はその起始部をバルサルバ（Valsalva）洞とよび，そこから冠動脈が分枝する．それ以後，弓部までは分枝がない．

弓部では，頭部および上肢への血管を分枝する．まず，右半身へ腕頭動脈を分枝し，これは右総頸動脈と右鎖骨下動脈の 2 つに分かれる．

左の総頸動脈，鎖骨下動脈は直接大動脈弓部から分枝する．すなわち，弓部からは 3 本の血管が分枝する．

下行大動脈は椎体の左を通り，腹腔内では椎体の前を通る．

腹部大動脈はおおむね臍のレベルで左右の総腸骨動脈に分かれる（図 2-106）．

2）MRI 画像

任意に断面を設定でき，前胸壁側では右前，背部

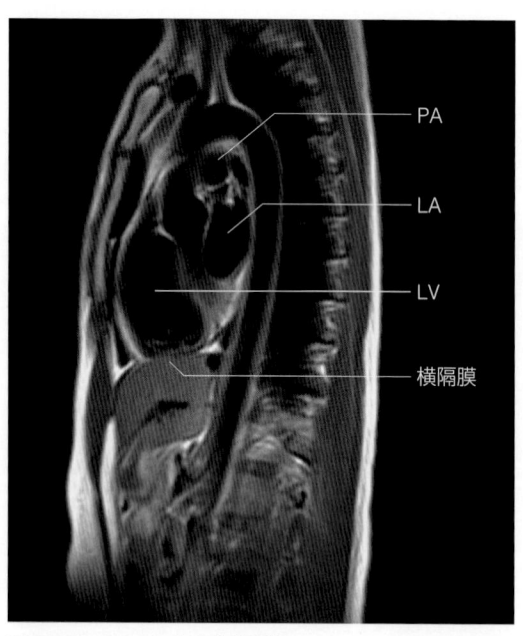

図 2-108　MRI による大動脈像
断面設定をうまく行うと，1 本のステッキ状に描出される．弓部から上方に分枝するのが腕頭動脈と左総頸動脈である．PA：肺動脈，LA：左房，LV：左室

134

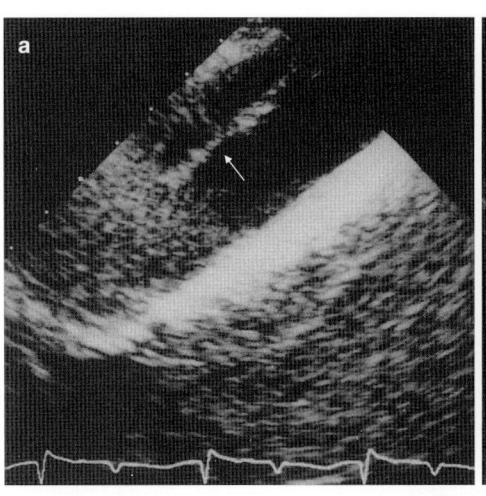

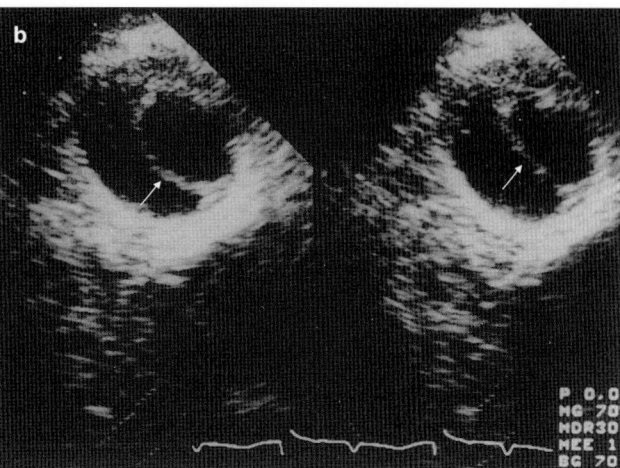

図 2-109 経食道心エコーによる大動脈像（解離性大動脈症例）
a：大動脈長軸像で，中に解離片（矢印）がみられる．
b：短軸像で，解離片（矢印）は拍動に応じて運動する様子が観察できる．

では左後ろを縦割りする平面（図 2-107）で大動脈の走行に沿った断面をつくることができる（図 2-108）．

3）CT 画像

MRI のような直接撮像ではないが，マルチスライス・ヘリカル CT による大動脈を含む 3 次元データから，断面変換により任意断面の再構成画像が得られる．前胸壁側では右前，背部では左後ろを縦割りする平面で大動脈の走行に沿った断面をつくることができる．

4）心エコー図法

前胸壁からのアプローチでは，バルサルバ洞と上行大動脈の一部は観察できるが，弓部や下行大動脈は十分検査できない．経食道心エコー図法では明瞭に観察でき，動脈瘤の診断に有用である．

心エコー図では画像にリアルタイム性があるので，解離性大動脈瘤での解離片の動きをとらえることができる（図 2-109）．ただし，大動脈全体を検査するには，食道内プローブを移動させねばならない．

10．肺動脈

肺動脈は右室よりやや上・背方へ向かったのち，左右の肺動脈に分かれる（図 2-101）．肺動脈主幹部は体軸の左に位置するので，その後の左右への分岐の角度は右肺動脈のほうが急峻である．

第 3 章　画像医学

1　骨・関節・軟部組織系

1. 骨の X 線画像法

骨の X 線画像検査法としては単純 X 線撮影と X 線 CT とがある．

骨の単純 X 線撮影は，放射線科領域でもっとも古くからある検査である．骨に病変が疑われる場合にはいまでも最初に行われる検査であり，その重要性は不動である．

一方，X 線 CT は骨や石灰化の詳細がわかるという利点はあるが，軟部組織や骨内のコントラストが MRI に比べて劣るため，断層画像としては MRI のほうが重要であることが多い．ただし，複雑な骨折の描出などには三次元再構成 CT は有用である．

本項ではまず骨の構造について復習し，つぎに代表的な骨病変について解説する．

1）骨の構造

骨はおもに四肢を形成する管状の長管骨と，頭蓋骨，肩甲骨，腸骨などの扁平骨からなる．長管骨はさらに骨端，骨幹端，骨幹の 3 つの部分に分けられる（図 3-1）．

骨端は長管骨の両端でもっとも幅の広い部分であり，成長期までは成長軟骨板により骨幹端と境されている．骨幹は長管骨の中央部で管状の部分である．骨幹端は骨端と骨幹の間にあり，骨端から徐々に細くなって骨幹に移行する部分をいう．骨幹と骨幹端の間には明瞭な境界はない．骨幹端には後述する海綿骨が豊富に含まれる．なお，骨腫瘍は骨幹端

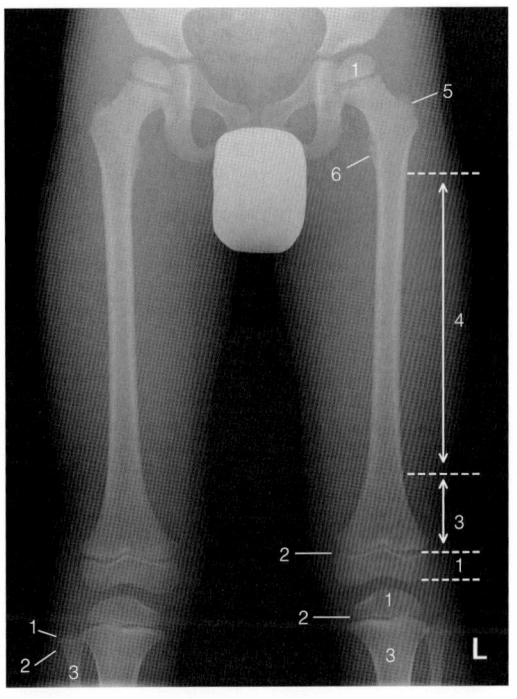

図 3-1　骨端，成長軟骨板，骨幹端，骨幹（正常例，6 歳男児）
長管骨は，端から骨端（1），成長軟骨板（2），骨幹端（3），骨幹（4）に分けられる．骨端と骨幹端の境界が成長軟骨板であり，軟骨内骨化により長軸方向の成長に寄与する．骨幹は長管骨の中央部，骨幹端は骨端から徐々に細くなり骨幹に移行する部分をいう．これらはこの画像では大腿骨の遠位にもっとも見やすい．大腿骨近位には大転子（5），小転子（6）などの骨端に相当する部分があり，通常の長管骨の端とはかなり形態が異なる．

に好発するものが多い．

骨は表面にある緻密な皮質骨と，内部にあり骨梁が柱状構造をもつ海綿骨とからなる．海綿骨の柱状構造の間は骨髄といわれ，造血組織や脂肪組織がある．骨の強度は皮質骨からの寄与が大きい．

皮質骨はさらに外側にある骨膜によって取り囲まれている．また，関節面にある骨には表面に関節軟骨がある部分もある．

2）骨の形成・成長

骨の形成は1層に配列した骨芽細胞により行われる．骨芽細胞はまずムコ多糖基質にコラーゲン線維が分布した類骨組織をつくり，ついで類骨組織にミネラル（おもにカルシウムとリン）がつくことにより骨が形成される．

成長過程における骨組織の形成は，膜性骨化と軟骨内骨化とがある．膜性骨化では骨膜から皮質骨がつくられる．扁平骨の形成や長管骨が太くなることは膜性骨化による．一方，軟骨内骨化は骨端の二次骨化中心や成長軟骨板での骨化にあたり，海綿骨がつくられる．軟骨内骨化により長管骨は長くなる．たとえば軟骨内骨化が抑制され，膜性骨化が優位となる軟骨無形成症では長管骨は太く短くなり，四肢短縮型の低身長になる（図3-2）．

骨は一生を通じてつねに破骨細胞による吸収と骨芽細胞による形成が行われていて，動的な平衡状態にある．これらの過程には血清カルシウムやホルモン量，局所の荷重状態などがかかわってくる．たとえば骨折により荷重をかけなくなった骨には数週間で骨量の減少が起こる．また，女性ホルモンのエストロゲンは閉経期前後から低下し，高齢の女性での骨粗鬆症の原因になる．骨は動的な平衡状態にあるが，たとえば骨転移が存在すると骨破壊が起こり，正常な骨組織は骨形成を盛んにし高回転型の平衡状態になる．

骨シンチグラフィは代謝の速度をみているので，高回転型の平衡状態になると取り込みが亢進する．一方，単純X線撮影はカルシウムの量をみているので，平衡状態からのわずかな逸脱が積み重なって

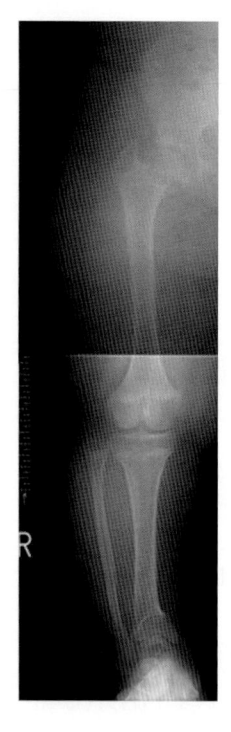

図 3-2 軟骨無形成症（14歳女児，主訴：低身長）
成長軟骨板での軟骨内骨化が障害される軟骨無形成症では，長軸方向の成長が障害され長管骨は短い．このため四肢短縮型の低身長になる．図3-1と比較してほしい．

カルシウム量として30〜50％程度変わってからでないと気づかれない．このため骨シンチグラフィで検出された骨転移は，単純X線撮影ではわからないことが多い．

3）骨の病的状態

骨の病的状態のX線所見は，骨濃度（骨陰影）の異常，形の異常，病的状態の分布（広範・全身性か，あるいは局所性か），成長の遅延あるいは促進など種々の観点からみることができる．広範・全身性の所見は，系統疾患，代謝疾患あるいは広範な転移を考え，局所性の所見は腫瘍や炎症を考える．病歴の点からは，症状は何か（痛み，運動障害など），外傷後か否か，症状の出現に誘因があったか否か，安静時痛があるかなどが重要になる．骨腫瘍が疑われる症例に安静時痛があることは悪性を示唆する所見の一つになる．

以下では，代表的な所見，病態について記述していく．

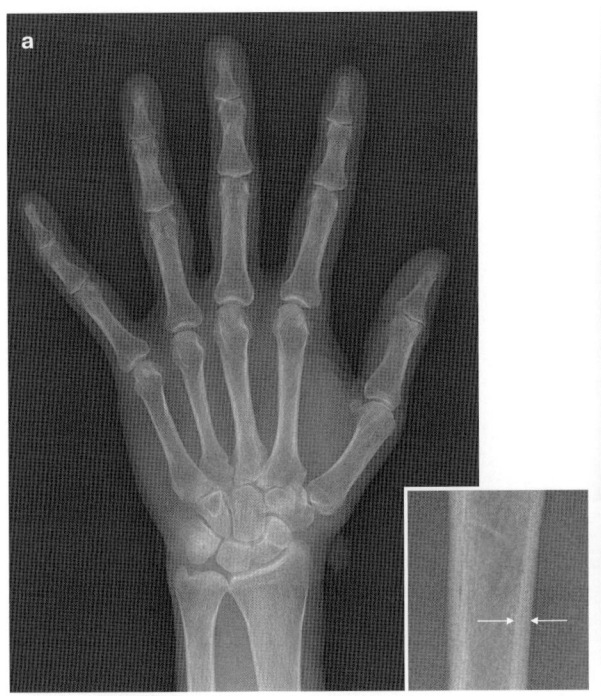

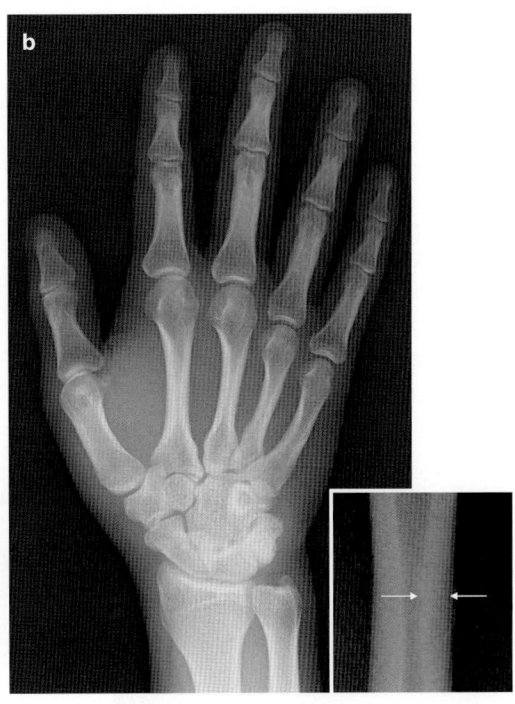

図 3-3 骨粗鬆症患者と正常例

どちらが若年者の手かわかるだろうか．a は 72 歳女性，b は 22 歳男性である．右下にある写真は第 2 中手骨骨幹の拡大図で，矢印の間が骨皮質の幅である．a では全体的な骨陰影の減少がみられ，骨皮質は薄くなり，骨梁も疎になっている．第 2 中手骨では骨皮質は全体の骨幅の 1/4 以上あるのが正常といわれる．

4）広範・全身性の骨濃度の低下

全身性の原因により生じる．骨濃度の低下は，①全骨量（骨＋類骨）が減少するものと，②全骨量は保たれているがミネラルの付着障害があり石灰化が不十分な類骨の割合が増加しているものに二分することができる．①で骨折しやすくなった状態が骨粗鬆症であり，②はくる病（成長軟骨板閉鎖以前）あるいは骨軟化症（成長軟骨板閉鎖以降）とよばれる．骨濃度の低下がこの 2 種類の病態のいずれによるものか X 線所見では区別できないこともあり，骨濃度低下を骨減少症（osteopenia）と総称することもある．

骨粗鬆症の原因は多くあるが，老人性骨粗鬆症や閉経後骨粗鬆症が多い．多発性骨髄腫やびまん性骨転移でも認める．骨粗鬆症は骨陰影の減少がみられ，骨梁の数および幅の減少，皮質骨の減少（**図 3-3**），脊椎の圧迫骨折（**図 3-4**），骨盤・大腿骨頸部の骨折などが認められる（**図 3-5**）．

骨軟化症，くる病では骨陰影の減少，骨改変層（ローザー〈Looser〉帯）などが認められる．骨改変層は疲労骨折の治癒過程に生じた類骨組織が石灰化されずに残っている状態と考えられ，骨軟化症，くる病に特徴的な変化である（**図 3-6**）．また，くる病では成長軟骨板での骨化障害のため，成長軟骨板は拡大し，骨幹端遠位は広がり衣服がほつれたような形態を示す．

5）広範・全身性の骨濃度の上昇

同じく全身性の原因により生じるが，骨濃度の低下に比べて頻度は少ない．前立腺癌や乳癌などの骨硬化性の転移，大理石病，骨斑紋症などがある（**図 3-7**）．

第3章 画像医学

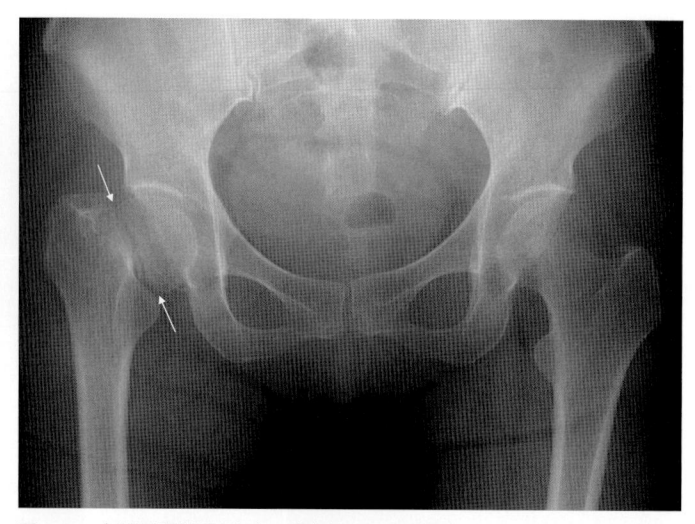

図3-5 大腿骨頸部骨折（58歳女性，骨盤正面）
自宅で転倒後，右股関節痛．右大腿骨頸部に骨折と変形を認める（矢印）．

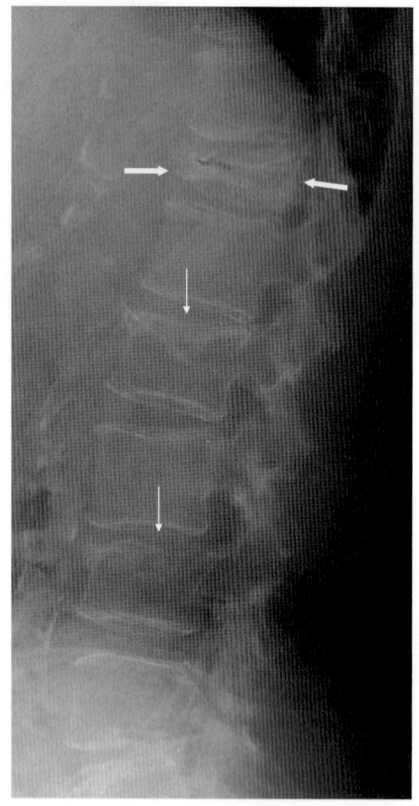

図3-4 骨粗鬆症（71歳女性）
骨粗鬆症のため第12胸椎は圧迫骨折し扁平化している（太矢印）．第2腰椎，第4腰椎の上端部にも圧迫骨折を認める（細矢印）．

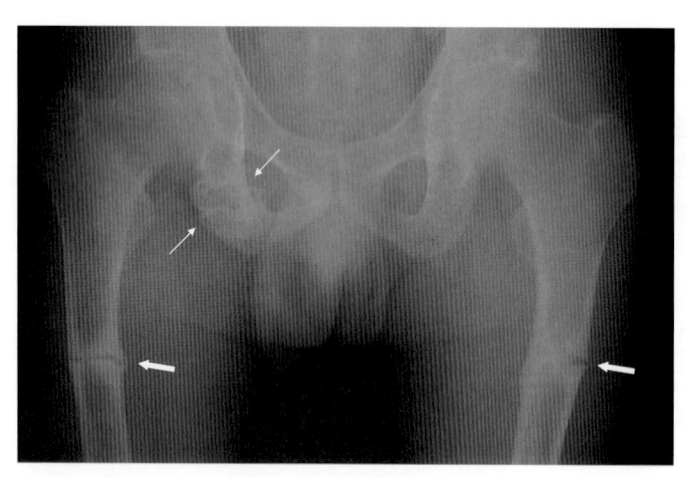

図3-6 骨軟化症（33歳男性，両側大腿部痛）
両側の大腿骨骨幹に線状の骨透亮像とその上下の骨の硬化を認める（太矢印）．骨改変層といわれ骨軟化症やくる病に特徴的な変化である．この症例では右坐骨にも骨折を認める（細矢印）．
（大阪府立成人病センター画像診断科 柏木伸夫先生より提供）

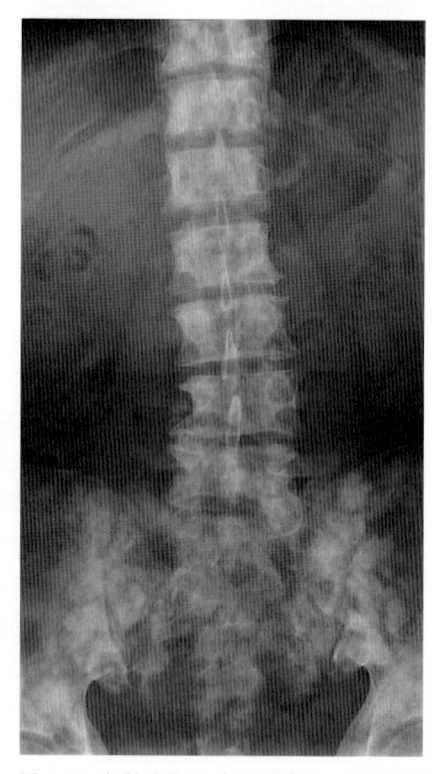

図3-7 多発骨硬化（64歳男性，主訴：腰痛）
脊椎，腸骨に多数の骨硬化像を認める．その後，前立腺癌の多発骨転移であることがわかった．

1 骨・関節・軟部組織系

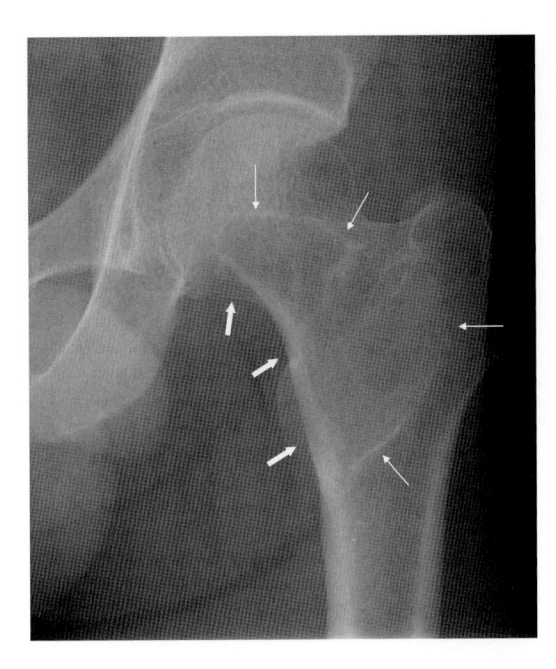

図3-8 骨嚢腫（55歳男性）
左大腿骨頸部骨幹端に骨透亮像を認める．骨皮質は保たれ（太矢印），軟部組織への進展を指摘できない．異常骨から正常骨への移行（細矢印）は鉛筆でなぞれるくらいに細い．骨膜反応を指摘できない．以上より，活動性が低い病変と考えられる．手術の結果は良性の骨嚢腫であった．

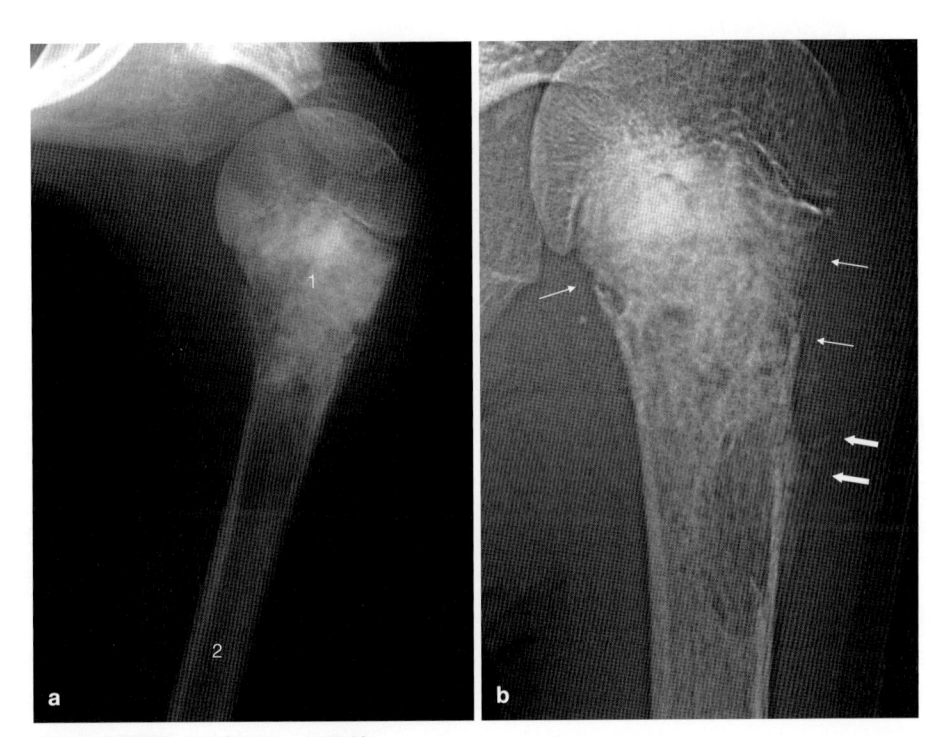

図3-9 骨肉腫（12歳女児，左肩痛）
bは撮影方向を変え拡大した画像である．左上腕骨近位骨幹端中心に病変を認める．骨皮質の断裂している部分（細矢印）があり軟部組織への進展が疑われる．異常骨（たとえば1の部分）と正常骨（たとえば2の部分）の間にははっきりした境界がなく移行帯が広い．骨膜反応は棘状（太矢印）である．以上より活動性が高い病変であることがわかる．病変内には雲状の石灰化（1の部分）があり骨形成腫瘍と考えられる．画像上，骨肉腫が疑われたが，生検の結果も骨肉腫であった．

第3章 画像医学

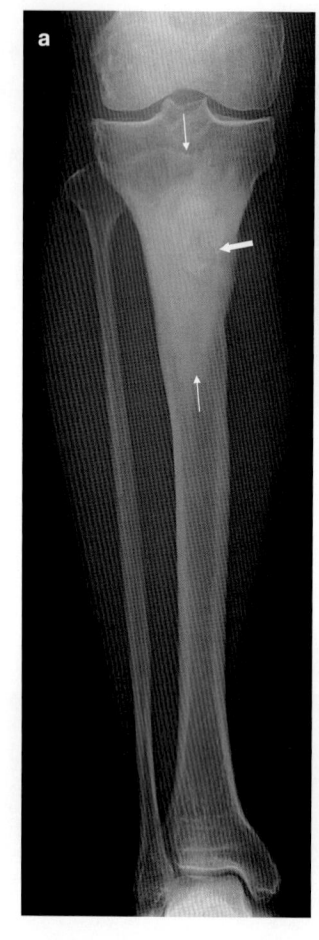

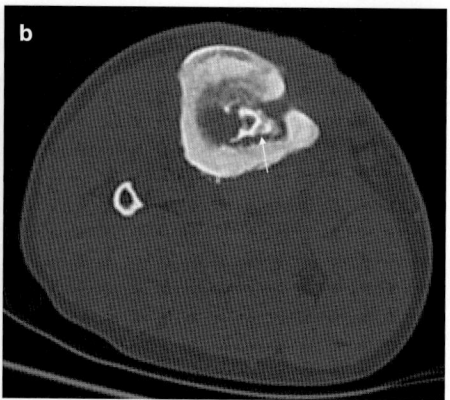

図3-10 約60年前の骨髄炎の既往（75歳男性）
10年前から右下腿に潰瘍が発症し治癒しないまま経過．
a：単純X線写真正面像で右脛骨近位骨幹端に骨硬化像（細矢印）を認める．内部にはやや濃度が薄い部分（太矢印）がある．
b：CT横断像では脛骨骨皮質は肥厚し，一部で欠損している．内部には軟部組織濃度とその中に濃度の高い骨（矢印）を認める．腐骨と考えられる．

6）局所的な異常（図3-8～3-10）

腫瘍，感染，先天奇形などがある．もし骨腫瘍を疑った場合には，つぎの項目をX線写真から読み取る．

①軟部組織への進展：皮質の断裂，軟部組織への進展は活動性の高い病変を示す．
②異常骨から正常骨への移行帯の幅：境界が不明瞭（移行帯が広い）だと活動性が高く，境界が鉛筆でなぞれるくらいに明瞭（移行帯が狭い）であれば活動性が低い病変である．
③病変の大きさ：大きいほど活動性が高い．
④病変の場所：多くは骨幹端に発生する．骨端では軟骨芽細胞腫，骨巨細胞腫，膿瘍，その他関節症に付随した病変を考える．骨幹にはユーイング（Ewing）肉腫などの小型円形腫瘍細胞をもつ腫瘍が多い．
⑤病変の辺縁に骨硬化があるか：もしあれば正常骨の骨形成反応がみられることを意味し，活動性の低い病変である．
⑥病変内の石灰化：骨形成腫瘍（骨肉腫など）の石灰化は雲状・綿球状で，軟骨形成腫瘍の石灰化はC，J，Oなどの形態である．
⑦骨膜反応：骨膜は下側に骨をつくる．病変により骨膜がもち上げられると，そのもち上げられ方により下側の骨のでき方が異なる．1層のなめらかな辺縁は活動性が低い．多層の骨膜反応，骨膜反応の断裂（コッドマン〈Codman〉

1 骨・関節・軟部組織系

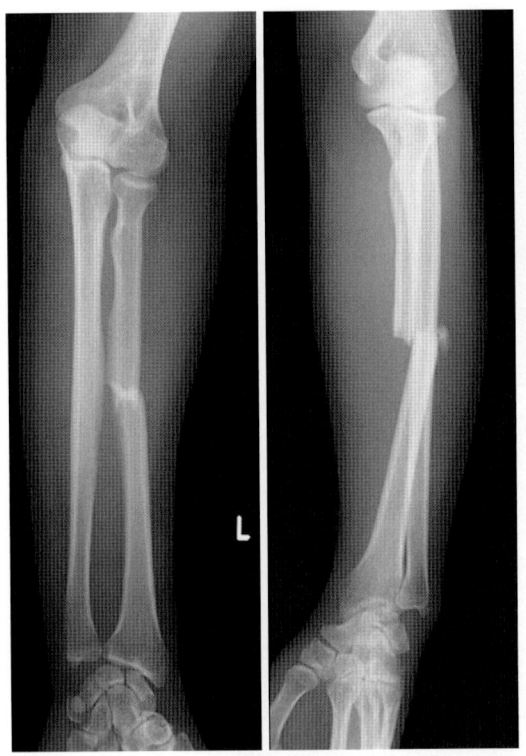

図 3-11　橈骨骨折（51歳女性，転倒後）
橈骨骨幹に骨折がある．骨折が疑われた際はこのように2方向で骨の両側の関節を含めるように撮影する必要がある．
（西宮市立中央病院放射線科 藤田　眞先生より提供）

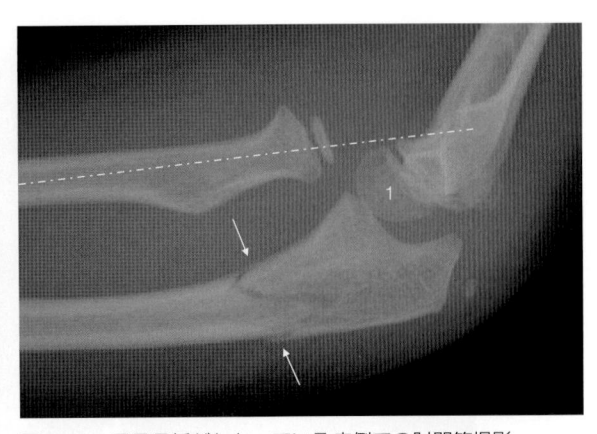

図 3-12　尺骨骨折がわかっている症例での肘関節撮影
左尺骨近位に骨折（矢印）を認める．橈骨の延長線はどの方向から撮影しても上腕骨小頭（1）を通るが，この例では外れていて橈骨脱臼の合併と考えられる．尺骨骨折と橈骨近位の脱臼はモンテジア（Monteggia）脱臼骨折といわれる．このように，骨折の際には隣接する関節で脱臼がある場合があり，隣接する関節を撮影範囲に含める必要がある．
（大阪大学医学部付属病院整形外科 村瀬　剛先生より提供）

三角），棘状の骨膜反応はこの順に活動性が高くなる．

⑧単骨性か多骨性か：悪性多骨性は骨転移，良性多骨性は線維性骨異形成，骨軟骨腫症，内軟骨腫症など．

なお，"活動性が高い"は悪性であるとほぼ同じ意味であるが，感染や一部の良性病変（ランゲルハンス組織球症など）は活動性が高く，悪性腫瘍と同じ画像を示しうるため，このように表現している．

感染は種々のX線所見を示し，どのようなX線所見の場合でも鑑別疾患に加えておくべきといわれている．感染では，腐骨といわれる軟部組織に囲まれた濃度の上昇した骨が認められることがある．腐骨は他の骨とは切り離され正常な血流を欠いていて，細菌の巣窟となり骨髄炎の慢性化の原因になる．

7）外　傷

すべての骨折が単純X線写真で検出できるわけではなく，逆に骨折のようにみえるが実際は骨折と異なる場合もある．

原則として，骨折が疑われる骨の両側の関節を撮影範囲に入れて，最低2方向の撮影を行う（**図3-11**）．関節を含める理由は，隣接関節に脱臼を伴うことがあるからである（**図3-12**）．また，1方向のみの撮影では骨折がまったく見えないこともあり，最低2方向の撮影を行う．小児では，骨化中心などが骨折と紛らわしい場合もあり，正常側と患側の

第3章　画像医学

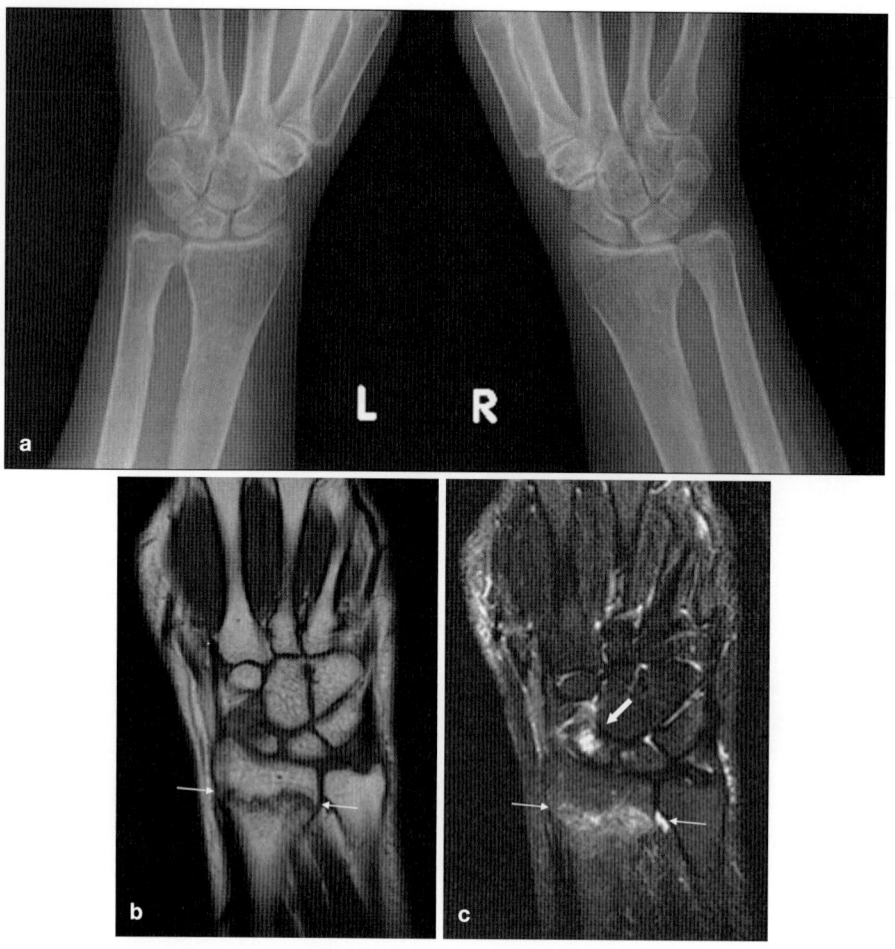

図3-13　X線写真では見えない橈骨骨折（69歳女性，転倒後手関節痛）
転倒の日に撮影された単純X線写真（a）では明らかな骨折を指摘できない．MRIではT_1強調画像（b）で低信号（矢印），脂肪抑制T_2強調画像（c）で高信号の帯状の領域（細矢印）を右橈骨遠位に認め新しい骨折と考えられる．右舟状骨にも同様の信号（太矢印）を認め骨折・損傷と考える．このように骨粗鬆症のある患者に起こった転位の小さい骨折は単純X線写真で見えにくい．
（西宮市立中央病院放射線科　藤田　眞先生より提供）

両側撮影・比較が有効である．
　検出しにくい骨折の例としては，骨片の転位が小さい骨折や，骨粗鬆症で骨濃度が薄い症例，手根骨，足根骨，骨盤，肩など解剖学的に複雑な部位の骨折などがある．通常の単純X線写真で骨折がわからないときは，斜位撮影が行われることがある．また，単純X線写真で骨折が認められず臨床上骨折かどうか決定することが必要な場合には，MRIを撮影すれば骨折はまず検出できる（図3-13）．

　新しい骨折は骨折線に沿ってまだ骨硬化などの反応が出現していず，骨折線はギザギザに走行することが多い．一方，古い骨折や骨化中心，血管溝などの正常構造では境界はスムーズで骨硬化しているのが通常である．
　明らかな外傷歴がなくても骨折する場合がある．それらは骨転移などにより局所的に弱くなった骨が骨折する場合（病的骨折），骨粗鬆症で弱くなった骨が骨折する場合（脆弱性骨折 insufficiency frac-

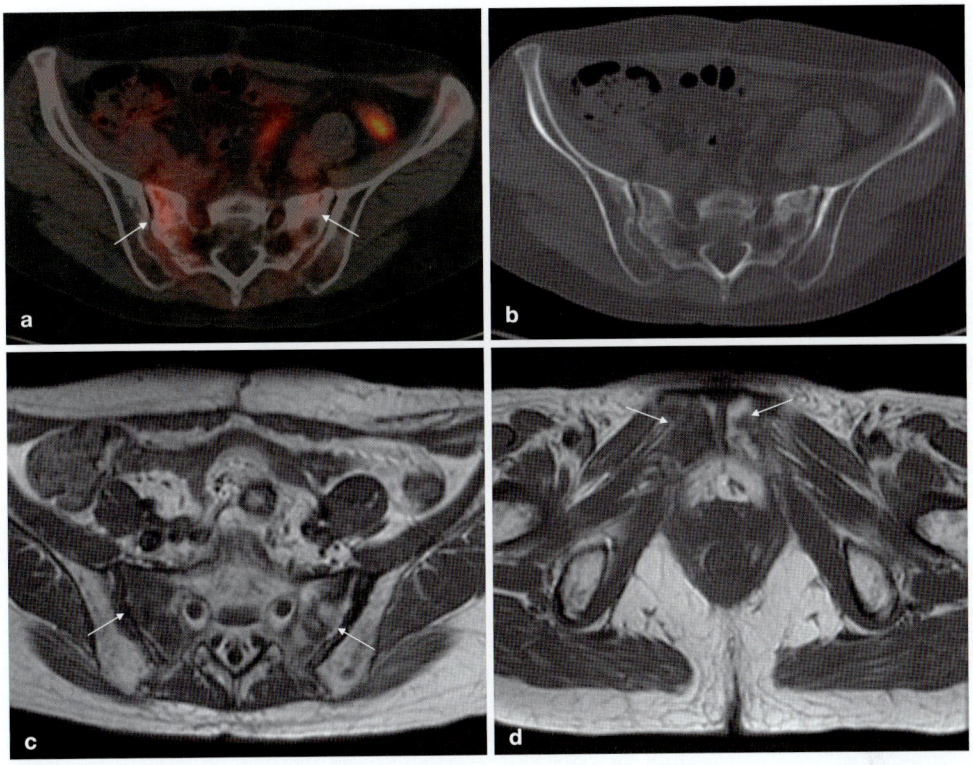

図 3-14 子宮頸癌術後，放射線治療後，化学療法後の脆弱性骨折（51 歳女性）

FDG-PET（a）で仙椎に FDG（fluorodeoxyglucose）の取り込みが認められる．CT（b）ではこの部分に不整な骨硬化が認められる．骨転移の疑いもあり MRI が撮影された．仙椎レベルの T_1 強調横断像（c）では仙腸関節に平行に仙椎に低信号（黒い）部分を認める．恥骨結合レベルの T_1 強調横断像（d）では両側恥骨結合に低信号部分を認めた．仙腸関節近傍の仙椎および恥骨結合は脆弱性骨折の好発部位であり，転移ではなく脆弱性骨折と診断された．その後の FDG-PET でこの部分への集積は認められなくなり，転移でないことが確定した．閉経以後の女性や放射線治療後では脆弱性骨折が起こりやすい．

ture）（図 3-14），健康な骨に繰り返しふつうの力が加わったことによる骨折（疲労骨折あるいはストレス骨折）（図 3-15）などである．これらの非外傷性骨折は，病歴の聴取や特徴的な場所により鑑別できることも多いが，脆弱性骨折や疲労骨折は骨腫瘍と誤られるときもあり注意が必要である．

2. 骨の核医学画像法

骨シンチグラフィには，^{99m}Tc 標識リン酸塩を用いる．現在臨床に広く普及しているのは ^{99m}Tc-MDP（methylene diphosphate），^{99m}Tc-HMDP（hydroxymethylene diphosphate）である．これらのリン酸化合物は，骨を形成するヒドロキシアパタイトへ化学的吸着やイオン交換により集積する．骨代謝が活発な部位への集積が亢進する．若年者では長幹骨の骨幹端に生理的な集積を認める．通常は静注 3〜4 時間後に前面と後面の全身を撮像する．

以下の疾患の診断に利用されている．

1）悪性腫瘍の骨転移，原発性骨腫瘍

骨転移による骨破壊と造骨反応を反映して高集積となる．X 線検査よりも早期に検出可能である（図 3-16）．甲状腺癌などの溶骨性骨転移は集積低下・欠損となる．

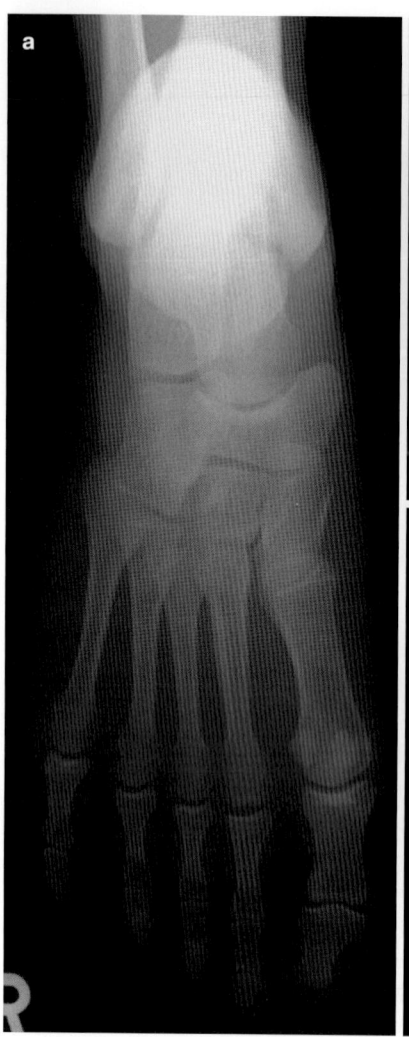

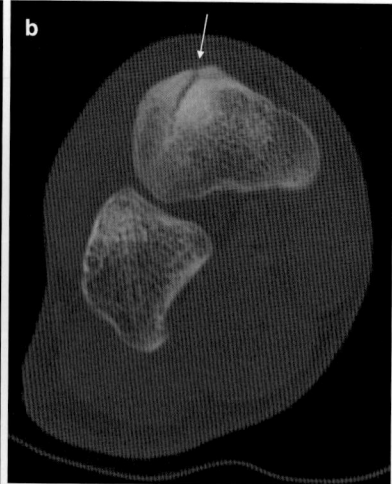

図 3-15 ストレス骨折（20 歳男性，陸上部，主訴：右足部痛）単純 X 線写真（a）では明らかな異常を指摘できない．CT 横断像（b）では舟状骨の背側に骨折とその両側の骨硬化を認める（矢印）．CT 冠状断再構成画像（c）でも同様に骨折線を認める（矢印）．三次元再構成（d）では舟状骨背側に骨折線を認める（矢印）．明らかな外傷の既往なく，陸上の練習に伴うストレス骨折と診断した．足では第 2，3 中足骨もストレス骨折の好発部位である．

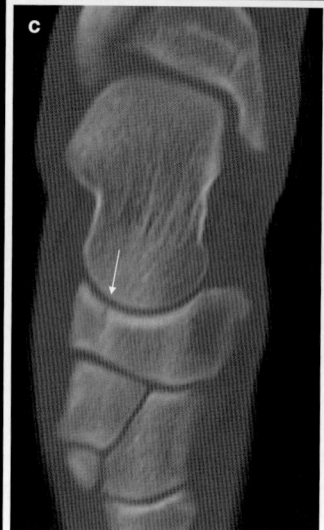

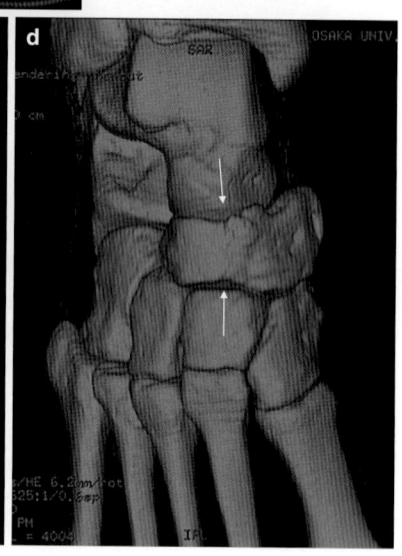

2）骨外傷

疲労骨折では X 線検査で骨折線を同定できないことがある．骨シンチグラフィでは高集積として検出できる場合がある（図 3-17）．

3）代謝性疾患

副甲状腺機能亢進症では骨代謝が亢進する．長幹骨，頭蓋骨，下顎骨への高集積が目立つ．

4）大腿骨頭壊死症

無菌性壊死の発症早期には血流の低下を反映して低集積となる．修復期には集積が回復してくる．

3. 骨の血管造影法（図 3-18）

血管造影は動脈あるいは静脈内にカテーテルという細い管を入れそこから造影剤を注入することにより，おもに血管の情報を得る検査である．

血管造影は診断目的の血管造影と，血管造影の手

1 骨・関節・軟部組織系

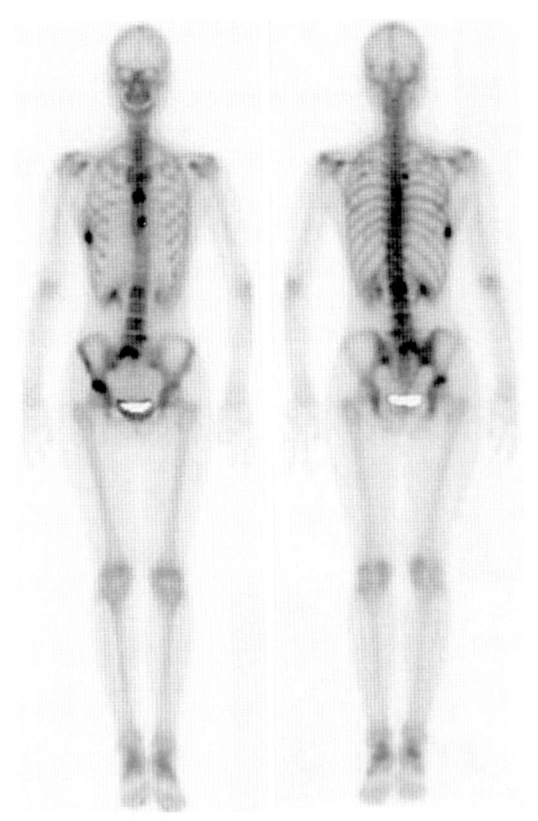

図 3-16 骨転移―乳癌患者の骨シンチグラフィ
肋骨，胸骨，椎体骨，仙骨，腸骨に異常高集積を認める．多発性骨転移と考えられる．

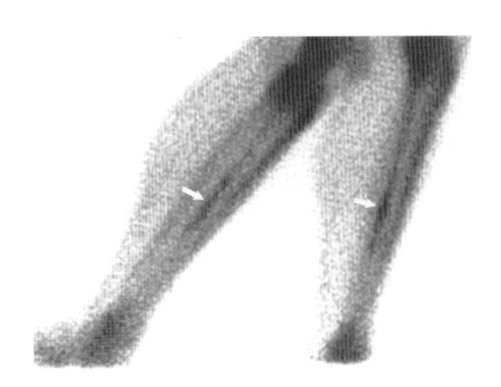

図 3-17 疲労骨折
両側脛骨前縁に沿って高集積を認める（矢印）．

技を利用した治療（interventional radiology：IVR）に大別することができる．診断目的の場合は，腫瘍などの病変の血管構築，病変が周囲の主要動脈にどの程度影響を及ぼしているか（手術の際に温存できるか否か）などを評価するために行われる．しかしこれらの情報は MRI や CT など他の検査方法でも得られるようになってきたので，診断目的の血管造影はほとんど行われなくなってきた．一方，治療目的の血管造影は適応が広がってきている．

おもな対象は，①腎細胞癌，肝細胞癌，甲状腺癌など血流に富む骨転移の術前塞栓，姑息的塞栓療法，②骨盤骨折などによる動脈損傷に対する止血，③骨・軟部腫瘍に対する動脈からの薬剤投与，である．

4. 骨の磁気共鳴画像法（MRI）

1）骨 MRI の特徴

① 骨皮質，骨梁構造，石灰化等の描出には，不向きであるが，軟部組織のコントラスト分解能は高く，X 線透過度の相違を画像化した単純 X 線や CT とはまったく異なる多くの情報を得ることができる．
② 他部位の MRI との相違は，正常骨髄には脂肪が豊富に存在するため，造影 T_1 強調画像や T_2 強調画像においての脂肪抑制画像の有用性が高い．骨軟部領域は呼吸などの生理的な動きが少なく MRI 検査が得意とする分野である．

2）各撮像法の特徴

（1）スピンエコー T_1 強調画像

成人では正常骨髄は脂肪が豊富に存在するため高信号を示す．一方骨皮質は低信号，筋肉は中等度の信号を示し，解剖構造の同定にすぐれる．病変は中等度から低信号を示すことが多いので，骨髄内の病変の描出にもすぐれており，基本となる像である（図 3-19）．

（2）スピンエコー（高速スピンエコー）T_2 強調画像

正常脂肪髄は高信号を示す一方，浮腫などの病変

第3章 画像医学

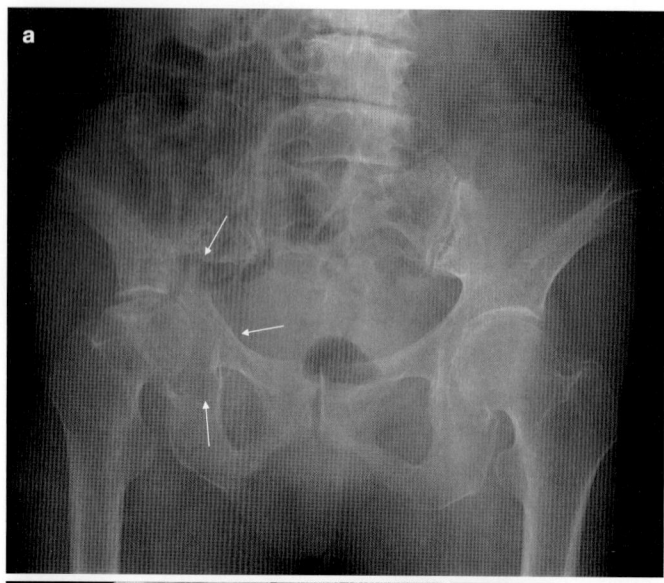

図3-18 甲状腺癌の骨転移（83歳女性，右股関節痛）
骨盤正面単純X線写真にて右臼蓋部に骨破壊像（矢印）を認める．他に多くの転移があり，また高齢であるため，疼痛軽減を目的として動脈塞栓術が治療として選択された．最初の大動脈造影（b）で右臼蓋部および左腸骨に血管に富む腫瘍が認められる（矢印）．塞栓物質およびコイルによる塞栓後（c）は臼蓋部の腫瘍血管，腫瘍濃染は大きく減少している．なお，腫瘍内側部の血管・濃染（矢印）は意図的に残された部分である．
（大阪大学医学部付属病院放射線科 大須賀慶悟先生より提供）

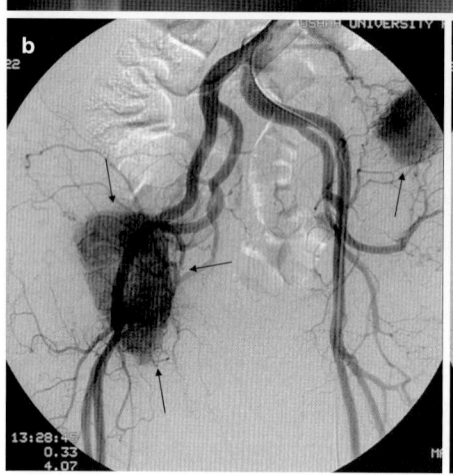

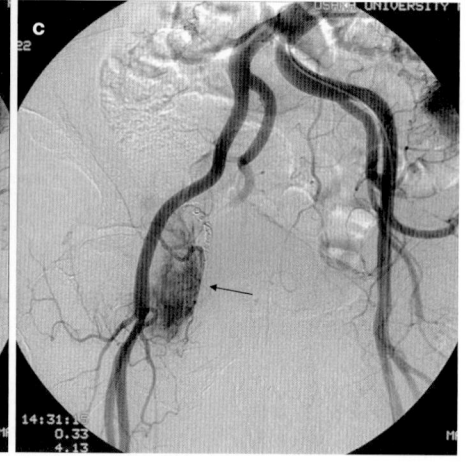

も高信号を示す．このため，髄内病変が不明瞭になることがあり，注意を要する（図3-20a）．

（3） スピンエコー脂肪抑制 T_2 強調画像

骨髄内の浮腫などを非常に鋭敏に描出し，病変の描出には非常に優れる（図3-20b）．ただし，解剖学的構造の同定が困難になるという欠点がある．

（4） スピンエコー造影 T_1 強調画像

骨病変の造影効果の評価はCTでは困難であり，MRIで行うのが一般的である．脂肪抑制法を併用すれば，コントラストがより明瞭になる．

（5） グラディエントエコー法

T_2^*強調画像：磁化率効果に鋭敏であるため小出血，石灰化などの低信号が強調され，これらの検出に有用である．

T_1コントラスト：高速撮像が可能なため，造影剤併用のダイナミック撮影などに用いられる．

（6） 拡散強調画像

水分の多寡を反映する T_2 強調像画像に，分子レベルでの拡散運動（ブラウン運動）の影響を強調して付加した画像である．嚢胞などの液性物質は水分子の拡散が自由なため低信号を示す．一方，ゼリー

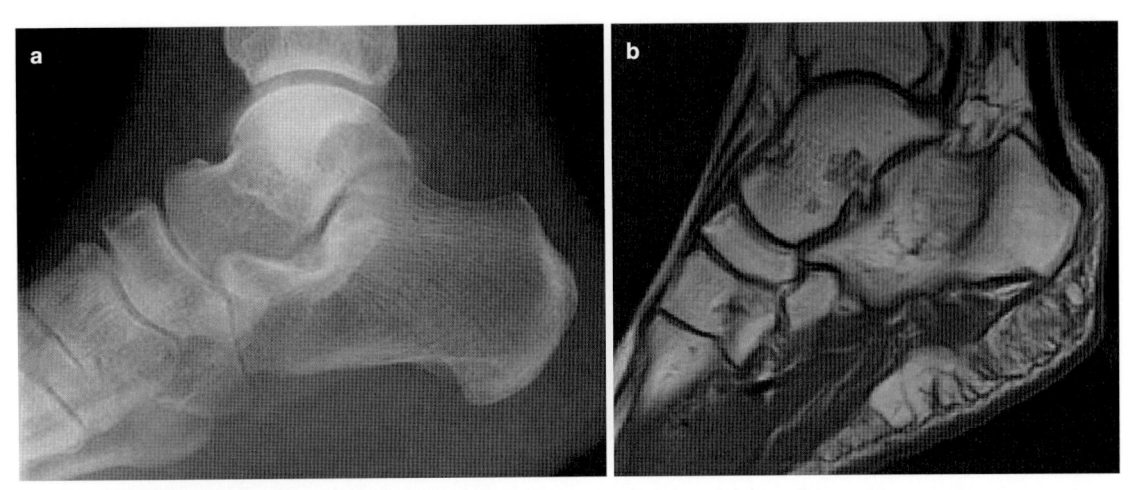

図 3-19　踵骨骨折
a：単純 X 線像．骨折線は同定できない．
b：T_1 強調矢状断像．単純 X 線像では同定できない骨髄内の骨折線が明瞭に描出されている．

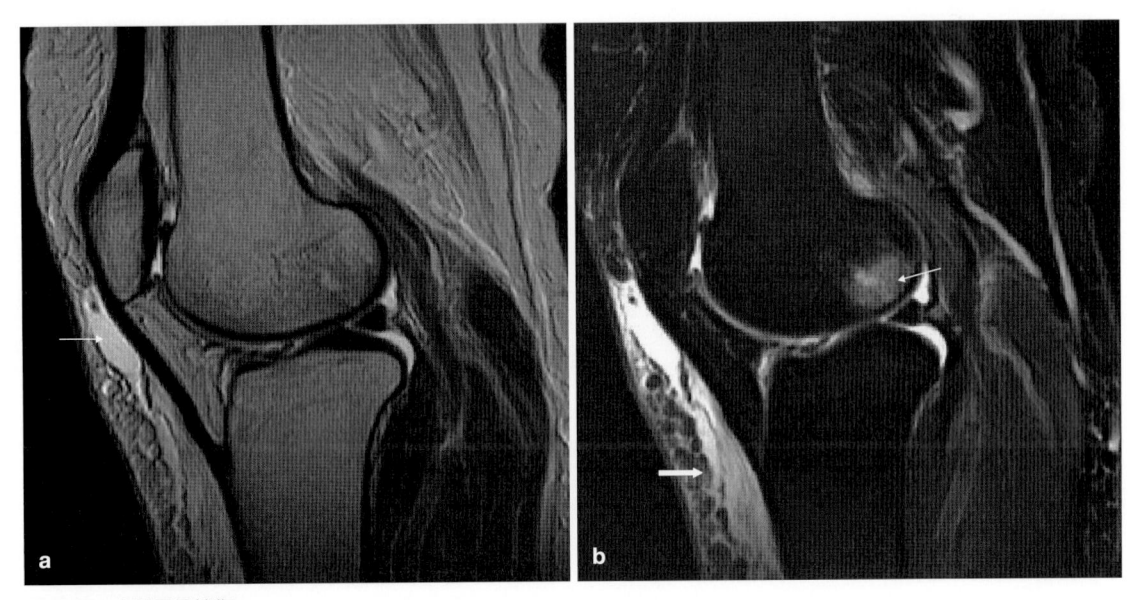

図 3-20　大腿骨骨挫傷
a：T_2 強調矢状断像．膝蓋腱前面の液貯留は同定できるが（矢印），骨髄内の異常は同定困難である．
b：脂肪抑制 T_2 強調矢状断像．大腿骨内の浮腫性変化（細矢印）や皮下脂肪組織内の浮腫性変化（太矢印）が明瞭に描出されている．

第3章　画像医学

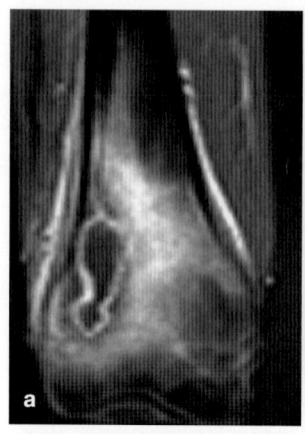

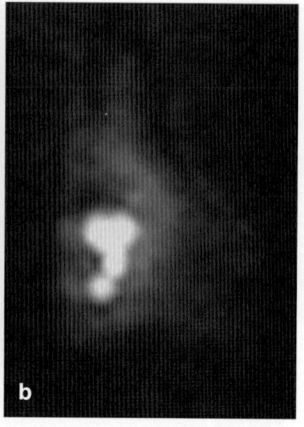

図 3-21 大腿骨骨髄瘍
a：造影後脂肪抑制 T_1 強調冠状断像．大腿骨にリング状造影効果を示す異常陰影を認める．
b：拡散強調画像．造影効果を受けない部分は強い高信号を示し，拡散運動が阻害された非常に粘稠度の高い内容液であると推定できる．

状物質などは水分子に富むが，拡散運動が阻害されるため，拡散強調画像では高信号を示す．腫瘍と膿腫瘍の鑑別（図 3-21）や良性の圧迫骨折と腫瘍性の圧迫骨折との鑑別などに有用である．全身拡散強調画像（DWIBS 法）では，PET や骨シンチグラフィのように全身の骨転移巣も描出可能である（図 3-22）．

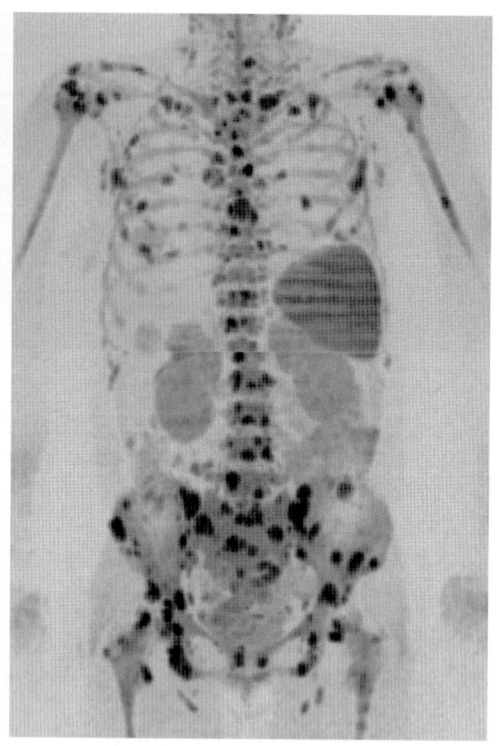

図 3-22 多発骨転移—全身拡散強調画像（DWIBS 法）
多発転移巣が明瞭に描出されており，PET，骨シンチグラフィ同様，全身のスクリーニングや病変の治療効果の判定に有用である．

5. 関節の磁気共鳴画像法（MRI）

四肢関節の MR 検査については，まずすべての関節に共通する MR 上の構造物の信号特性を把握する必要がある．そのうえで膝関節や肩関節など，それぞれの関節としての役割や性質が異なる関節の特徴や，実地臨床上の重要点についての知識に基づいて検査を進める必要がある．

1）関節の構造

T_1 強調画像を代表にして，以下のように，関節を構成する構造物を信号強度の順に整理すると考えやすい（図 3-23，3-24）．

（1）脂肪，骨髄

脂肪成分が通常の T_1 強調画像で高信号を呈することはいうまでもないが，この脂肪成分を多く含む骨髄-黄色髄は T_1 強調画像で比較的高信号を呈する．なお，骨髄の性状の詳細は成書に譲るが，造血が盛んで赤色髄を多く含み骨端線が開存している若年時と，脂肪成分が多い黄色髄となる老年時とはMR の信号強度が異なることを認識するべきである．

（2）筋肉，関節軟骨，関節液

筋肉は T_1 強調画像で中等度の信号を呈する．後述する腱組織より水分含量が豊富なためである．
関節軟骨は，軟骨のなかでも線維軟骨と成分が異なりコンドロイチン硫酸を多く含む．これを反映して筋肉と類似の信号強度を呈する．

1　骨・関節・軟部組織系

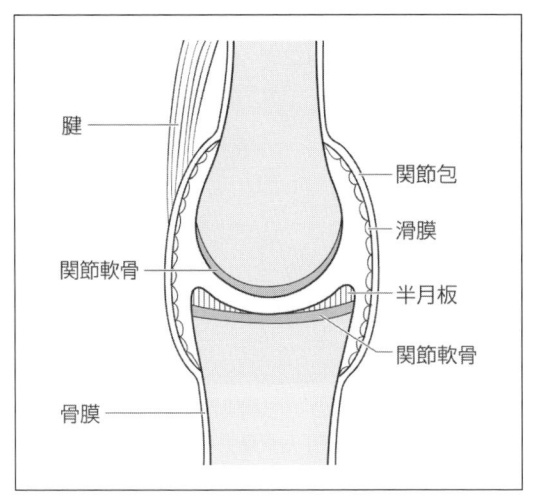

図 3-23　関節の解剖模式図
（石井清一，平沢泰介監修：標準整形外科学．第8版．p.35，医学書院，2002）

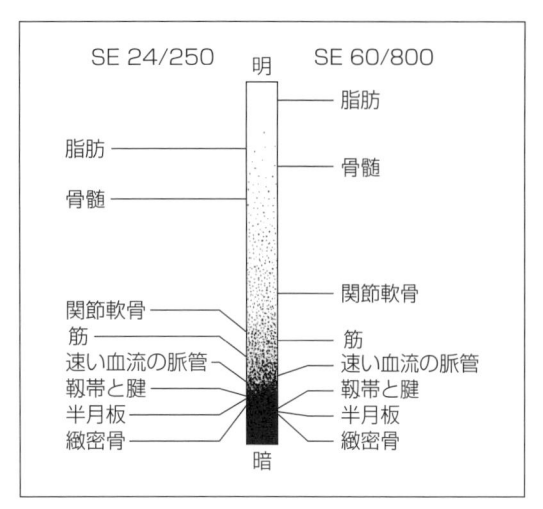

図 3-24　関節の構造物の信号
（Li KC, et al. : MR imsging of the normal knee. J Comput Assist Tomogram（JCAT）8(6) : 1147-1154, 1984）

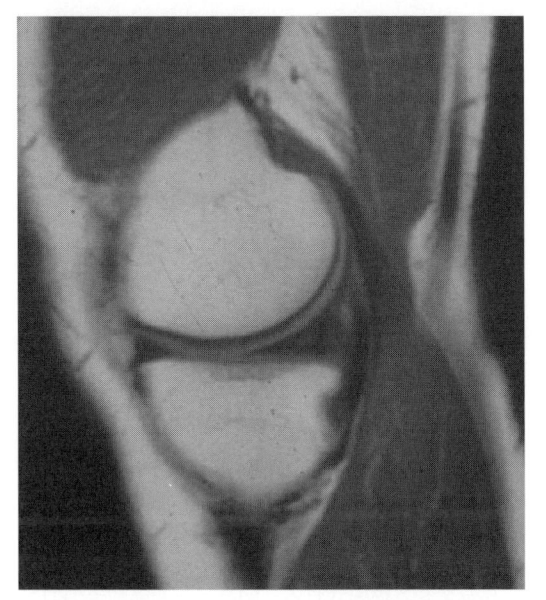

図 3-25　大腿骨内顆レベルの T_1 強調矢状断像

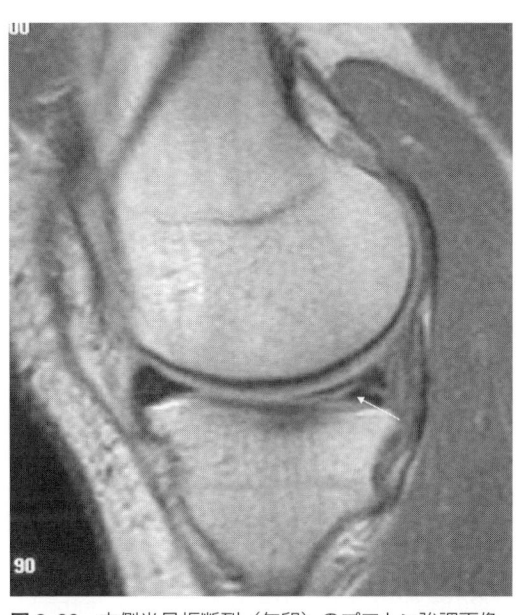

図 3-26　内側半月板断裂（矢印）のプロトン強調画像

　関節液はどの関節にもみられる生理的なものである．T_1 強調画像では，上述の筋肉，関節液よりもわずかに低信号を呈している．
　この筋肉，関節軟骨，関節液の信号は種々のパラメータにおいて異なる．これについては再度パラメータの項で述べる．

(3) 靱帯，腱，線維軟骨，皮質骨
　これらの組織は水分含量が少なく，線維成分が主体であり，エコー時間（TE）が極端に短いなどの一部の特殊パラメータを除けば，ほぼすべてのパラメータで低信号を呈する．

留意すべき点

マジック角効果（magic angle effect）：上述の靱帯，腱などについては基本的には低信号を呈する．しかし，このマジック角効果という現象により信号が上昇してみえる場合があることを知っておかなければならない．マジック角効果とは，メインなマグネットの磁場方向に対して靱帯や腱などコラーゲン線維の方向によって信号が異なるという現象である．種々の文献などの実験結果で，マグネットの磁場方向に対してコラーゲン線維の方向が 55°傾いていたときに最大に T_2 が延長，つまり信号が上昇するとされている．

肩関節の正常棘上筋腱の上腕付着部の信号がしばしば上昇してみえるのは，この現象によるものである．

2) MR撮像パラメータ

以下，実地検査において使用頻度の高い撮像パラメータを列挙し，それぞれの特徴，使用目的などを述べる．

(1) T_1 強調画像（図 3-25）

先ほど代表例にあげて述べた撮像法なので詳述はしない．X線診断でわからない骨挫傷および骨髄内の浮腫や腫瘍性変化の検出に有用である．

(2) プロトン密度強調画像（図 3-26）

long TR と short TE によるこのパラメータは関節疾患では有用である．とくに膝半月板の微小損傷の描出に有用である．

(3) T_2 強調画像（図 3-27）

long TR と long TE による T_2 強調画像はプロトン画像の補助的役割にとどまることが多い．turbo SE 法が用いられることが多い今日，骨髄浮腫をとらえることが困難であるため，通常，後述の脂肪抑制法が併用される．

(4) 脂肪抑制法

a. 選択的脂肪抑制法

選択的脂肪抑制法によるプロトン密度強調画像（図3-28）がもっとも頻繁に用いられるパラメータである．信号雑音比（SN比）がよく，骨挫傷を見

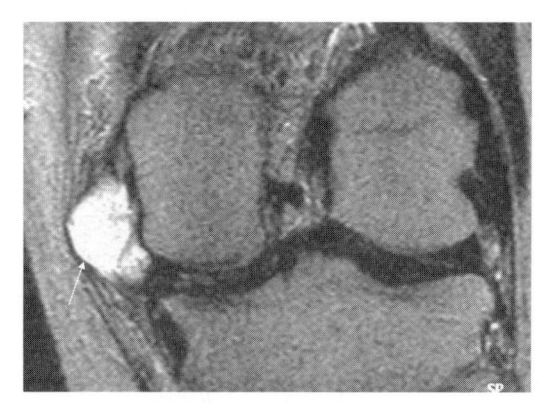

図 3-27 半月板嚢胞の T_2 強調画像
矢印に示す高信号域が半月板嚢胞である．

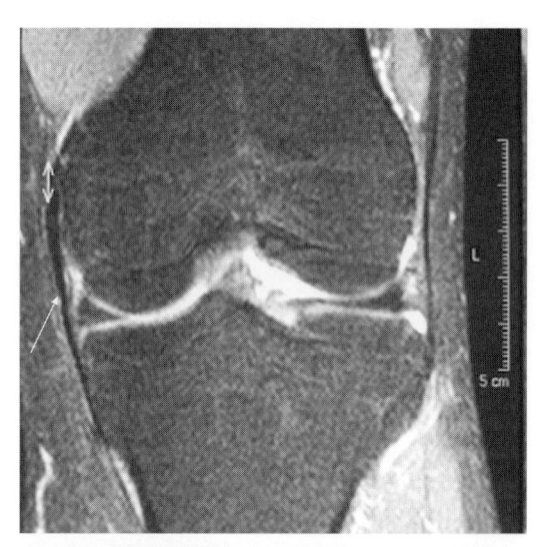

図 3-28 脂肪抑制プロトン強調画像による冠状断像
矢印に示すのが内側側副靱帯（MCL）である．

るのに鋭敏で，靱帯，腱，線維軟骨損傷も良好なコントラストで描出される．関節液と関節軟骨のコントラストも得られるため，軟骨表面の形状についても診断が可能である．T_2 強調画像とは dual-echo で撮像されることが多い．

b. 非選択的脂肪抑制法（STIR）

IRパルス（反転回復法）を用い脂肪が null point に達したところで信号を採取する方法である．この方法でも骨髄内の脂肪が抑制され，上述の選択的脂肪抑制によるプロトン画像と類似のコントラストが

得られる．選択的脂肪抑制法と比べ脂肪抑制は非選択的ではあるが，安定した抑制効果がある．

(5) T_2^*強調画像（図3-29）

グラディエントエコー法で TE を out of phase に設定して，骨髄脂肪を抑制して撮像する．撮像時間が短く，SN 比はよい．関節軟骨が高信号を呈する．flip angle を変化させることで関節軟骨と関節液のコントラストを変化させることができる．

(6) 関節軟骨強調シーケンス（図3-30）

図3-30 はフィリップス社製の T1-WATS 法といわれる撮像法で，水を励起している．関節軟骨と関節液のコントラストはパラメータにより調節できる．この写真では関節軟骨は高信号，関節液は低信号に描出されている．関節軟骨の観察には適しているが，線維軟骨の評価や骨挫傷の評価には感受性が低い．

3）膝関節

撮像方向および屈曲角度

a．矢状断像

膝関節の MRI 検査では矢状断，冠状断，横断の3通りの撮像方向があるが，斜矢状断像で前十字靱帯（anterior cruciate ligament：ACL）を正確に描出することが最重要である．正常 ACL は，大腿骨外顆から前方へ 10〜15°斜め内側方向に走行する（図3-31，3-32，3-35a）．

ルーチン検査の矢状断撮像は，この ACL に沿った平行な斜矢状断面が要求される．この斜矢状断像の角度を決めるには，冠状断像で ACL の走行を見極めるか，横断像で決めるか，どちらでもよいと思われる．

さらに，撮像時，膝関節は軽度屈曲させることが望ましい．ACL は膝関節伸展位では，大腿骨顆間窩の天井に接してしまい，識別同定が困難になる．したがって，軽度屈曲させると ACL が顆間窩から離れ，さらに線維が伸展し同定しやすくなる．過屈曲させてしまうと靱帯の線維に"ねじれ"が加わってしまい，上述のマジック角効果も加わり信号の評価が困難になる．

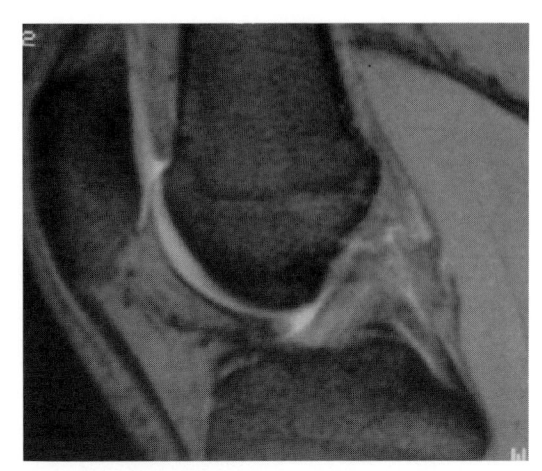

図3-29 T_2^*強調画像

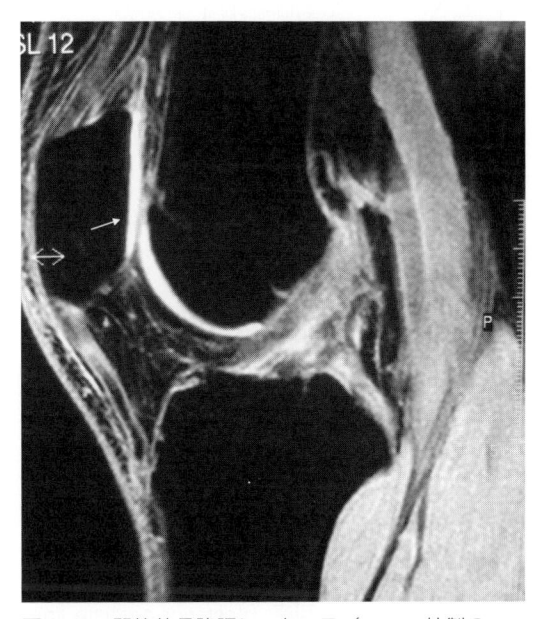

図3-30 関節軟骨強調シーケンス（Philips 社製の T1-WATS 法）
関節軟骨は高信号（矢印）に，関節液は低信号に描出されている．

近年は flex タイプの表面コイルが普及しており，これを使って膝関節を屈曲させて撮像することが多くなっている（図3-33）．しかし，従来の膝関節専用固定コイル（図3-34）であっても，タオルやスポンジなどを使って膝関節を軽度屈曲させることに

第 3 章　画像医学

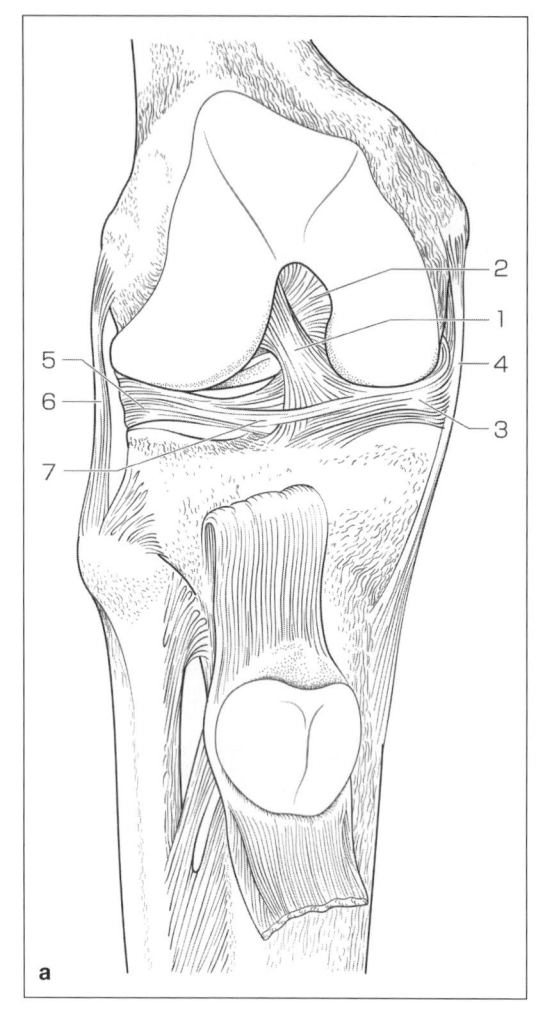

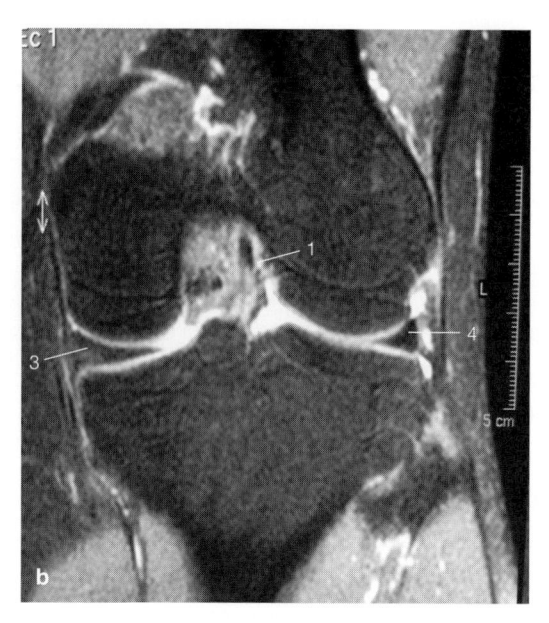

図 3-31　右膝関節の前方観の解剖模式図（a）と ACL が描出されている正常冠状断像（b）
1：前十字靱帯（ACL），2：後十字靱帯（PCL），3：内側半月，4：内側側副靱帯（MCL），5：外側半月，6：外側側副靱帯（LCL），7：膝横靱帯
（a：Kahle VW, Leonhardt H, Platzer W〈越智淳三訳〉：解剖学アトラス．第 3 版．p.104，文光堂，1990）

より，ACL 描出は明瞭になる．

　以上，ACL 描出を明瞭にするための手段について述べたが，後十字靱帯（posterior cruciate ligament：PCL）についてはどうかということになる．正常 PCL は一般に ACL と比べやや太く比較的描出は容易である．したがって，斜矢状断像は ACL 描出を中心に作成すればよい．

　斜矢状断像は ACL・PCL 損傷の評価，半月板の評価などに必須である．

b．冠状断像

　冠状断像は，上述の矢状断像作成のための元画像の役割のほか，内側・外側側副靱帯損傷の診断に必須である．

c．横断像

　横断像は図 3-35 のように，半月板の解剖とよく対応するが，実際に半月板損傷の診断に使われる頻度は高くない．むしろ，膝蓋大腿関節を詳しく観察するときに必要とされる（図 3-36）．この際，膝蓋関節軟骨の損傷の程度を評価しなければならず，前述の T_2^* 強調画像（WI）や軟骨強調シーケンスを要求される場合がある．

　通常，脂肪抑制プロトン強調画像での斜矢状断と冠状断像を撮像すればおおよその疾患に対応できると思われるが，脂肪抑制の機能を有していない装置の場合，T_1 WI と T_2^* WI の併用が望ましい．1.5T の装置ではスライス厚は 3mm 程度まで薄くするこ

1 骨・関節・軟部組織系

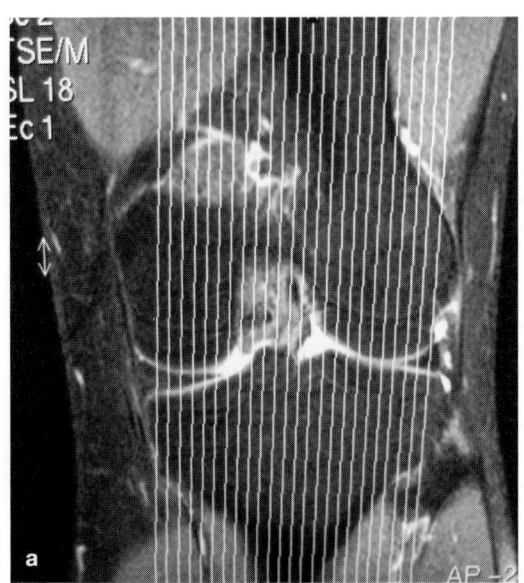

図 3-32 冠状断像を元にした矢状断像の scout view の作成と，それによる正常 ACL および正常 PCL
a：図 3-31b と同断面の冠状断像を元に ACL に平行な（外から内に約 10〜15°）矢状断像の scout view を作成．
b：a により得られた正常 ACL（矢印）．
c：b より内側のスライス面での正常 PCL（矢印）．

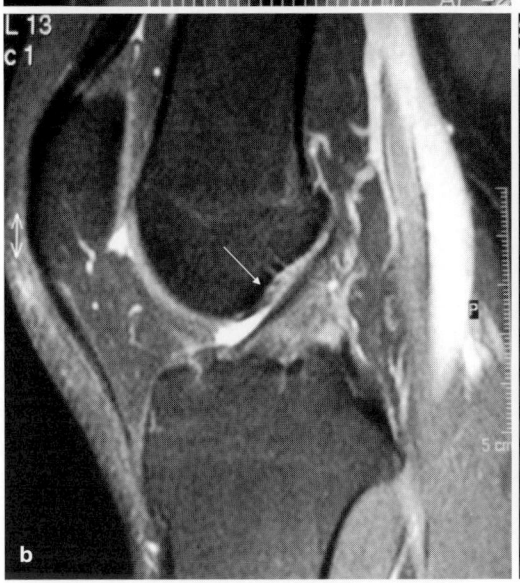

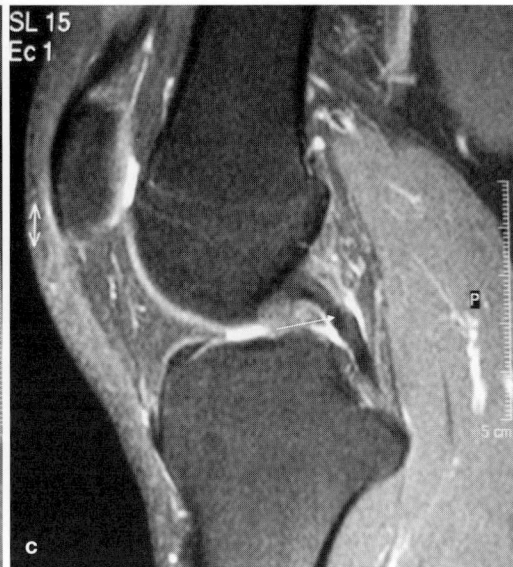

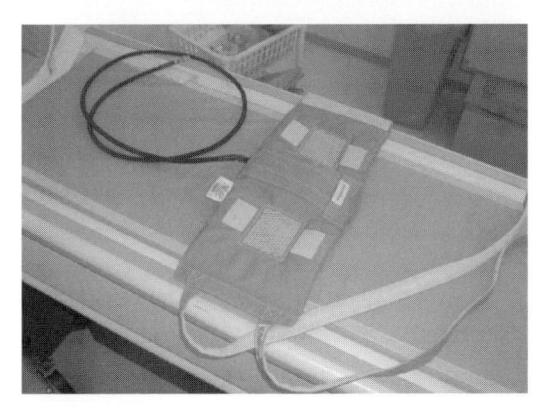

図 3-33 多目的に巻き付け可能な表面コイル

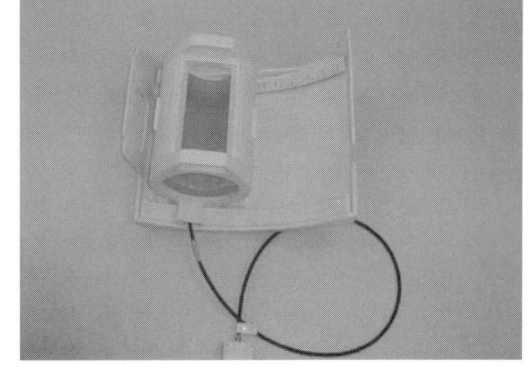

図 3-34 膝専用コイル

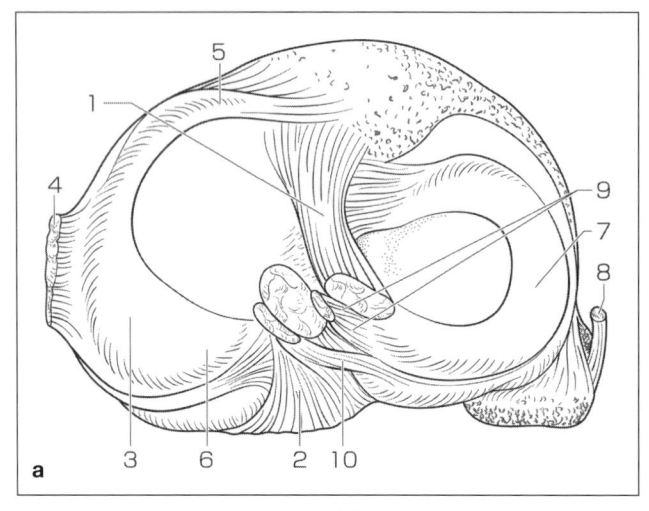

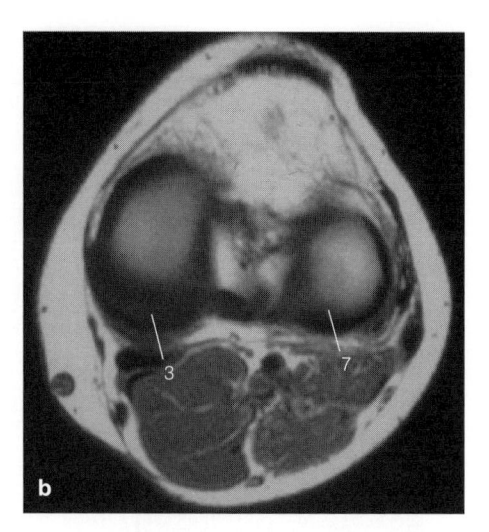

図 3-35 半月板の横断解剖模式図（a）と MRI 画像（b）
実際は半月板損傷の診断に横断面が使われる頻度は高くない．
1：ACL，2：PCL，3：内側半月，4：内側側副靱帯，5：内側半月板前角（脚），6：内側半月板後角（脚），7：外側半月，8：外側側副靱帯，9：前半月大腿靱帯，10：後半月大腿靱帯
（a：Kahle VW, Leonhardt H, Platzer W〈越智淳三訳〉：解剖学アトラス．第 3 版．p.104，文光堂，1990）

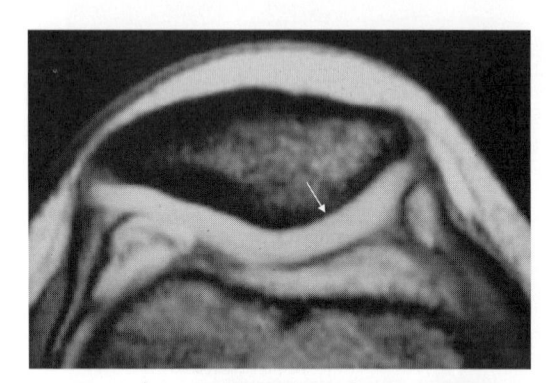

図 3-36 T_2^* による膝蓋関節軟骨（矢印）の横断像

図 3-37 ACL 損傷
正常（図 3-32b）と比べ ACL の走行が不明瞭で，高信号に置き換わっている（矢印）．

とが望ましい．

以上，症例として ACL 損傷（**図 3-37**），PCL 損傷（**図 3-38**），半月損傷（**図 3-39**），MCL 損傷（**図 3-40**），膝蓋関節軟骨損傷（**図 3-41**）を提示する．

4）股関節

股関節は，非常に特別な場合を除けば，広い撮像部位（FOV）を用い，関節のなかで唯一左右両側を一度に撮像する．股関節は ball and socket 型の形状といわれ，大腿骨頭と腸骨臼蓋との接合が強固で分離しにくい．したがって，関節軟骨や関節唇などの細部構造を描出するのはルーチン撮像においては

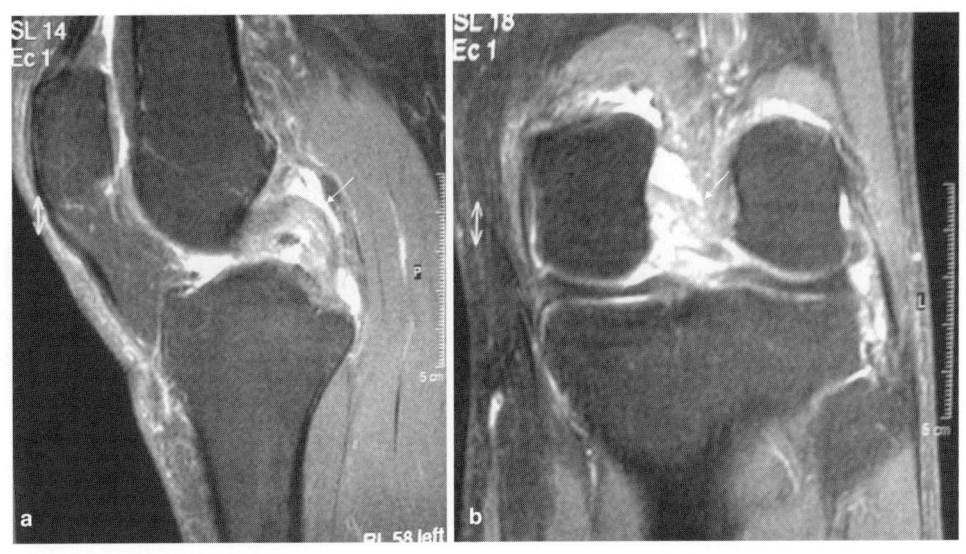

図 3-38　PCL 損傷の矢状断像（a）と冠状断像（b）
正常（図 3-32c）PCL の信号は上昇し，後方への屈曲が強い．冠状断像でも PCL は不明瞭である．

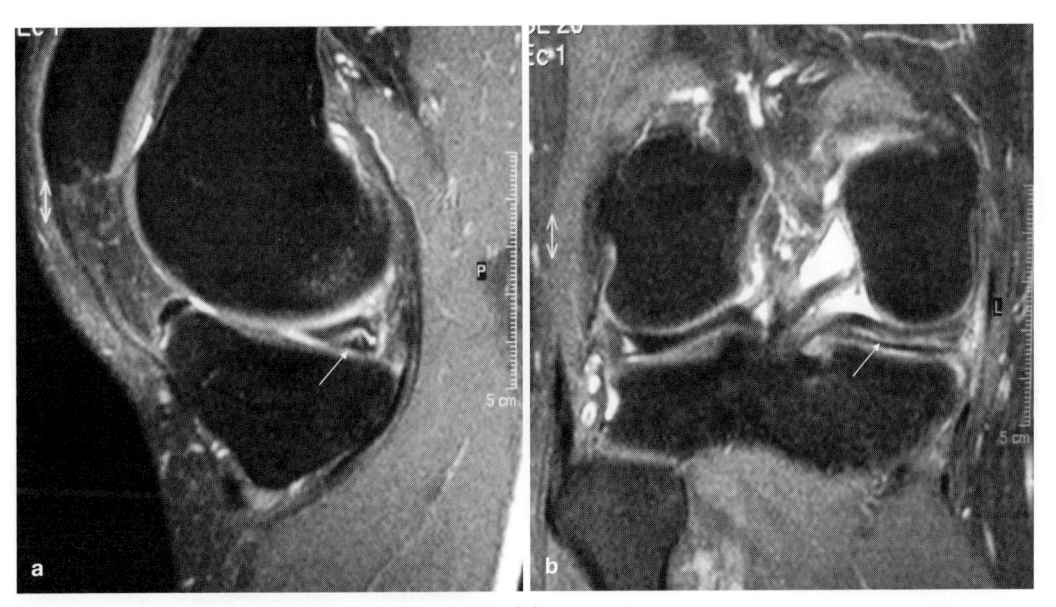

図 3-39　内側半月板断裂の矢状断像（a）と冠状断像（b）
内側半月板に線状の高信号が認められ，亀裂を現す（矢印）．

困難である．高精細で撮像された像と正常解剖の対比を図 3-42 に示す．

　臨床的にもっとも頻度の高いのは，X 線写真でわかりにくい場合がある大腿骨頸部骨折や大腿骨頭壊死の stage 診断などである．

　基本となるのは冠状断の T_1，T_2 強調画像である．しかし，微小骨挫傷を正確に描出するためには T_2 強調画像は脂肪抑制を用いるか，STIR（short TI inversion recovery）法を用いるかしたほうがよい．さらに，大腿骨頭から頸部，転子間をなるべく広く

第3章　画像医学

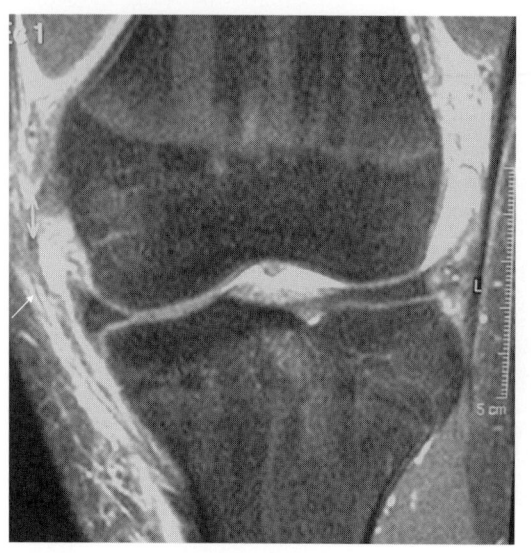

図 3-40　MCL 損傷の冠状断像
冠状断像で描出される MCL 損傷（矢印）．正常（図 3-28）と比べ，MCL は不明瞭で高信号を呈している．

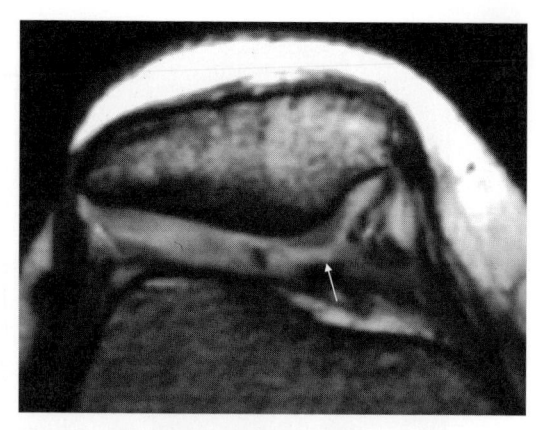

図 3-41　膝蓋関節軟骨損傷の横断像
正常軟骨（図 3-36）と比べ，軟骨の信号は不均一で表面が不整である（矢印）．

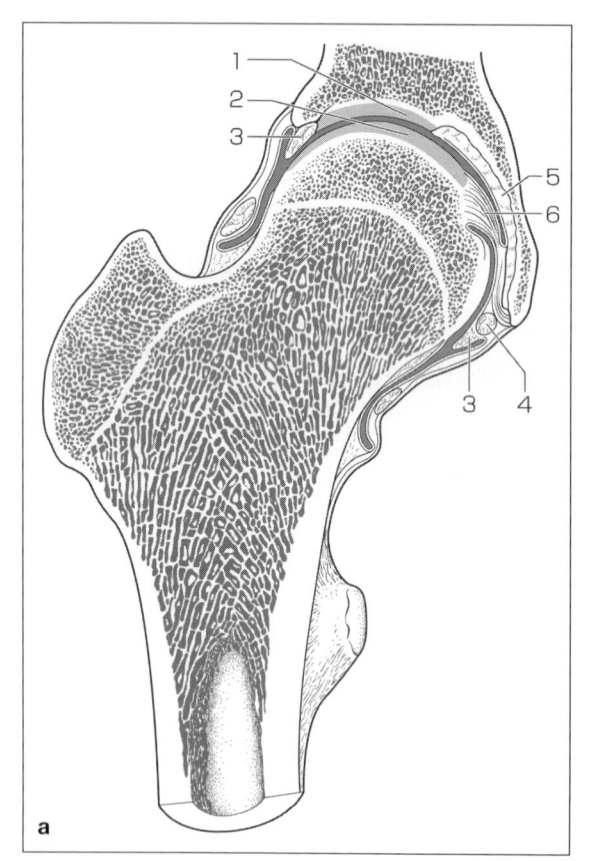

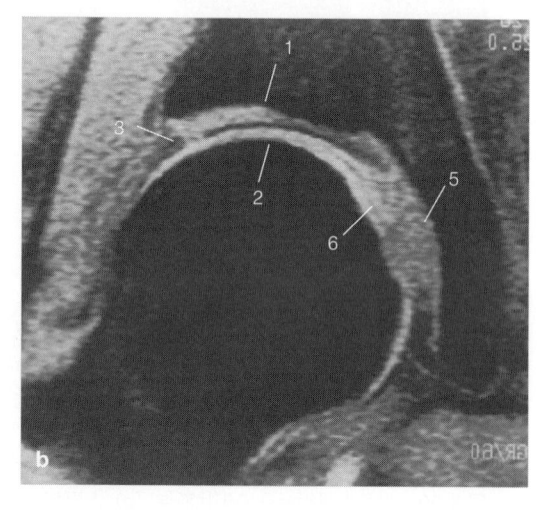

図 3-42　股関節の解剖模式図（a）と T_2^* 強調画像による股関節高精細像（b）
1：寛骨臼の月状面（軟骨），2：大腿骨頭（軟骨），3：関節唇，4：寛骨臼横靱帯，5：脂肪，6：大腿骨頭靱帯
（a：Kahle VW, Leonhardt H, Platzer W〈越智淳三訳〉：解剖学アトラス．第3版．p.99, 文光堂, 1990）

158

1　骨・関節・軟部組織系

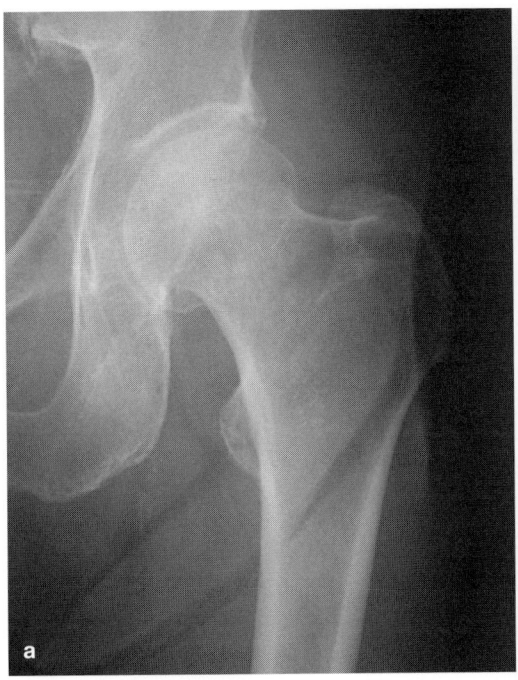

図 3-43　大腿骨頸部骨折（1）
a：正面 X 線写真で骨折線はよくわからない．
b：T_1 強調冠状断像で左大腿骨頸部に低信号域がみられる（矢印）．
c：脂肪抑制 T_2 強調画像では骨折部分が高信号を呈している（矢印）．

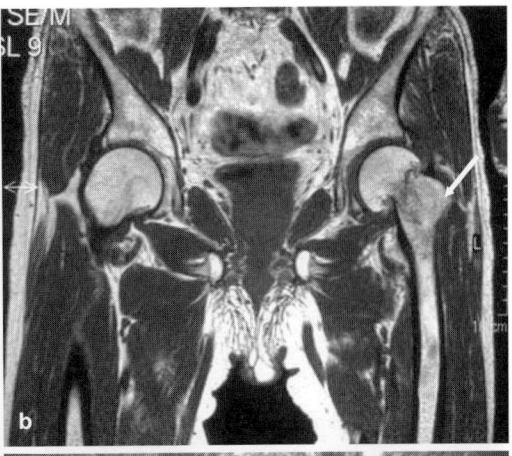

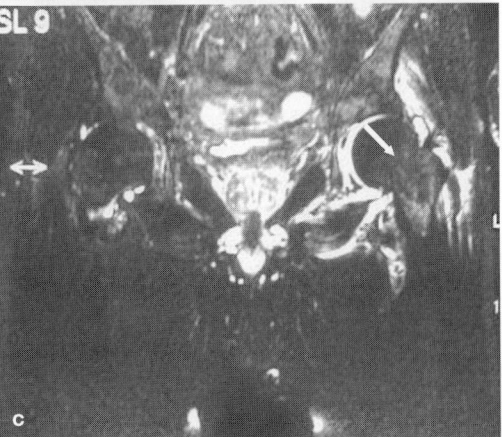

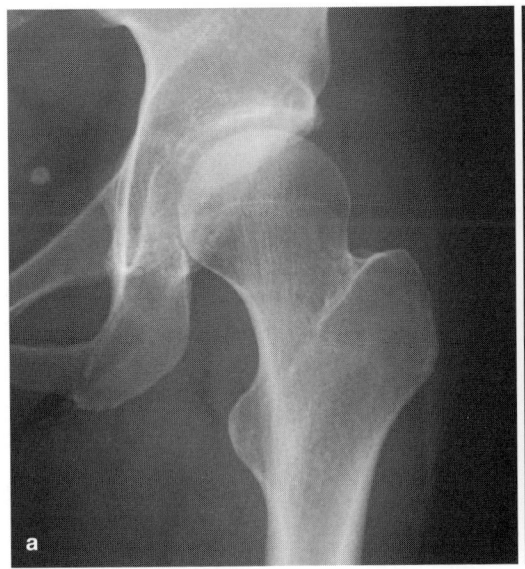

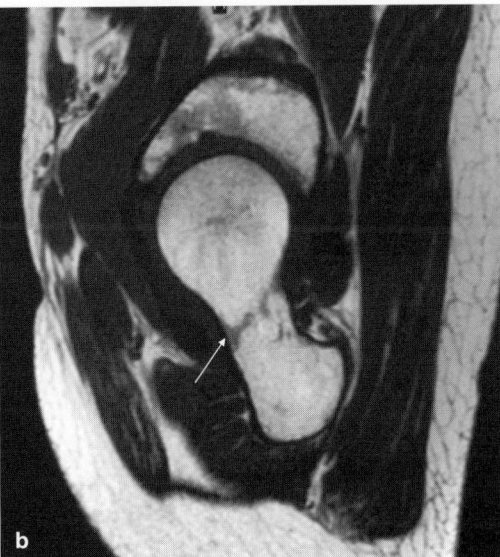

図 3-44　大腿骨頸部骨折（2）
a：正面 X 線写真で骨折線は不明．
b：大腿骨頸部軸に平行な斜矢状断 T_1 強調画像で低信号な骨折線がみられる（矢印）．

第 3 章　画像医学

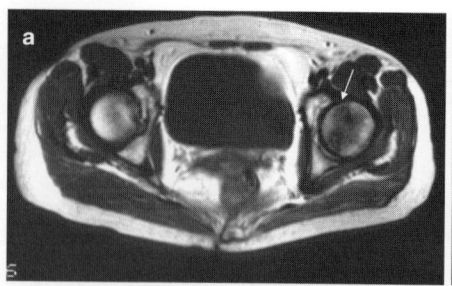

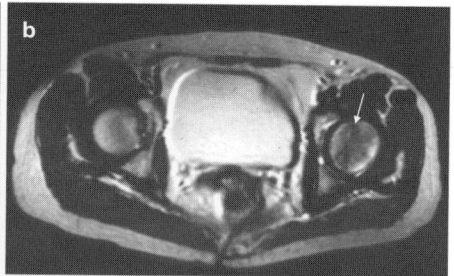

図 3-45　大腿骨頭壊死
T_1 強調画像（a），T_2 強調画像（b）で大腿骨頭に三日月状に低信号が認められる（矢印）．

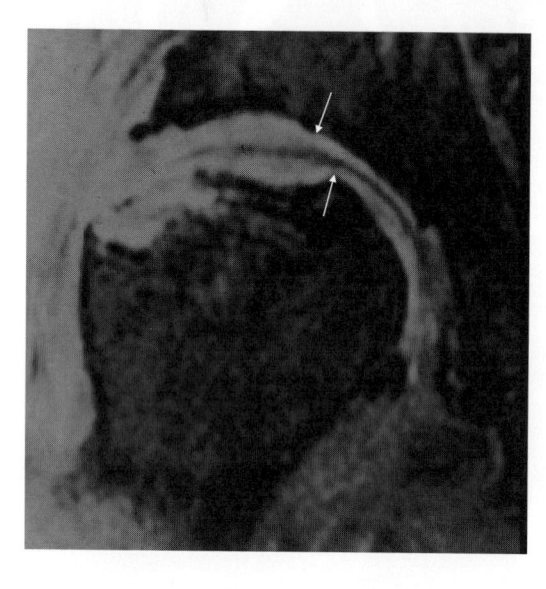

図 3-46　大腿骨頭壊死に伴う軟骨変性
高精細撮像では，図 3-42b と比べ軟骨の不整が明らかである（矢印）．

スライス面内に含めるために，頸部軸に沿った斜め矢状断像を撮像することが多い．

症例として，大腿骨頸部骨折（**図 3-43**，**3-44**），大腿骨頭壊死（**図 3-45**，**3-46**）を提示する．

5）肩関節

肩関節（**図 3-47a**）では，膝関節が ACL 描出のために斜矢状断像を基本とするのと同様，棘上筋腱描出を基本に斜冠状断像が最重要となる（**図 3-47b,c**）．

肩関節専用コイルあるいは flex 型コイルを肩に巻いて撮像することが多い．まず横断面を撮像して，肩甲骨長軸，肩甲上腕関節の角度を同定して斜冠状断像を作成する．これにより棘上筋の走行に平行な断面が撮像できる．

肩関節の腱板群は棘上筋のほか，その前方の肩甲下筋，小円筋，後方の棘下筋によって構成される．

症例として，上腕骨骨挫傷（**図 3-48**），棘上筋断裂（**図 3-49**）を提示する．

6）肘関節

肘関節は，MR 上もっともポジショニングの困難な関節である．その理由は，関心領域を磁場中心に安定して固定することが困難だからである．上肢の挙上や屈曲させるなどの試みもあるが，いずれも長時間の保持は困難である．したがって，背臥位で上

1 骨・関節・軟部組織系

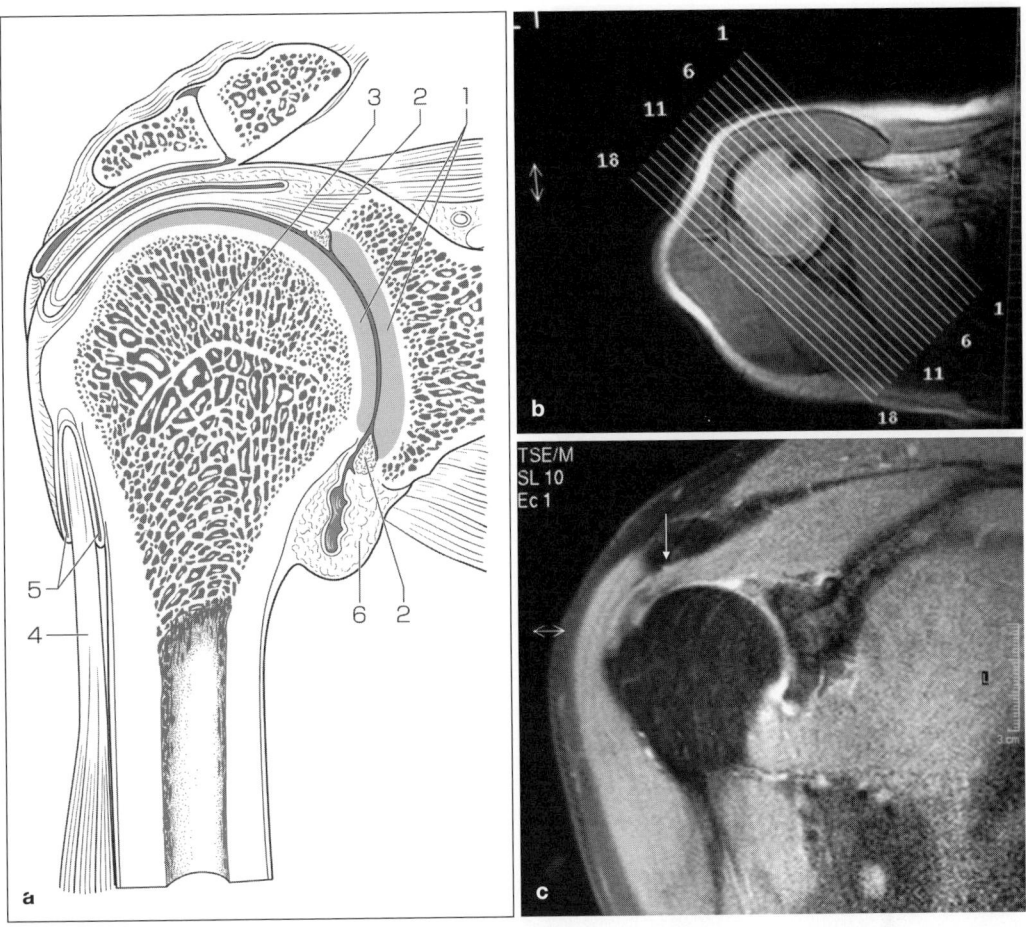

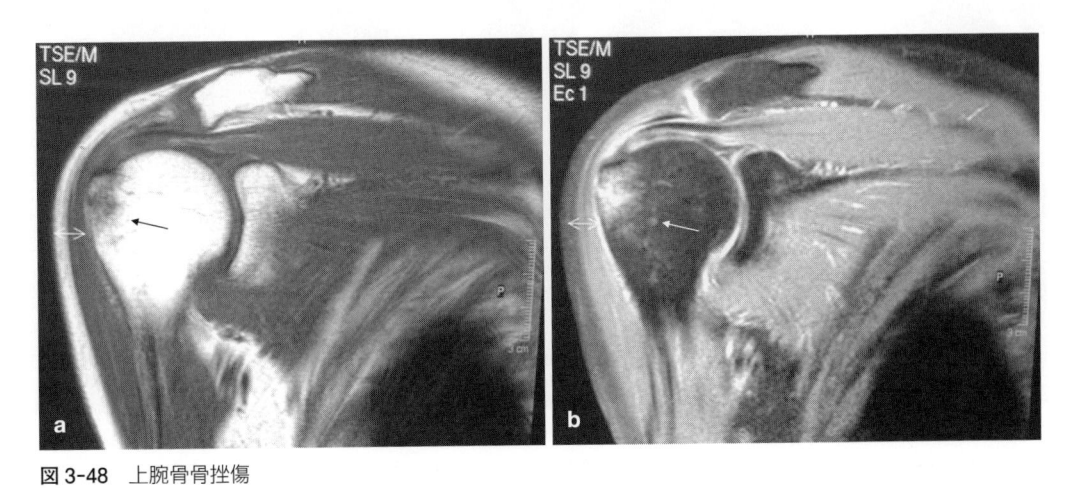

図 3-47 肩関節の解剖模式図（a）と横断面（b）を基本にした斜冠状断像（c）
横断面（b）を基本に斜冠状断を作成（c）．c：矢印で示すのは棘上筋腱である．
1：関節軟骨，2：関節唇，3：上腕骨頭，4：上腕二頭筋腱，5：結節間滑液鞘，6：腋窩陥凹
　　　　（a：Kahle VW, Leonhardt H, Platzer W〈越智淳三訳〉：解剖学アトラス．第3版．p.59，文光堂，1990）

図 3-48 上腕骨骨挫傷
棘上筋の連続性は認められるが，棘上筋付着部にあたる上腕骨大結節部が T_1 強調画像（a）で低信号，脂肪抑制プロトン強調画像（b）で高信号を呈している（矢印）骨挫傷の症例である．

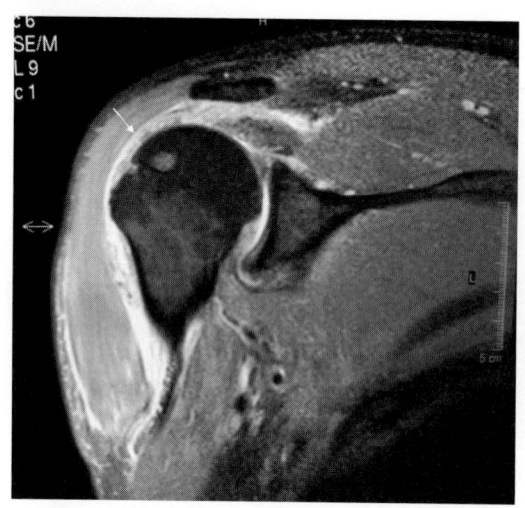

図3-49 棘上筋断裂
腱板断裂．脂肪抑制プロトン強調画像で棘上筋腱が高信号に置き換わっている（矢印）．

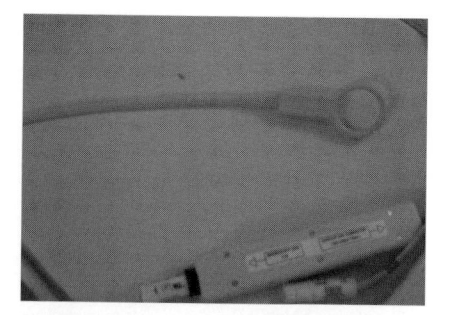

図3-51 マイクロコイル（直径47cm）

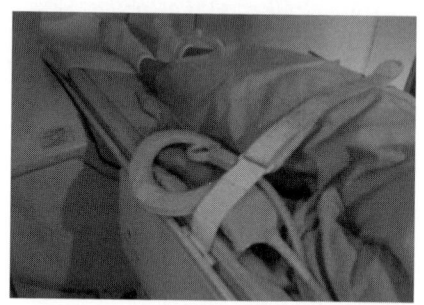

図3-52 マイクロコイルと円形コイルとの併用

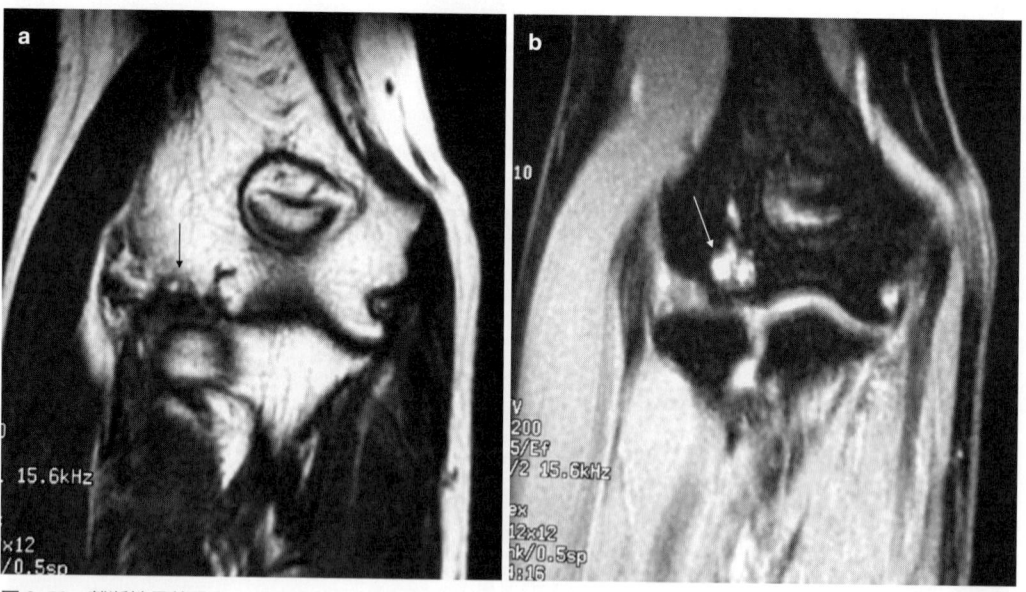

図3-50 離断性骨軟骨炎
a：T_1強調画像，b：脂肪抑制プロトン強調画像．右肘関節外上顆関節面に欠損がみられる（矢印）．関節面の骨軟骨欠損である．なお，プロトン強調画像において矢頭で示す低信号線が，野球肘などで問題になる内側側副靱帯である．

1 骨・関節・軟部組織系

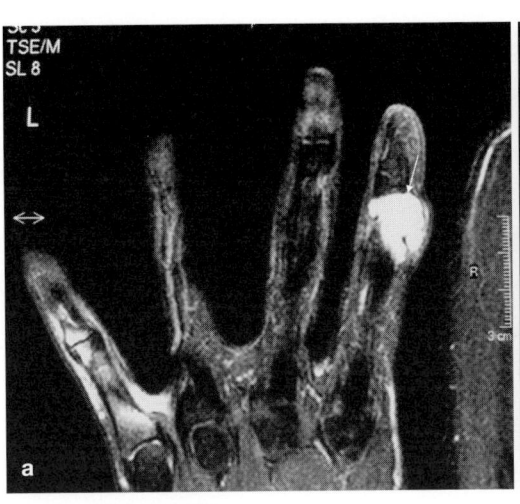

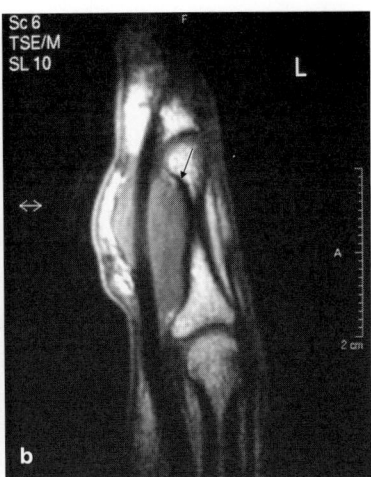

図 3-53 腱鞘巨細胞腫
a：広い FOV がとれる表面コイルで撮像した手指全体の脂肪抑制プロトン強調冠状断像．第 2 指に高信号な腫瘤が認められる（矢印）．
b：関心領域にしぼり，マイクロコイルで撮像した T_1 強調矢状断像．腱を取り囲むように低信号を呈する腫瘤が明瞭に描出されている（矢印）．

肢を anatomical position で固定し表面コイルを設置するほか，よい案はなさそうである．しかし，野球肘のように内側側副靱帯にしぼって観察を要求される場合，近年開発された高分解能なマイクロコイル（後述）を使用すると画質を飛躍的に向上させることが可能である．

基本は冠状断像であるが，内側側副靱帯走行に平行な斜冠状断像を選択する場合もある．

症例として，離断性骨軟骨炎（**図 3-50**）を提示する．

7）手関節ほか

近年，皮下の微小構造の描出にマイクロコイルが使用されるようになった．**図 3-51** は直径 47 cm のもので，これを用いると皮下や手関節，指関節の微小病変の描出に有用である．関心領域にうまく設置てきないと信号が微弱になる危険性があるため，FOV を広く設定できる他の円形コイルとの併用が望まれる（**図 3-52**）．

症例として，腱鞘巨細胞腫（**図 3-53**）を提示する．

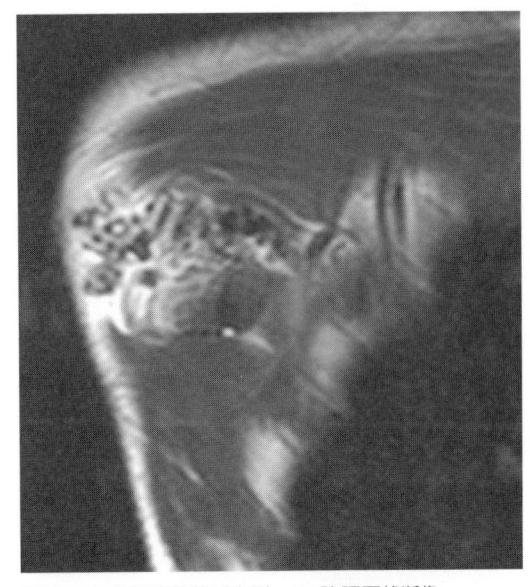

図 3-54 前胸部動静脈奇形— T_2 強調冠状断像
拡張した血管を示唆する低信号の管状構造（flow void）が多数同定でき，造影剤を使用しなくとも富血管性の病変であることがわかる．

6. 関節シンチグラフィ

関節シンチグラフィには，$^{99m}TcO_4^-$，^{99m}Tc-HAS（human serum albumin），^{99m}Tc-DTPA（diethylene triamine pentacetic acid）を用いる．関節リウマチ，化膿性関節炎，痛風などの炎症がある関節の関節周囲軟部組織，とくに滑膜への集積が亢進する．X線検査よりも早期に病変を検出することができる．PETでは，^{18}FDGを用いた関節リウマチの評価が行われている．

7. 軟部組織の磁気共鳴画像法（MRI）

CT，超音波などの他の画像診断に比して，コントラスト分解能が非常に高く，診断に決定的な役割を果たすことがある（**図3-54**）．

2 頭頸部・脳神経系

1. 脳

現在，脳神経系の画像診断の主たる手段はCTおよびMRIである．

病変の多くがCT，MRIで描出される理由は，病変部分において水分含量が変化するためである．すなわち，多くの病変は水分含量の増加を反映してCTで低濃度域，MRIのT_1強調画像で低信号，T_2強調画像で高信号となる．CTで高濃度となる石灰化や出血は，むしろ例外として理解するほうがよい．MRIにおいてはこの例外に加えて，高タンパク濃度や常磁性物質の存在がコントラストに影響を与えるが，病変コントラストの最大の要因は水分含量であるといえる．

脳は他の臓器と異なる特徴をもつが，造影剤に対するコントラストも特徴的である．他の臓器たとえば肝臓では，血中の造影剤が血管壁を通して細胞外組織に分布する．このため造影剤投与1～2分後で肝臓全体が濃染される．一方，脳実質には血管内皮細胞と神経膠細胞から構成される血液-脳関門（blood brain barrier：BBB）が存在し造影剤は血管中にとどまる．このため正常の脳実質はほとんど造影効果を示さない．もし脳実質内で造影効果を認めた場合，その局所での血液-脳関門の破綻が疑われる．ただし下垂体は血液-脳関門がなく増強を受ける．また頭蓋内の脈絡叢や硬膜は脳実質でなく，当然のことながら増強を受ける．

1）出血性病変（図3-55～3-59）

一般に，脳神経系で出血性病変が疑われる場合は，早急な処置が必要であり，また急性期の出血はCTにて高濃度域として明瞭に描出されるために，緊急検査が容易なCTで検査が行われる．急速に起こった脳卒中で出血か梗塞かわからない場合でも，CTをまず最初に行うことが多い．

MRIは，急性期，亜急性期に出血の時期などに関して有益な情報を与えてくれるものの，検査が高磁場環境で行われるために医療器具を持ち込むことが困難であり，患者の状態を監視し迅速な処置を行うことがむずかしいため，状態が安定している場合や，CTでは診断が困難な場合に行われる．

上述したように，CTにおいては脳内出血，硬膜下血腫，硬膜外血腫，クモ膜下出血などを通じて，急性期の出血は高濃度域として描出される．この理由の一つはヘモグロビン中に含まれる鉄による．血液はもともと脳実質よりわずかに高濃度であるが，出血するとすぐに水分が吸収され凝集しCTで高濃度になる．その後，ヘモグロビンの分解産物も吸収され，慢性期にはCTの濃度も等濃度から低濃度へと変化する．急性期出血の診断にはCTのみで十分であるが，出血の原因を検索するために，造影CTまたはMRI，血管造影などが用いられることもある．

MRIにおいては，血腫の信号強度は出血の時期に応じて，さらに複雑な信号強度を呈する．

出血直後には，T_1強調画像で低信号から等信号，T_2強調画像では軽度高信号を示すが，赤血球内のオキシヘモグロビン（oxyhemoglobin）がデオキシヘモグロビン（deoxyhemoglobin）に変化すると，磁化率の変化によりT_2強調画像では著明な低信号を示すようになる．

亜急性期に移行し，デオキシヘモグロビンがメトヘモグロビン（methemoglobin）に変化するとT_1緩和への寄与が起きるようになり，T_1強調画像で高信号へと変化し，また赤血球の融解とともに血腫内でのT_2短縮効果はなくなり，T_2強調画像でも高信号を示すようになる．この段階では，血腫と周囲組織との磁化率の違いにより低信号の帯が出現する．この周囲の低信号は，一部はヘモジデリン（hemosiderin）の沈着も寄与する．

第 3 章　画像医学

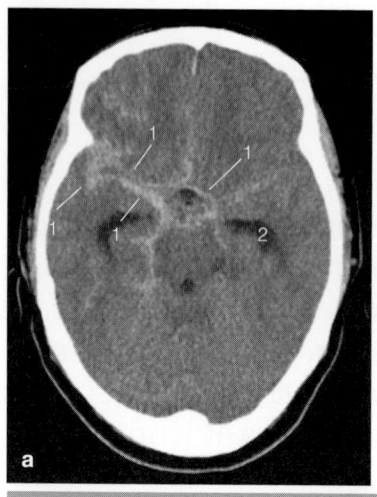

図 3-55　クモ膜下出血（50 歳代女性．突然の激しい頭痛）
a：単純 CT．単純 CT で脳底部クモ膜下腔（鞍上槽）からシルビウス裂に血液と考えられる高濃度を認める．血液は右側に多く，右中大脳動脈や右内頸動脈の動脈瘤破裂に伴うクモ膜下出血と考えられる．側脳室下角が拡大し水頭症を合併している．
b：右内頸動脈造影─動脈相（左：正面像，右：側面像）．単純 CT に続いて血管造影が行われた．右内頸動脈-後交通動脈部に二峰性の動脈瘤があり原因病変と考えられ，コイル塞栓が行われた．
1：クモ膜下腔内の血腫，2：拡大した側脳室下角，3：動脈瘤，4：後交通動脈，5：内頸動脈，6：中大脳動脈，7：前大脳動脈

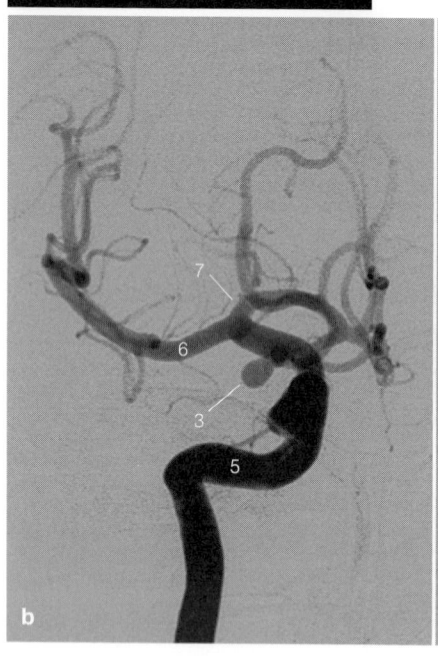

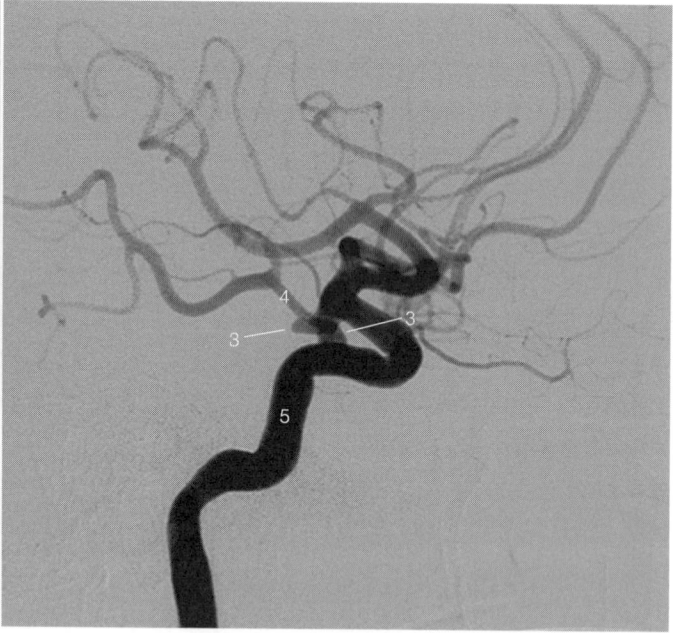

　さらに慢性期に移行すると，周囲のヘモジデリン沈着が著明となり，T_2 強調画像で幅の広い低信号の帯がみられるようになる．また，メトヘモグロビンの消失とともに，T_1 強調画像でも低信号となっていく．
　ヘモジデリンは超常磁性体であり，生体とは磁化率の違いが大きい．したがって，磁化率の違いに鋭敏なグラディエントエコー法による T_2^* 強調画像を用いることにより，微小な病変も検出することができる．

海綿状血管腫のように，多発出血病変が存在する可能性がある場合，通常の T_1 強調画像，T_2 強調画像に加えて，T_2^* 強調画像を撮像することが重要である．
　出血の原因には血管奇形，動脈瘤などがあるが，これらは，造影 CT においてはほかの血管と同等の濃度値を示し，また MRI ではその内部の流速に応じてであるが，T_2 強調画像にて無信号を示すことが多く，周囲の正常脳組織と明瞭に区別できる．
　また，血管造影では直接血管の形態が描出可能で

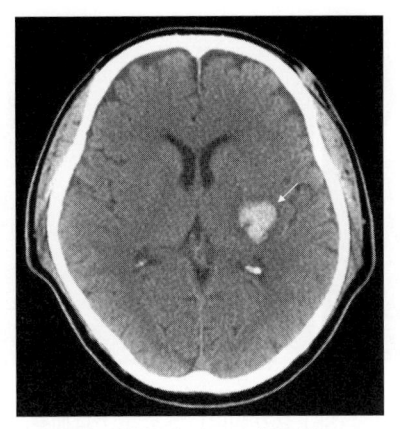

図 3-56 被殻出血（50 歳代男性）
左被殻を中心に高濃度領域を認める．被殻出血（急性期）の所見である．被殻および視床は高血圧性出血の好発部位である．

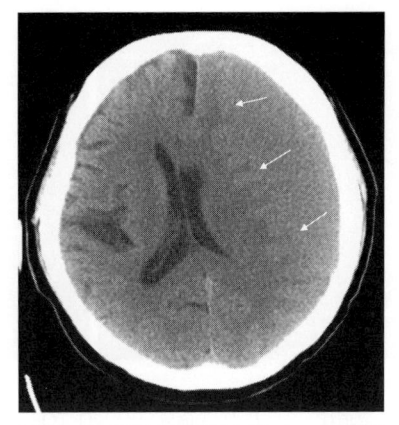

図 3-57 慢性硬膜下血腫（70 歳代男性）
最近ふらつき，よく転倒する．左頭蓋冠に接して脳実質と比べて等からやや高濃度の病変を認める．このため脳は右に押されて midline shift（正中構造の変位）を認める．矢印の部分が病変の範囲と考えられる．出血・血腫は急性期には高濃度であるが，その後ヘモグロビンが吸収され等から低濃度になる．ちょうど脳実質と等濃度になった場合，小さな硬膜下血腫や左右対称性の硬膜下血腫は見逃される可能性がある．脳溝を追って脳表がどこにあるかを確かめる必要がある．

ある．一方 MRA（MR-angiography）においては，撮像法と流速によって描出が異なるので注意が必要である．

2）虚血性病変（図 3-60, 3-61）

脳虚血の結果として超急性期には細胞性浮腫が，急性期には血管性浮腫が起こり，亜急性期には細胞変性，新生血管の増生，そして慢性期には細胞脱落が起こる．これらの変化はそれぞれ画像に反映される．

細胞性浮腫の段階（梗塞発症後 1～24 時間程度）は，MRI の拡散強調画像でとらえることができる．細胞が膨化し，細胞間質が狭くなり，この部分の水の拡散が制限されるため，拡散強調画像で高信号 ADC 値（拡散の指標）は低値を示す．

血管性浮腫の段階（梗塞発症後 1～7 日程度）では，局所の水分量が増えるため CT では低濃度域，MRI においても T_2 強調画像，FLAIR において高信号域としてとらえることが可能になり，形態的にも浮腫による腫脹を観察できる．

亜急性期（1～3 週）には浮腫は消退するが，細胞変性を反映して CT では軽度の低濃度域，MRI T_2 強調画像では軽度の高信号域を示す．この時期の梗塞は見えにくいことがある．この段階で特徴的なのは，新生血管の増生があるために，皮質に沿って造影効果を示すことである．浮腫は消退しているものの，わずかな腫脹を認めることもあるので，腫瘍性疾患との鑑別は重要である．

慢性期に入ると，新生血管は成熟した血管となるので，造影効果はなくなり，萎縮性変化が前面に現れる．細胞が脱落した部分は水と同様の濃度値，信号強度を示すようになる．

3）腫瘍性病変（図 3-62～3-66）

腫瘍は基本的に占拠性病変であるため，腫瘍そのものの容積および腫瘍に伴う脳実質の浮腫により周囲構造を押しのける効果（mass effect）をもつ．

脳腫瘍には種々の種類が存在するが，多くの場合，その部位と性状，患者の年齢により鑑別可能で

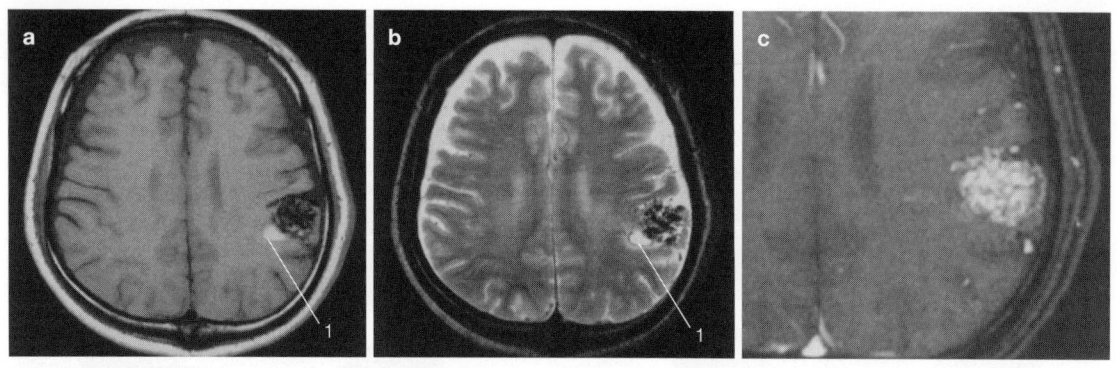

図 3-58 動静脈奇形
a：T_1 強調画像，b：T_2 強調画像，c：2D-TOF-MRA 原画像．スピンエコー（SE）法を利用した a，b では血管は無信号として描出され，グラディエントエコー法による c では血管は高信号として描出される．T_1 強調画像で高信号にみえている部分（1）は亜急性期の出血であり，メトヘモグロビンを主体とする．

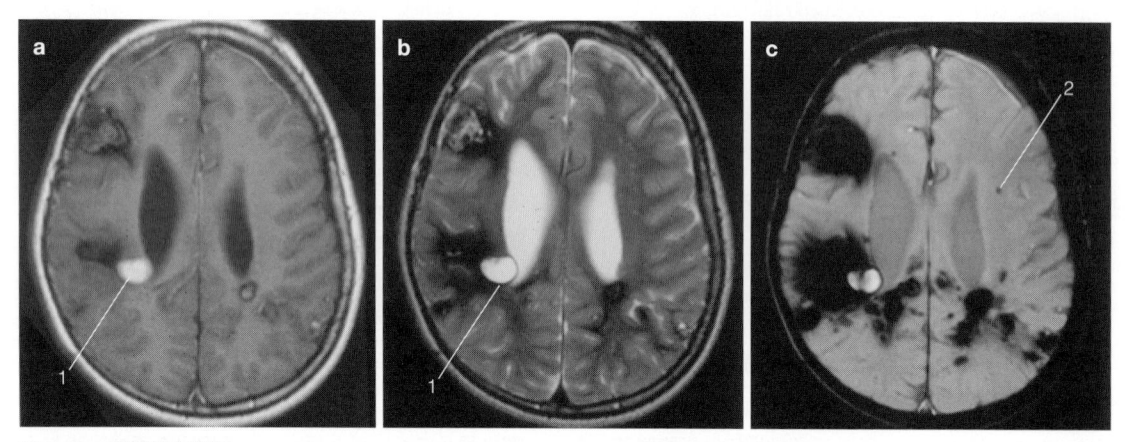

図 3-59 海綿状血管腫
a：T_1 強調画像，b：T_2 強調画像，c：グラディエントエコー法 T_2^* 強調画像．a で高信号に見えている部分（1）は比較的新しい出血巣（メトヘモグロビン）．その周囲にヘモジデリンの沈着による幅の広い低信号域が b で観察されるのが特徴．c では磁化率の違いに対する高い感受性のため，さらにこの低信号は強調され，b ではみられない病巣（2）も描出されている．

ある．基本的には，脳実質内腫瘍（髄内腫瘍）である場合，腫瘍そのものとそれを取り巻く浮腫により mass effect を示す．脳実質外腫瘍（髄外腫瘍）の場合には，脳への浸潤がなければ，脳に浮腫はみられないことが多い．浮腫の部分は水分量の増加を反映し，CT では低濃度域，MRI では T_1 強調画像では低信号，T_2 強調画像では高信号となる．CT および MRI で造影剤を投与する場合，腫瘍が造影されるか否かは，前述の血液-脳関門の破綻の有無による．

血管造影においては，腫瘍の性質により描出が異なる．すなわち，血管の豊富な腫瘍であれば，腫瘍血管・腫瘍濃染，さらに悪性腫瘍においては早期静脈還流が観察されるが，血管の乏しい腫瘍においては mass effect による血管の偏位のみが観察される．脳血管は多くが脳表を走行するため，脳表の血管の偏位は腫瘍が髄内腫瘍であるのか髄外腫瘍であるのかの鑑別に有用である．

CT および MRI で造影剤を投与する場合，腫瘍が造影されるか否かは，腫瘍血管の豊富さにはほとん

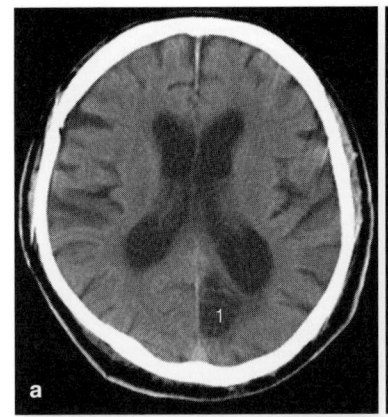

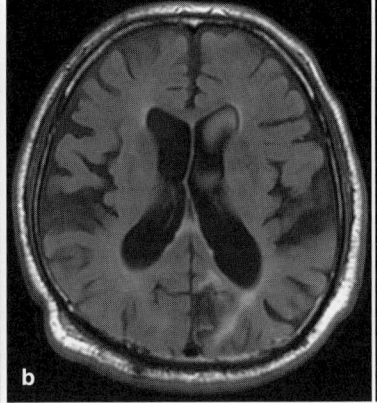

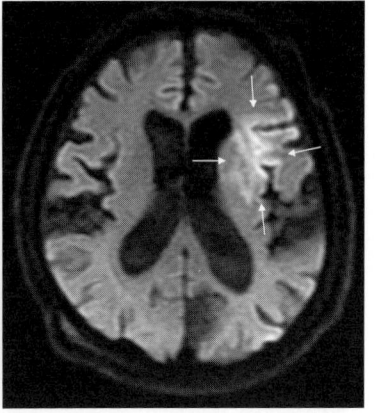

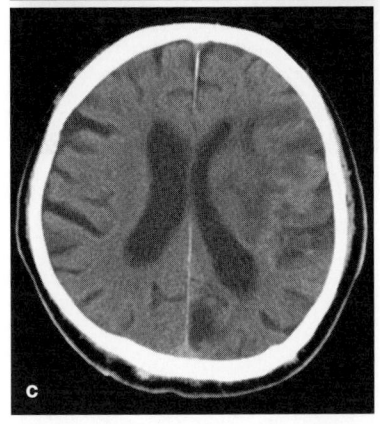

図 3-60　急性期梗塞（70 歳代男性）
隣室にいた妻がドンという音を聞き駆けつけると，夫が仰向けになって倒れており呼びかけにうなずくのみで発語がなかった．右上下肢不全麻痺あり．
a：発症 1 時間後単純 CT．左後頭葉の低濃度は以前よりある古い梗塞である．患者の状態が悪く動きによる画像劣化が認められる．左錐体路に明らかな病変を指摘できない．1：以前からある古い梗塞
b：発症 4 時間後 MRI（左：FLAIR 画像，右：拡散強調画像）．拡散強調画像で左島から左前頭葉に高信号を認める．急性期梗塞と考えられる．FLAIR ではこの部に明らかな変化を指摘できない．拡散強調画像は梗塞発症約 30 分程度の早期から異常を呈しうる．このため CT や MRI の T_2 強調画像，FLAIR 画像で異常が認められるより前に梗塞の診断が可能である．
c：発症 5 日後 CT．拡散強調画像で異常が認められた部分よりやや広く低濃度領域を認める．急性期脳梗塞の所見である．膨張性の変化（mass effect）がみられ，側脳室は圧迫され変形している．

ど関係がない．血管造影では腫瘍血管がほとんど認められない神経鞘腫などにおいても，CT や MRI においては濃染を示す．これらの濃染は間質へ造影剤が移行する結果であるので，腫瘍血管の豊富さとは違った情報を提供する．

髄外腫瘍においては，多くの腫瘍が濃染を示すが，類表皮腫や脊索腫などはほとんど造影されない．髄膜腫は均一な濃染を示す．神経鞘腫は基本的には均一な濃染であるが，内部に囊胞成分をもつことがあり，この部分は造影されない．

髄内腫瘍の場合，神経膠腫を除けば，悪性リンパ腫，胚細胞腫，血管芽細胞腫，転移性脳腫瘍いずれの場合も造影される．しかし神経膠腫の場合，分化度が高いものであれば新生血管の増生も少なく，まったく造影されないことがある．また，造影される場合であっても，腫瘍の範囲はかならずしも造影される範囲とは限らない．

下垂体腺腫は，下垂体内に発生する腫瘍であるが，正常下垂体は脳実質とは異なり血液-脳関門が存在しないため，正常部分が濃染される．したがって，下垂体腺腫は造影後の MRI 像では相対的低信号として描出されることが多い．

4）炎症，脱髄，変性疾患（図 3-67〜3-69）

（1）炎　症

炎症は種々の原因で起こりうるが，基本的に，局所への細胞浸潤を伴う破壊性変化である．したがって，脳炎の急性期には浮腫を伴い，血液-脳関門の破壊があれば造影剤の間質へのもれ出しが起こり，造影効果を生じる．

髄膜炎の場合，硬膜あるいは脳軟膜の造影効果は特徴的であるが，認めないことも多い．クモ膜下腔

第3章 画像医学

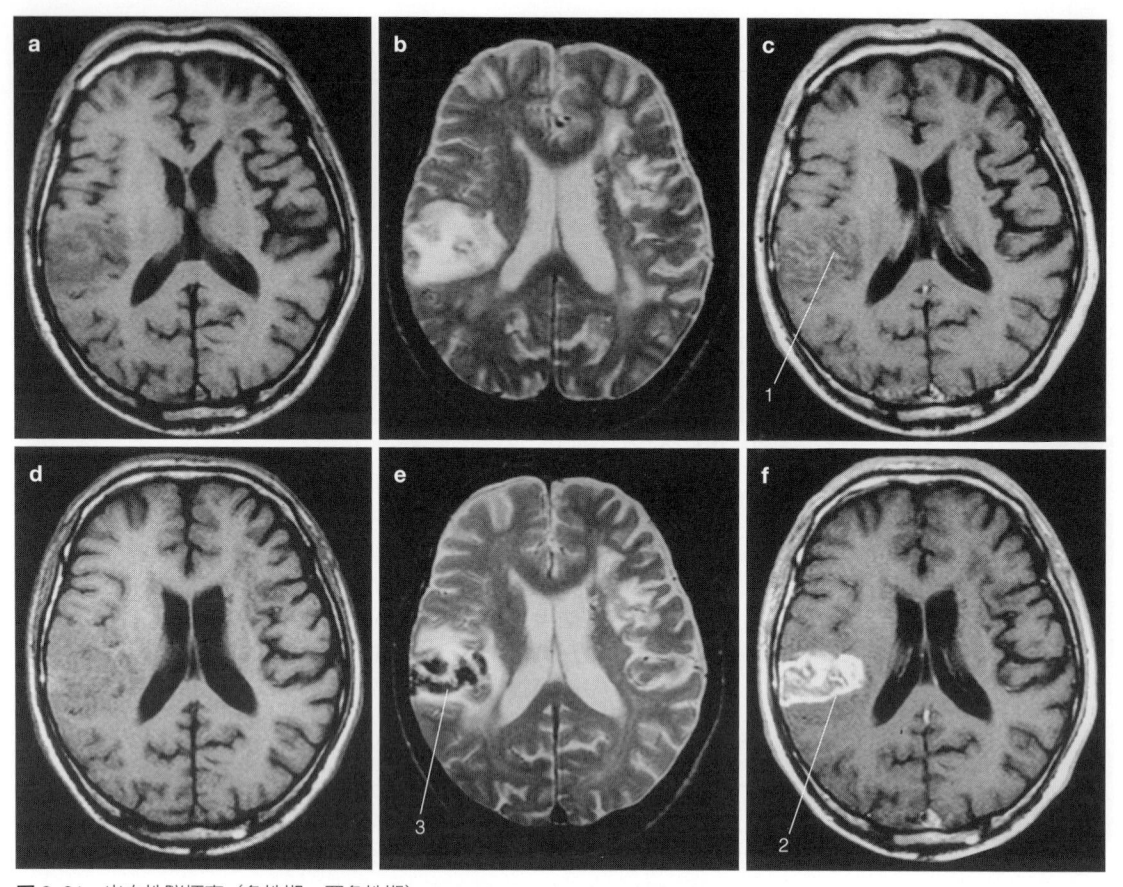

図 3-61 出血性脳梗塞（急性期，亜急性期）
上段（発症後 2 日）— a：T_1 強調画像，b：T_2 強調画像，c：造影 T_1 強調画像．下段（発症後 12 日）— d：T_1 強調画像，e：T_2 強調画像，f：造影 T_1 強調画像．
急性期（a〜c）には局所的な腫脹がみられ，造影後の T_1 強調画像では脳表に沿った血管の信号増強（1）がみられる．これは，腫脹により血流速度が低下しているためにみられると考えられている
亜急性期（d〜f）には，造影後の T_1 強調画像で強い信号増強（2）がみられ，これは新生血管の発達によるものと考えられる．T_2 強調画像でみられる著明な低信号域（3）は出血によるもので，デオキシヘモグロビンを主体とする．この部分は，急性期の像では周囲の梗塞巣とほとんど区別できないが，オキシヘモグロビンを主体とする出血はすでに存在していたと考えられた．亜急性期には一般的な梗塞の場合，浮腫は消退するが，出血性梗塞の場合にはしばしば浮腫が遷延する．

に膿が貯留して脳溝が認めにくくなったり，拡散強調画像で高信号を示す場合がある．また水頭症を示す場合もある．ウイルス性の髄膜炎は所見がないことが多い．
　脳炎が進行して膿瘍を形成する場合，被膜が造影され内部は造影されないため輪状の造影効果となり，CT でも MRI でも診断可能である．とくに MRI の拡散強調画像は高信号を示し診断的価値が高い．

しかし軽度の脳炎の場合，かならずしも造影効果を示さないこともあり，局所的な腫脹のみが観察されることがある．このようなときには，CT では多くの場合診断できず，MRI によってのみ診断可能である．

（2） 脱髄疾患
　多発性硬化症は脱髄疾患の代表であるが，これも急性期・増悪期には局所炎症が存在するために，病

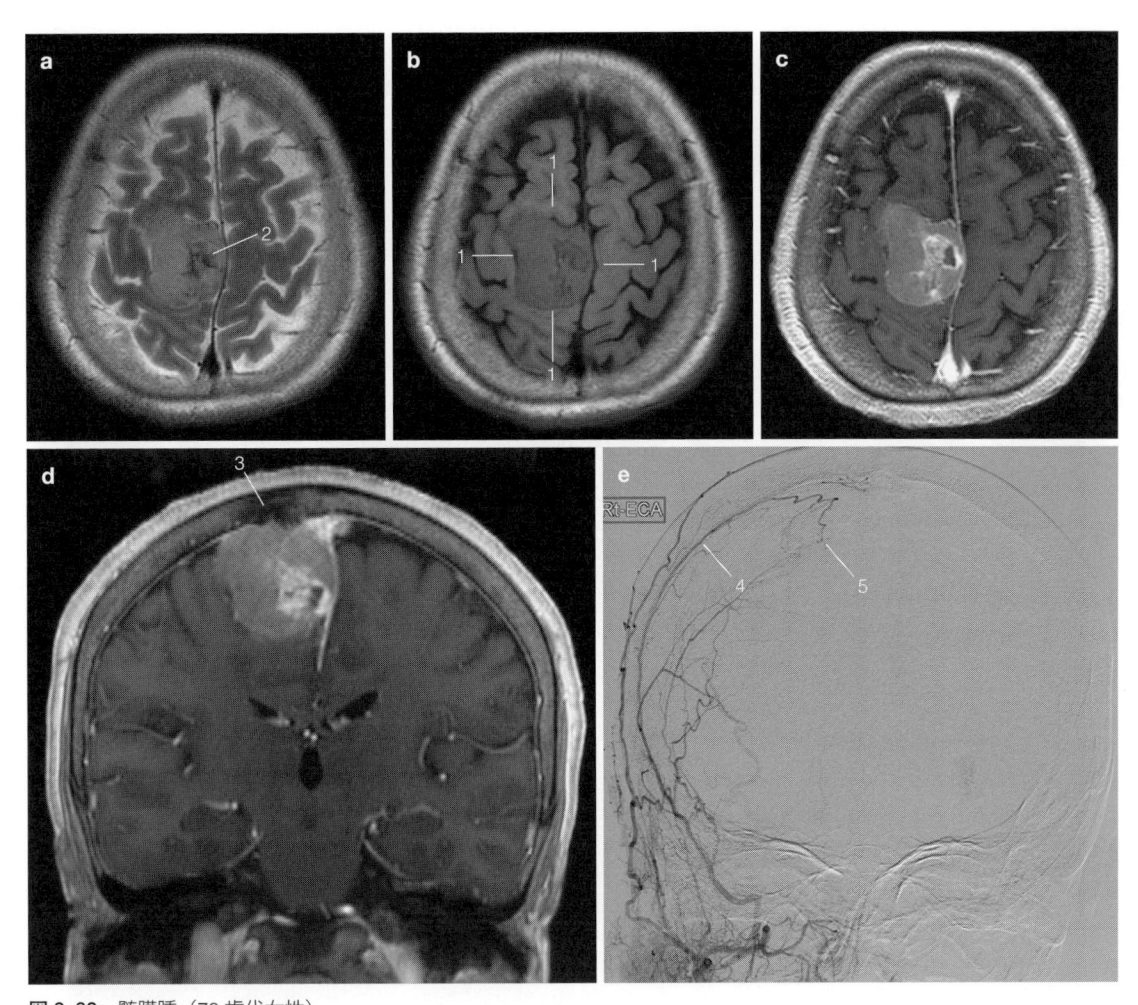

図 3-62　髄膜腫（70 歳代女性）
ふわふわ感で MRI を撮影したところ発見された.
a：T_2 強調画像, b：T_1 強調画像, c：造影後 T_1 強調画像, d：造影後 T_1 強調冠状断像, e：右外頸動脈造影正面像—動脈相. 頭頂部に腫瘤を認める. T_2 強調画像では大部分は白質に比べてやや高信号を示すが, 一部低信号を示す部分は石灰化と考えられる. 造影剤投与後は石灰化と考えられた部分を除いて均一な増強を受ける. 造影剤投与後の冠状断像では, 頭蓋冠に接する部分は骨髄の信号が変化しここから発生した髄膜腫と考えられる. 血管造影では右中硬膜動脈から腫瘍血管と腫瘍濃染を認めた.
1：髄膜腫の範囲, 2：石灰化と考えられる部分, 3：信号変化（骨硬化）している骨髄, 4：中硬膜動脈, 5：腫瘍血管

変部に造影効果をみる. 寛解期においては, 病変部は神経膠症（gliosis）であるか, もしくは融解している. この状態では造影効果はみられないが, MRI では病変は T_2 強調画像での高信号域として明瞭に描出可能である.

（3）変性疾患

代謝性疾患においては, 神経系に異常代謝産物が蓄積し, 脳の変性が一般的に緩徐に進行する.

MRI 以前の画像診断においては, 病変を萎縮以外の形でとらえることは困難であったが, MRI の登場により, 多くの疾患で脳実質の異常信号として描出が可能になった. 疾患によっては急速に進行するものもあるが, この場合は局所で炎症が起こっていると考えられ, 画像的にも炎症と同様の像をとる

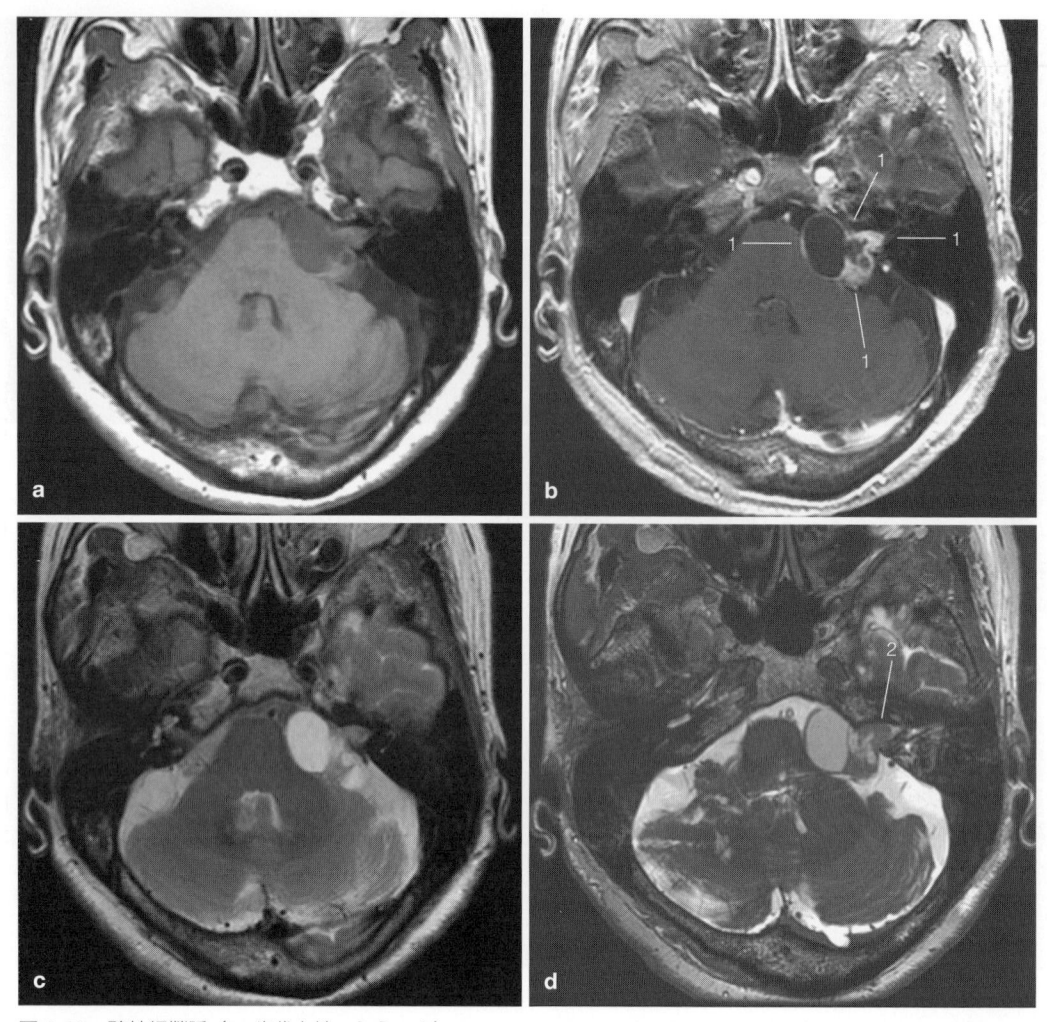

図 3-63 聴神経鞘腫（70 歳代女性．ふらつき）
a：T_1 強調画像，b：造影後 T_1 強調画像，c：T_2 強調画像，d：CISS．左小脳橋角槽に囊胞を伴う増強される腫瘤を認める．内耳道内に進展する．神経鞘腫は少し大きくなると囊胞成分をもつことが多く，均一に増強される髄膜腫との鑑別点になる．
1：腫瘍の範囲，2：腫瘍の内耳道内への進展

ことが多い．造影効果については，血液-脳関門の破綻が存在するかどうかに依存するため，かならずしも急性期に造影されるとは限らない．

緩徐に進行する際，白質を主体とする変性の場合は，T_2 強調画像で白質の高信号として描出される．代表的な白質ジストロフィ（leukodystrophy）の場合，T_2 強調画像で深部白質のびまん性の高信号があり，皮質-白質境界の皮質下 U 線維（subcortical U-fiber）は保たれている像を示し，診断は容易である．

一方，髄鞘化そのものに問題がある疾患〔ペリツェウス・メルツバッヘル（Pelizaeus-Merzbacher）病〕の場合，正常なミエリンが形成されないため，画像としては通常の白質ジストロフィとは異なり，髄鞘化の遅れとして画像化される．この場合，髄鞘化が進行していないので，subcortical U-fiber は描出されない．

皮質を中心とする変性の場合，緩徐に進行する際

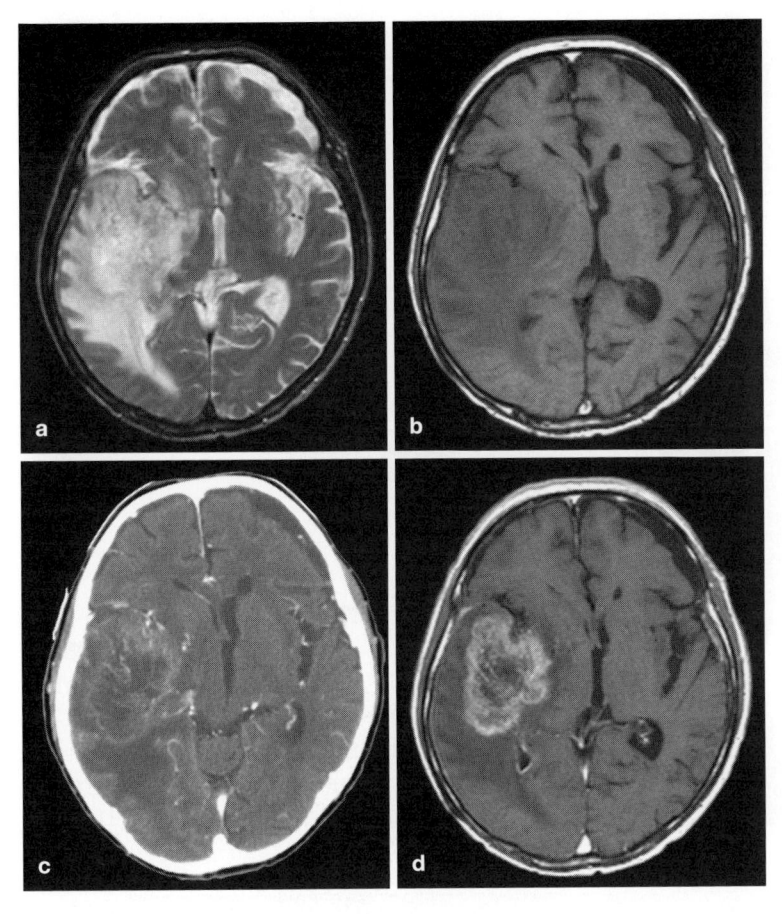

図 3-64 神経膠芽腫（80 歳代男性，痴呆症状出現）
a：T_2 強調画像，b：T_1 強調画像，c：造影剤投与後 CT，d：造影剤投与後 T_1 強調画像．右側頭葉に T_2 強調画像で高信号，T_1 強調画像で低信号を示す大きな病変を認める．周囲の構造を圧迫している（= mass effect がある）．造影剤投与後は不整な増強効果を示す．神経膠芽腫として典型的な画像である．脳実質内腫瘍としては転移，悪性リンパ腫と並んで代表的な腫瘍である．血液-脳関門が破綻している部分は増強を示すが，比較的分化度の高い部分は増強効果を示さない．したがって腫瘍の範囲は造影される範囲より広い．

には萎縮が描出されるのみであるが，無酸素脳症のように急性期が存在する場合には，全皮質の腫脹と T_2 強調画像での高信号が MRI でとらえられる．

5）外　傷（図 3-70, 3-71）

頭部外傷の際の画像診断の第 1 選択は CT である．単純写真は意義が低い．CT では骨折，硬膜外血腫，硬膜下血腫，クモ膜下出血，脳挫傷などが迅速に検出できる．

急性期の出血は，CT では高濃度域として描出されるので，一般的に診断は容易である．微小な病変の場合，かならずしも CT にてとらえられるとは限らないが，そのような微小な病変は緊急に外科的処置を必要とするものではないので，第 1 選択は CT である．MRI は，強い磁場を用いる関係から，検査室内で各種の処置を行うことは困難であり，急性期の検査としては不向きであるが，CT にて病変がとらえられないにもかかわらず，意識障害が遷延する場合などに用いられる．

急性期においては，硬膜外血腫はレンズ状の，硬膜下血腫は三日月状の脳実質外の占拠性病変としてとらえられる．一般に，硬膜外血腫は動脈性の出血であるので慢性化することは少ないが，慢性化した場合，三日月状に近い形態を示すこともある．硬膜下血腫は慢性化することがあり，この場合，レンズ状を示すことがあり注意が必要である．

クモ膜下出血の場合には，脳槽内の高濃度域として描出されるが，脳脊髄液に血液が拡散するので，わずかな高濃度域しかみられないことがある．脳挫傷の場合は，局所の出血と腫脹が存在するが，小さな病変のときには CT ではとらえられないことがある．

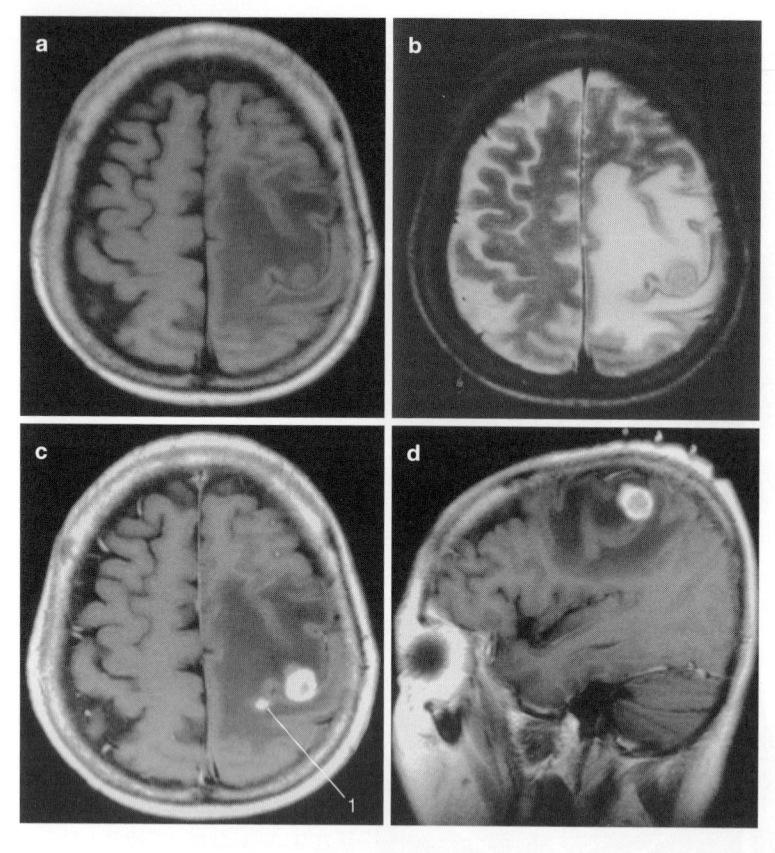

図 3-65 転移性脳腫瘍
a：T_1 強調画像，b：T_2 強調画像，c：造影 T_1 強調画像．皮質・髄質境界にリング状にエンハンスされる腫瘍がみられ，広範な脳浮腫を伴う．造影後の T_1 強調画像では小さな病巣も明瞭に描出されている（1）．

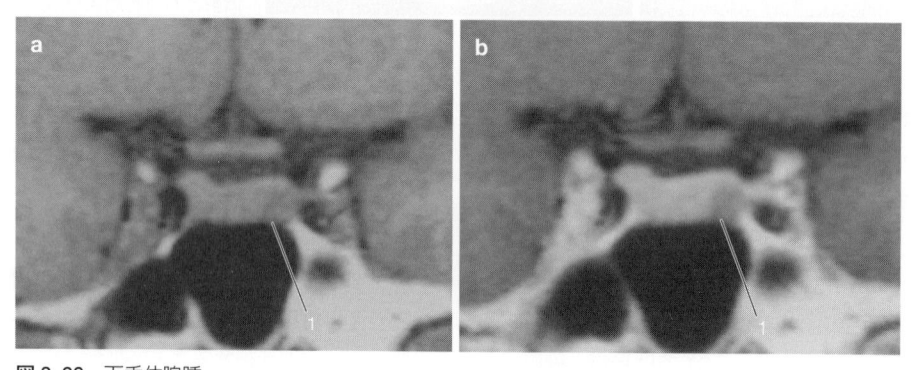

図 3-66 下垂体腺腫
a：T_1 強調画像，b：造影 T_1 強調画像．トルコ鞍内左側に微小下垂体腺腫がみられる（1）．単純でも指摘は可能であるが，造影後は非常に明瞭に描出されている．

2. 脊髄・脊椎

従来，脊髄腔造影により脊髄の圧迫など脊柱管内の画像診断が行われてきたが，MRI によって脊髄そのものの画像化が可能になり，今日の診断の主力は MRI になっている．

1）腫 瘍

腫瘍の発生場所によって，硬膜外腫瘍，硬膜内髄外腫瘍，髄内腫瘍に分類される．

①硬膜外腫瘍の多くは転移性骨腫瘍であり，ほか

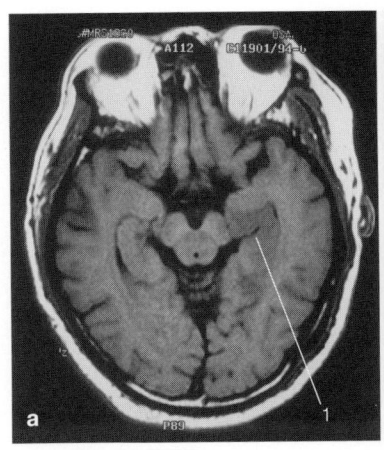

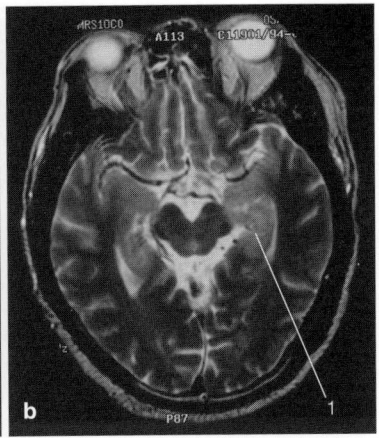

図 3-67 ヘルペス脳炎
a：T_1 強調画像，b：T_2 強調画像．左側頭葉内側，海馬領域に腫脹（1）がみられる．写真には示していないが，造影効果はみられなかった．星状細胞腫（low-grade astrocytoma）との鑑別が困難であった症例であるが，ステロイド治療に対する反応性や脳脊髄液中の抗体価の上昇により診断された．

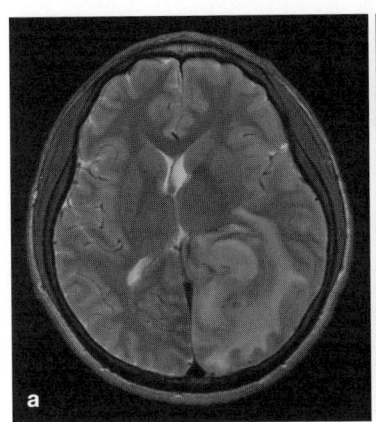

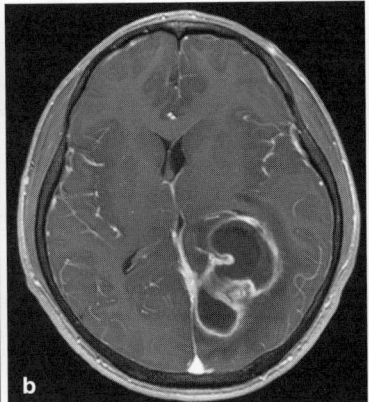

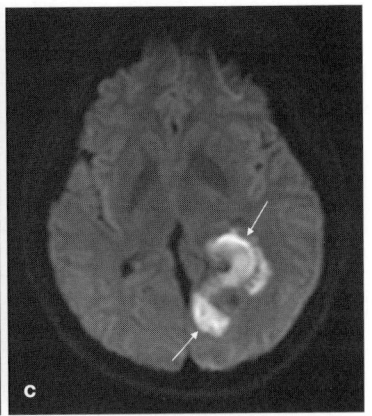

図 3-68 脳膿瘍（20 歳代男性．頭痛，吐き気，右同名半盲）
a：T_2 強調画像，b：造影後 T_1 強調画像，c：拡散強調画像．T_2 強調画像で左後頭葉に高信号の病変があり周囲に浮腫と強い mass effect を伴う．左側脳室三角部は前方に強く圧迫され偏位している．造影剤投与後の T_1 強調画像では中心に増強を受けない部分があり嚢胞を主体とする病変であることがわかる．以上の画像のみでは神経膠芽腫か脳膿瘍かの鑑別はむずかしい．拡散強調画像では嚢胞は高信号を示し，脳膿瘍であることがわかる．膿のような粘稠な液体は拡散が低下し，拡散強調画像で高信号を示す．

に骨原発腫瘍，硬膜外腔発生の血管原性腫瘍，神経鞘腫などがある．
②硬膜内髄外腫瘍としては髄膜腫，神経鞘腫が多く，ほかには悪性腫瘍の播種がある．また，腫瘍というよりは先天奇形に分類すべきものであるが，神経腸管嚢腫も髄外に腫瘤を形成する．
③髄内腫瘍としては，上衣腫，星状細胞腫，血管芽細胞腫などがある．

2）脊髄空洞症（図 3-72）

脊髄空洞症は，文字どおり脊髄内に空洞がつくられる疾患であるが，内部は脳脊髄液と類似の液体に

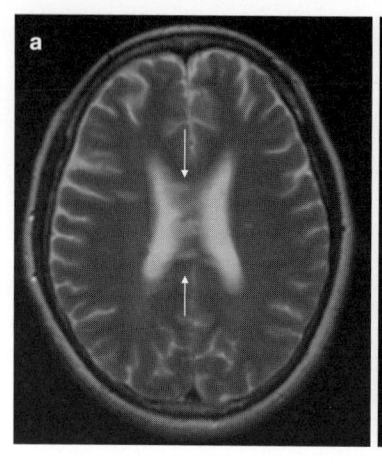

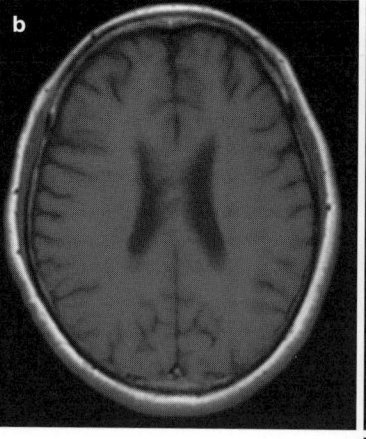

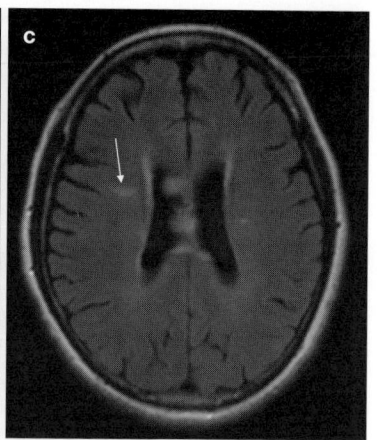

図 3-69 多発性硬化症（30 歳代女性．脱力，視力低下などの症状の増悪，寛解を繰り返す）
a：T_2 強調画像，b：T_1 強調画像，c：FLAIR 画像，d：FLAIR 矢状断像．横断像で側脳室間の脳梁に左右方向に細長い T_2 強調画像，FLAIR で高信号の病変を認める．脳室の外側の病変も左右に細長い形態を示す．脳室壁に垂直（すなわちこの画像では左右方向）に走行する髄質静脈を中心として炎症反応が起こるためこのような形態を示すといわれる．脳梁の病変は矢状断像でとくにわかりやすい．脳梁は多発性硬化症の好発部位であり，多発性硬化症が疑われる症例では FLAIR 矢状断像を撮影するとよい．

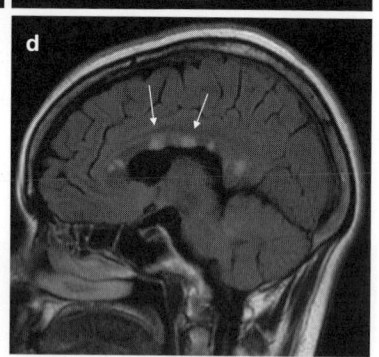

よって満たされる．これは腫瘍に伴うもの，外傷後の変化，アーノルド・キアリ（Arnold-Chiari）奇形に伴うものに分類される．

いずれの場合も，空洞は中心管に一致するとは限らず，多くの場合，脊髄実質が一部破壊され，空洞を形成している．

3）その他の脊髄疾患

多発性硬化症，急性播種性脳脊髄炎は脊髄にもしばしば病変がみられる．MR 画像の特徴は脳病変と基本的に同様である．

脊髄の動静脈奇形は，多くの場合，硬膜動静脈奇形であり，脊髄腔内に拡張した静脈像がみられる．また，脊髄そのものは静脈圧の上昇によって還流不良となり，軽度の腫脹，T_2 強調画像で高信号を呈する場合がある．

脊髄梗塞はまれではあるが，画像の特徴は脳病変と同様である．

外傷において脊髄損傷の場合，脊髄を直接画像化できる MRI がもっとも優れているが，神経根引き抜き損傷の場合，神経根そのものの描出については脊髄腔造影およびその後の CT が優れている．

4）脊椎症，椎間板ヘルニア（図 3-73，3-74）

脊椎症や椎間板ヘルニアはきわめてよくみられる疾患である．

椎間板ヘルニアは硬膜外からの圧迫像を示し，MRI においては椎間板および脊髄の信号を画像化しているために，容易に病態を把握できる．

5）椎間板炎，脊椎炎

椎間板を中心として上下の椎体に炎症が波及する．しばしば椎体の関節面の骨皮質の破壊を伴い，MRI では椎体内にびまん性に広がる T_2 強調画像で高信号，T_1 強調画像で低信号の病変として描出さ

2 頭頸部・脳神経系

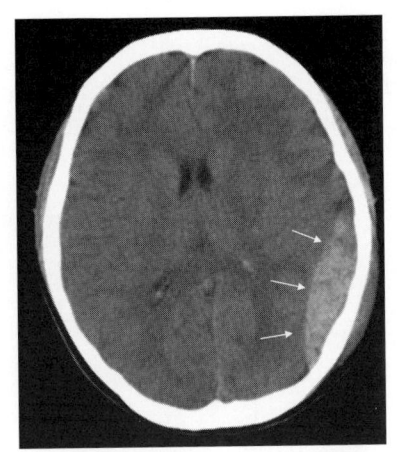

図 3-70 硬膜外血腫（10 歳代女性．外傷後）
このスライスでは認められないが骨折を合併していた．硬膜外血腫は硬膜と骨の間に血腫が貯留した状態である．硬膜と骨は密着しているため，硬膜外血腫は広がらず限局したものになる．骨折を合併する場合は骨折線に沿って広がることもある．外傷後，意識清明期を経てから症状をだすことがあり，硬膜外血腫の臨床上の特徴である．

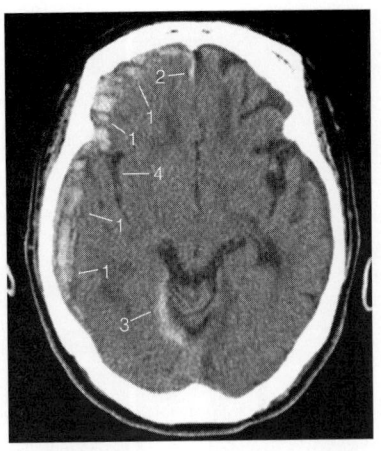

図 3-71 急性硬膜下血腫（80 歳代女性．外傷後）
硬膜下血腫は硬膜の下側（内側）すなわち硬膜とクモ膜の間に血腫が貯留した状態である．硬膜とクモ膜の間には癒着がなく，硬膜下血腫は広範に広がる．この症例では大脳鎌，小脳テントに沿っても血腫がみられるが，この場所は骨がないため，硬膜外血腫ではありえない場所である．一方，クモ膜下出血は脳溝（たとえばシルビウス裂）内に血液があるのでこの症例では該当しない．急性硬膜下血腫は脳に損傷を伴うことが多く，硬膜外血腫と比べて予後不良である．
1：急性硬膜下血腫（頭蓋冠に沿う部分），2：急性硬膜下血腫（大脳鎌に沿う部分），3：急性硬膜下血腫（小脳テントに沿う部分），4：シルビウス裂（高濃度の血液がなく，クモ膜下出血の合併は認めない）

れる．硬膜外膿瘍を形成する場合があり，膿瘍部分は造影剤の投与によって周辺部分を主体とした造影がみられる．

3. 頭頸部

1）耳

耳の画像検査としては，単純写真〔シュラー（Schüller）法，ステンバース（Stenvers）法〕と CT，MRI がある．CT においても基本的に骨の変化を評価するのが中心であるので，薄いスライス厚で骨条件で再構成した画像（bone target CT）が用いられる．

（1）中耳炎（図 3-75）

慢性中耳炎においては，側頭骨の含気蜂巣の発達不良，もしくは含気蜂巣内への液体貯留がみられる．真珠腫性中耳炎で真珠腫が形成された場合には鼓室上部，外耳道後部，乳突蜂巣に骨破壊がみられる．

（2）腫瘍

腫瘍としては外耳癌，中耳癌，中耳傍神経節腫，聴神経鞘腫，顔面神経鞘腫がある．

2）鼻・副鼻腔

鼻・副鼻腔疾患には圧倒的に炎症が多いが，腫瘍あるいは腫瘍類似の腫瘤形成疾患も存在する．

画像診断としては単純写真〔コールドウェル（Caldwell）法，ウォーターズ（Waters）法〕，断層撮影，CT，MRI が用いられ，腫瘍の場合には血管造影が行われることもある．

（1）副鼻腔炎

粘膜上皮の肥厚と副鼻腔内に液体貯留がみられる．

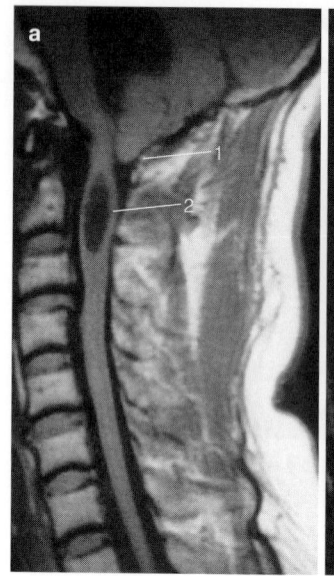

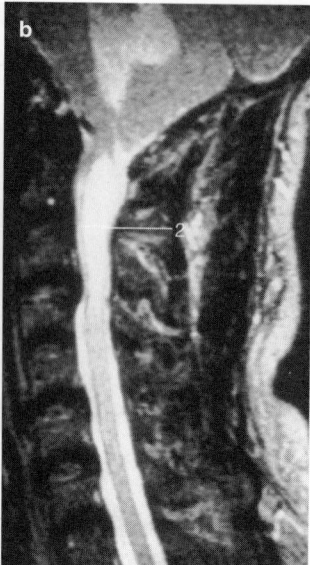

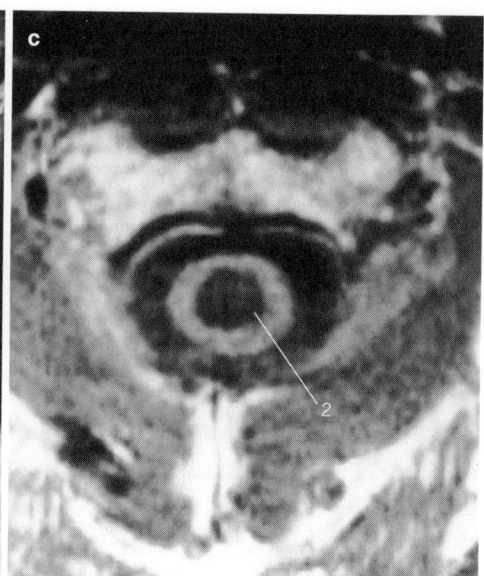

図3-72　アーノルド・キアリ奇形
a：T_1 強調画像，b：T_2 強調画像，c：T_1 強調画像横断像．小脳扁桃の脊柱管内への陥入（1）が明瞭に描出されている．脊髄には脊髄空洞症を伴う（2）．

（2）副鼻腔粘液囊胞

　副鼻腔の自然口の狭窄や閉塞により排泄障害をきたして副鼻腔内に分泌液が充満し，その結果，副鼻腔が拡大して骨壁に圧排や破壊を生じる．内容は液体であるが，タンパク質濃度によってMRIでは信号強度が異なる．一般的に，T_1 強調画像で水よりもやや信号強度が高い．また，副鼻腔壁には正常の粘膜構造が存在するために，MRIではこの部分は造影される．

（3）腫　瘍

　良性腫瘍としては血管腫，乳頭腫が多い．
　悪性腫瘍としては，ほとんどが癌であり，骨を破壊して周囲に進展する．骨破壊の状況は，良・悪性の鑑別にきわめて重要であり，骨条件で再構成したCT（bone target CT）が用いられる．ほかの悪性腫瘍としては，悪性リンパ腫や嗅神経芽細胞腫，横紋筋肉腫などがある．

3）上咽頭

　上咽頭の画像診断としてはCT，MRIが主である．悪性腫瘍のリンパ節転移を評価するために超音波検査も用いられる．
　画像診断の対象となるのは腫瘍であり，腫瘍の性質，周囲への進展，リンパ節転移などを評価する．MRIは頭蓋内進展，頭蓋底の骨髄浸潤の評価に優れており，CTにて骨破壊がみられない場合においても，MRIで骨髄への進展がみつかる例がしばしばある．
　腫瘍は，良性腫瘍としては若年性血管線維腫，神経鞘腫などがある．悪性腫瘍としては上咽頭癌，悪性リンパ腫が多い．

4）唾液腺

　唾液腺の画像診断としてはCT，MRI，超音波，唾液腺造影，唾液腺シンチグラフィがある．
　画像診断の対象となるのは多くが腫瘍であるが，シェーグレン（Sjögren）症候群は唾液腺造影で特徴的な小斑点像を示すことは有名である．腫瘍には，良性，悪性ともに多彩な組織型が存在する．

5）口腔，舌，中咽頭

　この領域では画像診断の対象となるのは多くは悪

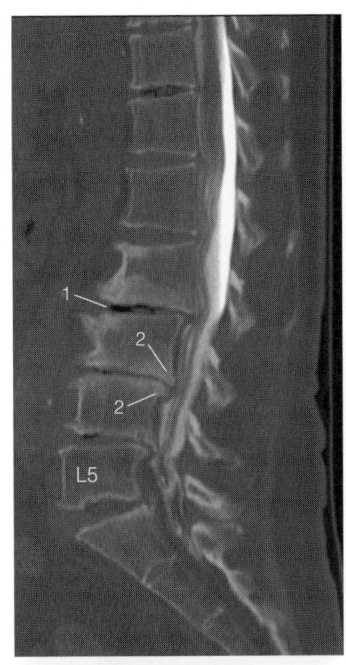

図 3-73 椎間板の変性，骨棘の形成（70歳代女性．下肢のしびれ）
脊髄腔造影CT矢状断再構成画像．L2/3からL4/5では椎間板は変性し，高さが低くなっている．椎間板の場所にガスを認めるが，真空現象（vacuum phenomenon）といわれる．椎間板線維輪が変性し外方に膨隆し，椎体辺縁への付着部で化生により骨化したものが骨棘である．文字どおり椎体辺縁から棘状に突出する．支持性の低下により脊椎の配列も悪くなっている．
1：椎間板変性による真空現象，2：骨棘

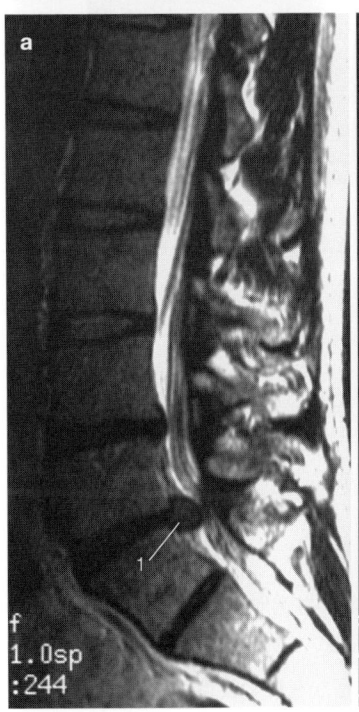

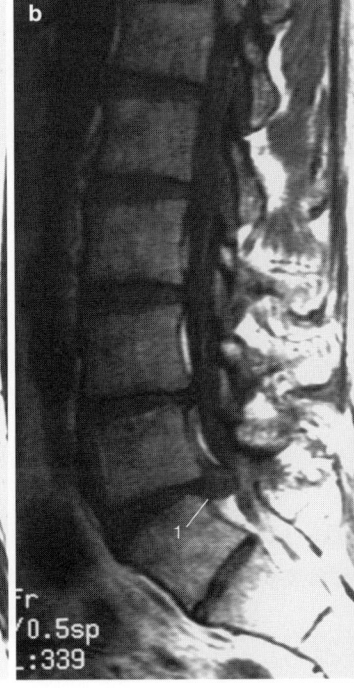

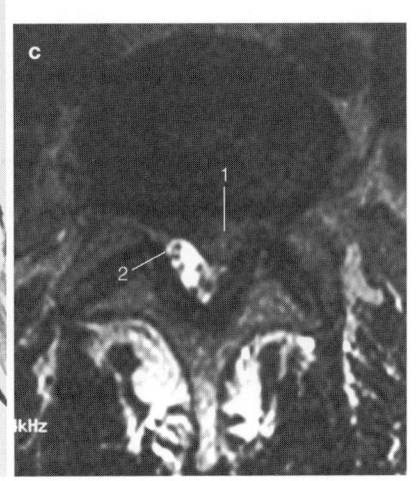

図 3-74 腰椎椎間板ヘルニア
a：T_2強調画像矢状断像，b：T_1強調画像矢状断像，c：T_2強調画像横断像．L5/S1椎間板は左後方に大きく突出している．このため横断像で認められるように左外側陥凹は消失している．右外側陥凹の部分には通常のように右S1神経の前根と後根が認められる．本来なら左右対称の部位に左S1神経根が走行しているはずであるが，この神経根はヘルニアにより強く圧迫されている．このように，椎間板ヘルニアがあればそのレベルより1つ下のレベルの神経根が圧迫されることが多い．1：ヘルニア，2：正常な場所にあり圧迫を受けていない右S1神経根

第 3 章　画像医学

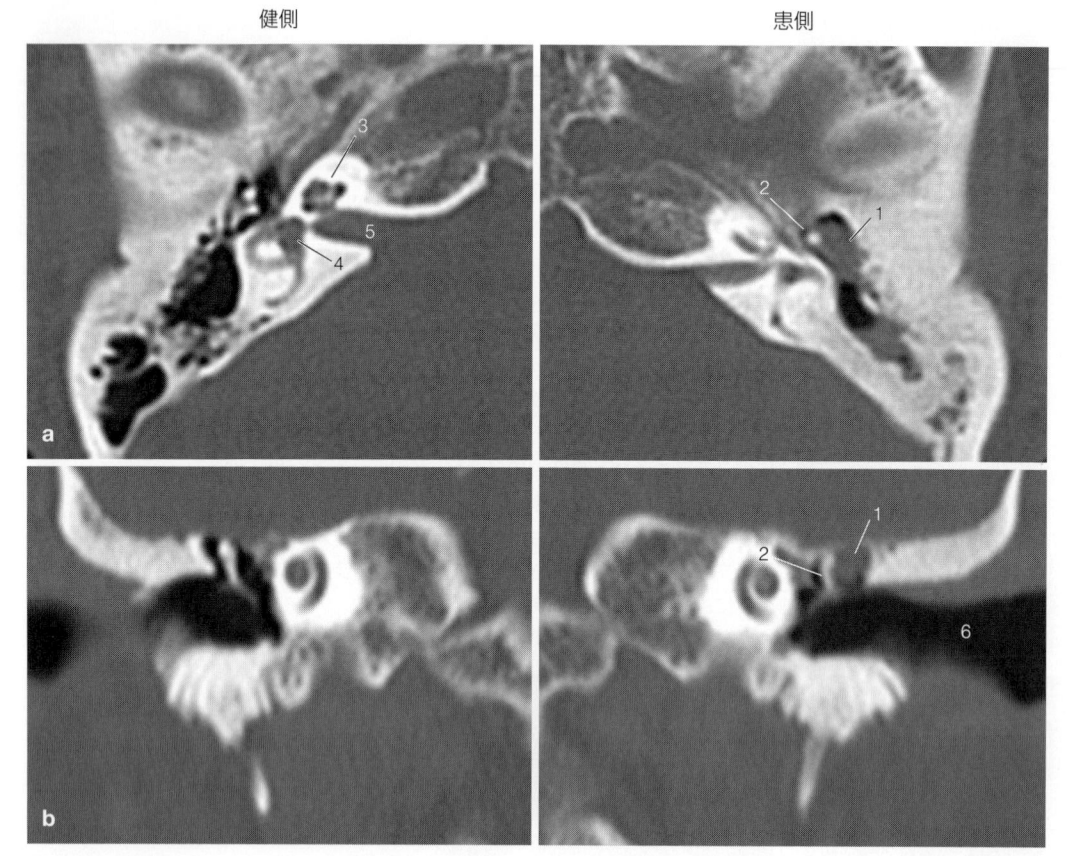

健側　　　　　　　　　　　　　　　患側

図 3-75　真珠腫（50 歳代男性．左耳の痛み）
a：単純 CT 横断像，b：単純 CT 冠状断像．患側では耳小骨の外方に軟部組織濃度を認める．上鼓室外側壁と耳小骨の間の空間はプルサック腔とよばれ，真珠腫の好発部位である．
1：真珠腫，2：耳小骨，3：蝸牛，4：前庭，5：内耳道，6：外耳道

性腫瘍で，その進展範囲，リンパ節転移を評価する目的で CT，MRI，超音波検査が行われる．

6）下咽頭，喉頭

上・中咽頭と同じく，悪性腫瘍の進展範囲，リンパ節転移を評価する目的で，CT，MRI，超音波検査が行われる．

下咽頭に関しては，上部消化管と同様のバリウム検査で梨状窩の変形や表面状態を評価することができ，また，嚥下運動の機能評価を行うことができる．喉頭に関しては喉頭造影が行われる．

7）甲状腺

対象は主として腫瘍性疾患であり，進展範囲・リンパ節転移を評価する目的で超音波，CT・MRI 検査が行われる．甲状腺シンチグラフィは腫瘍を陰影欠損として描出する．

8）副甲状腺

副甲状腺腫あるいは過形成による原発性副甲状腺機能亢進症に対して，腺腫あるいは問題となる副甲状腺がどれであるかを検索する目的で MRI 検査が行われる場合がある．腺腫は T_2 強調画像で高信号を示すとされているが，かならずしも描出されるとは限らない．

3　呼吸器・胸郭

呼吸器疾患の診断において，画像医学の果たす役割はきわめて大きい．もちろん，自覚症状や現病歴，職業歴，居住歴，理学的所見などはいずれも重要であるが，自覚症状などがなく胸部X線写真ではじめて異常が発見されることもある．呼吸機能検査，血液検査，および免疫学的検査も，ある種の疾患ではきわめて重要である．

呼吸器疾患を診断する放射線科医は，各種画像のもつ特性，限界を認識し，各疾患の画像所見に習熟するのみならず，画像情報以外の上記の知識も広く知る必要がある．

診療放射線技師は診断に適した画像の提供に習熟する必要がある．

本項では，代表的呼吸器疾患として，肺癌，縦隔腫瘍，肺炎，びまん性肺疾患などについて画像所見を中心に概説する．

1. 肺 癌

ここ10数年，男性の癌死の第1位は肺癌である．早期発見がむずかしいこと，癌の組織型が多彩なこと，早期発見早期手術以外にとくに有効な治療法がないことなどの理由で，相対的に他の癌に比べ，肺癌による死亡が増加している．

1）画像所見

肺癌の画像所見は，癌そのものによる直接所見としての肺腫瘤影と，癌による二次的所見である無気肺（癌により中枢側の気管支が閉塞して，これより末梢肺の含気が失われる所見）や閉塞性肺炎，胸水貯留などがある．

2）腫瘤影

円形の異常影を腫瘤影とよび，これが単発の場合に孤立性腫瘤影という．孤立性腫瘤影は，種々の良性および悪性疾患で生じる．腫瘍でも，また炎症でも生じうる．孤立性腫瘤影の鑑別でもっとも重要な点は，良・悪性の鑑別である．

良・悪性の鑑別は，腫瘤影の性状（内部構造），腫瘤と周囲組織との関係などで行われる．とくに重要なポイントは，腫瘤辺縁の性状，腫瘤内石灰化巣の有無などである．

悪性を示唆する所見は，腫瘤の辺縁が不整なこと（末梢発生の肺腺癌では典型的には spiculation とよばれる羽毛の毛ばだち様のきわめて不整な辺縁を呈する），腫瘤内に石灰化巣がないこと，腫瘤の濃度が低いことなどである．

良性を示唆する所見としては，腫瘤の辺縁が整であること，腫瘤中央部に濃厚な石灰化巣ないし腫瘤内に脂肪巣が存在すること，散布巣が存在することなどである．

3）症 例

症例1（図3-76）

単純X線写真上，淡い孤立性腫瘤影として認められる．腫瘤の辺縁はきわめて不整で，内部に石灰化巣を指摘できない．CTでは腫瘤の内部性状や辺縁性状，周囲組織との関係がより明瞭に認識される．

対照として，肺結核腫症例（図3-77）と肺過誤腫症例（図3-78）のCT像を示す．結核腫では辺縁が整であり，中央部に石灰化巣が認められる．肺過誤腫症例では，内部に脂肪巣を思わせる低濃度部分が明瞭に描出されている．

症例2（図3-79）

進行した肺癌症例で，大きい腫瘤影が左上肺野内側に認められ，下行大動脈の輪郭が一部消失している．縦隔に連続進展している可能性がある．

本例では，辺縁不整でわりと大きな腫瘤影があることから，肺癌との診断は比較的容易である．問題

第 3 章 画像医学

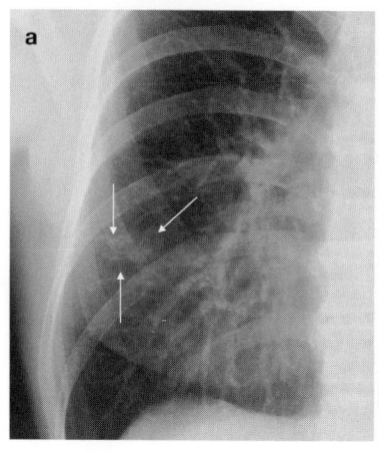

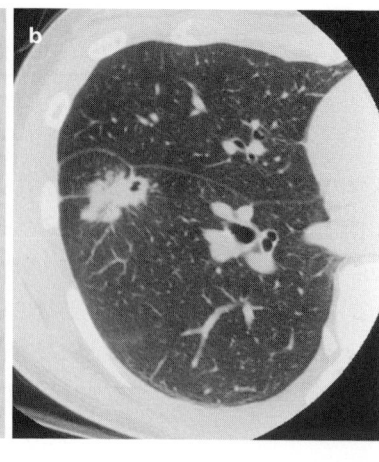

図 3-76 肺癌（症例 1）
a：胸部単純 X 線像．右中下肺野のやや胸壁寄りに，不整な辺縁の淡い腫瘤影が認められる（矢印）．
b：胸部 CT．腫瘤の辺縁の性状，胸膜陥入像，内部に小空洞様部分があることなどがよくわかる．

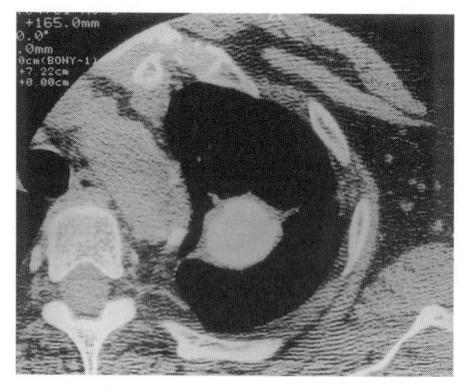

図 3-77 肺結核
CT．単純 X 線像で石灰化の存在がはっきりしない場合でも，CT は濃度分解能がきわめてよく，容易に石灰化巣を検出しうる．本例は，腫瘤の中央部に濃厚な石灰化巣が認められる．孤立性腫瘤影の内部にこのような石灰化があれば，良性疾患で結核腫か過誤腫が考えられる．

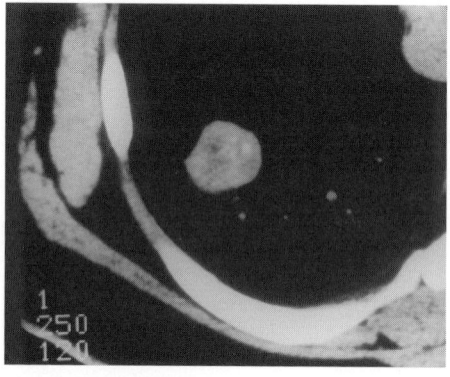

図 3-78 肺過誤腫
CT．腫瘤の内部に，脂肪巣あるいは石灰化巣を伴う場合は，肺過誤腫が疑われる．本例では石灰化巣と，脂肪巣が認められる．

は手術適応の有無，進行度の正確な診断である．とくに造影剤投与後の CT で，腫瘤と縦隔や肺門の血管系との関係を把握するが，再構成画像を用いるとこれらの関係がより明瞭となる．MRI は，種々の断層面が得られることや，血管影が無信号となるという MRI の利点により，腫瘤と縦隔構造との関係がより立体的に理解しやすい．

2. 縦隔腫瘍

1）分 類

縦隔内に発生した腫瘍性病変を縦隔腫瘍とよぶが，食道癌は通常これに含めない．

縦隔腫瘍は，縦隔内のどの部分から発生したものであるかによって，前縦隔腫瘍，中縦隔腫瘍，後縦隔腫瘍などに分類されている．それぞれの部位で発生する腫瘍の種類，頻度が異なっているので，鑑別診断にきわめて有用である．前縦隔腫瘍では，胸腺腫，奇形腫，悪性リンパ腫などが多く，後縦隔腫瘍

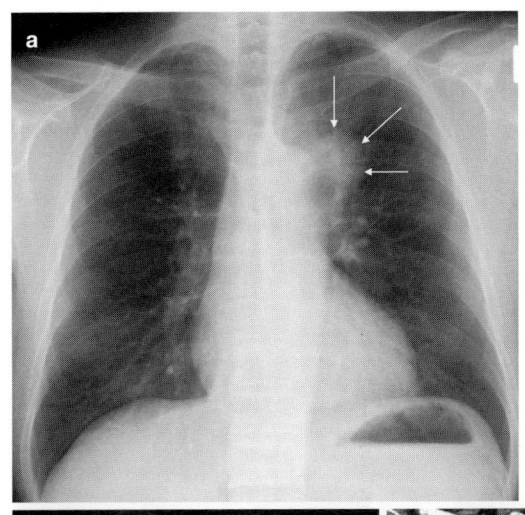

図 3-79 進行肺癌例（症例 2）
a：胸部単純 X 線正面像．左上肺野内側で，大動脈弓陰影に重なって腫瘤影が認められる（矢印）．下行大動脈のラインが一部消失している．
b：胸部造影 CT．腫瘤の辺縁が凹凸不整であり，下行大動脈に接していることがよくわかる．
c：胸部造影 CT 冠状断再構成像，d：胸部造影 CT 矢状断再構成像．胸部造影 CT 再構成像では，腫瘤と下行大動脈は上下方向にも広く接していることがわかり，浸潤が疑われる．
e：胸部 MRI 水平断像，f：胸部 MRI 冠状断像，g：胸部 MRI 矢状断像．胸部 MRI 像では，任意の断面での撮像が可能であり，腫瘤と下行大動脈との関係がよくわかる．

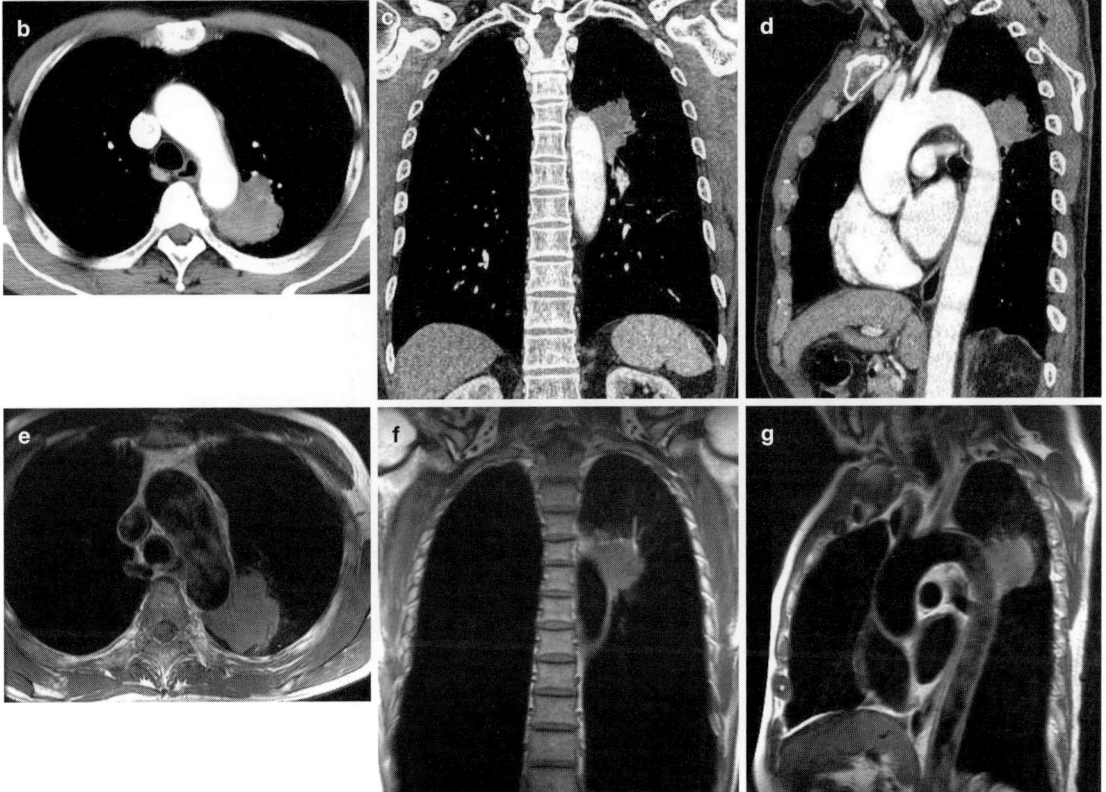

では神経原性腫瘍がほとんどである．

2）症　例

症例 3（図 3-80）
典型的な前縦隔腫瘍である胸腺腫例を示す．

単純 X 線写真では，左肺門に重なって縦隔から肺野に向かって辺縁凹凸のある突出がみられる．腫瘍の内部は均等濃度にみえ，肺動脈や下行大動脈のラインは明瞭である．縦隔内の既存構造と，病変との詳細な関係は不明である．側面写真上，病変は胸

第 3 章　画像医学

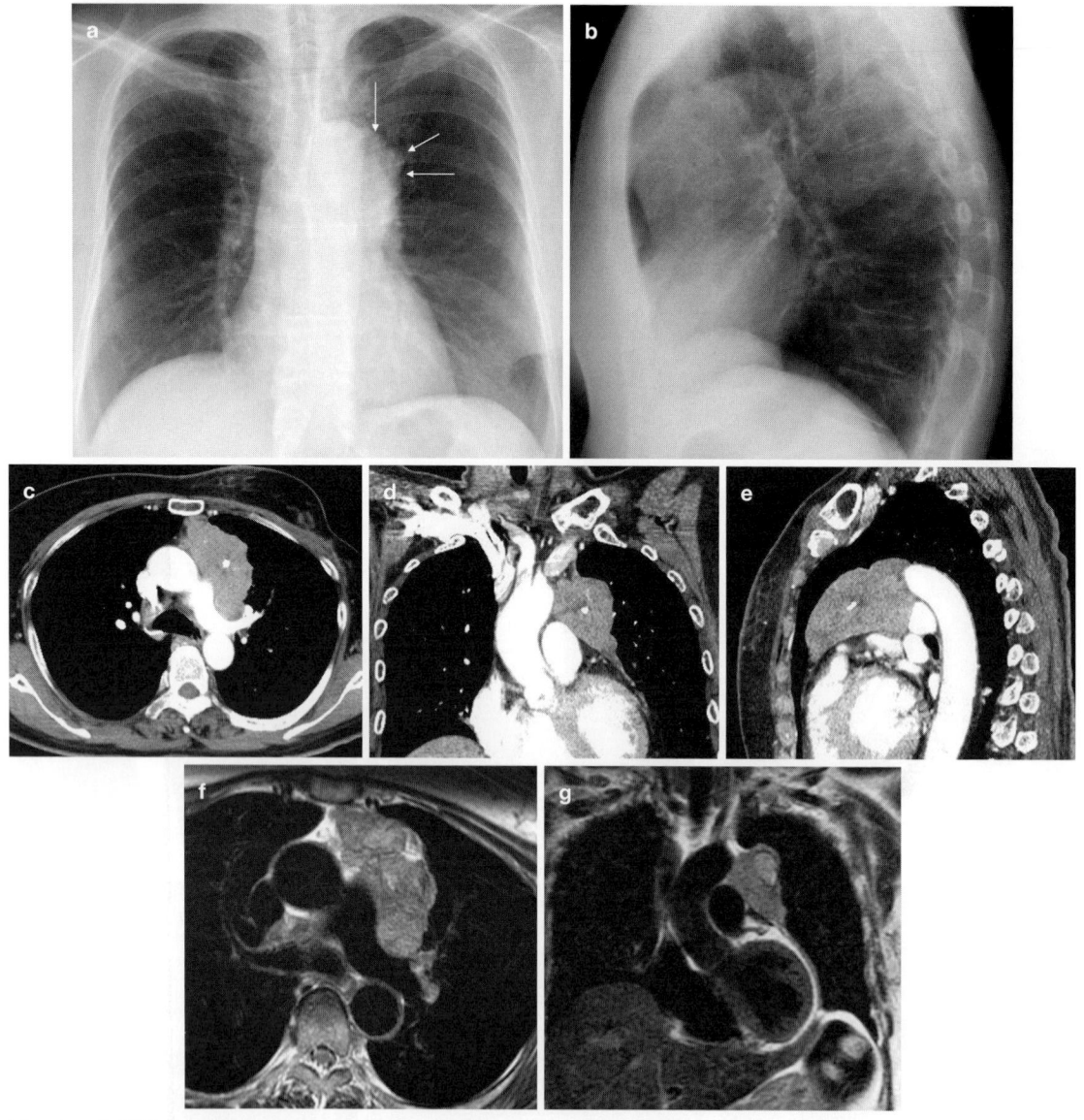

図 3-80　胸腺腫（症例 3）
a：胸部単純 X 線正面像．左肺門に重なって辺縁凹凸のある腫瘤影が認められる（矢印）．
b：胸部単純 X 線側面像．胸骨後領域が暗くなっており，前縦隔に病変があることがわかる．
c：胸部造影 CT．前縦隔左寄りに境界明瞭で辺縁不整な均等濃度の腫瘤として認められる．内部に粗大な石灰化を伴っている．
d：胸部造影 CT 冠状断像，e：胸部造影 CT 矢状断像．造影 CT 再構成像では，腫瘤の大動脈や肺動脈，心膜への広がりがよくわかる．
f：胸部 MRI 水平断像，g：胸部 MRI 冠状断像．MRI では，腫瘤の内部はやや不均等で，結節様の部分から構成されているのがわかる．MRI 像がもっともよく肉眼病理像に対応していた．

3 呼吸器・胸郭

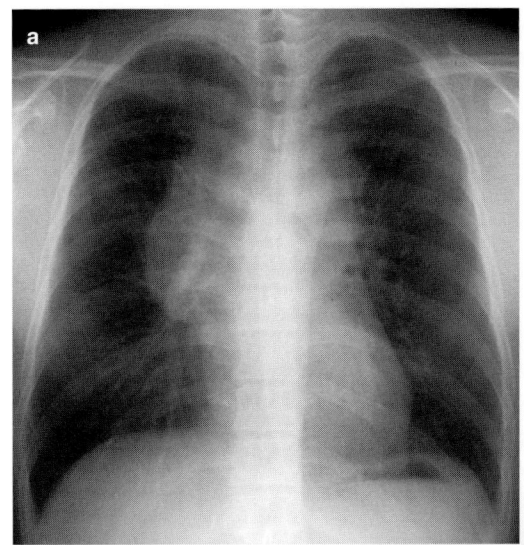

図 3-81　悪性リンパ腫（症例 4）
a：胸部単純 X 線正面像．縦隔の著明な拡大が認められる．
b：胸部造影 CT．病変と，既存の縦隔構造との関係がきわめて容易に理解できる．

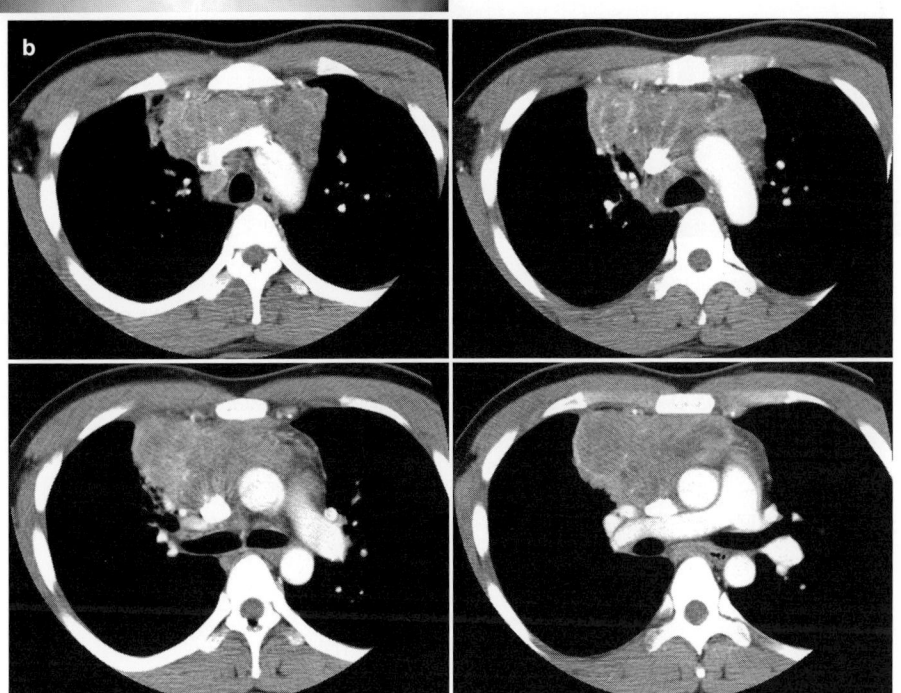

骨のすぐ後方に存在していることが，濃度上昇として認識される．以上より，前縦隔病変が疑われる．
　CT では，病変が上行大動脈から左主肺動脈に接して存在していて，境界明瞭で辺縁不整な単一の腫瘤であることがわかる．内部に粗大な石灰化を伴っている．大血管系との境界は不明瞭で，あいだの脂肪層は消失しており，浸潤性を示唆する．

　MRI では，CT で均一にみえた内部が結節様の部分から構成されているのがわかる．MRI は病変の内部性状をよく反映している．

症例 4（図 3-81）

　典型的な縦隔原発悪性リンパ腫症例を示す．単純 X 線写真上は，縦隔の著明な拡大がみられる．しかし単純 X 線写真では病変と周囲臓器との関係など

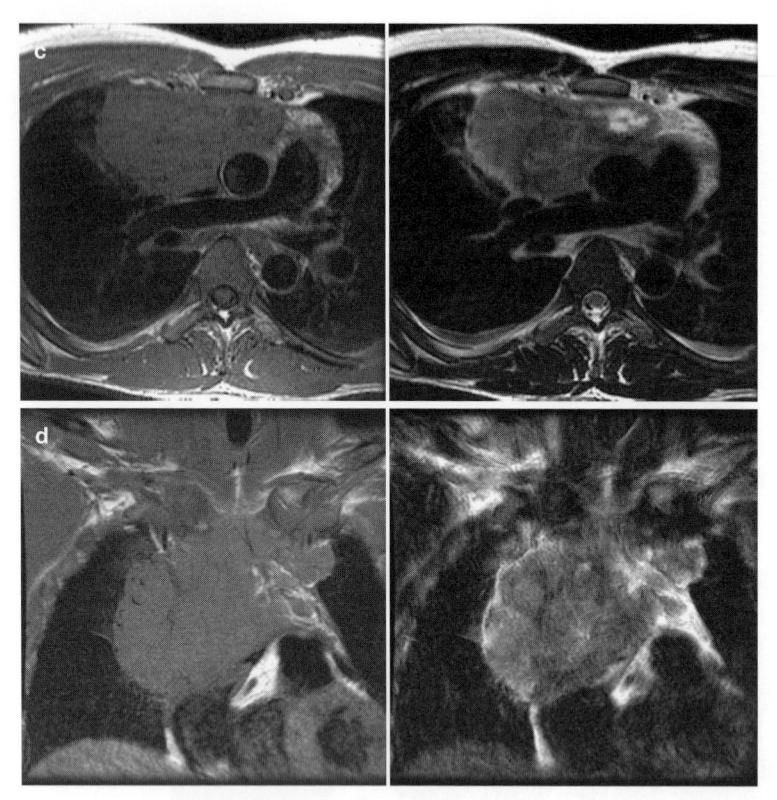

図 3-81 悪性リンパ腫（症例 4）（つづき）
c：胸部 MRI 水平断像，d：胸部 MRI 冠状断像．胸部 MRI 像では，心大血管が無信号となり，病変との関係が理解しやすい．

は，正確に把握できない．

この点，CT（造影），MRI はいずれも病変の内部性状や縦隔・肺門の状態の把握にきわめて有用である．すなわち，病変の主体は前縦隔にあり，内部は軟部組織濃度を呈している．さらに既存の縦隔構造を取り囲むように，病変が進展している状況がよくわかる．

3. 肺炎

1）肺炎の罹患

呼吸器疾患のなかで，肺炎はとくに重要な疾患である．一般の人に発生する肺炎以外に，種々の呼吸器疾患患者に合併する肺炎，呼吸器以外の疾患に合併する肺炎などがある．とくに老人や免疫力が低下した患者に合併する肺炎が重要で，しばしば直接死の原因となる．この場合も，早期診断，早期治療がもっとも重要である．通常は胸部単純 X 線写真によって診断されるが，最近では CT 検査が行われる機会も増えてきている．

基本的な画像所見は，斑状影ないし融合性均等影である．後者の場合，その陰影内部に気管支内に残存する空気による透亮像が認められ（air-bronchogram），肺炎に特徴的な像である．

2）症 例

症例 5（図 3-82）

細菌性肺炎の典型例である．

単純 X 線写真上は，淡く辺縁の不明瞭な斑状影として認められ，肺炎に特徴的な陰影である．

CT では，病変が肺の解剖学的な広がりである区域に一致した分布を示しているのが，明瞭に描出されている．

症例 6（図 3-83）

真菌によって発生した肺炎である．

単純 X 線写真では，右上肺野に均等影があり，air-bronchogram も認められる．

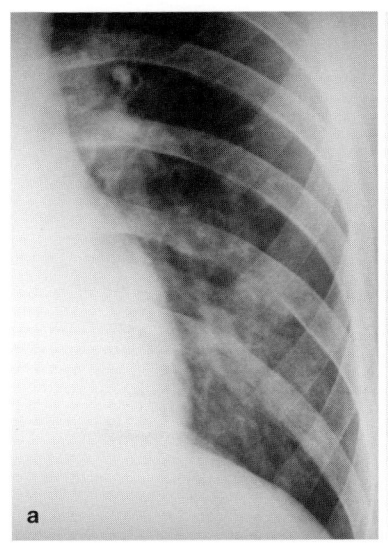

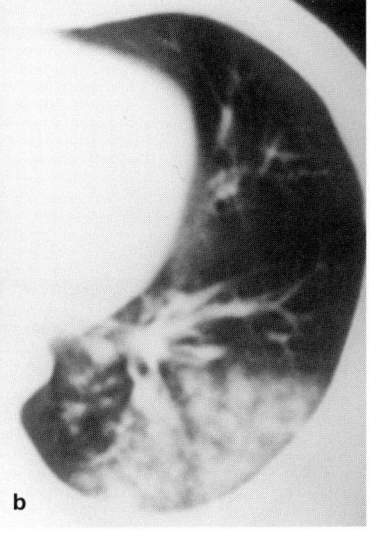

図3-82　肺炎（症例5）
a：胸部単純X線像．淡い斑状影が左下肺野に認められる．
b：胸部CT．病変が区域性に分布していて，それぞれの病変は境界不明瞭な淡い斑状陰影である．細菌性気管支肺炎の典型例である．

CTでは腫瘤影の内部に三日月状の透亮像が認められ，肺アスペルギルス症に特徴的な像といわれている．

4. びまん性肺疾患

1）画像診断

呼吸器疾患の画像診断のなかで，びまん性肺疾患は診断がむずかしい疾患の一つである．

単純X線写真では，びまん性に存在する異常影が前後にたくさん重なり合って陰影を形成しているので，X線写真上の異常影が実際に肺内で生じている病理学的変化と，1対1に対応しない．これが診断のむずかしい理由の一つである．第2の理由は，種々の異なった疾患が，同じようなパターンの像を呈してくる点である．

CTの出現で，びまん性肺疾患の診断が非常に進歩した．とくに高分解能CTが，威力を発揮する．その理由は，びまん性肺疾患はそれぞれ疾患特有の病変の場（二次小葉内の特定の場）があることがわかってきたのと，高分解能CTがこれらの病変の場を明瞭に描出しうるため，診断に結びつく重要な情報を提供するからである．

2）症　例

症例7（図3-84）

びまん性汎細気管支炎とよばれる原因不明の慢性の細気管支の炎症性疾患である．

単純X線写真上は，やや淡い粒状性陰影が，両側肺にびまん性に認められる．

CT，とくに高分解能CTでは，微細粒状影がびまん性に認められる．二次小葉構造との関係をみると，粒状影は二次小葉の内部，終末細気管支から呼吸細気管支周辺に存在していることがわかる．二次小葉構造の辺縁部，たとえば胸膜に接する部分には，病変は存在していない．

びまん性汎細気管支炎は，小葉中心性分布を示す代表的疾患の一つである．

症例8（図3-85）

好酸球性肺炎の症例である．本疾患もびまん性肺疾患の一つであるが，主として好酸球からなる炎症細胞の肺胞，間質への高度浸潤を特徴とする原因不明の疾患である．

この疾患の基本病像は，浸潤影，均等性融合影および，スリガラス様陰影（淡い濃度上昇影）である．浸潤影は通常の細菌性肺炎と同じ種類の陰影であるが，非区域性分布で，びまん性にみられる傾向

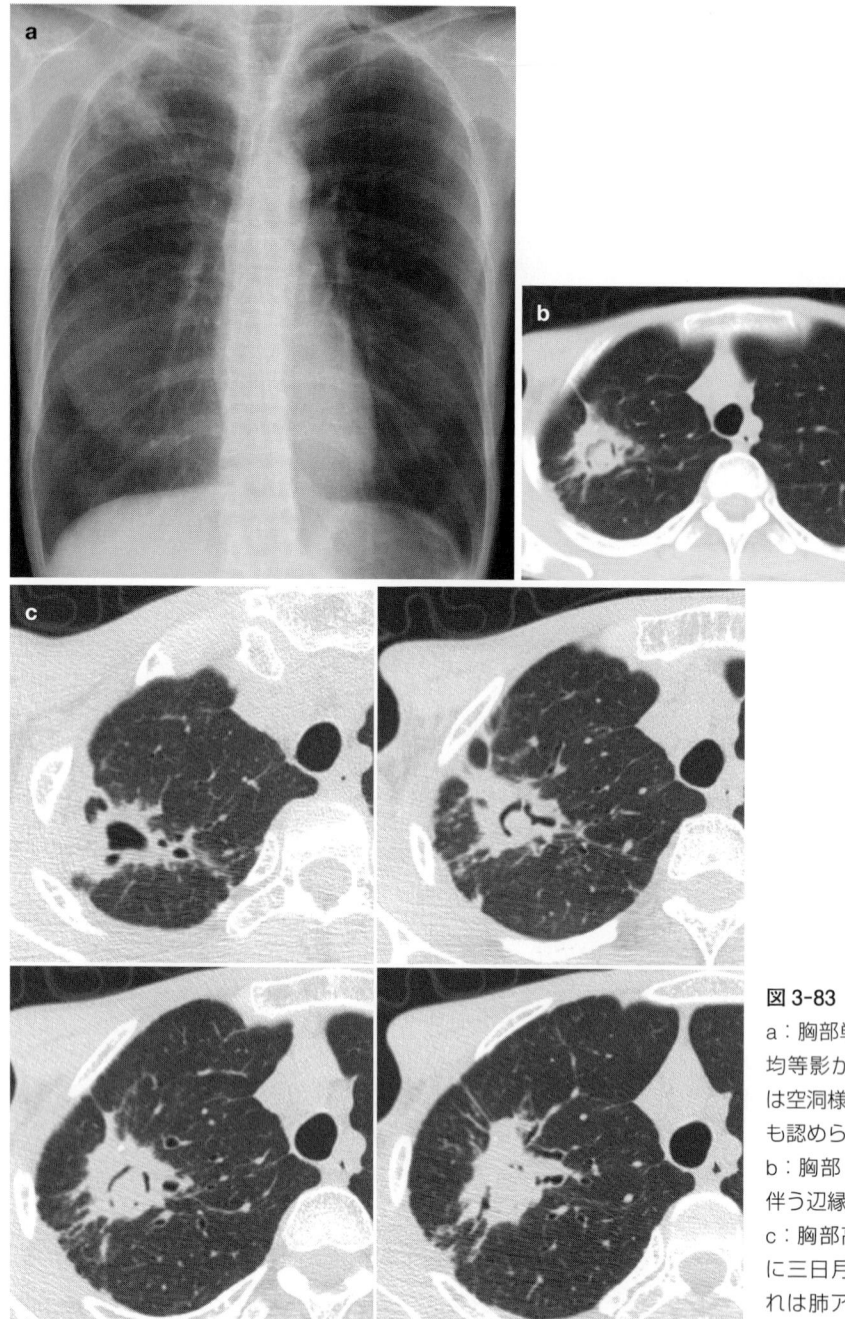

図 3-83　肺真菌症（症例 6）
a：胸部単純 X 線正面像．右上肺野に均等影が認められる．陰影の内部には空洞様の透亮像や air-bronchogram も認められる．
b：胸部 CT．右上葉に胸膜陥入像を伴う辺縁不整な腫瘤影が認められる．
c：胸部高分解能 CT．腫瘤影の内部に三日月状の透亮像が認められ，これは肺アスペルギルス症に特徴的な像である．

がある．

　二次小葉との関係では，小葉単位に病変がみられる傾向がある．高分解能 CT でこの小葉単位の病変分布が容易に認識しうる．汎小葉性病変とよぶ．

本疾患はステロイド剤によく反応する．

症例 9（図 3-86）

肺線維症の症例である．

単純 X 線写真上は，両側の下肺野を中心に線状

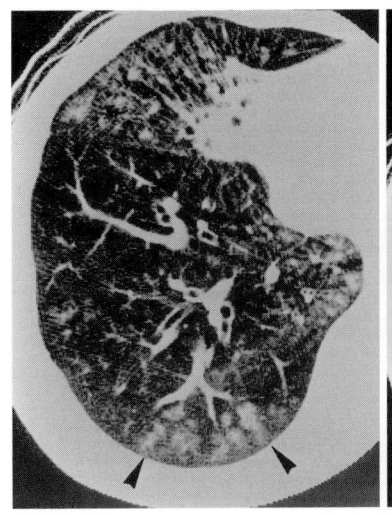

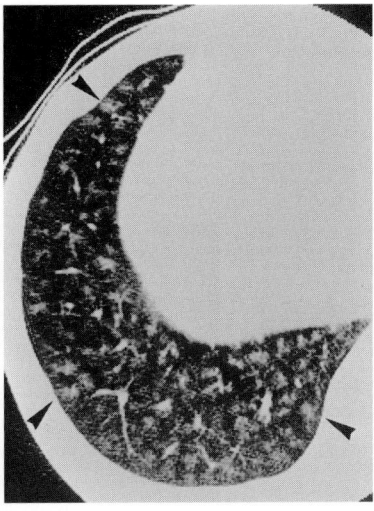

図 3-84 びまん性汎細気管支炎（症例 7）
高分解能 CT で，肺野末梢にびまん性に微細な粒状影が認められる．二次小葉との関係でみると，肺血管（肺動脈）の末梢部に存在していて，終末細気管支から呼吸細気管支周辺に病変が存在しているのがよくわかる（矢尻）．このような病変分布を小葉中心性分布とよぶ．

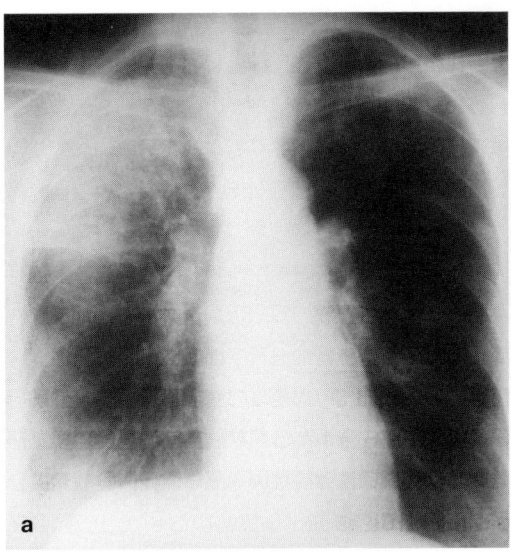

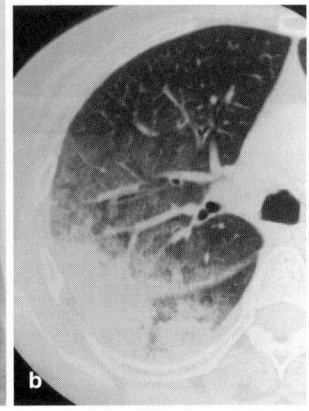

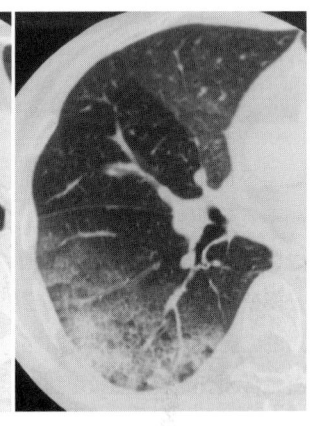

図 3-85 好酸球性肺炎（症例 8）
a：胸部単純 X 線像．右上肺野に融合性の均等浸潤影が認められる．浸潤影は一部葉間を越えて下方に進展している．右下肺野や左上中肺野末梢にも，斑状の浸潤影が認められる．それ以外にとくに右肺側では，浸潤影周辺にスリガラス様陰影も認められる．
b：高分解能 CT．濃厚な浸潤影，周囲のスリガラス様陰影，スリガラスに重なる微細網状影が明瞭である．二次小葉ごとに濃度が異なる部があり，二次小葉が単位として侵されていることがわかる．

網状陰影とよばれる網目状の陰影が認められる．両側肺，とくに下葉肺底区の肺容積の減少が認められる．

CT では，honeycomb とよばれる蜂の巣様の輪状陰影が多数認められ，本疾患に特徴的な所見と考えられている．

胸部（呼吸器）疾患の代表的なものを症例提示し

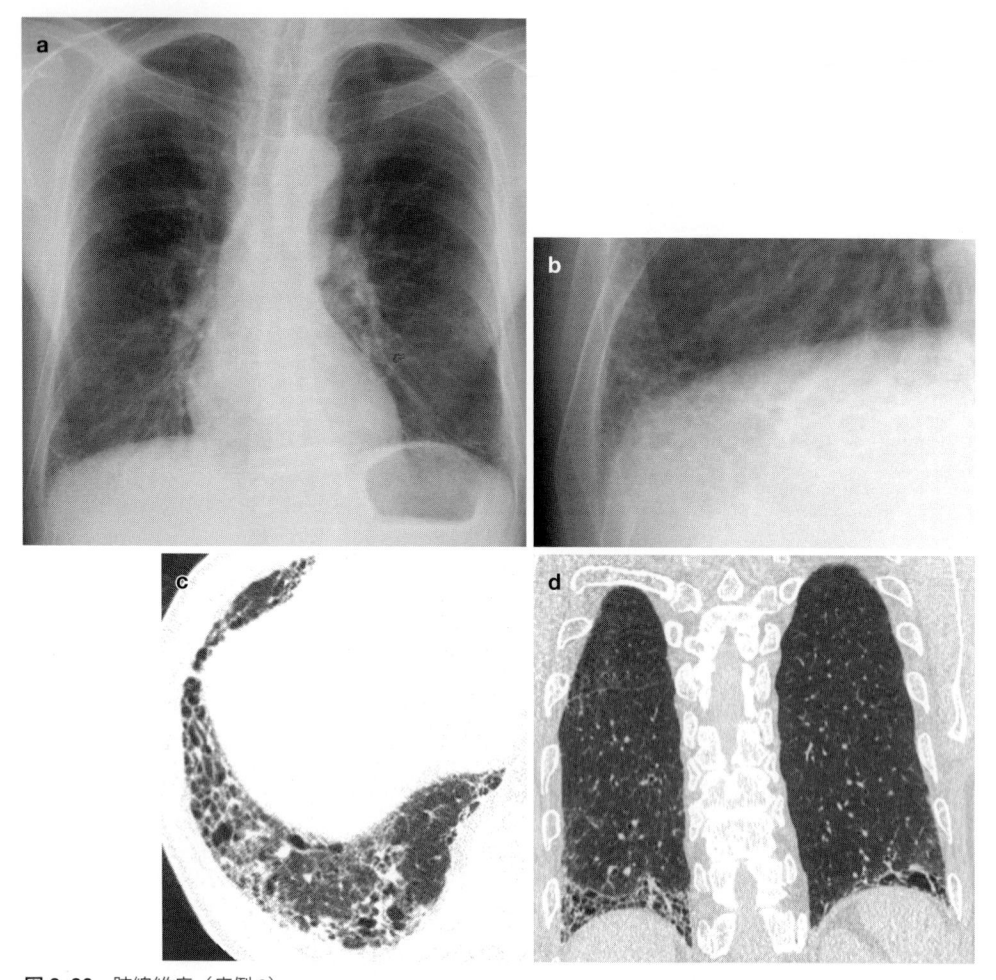

図 3-86 肺線維症（症例 9）
a：胸部単純 X 線正面像，b：胸部 X 線正面右下肺野拡大像．胸部単純 X 線像では，両側の下肺野に線状網状影が広範に認められ，この部の容積は減少している．
c：胸部 CT．高分解能 CT では，honeycomb（蜂巣状肺）とよばれる輪状影が認められ，これは肺線維症に特徴的な所見である．
d：胸部 CT 冠状断再構成像．honeycomb は両肺底区が優位であることがよくわかる．

て画像所見を簡単に解説した．
　つねに，単純 X 線写真が，画像診断の出発点である．
　高分解能 CT は，孤立性腫瘤影の性状判定や，び まん性肺疾患の鑑別診断に不可欠である．腫瘤性病変の胸郭内での進展範囲や，周囲臓器との関係をみるために，造影 CT や MRI などが有用である．

4 心臓・脈管系

心臓・血管系の疾患は形態異常と血行動態異常が原因となり，心腔拡大，心筋肥大，心不全などの生理学的異常が発生する．その診断に超音波，X線，CT，MRIなど画像医学の果たす役割は大きい．

以下に，各種の画像診断法の特性，心血管系の血行動態評価に不可欠な計測，さらに種々の心疾患に対する画像診断法について述べる．

1. 画像診断法の特性

画像自体の特性，すなわちそれぞれの検査法による画像の利点，欠点と，患者に対する侵襲度，装置の可動性などを**表3-1**にまとめた．

画像情報が優れていても，侵襲的検査は患者に負担がかかる．逆に，手軽な検査法であっても，診断情報が不十分であれば，より精密な情報のための検査が要求される．疾患の種類，病態，重篤度，検査の侵襲度，所要時間などが勘案されて検査が行われる．

2. 心臓計測

1) 心血管造影法

カテーテル心血管造影法では，目的とする心腔内に造影剤を注入し，その腔をシルエットとして画像化するが，その画像から心腔の大きさが計測できる（図3-87）．

たとえば，左室内腔容積（V）の算出は，左室腔を回転楕円体とみなすと，長軸・短軸長（L, D）から，つぎのように計算できる．

$$V = 4/3 \times \pi \times (1/2 \times D)^2 \times (1/2 \times L)$$

最近のデジタル血管撮影装置では，画像拡大率は自動補正され，内径測定値は実長に変換される．

その際，短軸径の最適測定部位を決めがたいことが多いので，左室投影像を楕円とみなすと，面積A

表3-1 画像診断法の特徴

	単純X線	カテーテル撮影	超音波法	CT	MRI
非侵襲性	○	×	◎	○	○
反復施行	◎	△	◎	○	○
実時間性	×	○	◎	○	○
装置の可動性	○	×	◎	×	×
装置経費	安い	高い	比較的安い	高い	高い
構造物描写	×	○	◎	◎	◎
全体像	△	○	○	◎	◎
断層像	×	×	◎	◎	◎
三次元表示	×	×	○	◎	◎
空間分解能	◎	◎	○	○	○
心腔内血流	×	△	◎	△	○
冠動脈描出	×	◎	△	◎	○
心機能評価	×	◎	◎	○	◎
負荷試験	×	○	○	△	△

◎：優，○：良，△：可，×：不可

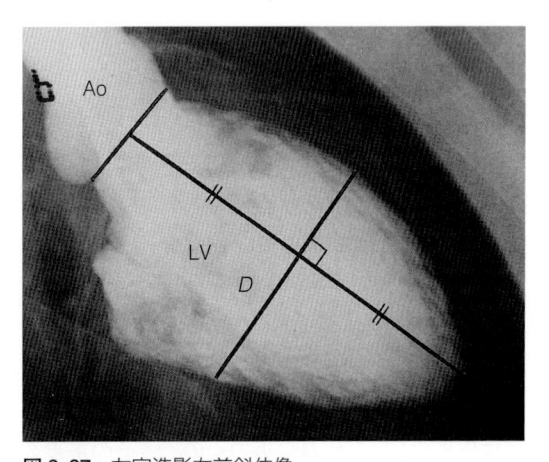

図3-87 左室造影右前斜位像
大動脈（Ao）起始部中点と心尖部を結ぶ軸が左室長軸，この例ではその直交二等分線が短軸（D）．LV：左室

は，

$$A = \pi \times (1/2 \times D) \times (1/2 \times L)$$

であるので，内腔辺縁のトレースにより面積を算出して短軸径を逆算すると，誤差が少ない．

上記式に代入すると，つぎのようになる．

$$V = 4/3 \times \pi \times [(2 \times A)/(\pi \times L)]^2 \times L/2$$
$$= 8/3\pi \times A^2/(\pi \times L)$$

これを Area-Length 法とよぶ．

さらに正確性を求め，左室を長軸に沿って円盤を積み上げた形とみなして計算する方法もある〔チャップマン（Chapman）法〕．

拡張末期，収縮末期の像よりそれぞれ容積計算を行うと，下記の心機能指標が得られる．

$$SV = EDV - ESV$$
　　SV：1 回拍出量，EDV：拡張末期容積，
　　ESV：収縮末期容積
$$CO = SV \times HR$$
　　CO：心拍出量，HR：心拍数
$$EF = SV/EDV$$
　　EF：駆出分画

2）心エコー図法

心エコー図法では，心尖アプローチでの左室長軸像にて左室造影法と同様の画像が得られ（図3-88），同様にして左室容積を算出できる．最近では，左室心内膜面を自動認識し，瞬時に左室容積計算を行うソフトも提供されている．

M モード法では左室短径の瞬時変化が記録できるが（図3-89），短径のみから左室容積を算出する方法もある．

左室長軸径を短径の 2 倍と仮定すると，前述の計算式は，

$$V = 4/3 \times \pi \times (1/2 \times D)^2 \times D = \pi/3 \times D^3$$

と表され，さらに $\pi = 3$ とおけば，

$$V = D^3$$

という簡便式で表せる．ただしこの式は，左室に壁運動異常のない場合に限られる．左室拡大例では左室は円形化し，$L = D$ に近づくので，そのまま適用すると過大評価することになる．

左室造影像より長軸短軸関係を種々の大きさの左室で求め，短軸像のみから容積計算できるようにした近似式が次式である．

$$V = [7.0/(2.4 + D)] \times D^3$$
〔タイヒホルツ（Teicholz）の式〕

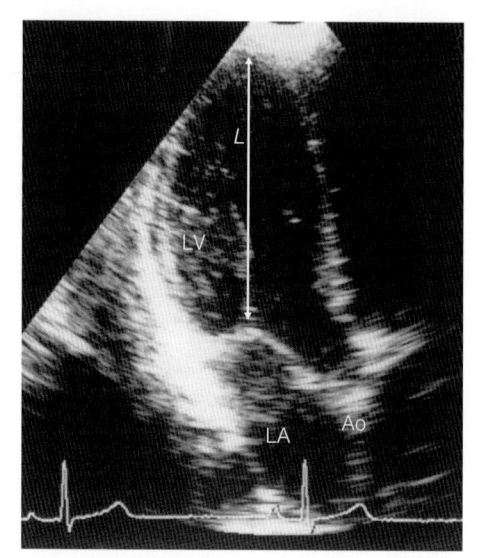

図3-88　心エコー図（心尖長軸像）
心尖部と大動脈弁尖付着部を結ぶ線が左室長軸（L）．Ao：大動脈，LA：左房，LV：左室

図3-89 からは心室中隔厚，左室後壁厚も計測できる．

他の断面を設定すれば，左房内径，右室内径，大動脈径などを計測できる．

3）CT

多列検出器装備の CT（multidetector-row CT：MDCT）を用いた心電図同期ヘリカルスキャンにより，水平横断面の元画像を積み重ねて，任意の心時相での心臓部の高精細体積データを得ることができる．心臓の内腔と心筋を区別するために，ヨード造影剤の静脈内投与を併用する．データの三次元表示には，立体感のあるボリュームレンダリング（図3-90）や，カテーテル血管造影法の画像に似た最大値投影（maximum intensity projection：MIP），断面変換（multiplanar reconstruction：MPR）などの方法が常用されている．

左室内腔容積は，元画像や等間隔の断面変換像で

4　心臓・脈管系

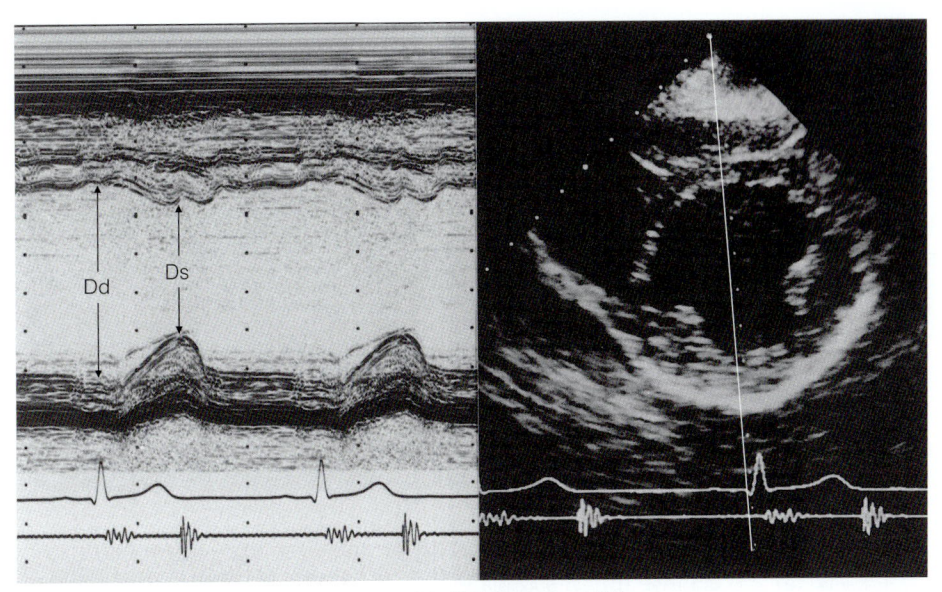

図 3-89　心エコー図（乳頭筋先端レベル左室短軸像と M モード像）
左の M モード像は断層像上の白線方向のビームでの記録．Dd：拡張末期径，Ds：収縮末期径

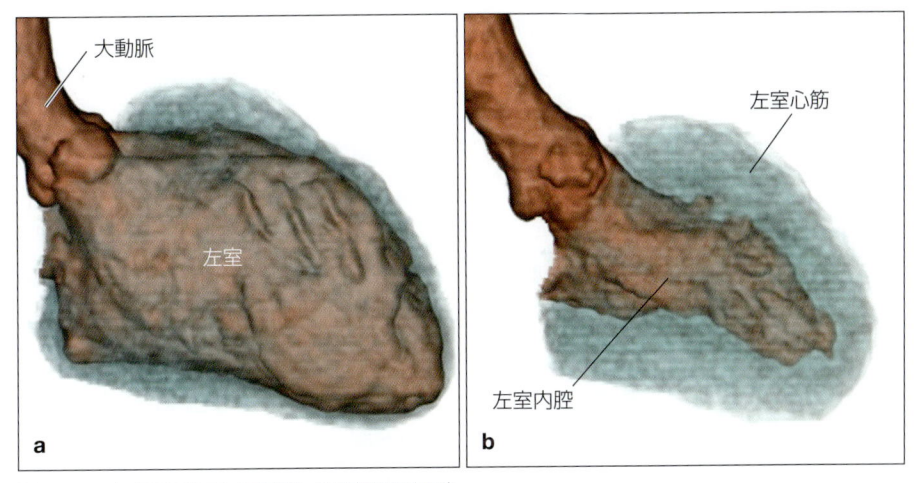

図 3-90　左室の三次元 CT 画像（川崎病罹患例）
MDCT の心電図同期ヘリカルスキャンによる心臓部の体積データから，左室と上行大動脈を抽出してボリュームレンダリング法で着色表示．右前斜位 30°の拡張末期像（a）と収縮末期像（b）．左室収縮は非常に良好．

の内腔面積の加算で算出される（積分法）．また立体データから内腔部分のボクセル数を数えて測定する方法（ボクセルカウント法）もある．心電図同期画像の時間分解能は最短で 100 ミリ秒程度であり，拡張末期や収縮末期の画像取得と容積計測が行えるが，被ばくの多いことが CT 法の問題点である．

4）MRI

MRI の心大血管撮像は，血流部分を白く描出する white blood 法と黒く描出する black blood 法に大別される．心臓の撮像では，心電図に合わせたデータ収集が必須である．心周期内の心臓の拍動を断

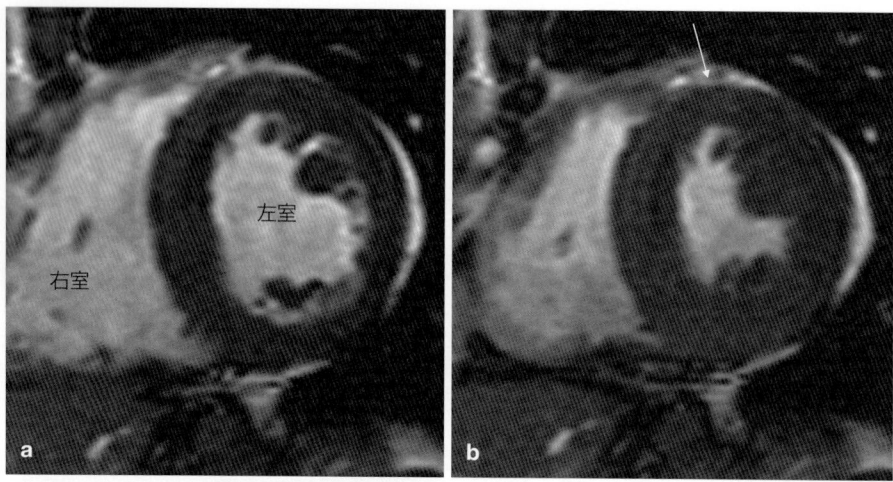

図 3-91 シネ MR 法の画像（虚血性心疾患例）
シネ MR 法の左室短軸断面像で，この撮像では造影剤を使わなくても血流部分は白く描出される．
拡張末期像（a）と収縮末期像（b）．左室収縮は悪くないが，前壁の一部（矢印）は収縮期の壁厚増加に乏しく，軽い収縮不良を示す．

面像で連続的に観察するシネ MR 法は，代表的な white blood 撮像だが，白い描出はグラディエントエコー系のパルス系列を用いたためであり，造影剤は使用していないのがふつうである（**図 3-91**）．撮像の高速化が進み，心エコー図と同感覚のリアルタイム型のシネ MR 法も出現した．

等間隔の多断面でのシネ MR 法による心室容積計測は，精度の高さと低侵襲性から，最近ではカテーテル造影法に代わるスタンダードとなっている．容積算出方法は積分法が一般的である．画像が多いので，心室内腔辺縁を自動トレースする補助プログラムが開発されている．左室の場合，撮像断面は短軸が一般的だが，右室の計測には水平横断面の使用も推奨される．これは右房と右室の境界となる三尖弁の位置判定が容易なためである．

3. 疾患ごとの検査法の選択とその画像情報

1）先天性心疾患

多くの先天性心疾患においては心臓内構造物の配列異常や血液短絡の種類や程度に応じて，ある程度特異的に心房・心室・肺動脈の拡大，肺静脈のうっ血などが生じるので，スクリーニング検査としての胸部単純 X 線像は重要である．例として，心房中隔欠損症では，短絡により右房，右室，肺動脈が拡張し，合併する肺高血圧症により肺動脈中枢側はさらに拡大し，その末梢はむしろ細くなる（**図 3-92**）．この胸部 X 線像から心房中隔欠損症を疑うことができるが，右室容積負荷をきたすほかの疾患との鑑別は不可能である．

先天性心疾患の確定診断は形態異常を描出することが第一義である．心エコー図法は，その点非常に簡便で優れた検査法である．心房中隔欠損症では心房中隔の欠損像が直接描出される（**図 3-93**）．右房・右室の拡大もみられる．この断面でのカラードプラー法では欠損口を通る短絡血流が可視化できる（**図 3-94**）．他の先天性心疾患でも同様である．

心エコー図法にていかなる構造異常も描出でき，かつ血行動態的異常の診断，たとえば短絡量や心内圧なども計測可能であるので，心・血管造影法やカテーテル法（従来は診断に不可欠な検査法であった）を行わずに，心エコー図法のみで診断し，心臓手術を行う施設が増えている．とくに最近では三次

4 心臓・脈管系

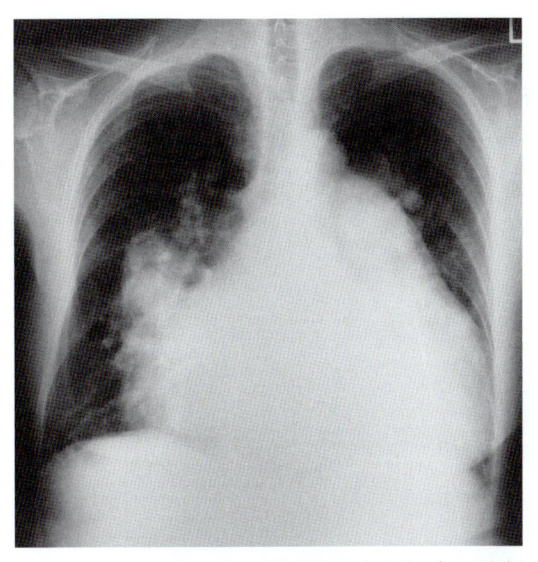

図 3-92 心房中隔欠損症（肺高血圧症を伴う）の胸部単純 X 線像（正面像）

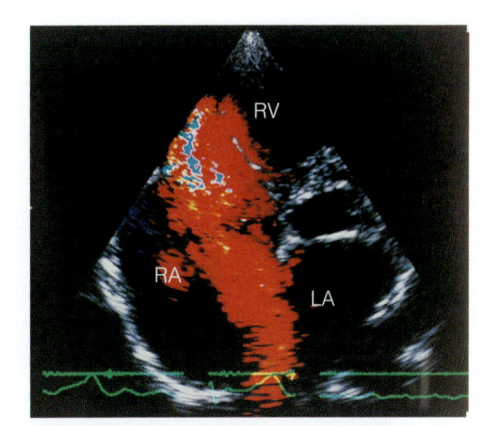

図 3-94 心房中隔欠損症の心エコー図（四腔像でのカラードプラー像）
左房から心房中隔欠損口を通り，右房・右室に向かう短絡血流がみられる．

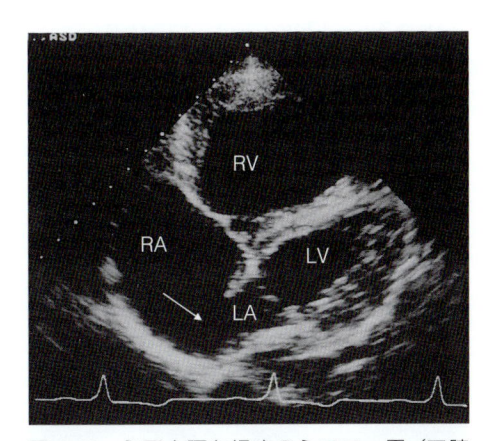

図 3-93 心房中隔欠損症の心エコー図（四腔像）
欠損口（矢印）が明らかである．LA：左房，LV：左室，RA：右房，RV：右室

元超音波法が臨床でも比較的簡便に使用できるようになり，小児の先天性心疾患の診断に大きく貢献している．

心エコー図ほど一般的ではないが，最近では CT や MRI も先天性心疾患の画像診断に用いられている．とくに MDCT による三次元診断は，複雑な心奇形の立体的な把握や，心エコー図で描出がややむずかしい肺動脈や大動脈の奇形の評価に非常に有用である（**図 3-95**）．

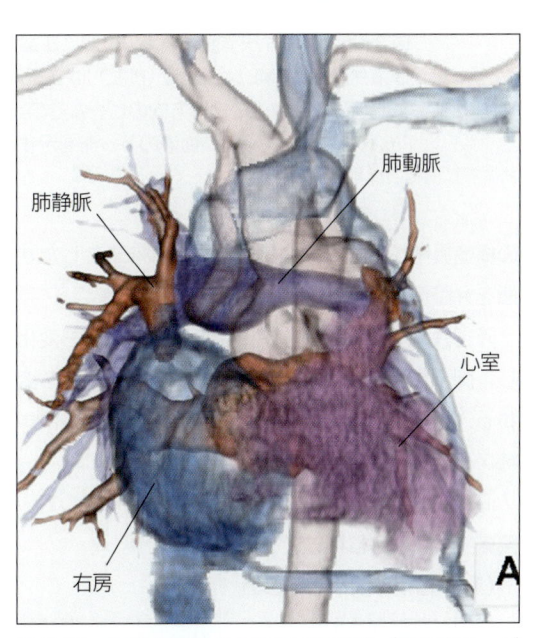

図 3-95 複雑心奇形の三次元 CT 画像（単心室心，グレン短絡手術後の症例）
MDCT のヘリカルスキャンによる体積データから，心臓の各構成成分を抽出して，ボリュームレンダリング法で着色表示した胸部正面像．これを回転させると，立体構造がさらにわかりやすい．

2）弁膜症

僧帽弁，大動脈弁，三尖弁，肺動脈弁になんらか

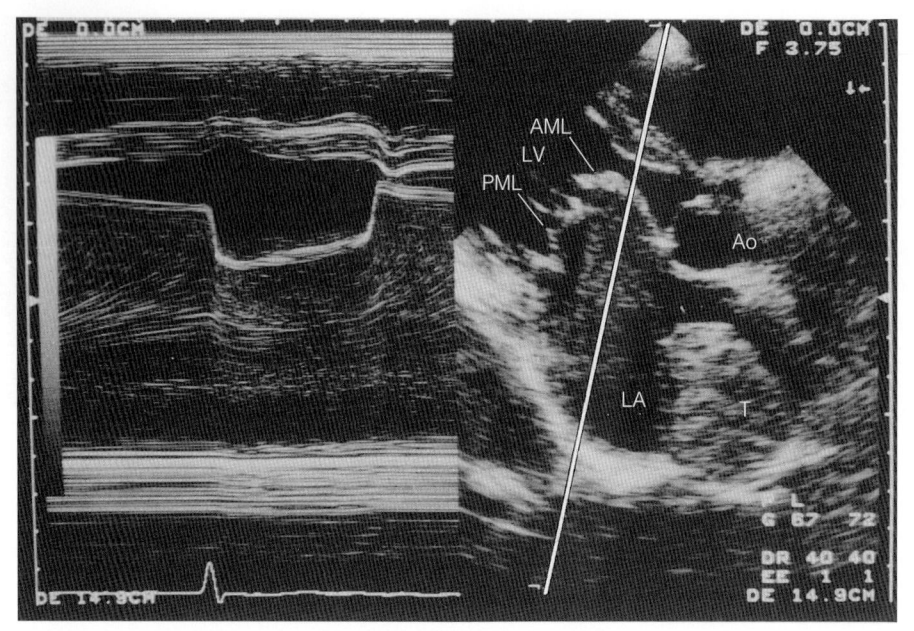

図3-96 僧帽弁狭窄症の心エコー図（左室長軸像とMモード像）
僧帽弁前尖（AML）と後尖（PML）は左室側に凸となり，いわゆるドーム形成を示す．左のMモード像は断層像上の白線方向のビームでの記録．T：血栓．僧帽弁背方の点状エコーが，いわゆる"モヤモヤエコー"で，血液のうっ滞を示す．

の構造異常が生じて，閉鎖不全や狭窄をきたした状態を弁膜症という．

障害弁とその障害の種類により，血行動態も変化し，胸部単純X線像でみた心臓のシルエットも変わる．その点は先天性心疾患の診断における胸部単純X線と同様である．

心エコー図法は弁の変化を忠実に表現するので，臨床上不可欠な診断法である．

（1）僧帽弁狭窄症の診断

僧帽弁開放が十分でなく，弁帆部はドーム形成しているのが示される（図3-96）．すなわち，この心エコー図所見が僧帽弁狭窄症の診断の必要十分条件である．

僧帽弁弁尖を横切る断面で狭窄弁口を直接描出できる（図3-97）．この弁口のトレースがそのまま弁口面積である．

この画像から，単に弁口狭窄のみならず，狭窄弁口の形（スリット型か，魚口型か），弁交連部の癒合の非対称性なども診断できる．提示例での弁口

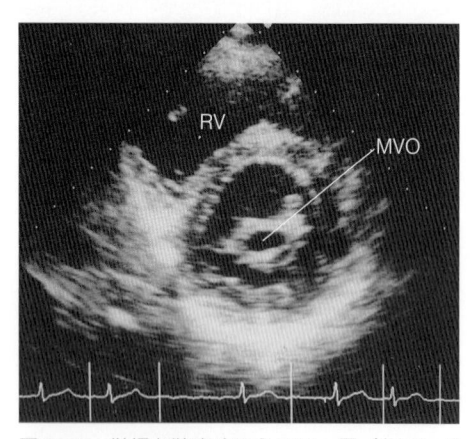

図3-97 僧帽弁狭窄症の心エコー図（弁口レベル短軸像）
魚の口のようにみえるのが僧帽弁口（MVO）．

は，やや魚口型で左右交連部は均等に癒合している．また，ドプラー法にて左房-左室平均圧較差を測定することでも重症度を推測することができる．

（2）僧帽弁狭窄症に伴う左房腔拡大の診断

心エコー図法では左房腔拡大，左房内血栓の診断

や左房内血液うっ滞の程度の診断が容易である．提示例では，左房腔内やや頭側寄りに塊状エコーを認め，それが血栓である（図 3-96）．この断面ではおおむね 3×4cm の大きさである．

心エコー図法では，血栓や腫瘍など心内異常構造物はどの心腔にあっても，すべて陽画の形でとらえられるので診断しやすい．

なお，心エコー図では心腔内の血液のうっ滞をも画像として認識できる（図 3-96）．断層像上白線で示したビーム方向では左房内に点状エコーの集簇をみる．このエコーは左の M モード法でみれば拡張期に前方へ，すなわち僧帽弁口方向へゆっくりと移動しているのがわかる．このエコーは"モヤモヤエコー"とよばれ，血栓・塞栓症との関連が示唆されている．

それでも体表面からの心エコー図法では完全に左房全体を観察することは困難な場合もあり，そのときは経食道心エコー図法を施行すると，ほぼ完全に左房全体を観察することができる．とくに左心耳の観察に優れている．

ヨード造影剤の使用が必要という難点はあるが，CT も非常に優れた左房血栓の診断法である．CT で血栓は，左房壁から内腔に突出する小塊状の造影欠損として描出される．視野が広く，断面内の死角がないため，左心耳の血栓検出も容易である（図 3-98）．

（3） 大動脈弁狭窄症の診断

大動脈弁開放が十分でなく，弁が石灰化や癒合している場合が多い．先天性の 2 尖弁に合併することもあるので，弁が 2 尖か 3 尖か確認することも必要である．後天性の場合は高齢者や腎不全の透析患者によくみられる．弁の変化だけではなく，左室の肥大の程度を観察する必要がある．

（4） 弁閉鎖不全の診断

大動脈弁逆流，僧帽弁逆流，三尖弁逆流など弁閉鎖不全の診断は，従来はカテーテル造影法によっていた．大動脈弁逆流であれば大動脈に注入された造影剤の左室への逆流を検出し，その程度は重症度評価に用いられる．この方法はカテーテルによるため

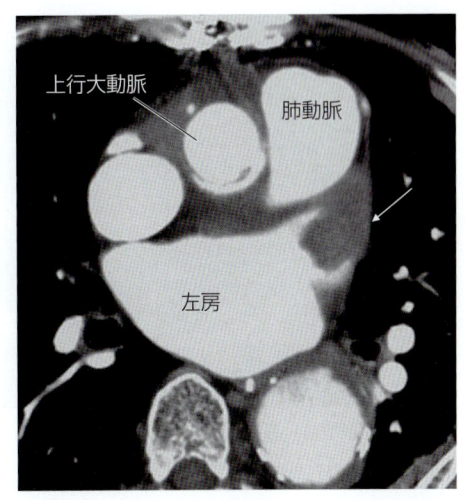

図 3-98 左房血栓の CT 画像（胸部大動脈瘤術後症例）
造影 MDCT による心臓部の水平横断像（元画像）．左心耳を充満する黒い陰影（矢印）は血栓を示す．この心耳部分は血流が停滞しやすく，左房血栓の好発部位である．

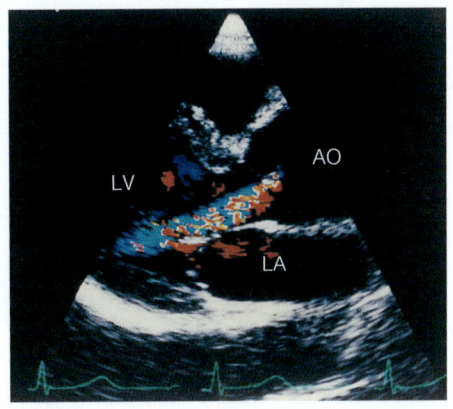

図 3-99 大動脈弁逆流の心エコー図（左室長軸像でのカラードプラー像）
大動脈は拡大，大動脈弁接合部中央から弁逆流信号が僧帽弁前尖方向に向かっている．

に侵襲的である．

最近では，心エコー図法のカラードプラー法を用いることにより，まったく非侵襲的に診断される．たとえば，大動脈弁逆流では，拡張期に大動脈弁より始まり左室腔内に広がるモザイク状のカラードプラー信号がみられる（図 3-99）．その広がりは重症

第3章　画像医学

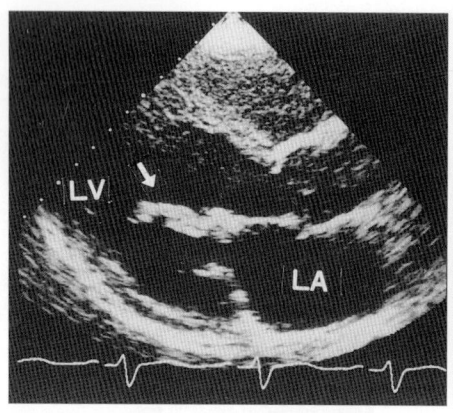

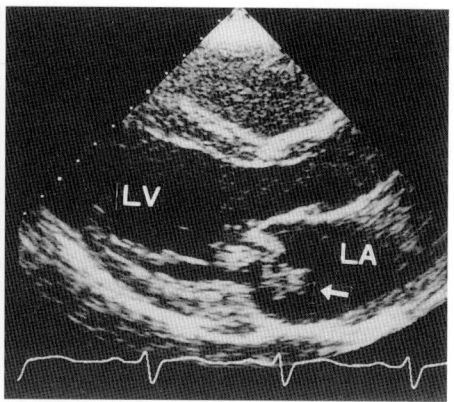

図3-100 感染性心内膜炎（僧帽弁疣贅）の心エコー図（左室長軸像）
疣贅（矢印）は過剰な動きをする．

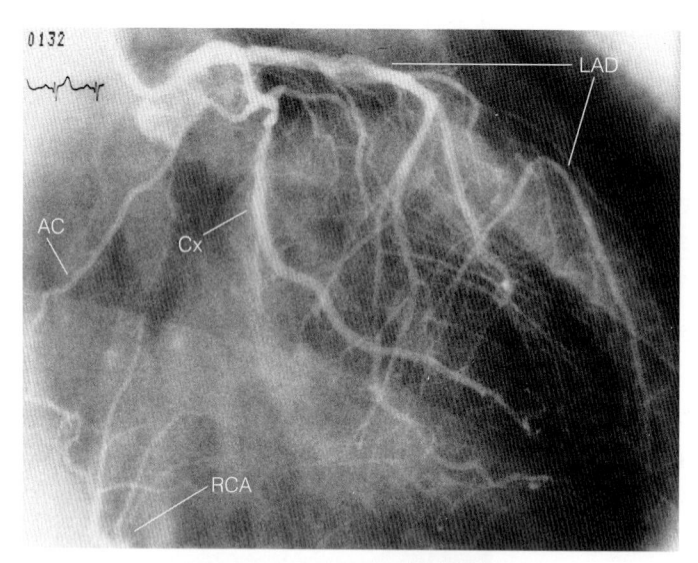

図3-101 冠動脈造影像（右前斜位像）
前下行枝（LAD）は途中で完全閉塞し，その末梢は側副血行路にて造影されている．回旋枝（Cx）の心房枝（AC）より側副血行路にて右冠動脈（RCA）が造影されている．

度に対応する．ドプラー法では，体表から逆流の雑音が聴取できないほどの非常にわずかな逆流でも検出できる．

3）感染性心内膜炎

主として，弁に細菌，真菌などが感染し，弁破壊をきたす疾患で，多くは急性に発症し，重症である．その画像診断法としては心エコー図法が有効である．これは本法の非侵襲性と心内構造物の描出能力と異常血流の検出能による．

図3-100は，敗血症により僧帽弁前尖に疣贅が生じた例である．弁破壊により腱索断裂も伴っている．拡張期には僧帽弁前尖端に付着する疣贅エコーがみられ，それは収縮期に左房腔内に反転進入しているのがわかる．

疣贅はもろく，遊離して全身性塞栓症をきたしやすいので，カテーテル操作を伴う造影法は禁忌である．

4）虚血性心疾患

（1）冠動脈病変

ごく最近まで冠動脈病変の診断にはカテーテル冠動脈造影法が唯一有効な検査法であったが（図3-101），現在では装置の性能向上や撮像法の進歩に

4 心臓・脈管系

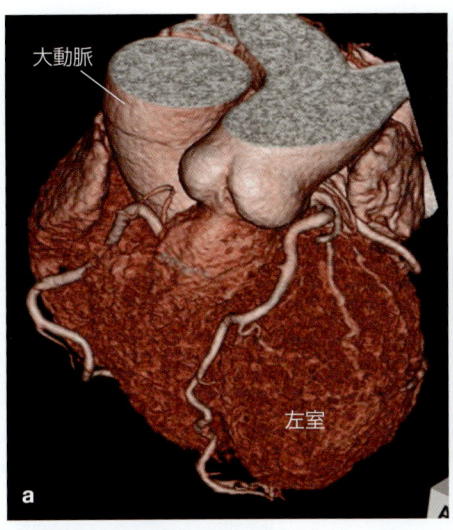

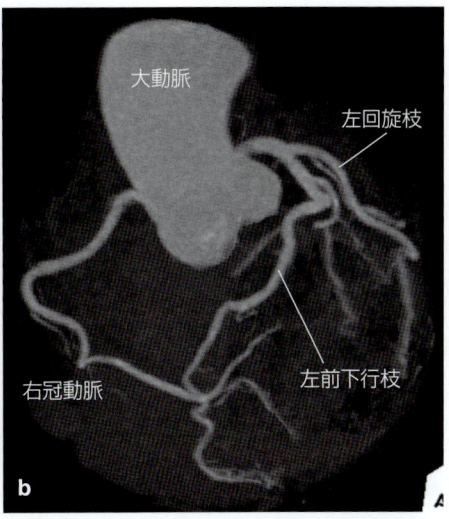

図 3-102 冠動脈 CT アンギオグラフィ（虚血性心疾患疑いの症例）
MDCT の心電図同期ヘリカルスキャンによる心臓部の体積データに基づく冠動脈三次元像．ボリュームレンダリング法（a）と，心臓の内腔を除去した MIP 法（b）の表示．いずれも左前斜位やや頭方からの観察．

より MDCT や MRI での冠動脈描出が可能である．とくに CT アンギオグラフィ（**図 3-102**）の普及が著しく，病変の診断に限れば，侵襲的な冠動脈造影法を置き換える勢いである．

冠動脈は多数の幹枝からなるので，冠動脈造影法では互いの重なりを避けて，種々の方向から撮影する．冠動脈に直接カテーテルを挿入し選択的造影を行うのは，そのためである．しかし，MDCT や MRI では三次元データを用いて，さまざまな表示法で自由な方向から観察することが可能になった．CT と MRI の冠動脈アンギオグラフィの比較では，放射線被ばくがなく，造影剤を使用しなくてもよいといった MRI の利点があるものの，画像の空間分解能と冠動脈狭窄の診断精度に勝る CT が現状では先行している．心エコー図法では冠動脈主幹部をはじめ左右冠動脈の一部を描出し，その部位の血流速度を計測することが可能となった．負荷テストなどを用いて冠動脈の予備能を検討し，その動脈の狭窄度を推測することはできるものの，冠動脈全体の評価はまだ困難である．

（2）左室壁運動異常，左室壁在血栓，心筋性状
a．カテーテル左室造影法

左室壁運動評価には左室造影法がまだ一般的である．左室壁運動評価のための左室造影法は右前および左前斜位像が選ばれる．

右前斜位では左室前壁，心尖，下壁（**図 3-87**）が，左前斜位像では中隔，後壁が輪郭される．両斜位での近縁に反映されない左室壁もあるので，厳密にいえば見落としの分画も生じる．

壁運動異常は収縮期外方運動（dyskinesis），無収縮（akinesis），低収縮（hypokinesis），正常収縮（normokinesis）に半定量評価する．

造影法では壁運動と同時に左室容積も算出し，心機能評価が行われる．

b．心エコー図法

心エコー図では心尖アプローチでの長軸像（**図 3-88**），各レベルでの短軸像（**図 3-89**）などにより左室壁運動が見落としなく検査できる．長軸像では心室中隔，心尖部，左室後壁が評価できる（**図 3-88**）．壁運動の見方は上記造影法と同様である．広範囲梗塞に合併する心尖部心室瘤は心エコー図で診断しやすい（**図 3-103**）．提示例のように，拡張期にも

199

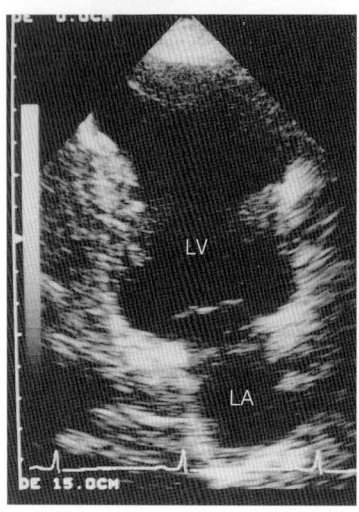

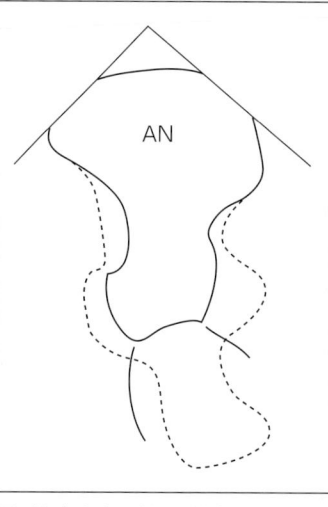

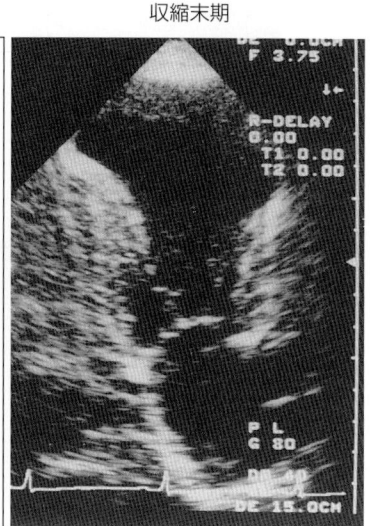

図 3-103 左室心尖部心室瘤の心エコー図（心尖左室長軸二腔像）
拡張期にも外方に突出している部分が心室瘤（AN）．

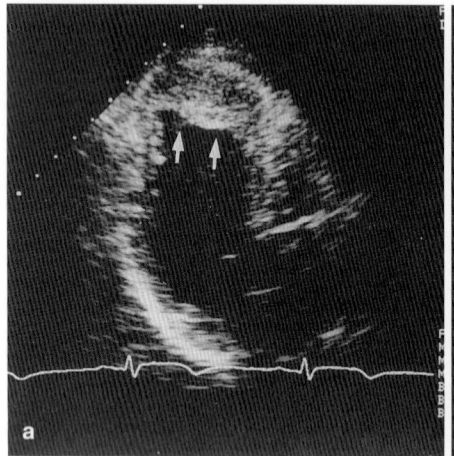

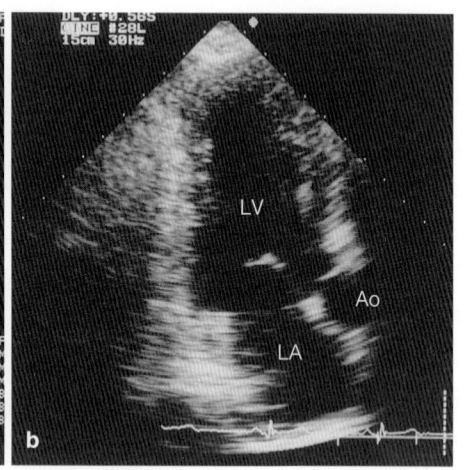

図 3-104 壁在血栓（前壁梗塞例）の心エコー図（心尖左室長軸像）
a：心筋梗塞急性期に心尖部に血栓形成（矢印），b：抗凝血薬療法後には血栓エコーは消失．

心尖部は外方に膨隆し，収縮期にも内方への運動がみられない．壁厚は菲薄化しているのがわかる．

心尖部心室瘤ではときに壁在血栓がみられるが，左房血栓と同様心エコー図法にて診断されやすい（**図 3-104**）．心筋梗塞に伴う心室壁在血栓は発症後急速に形成されるので，臨床的には心エコー図法での検査が中心となる．提示例では急性期には心尖部に血栓形成がみられるが，抗凝血薬治療により血栓が消失している．このように，血栓の消長を診断するのには，頻回の検査が行いやすい心エコー図法が適している．

c．CT

重症で範囲の広い心筋梗塞では，病変部の左室壁は正常部に比べて薄くなるのがふつうであり，これはヨード造影剤を用いた CT 検査で評価できる（**図 3-105**）．MDCT で心電図同期ヘリカルスキャンを行うと，拡張期と収縮期での左室内腔と壁の様子から，収縮不良や菲薄化領域の三次元的な把握が可能

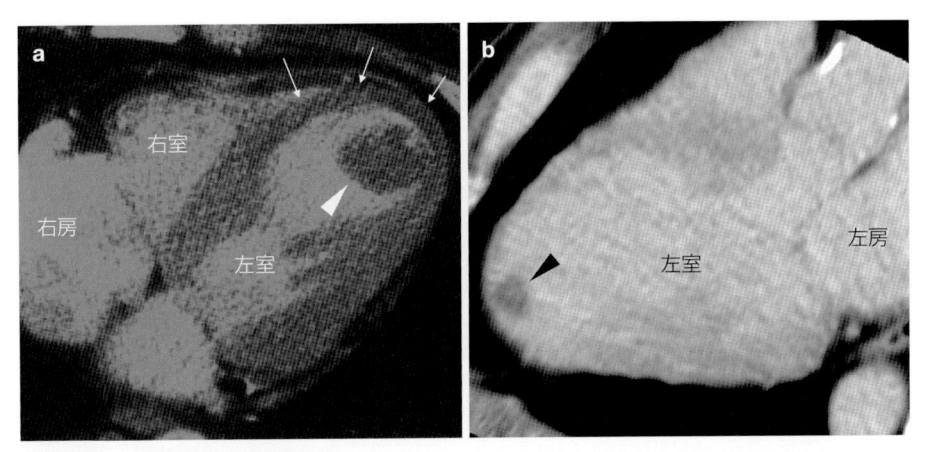

図3-105　心筋梗塞のCT画像
左室血栓（矢頭）を伴う心筋梗塞例で，電子ビームCTによる造影早期の水平横断像（a）と，別症例でのMDCTの心電図同期ヘリカルスキャンデータからの造影後期の長軸MPR像（b）．梗塞領域の左室壁は正常部に比べて薄い（矢印）．

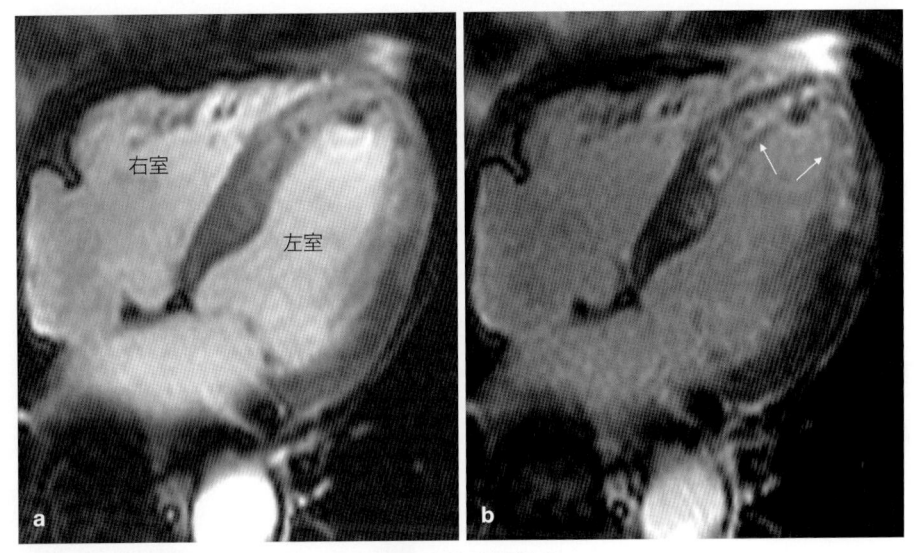

図3-106　心筋梗塞のMRI画像（急性期の左室前壁梗塞例）
ガドリニウム造影剤を用いたMRIによる反転回復前処置付き高速グラディエントエコー撮像で，造影後2分（a）と10分（b）の四腔断面像．梗塞心筋は明瞭な"遅延造影"を示している（矢印）．

である．血栓は内腔の造影欠損として容易に検出される．とくに左室心尖部の血栓の診断には，長軸再構成断面の有効性が高い．CTは陳旧性梗塞部の石灰化や脂肪沈着の描出にも適している．

d. MRI

MRIでは任意の断面を設定でき，視野も広いので，菲薄化などの心室壁の全体像が理解しやすい．心エコー図法ほどの簡便さはないが，シネMR法を用いると，左室壁運動の評価もできる．注目は，MRI用のガドリニウム造影剤による梗塞心筋の"遅延造影効果"である（図3-106）．これは造影剤の静脈注射の数分後以降に梗塞部が濃染される所見

第3章　画像医学

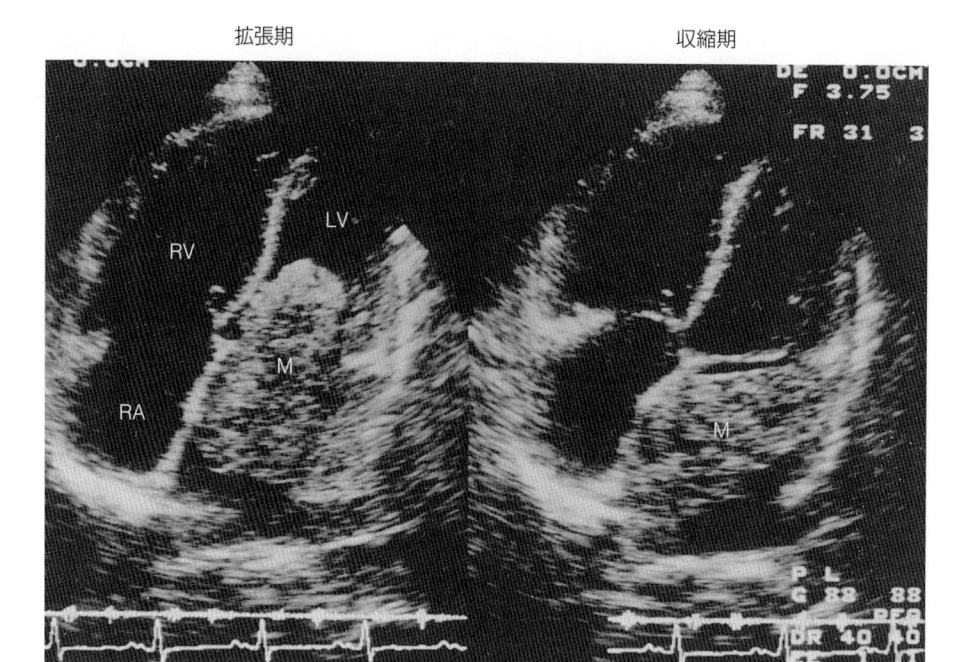

拡張期　　　　　　　収縮期

図 3-107 左房粘液腫の心エコー図（四腔像）
左房内に腫瘍エコー（M）が認められる．

であり，本来血流に乏しい部分に造影剤が集まる奇異な現象だが，細胞が少なくて異常に拡大した組織間質に造影剤がゆっくりと広がることによるものと考えられている．

5）心臓腫瘍

心臓腫瘍は心エコー図法やCTにて発見されることが多い．心臓腫瘍のうち頻度の多いのは左房粘液腫であるが，拡張期に左房より僧帽弁輪を越え左室へ進入，収縮期での復帰運動は特徴的である（図3-107）．

腫瘍の種類までは心エコー図法では不明なことが多く，組織性状を情報として提供するMRI検査法がつぎのステップとして必須の検査法である．とくに心臓外部に広がる腫瘍は心エコー図法ではとらえがたいことが多く，CT法，MRI法を必要とする．

6）心膜炎

（1）収縮性心膜炎

①収縮性心膜炎の多くは胸部単純X線上の石灰

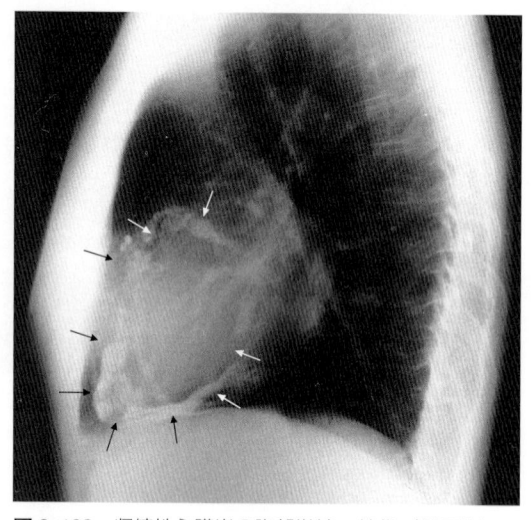

図 3-108 収縮性心膜炎の胸部単純X線像（側面像）
心膜の石灰化（矢印）が認められる．

化像にて診断される（図3-108）．心膜石灰化は房室間溝に沿うことが多く，一方向の撮影では明瞭でないことがある．

②CTでは石灰化の局在の診断は容易である．またMDCTによる心臓の体積データの三次元表

4 心臓・脈管系

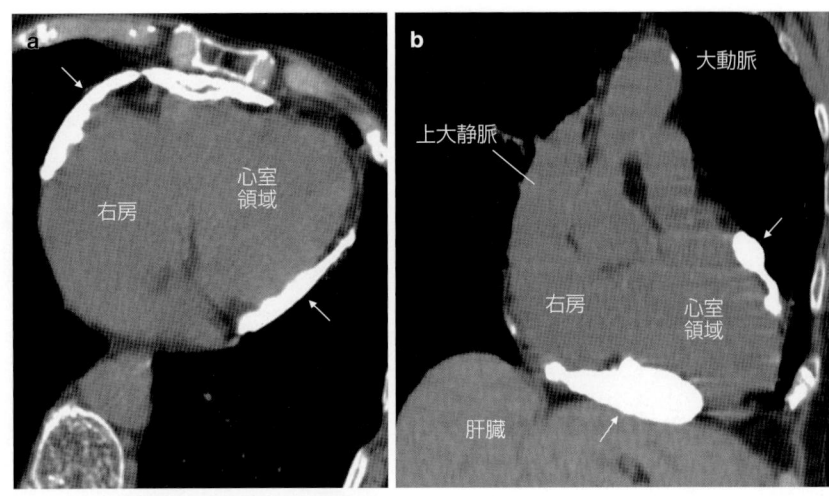

図 3-109 収縮性心外膜炎の CT 画像
MDCT のヘリカルスキャンによる心臓部の水平横断像（a：元画像）と，体積データからの MPR 法による冠状断面像（b）．いずれも非造影．強い石灰化を伴う，肥厚した心外膜成分が，心臓を取り巻く（矢印）．

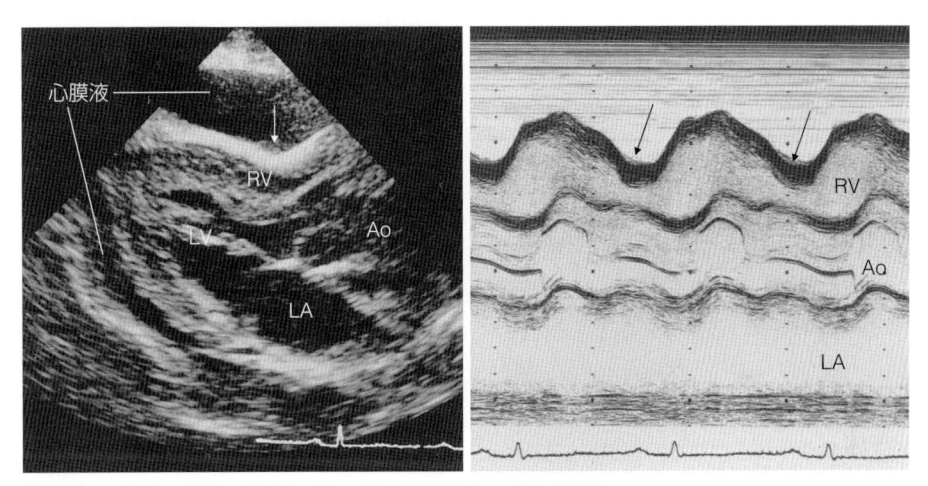

図 3-110 心タンポナーデの心エコー図（長軸像と M モード像）
右室前壁が拡張期に陥凹している（矢印）．心タンポナーデの所見である．

示から，石灰化の分布の立体的な把握ができる（**図 3-109**）．
③心エコー図法では心膜石灰化は検出しがたいことが多い．
④MRI では石灰化の特異的な診断はできないが，軟部組織のコントラストが高く断面が自在なため，心外膜成分の肥厚の検出や，その広がりを評価するには適している．

重症度，すなわち血行動態の異常は心臓カテーテル法による心内圧測定，心エコー図法による血流速度波形，脈波検査による頸静脈波形などの解析が必要である．

（2）心膜液貯留，心タンポナーデ
わずかな心膜液貯留の診断には心エコー図法が優れている（**図 3-110**）．それは心膜，心外膜の同定が容易だからである．ただし，少量貯留は臨床上問

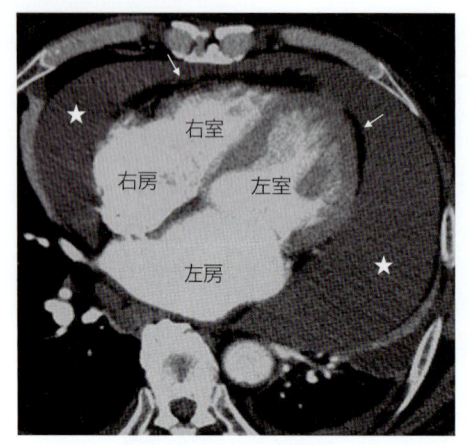

図 3-111　心膜液貯留の CT 画像
大量の心膜液貯留例で，造影 MDCT による心臓部の水平横断像（元画像）．CT では脂肪組織は黒く描出されるため，濃度の違いにより，心臓周囲の心嚢内の液体陰影（星印）と心外膜下の脂肪層（矢印）や縦隔の脂肪を容易に区別できる．

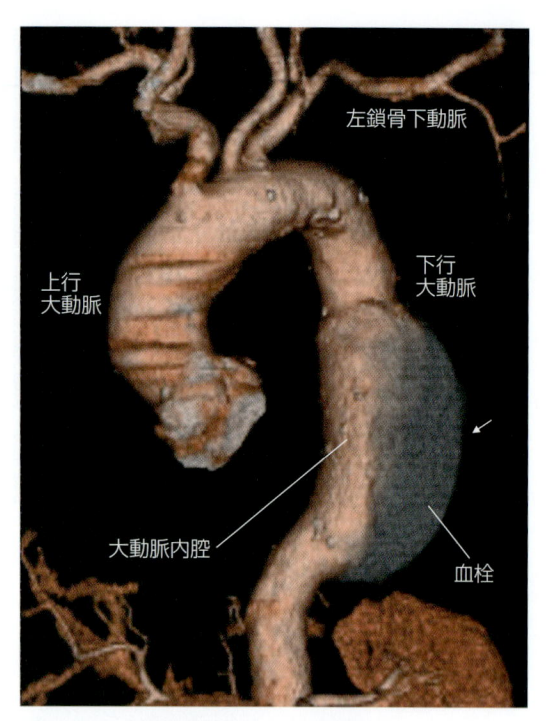

図 3-112　大動脈瘤の三次元 CT 画像
胸部下行大動脈瘤（矢印）の症例で，MDCT のヘリカルスキャンによる体積データから，大動脈内腔の血流部分と血栓を抽出して，ボリュームレンダリング法で着色表示．軽い左前斜位型の三次元像である．

題ではない．

　中等量以上の液貯留では，心エコー図法ではもちろん，CT 法や MRI 法でも診断できる．CT では液体と脂肪にはっきりした濃度差があるので，心嚢内の液貯留とこれに接する縦隔部や心外膜下の脂肪層との鑑別が容易である（**図 3-111**）．MRI では複数の撮像法を組み合わせることにより，貯留液の性状が診断できる可能性がある．

　心膜液貯留で問題になるのは，貯留液による心臓拡張障害，すなわち心タンポナーデの診断である．心エコー図法では拡張期に心臓壁が心膜液により圧迫される状況が画像化される（**図 3-110**）．このことは，ほかの画像診断法ではむずかしく，また患者も重篤な場合が多く，ベッドサイドで検査できる心エコー図法が必須である．

7）大動脈瘤

　大動脈が異常に拡張した状態を大動脈瘤とよび，真性，仮性，解離性の 3 型に分類される．解離は突然に大動脈壁の中層部に裂け目ができて長軸方向に広がる病態である．

　現在，大動脈瘤診断にもっとも広く用いられる検査法は CT である．とくに MDCT では大動脈全域の三次元データが得られるため，瘤の立体的な把握により，手術やカテーテル治療の計画ができる（**図 3-112**）．なお，大動脈は心臓に比して拍動が少ないので，CT 検査時に心拍同期の撮影はかならずしも必要ではない．一方，MRI 検査では，white blood 型と black blood 型の撮像が目的に応じて使い分けられる．CT に比べて造影剤使用の必要性が低く，また位相コントラスト法を用いて血流評価のできることが特徴といえる．大動脈病変に対しての心エコー図法は経食道法が有用である．明瞭な画像が得られ，カラードプラー法にて動脈瘤内の異常血流も検出可能である．これらの低侵襲的な検査法が画像情報として優れているため，従来，大動脈瘤の診断の主要検査であったカテーテル血管造影法（DSA 法も含め）は行われなくなった．

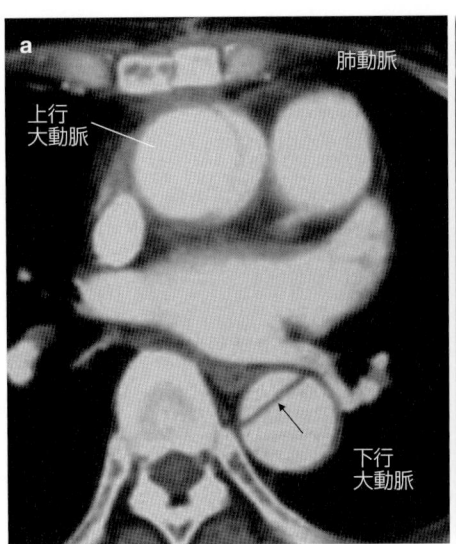

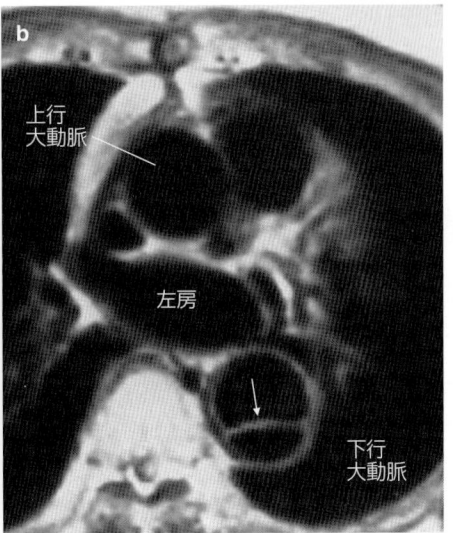

図 3-113　大動脈解離の CT/MRI 画像
造影ヘリカル CT 検査（a）と，別症例の MRI での心電図同期スピンエコー法（b）の画像．いずれも心臓レベルの水平横断像．下行大動脈に剥離内膜（矢印）を認め，これにより解離の診断が確定する．

解離性大動脈瘤（大動脈解離）の診断は，本来の内腔（真腔）と壁内の裂け目に由来する偽腔（解離腔）の 2 つの腔を大動脈内に確認すればよい．偽腔に血流がある場合，これは剥離内膜とよばれる大動脈内の隔壁の検出にほかならない．CT でのこの描出には造影剤が必要だが，MRI では造影剤を用いることなく，剥離内膜を画像化することができる（**図 3-113**）．

5 消化器系

1. 腹部単純像

1）石灰化像

①腹腔内：異常石灰化像として，胆石，腎結石，虫垂結石，膵石灰化（図3-114）などの結石像と，大動脈の石灰化像がある．
②骨盤腔内：子宮筋腫の石灰化像（図3-115），静脈結石，リンパ節の石灰化像がある．

2）ガス像

正常では胃，十二指腸，結腸内にガス像をみる．小腸ガス像は新生児期にはみられるが，成人ではみられない．

（1）イレウス

腸管が機械的閉塞か機能的麻痺によって伸展し，ガスと液体がたまり，強い腹痛，嘔吐，発熱，脱水症状を伴った状態になる．

a．閉塞性イレウス

立位像で拡張した腸管ガスと，液面形成（air-fluid level）がある（図3-116）．これは，閉塞部より上部の腸管にガスと液体がたまることによって出現する．閉塞部以下ではガス像を欠く．
立位または座位を基本とするが，とれないときは左右どちらかの側臥位でもよい．

b．麻痺性イレウス

腹腔内全般に腸管ガスが拡張する場合と，部分的な場合がある．液面形成がみられることが少なく，腸管壁も厚くならない．

（2）消化管穿孔

立位像で横隔膜下に遊離ガスをみる．立位をとれないときは，左側臥位（右側腹を上方にする）デクビタス撮影で，右側腹部の腹壁直下，肝臓の側方にガスを証明することができる．仰臥位では肝周囲にガス像がみられ，肝鎌状間膜が浮き上がり，腹腔内ガスと腸管ガスにより腸管壁が鮮明にみえる現象が現れる．

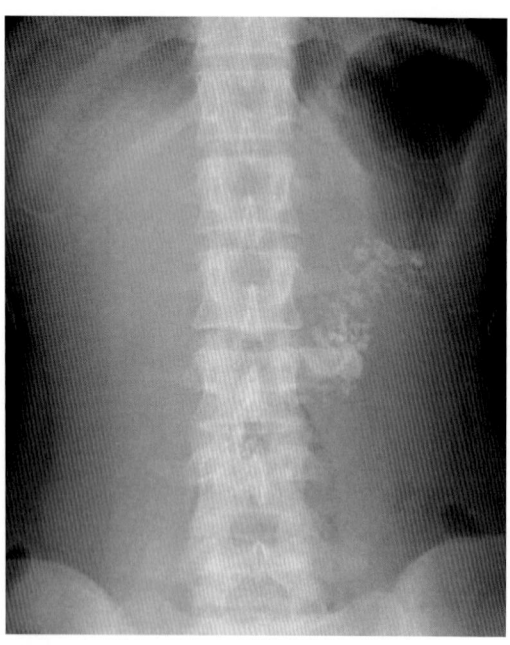

図3-114　膵石灰化（腹部単純像）

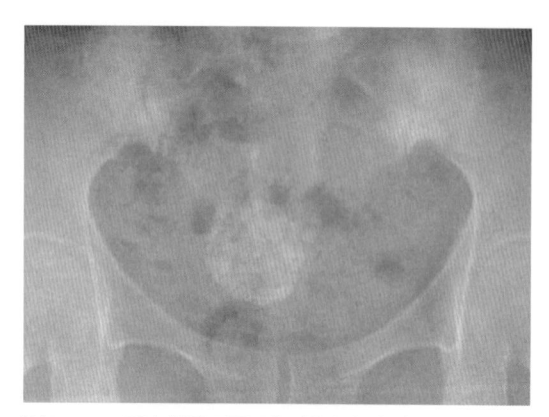

図3-115　子宮筋腫の石灰化（腹部単純像）

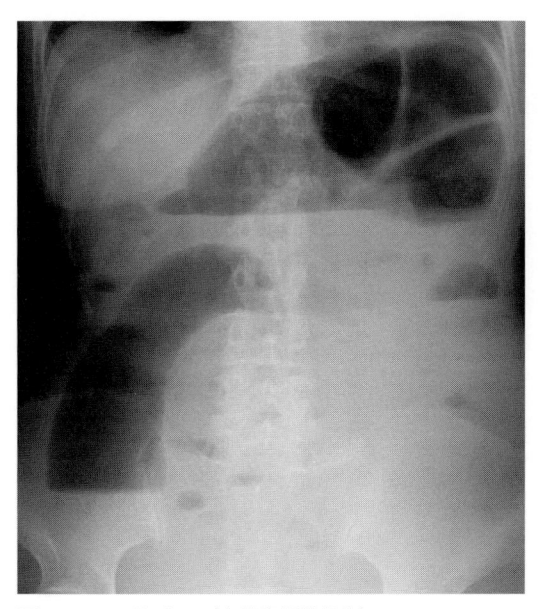

図 3-116　イレウス（立位腹部単純像）

3）腹　水

大量貯留すると全体に X 線透過度が悪くなる．腸管と腸管の間が広くなったり，腹膜外脂肪層と，上行または下行結腸ガス像との間が離れる．

2. 食　道

消化管検査の一部としてバリウム飲用で造影される．食道は椎体前方を走るが，上部ではわずかに正中寄りで，下部では左側を通る．嚥下により伸展したとき，下咽頭に続く上食道括約筋部（第1），大動脈弓および左主気管支交叉部（第2），横隔膜通過部（第3）の狭窄部がある．

1）食道憩室

①圧出型は食道内圧の上昇により，壁の弱い部分が圧出し，円形を呈する．頸部食道の咽頭食道境界部で，後方に突出するツェンカー（Zenker）憩室は有名である．
②牽引性は周囲組織と食道の癒着による．形状は三角形に近く，気管分岐部に多い．

2）食道裂孔ヘルニア

横隔膜食道裂孔より腹部食道および胃の一部が胸腔内に入り込んだものである．
①滑脱型：長軸方向に腹部食道と胃がそのまま上がり込んだ型（図3-117）．
②傍食道型：食道胃接合部は本来の位置にあり，このわきから胃が上がる．
③短食道型：食道が短く，胃が強制的につり上げられた形となる．

3）食道炎と潰瘍

①非特異性食道炎は，裂孔ヘルニア，食道逆流に起因する逆流性食道炎がもっとも多い．食道炎が高度になると，粗い粘膜，淡いバリウム斑，顆粒像をみる．
②食道潰瘍は食道遠位端に生じ，逆流，ヘルニアと関連する．直接のバリウムのたまりとして描出できず，周辺の硬化，直線化をみることが多い．

4）アカラジア

下部食道噴門部の弛緩不全による食物の通過障害，食道の異常拡張がみられる機能的疾患である．

5）食道静脈瘤

門脈圧亢進症の際，門脈系から上大静脈系への側副血行路として食道粘膜下層の静脈叢が拡張・蛇行し，食道静脈瘤が形成される．下～中部食道に多い．粘膜ひだが太まり，蛇行を示すとともに隆起する（図3-118）．

6）食道癌

食道癌は腫瘤，潰瘍，浸潤型に大別される．
X 線像は，腫瘤型は腫瘤による欠損像を呈する（図3-119）．潰瘍型は明白な境界と不整な潰瘍を有する限局潰瘍型と，周囲粘膜との境界がはっきりしない潰瘍浸潤型に分かれる．浸潤型は短いが強い全周性の狭窄を呈することが多い．

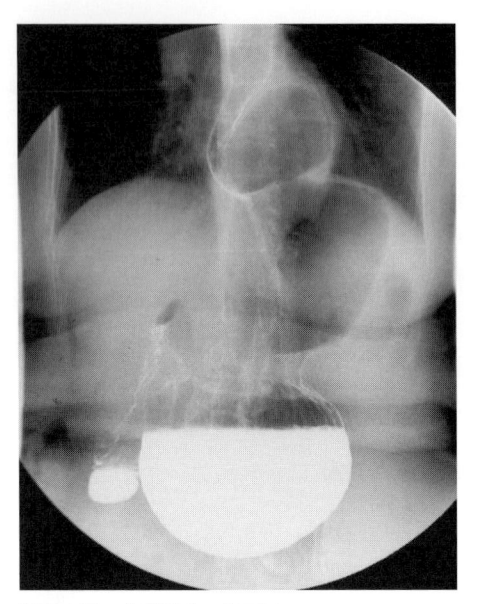

図3-117　食道裂孔ヘルニア 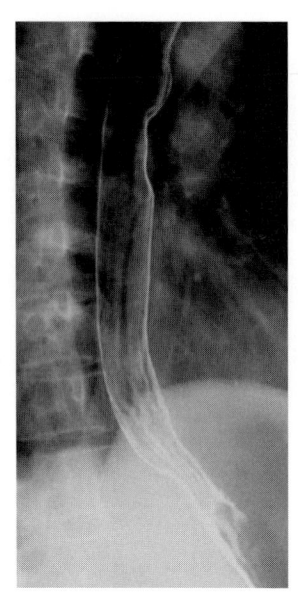　　　　図3-118　食道静脈瘤 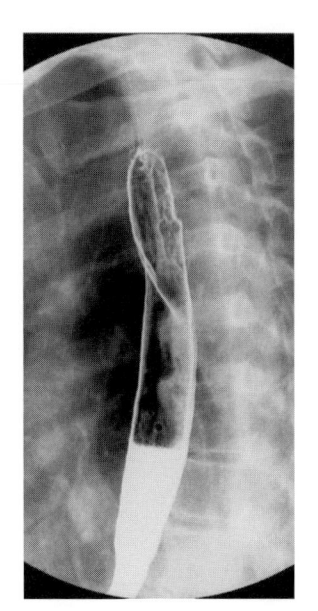　　　　図3-119　食道癌

7）食道良性腫瘍

平滑筋腫がもっともよくみられる．円形，楕円形の滑らかな欠損像を呈する．

3. 胃

1）胃　炎

X線像では胃粘膜の像であり，ひだの太さや胃小区像が重要である．

（1）萎縮性胃炎

一般に幽門前庭部に始まり，小彎側によくみられる．加齢とともに上行する傾向を示す．粘膜ひだの退行，消失をみる．

（2）萎縮性過形成性胃炎

萎縮が進み，繰り返されたびらんにより腺窩上皮の過形成が起こってくると，萎縮性過形成性胃炎の像となる．胃小区が大型円形化し，とうもろこし状となり目だってくる．

（3）びらん性胃炎

幽門腺領域に多い．びらんを繰り返すうちに粘膜の細胞浸潤と滲出，腺窩上皮の過形成をきたしてびらんの周囲に盛り上がりを呈してくる．X線像ではタコイボ状隆起（円形透亮像の中に残る点状のバリウム斑）としてみえる．

2）胃潰瘍

胃粘膜面の組織欠損で，粘膜筋板より深く達する．

潰瘍のX線所見

①ニッシェ：欠損部へのバリウムの貯留で，側面からみれば辺縁から突出した像としてとらえられ，これを側面ニッシェという．バリウムの貯まりを正面よりみるときには陥凹がとらえられ，これは正面ニッシェという．ニッシェの大きさ（深さと径），形，底部の性状（整・不整），潰瘍周囲の辺縁，粘膜の変化などが検討の対象となる（図3-120）．

②粘膜集中：潰瘍の中心部に向かって，全周性あるいは部分的に，粘膜ひだが放射状に集まってくる（図3-121）．

③辺縁硬化：潰瘍の炎症性変化により，潰瘍周辺の粘膜筋板や固有筋層の収縮が起こる．さらに，粘膜層以下に瘢痕形成による線維化が起こり，胃壁の伸展性が局所的に失われる．

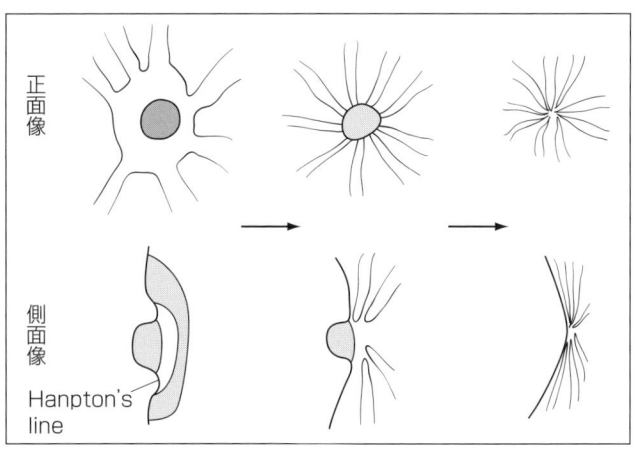

図 3-120 潰瘍の経時的変化（蜂谷順一ほか：放射線医学サブノート．p.169, 南江堂, 1990）

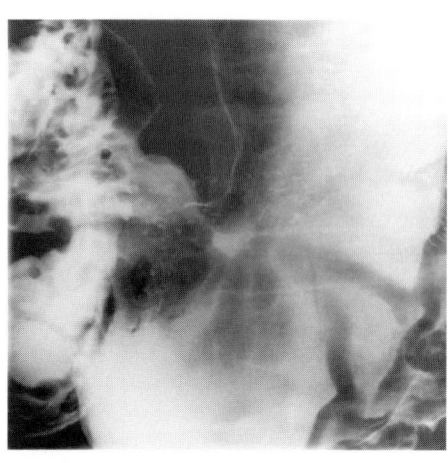

図 3-121 胃潰瘍

④胃の変形：潰瘍による局所的な筋収縮や瘢痕により，潰瘍あるいは瘢痕の対側に大彎彎入が起こる．潰瘍が小彎で再燃，再発を繰り返していると，その部に線維化が著しくなり，小彎短縮が起こる．

潰瘍から瘢痕への変化

急性期にはニッシェ周辺に浮腫による滑らかな土堤状の盛り上がりをみる（ハンプトン線）．

治癒期にはニッシェに達する粘膜集中像が際立ち，時間の経過とともにニッシェが消え，粘膜集中のみが残る．

3）早期胃癌

粘膜および粘膜下組織にとどまる胃癌である（図3-122）．

型分類

①Ⅰ型（隆起型）：圧迫像で茎の有無，隆起部の形，表面の性状を詳細に描出し読影する．

②Ⅱa（表面隆起型）：平盤状，花壇状隆起を示し，周囲との境界は比較的明瞭で，表面は特異な不整形を呈する．

③Ⅱb（表面平坦型）：胃小区の異常がみられるが，特徴的なX線所見はない．

④Ⅱc（表面陥凹型）：二重造影および圧迫像で境界明瞭な癌病巣があり，胃小区の乱れがある．

⑤Ⅲ型（陥凹型）：潰瘍型の早期胃癌でもっとも少ない．

⑥Ⅱa＋Ⅱc：複合型で，進行胃癌のボルマン2型に似た型をとる．

⑦Ⅱc＋Ⅲ，Ⅲ＋Ⅱc：早期胃癌のなかでもっとも多い型である．病変内に占める陥凹の程度が粘膜のみの陥凹部（Ⅱc）と，粘膜下に至る潰瘍部（Ⅲ）の面積比は大きいほうを先に書く．

X線像の特徴

①陥凹性病変をX線像として描出するには，二重造影と圧迫像がよい．

②Ⅱc内部は胃小区が消失し，不整な淡い陰影で，ときに顆粒状や島状の凹凸が認められる．異常陰影の境界が周囲の正常な胃小区と画然と区別される（図3-123）．

③集中を示すひだの先端はその境界部で中断して断裂を示し，棍棒状の肥大や急峻なやせを認めたり，隣接するひだが融合するような所見を呈する．

4）進行胃癌

癌が胃の固有筋層以下まで浸潤の及ぶものをいう

	I（隆起型）	IIa（表面隆起型）	IIb（表面平坦型）	IIc（表面陥凹型）	III（陥凹型）
X線像	有茎，広基性隆起	平盤状，花壇状隆起	胃小区の乱れ	浅い不整型陥凹，陥凹面に凹凸あり	不整型潰瘍
鑑別診断	ポリープ 粘膜下腫瘍 BI進行癌	異型上皮（ATP） びらん性胃炎 RLH*	萎縮性胃炎（限局型）	びらん 良性腫瘍 RLH	良性腫瘍

*RLH：reactive lymphoreticular hyperplasia

図3-122 早期胃癌の分類（蜂谷順一ほか：放射線医学サブノート．p.170，南江堂，1990）

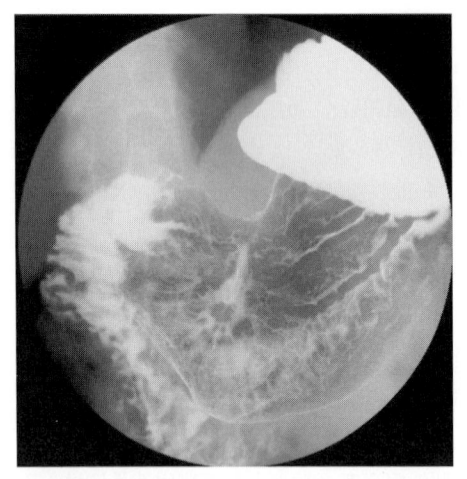

図3-123 早期胃癌 IIc

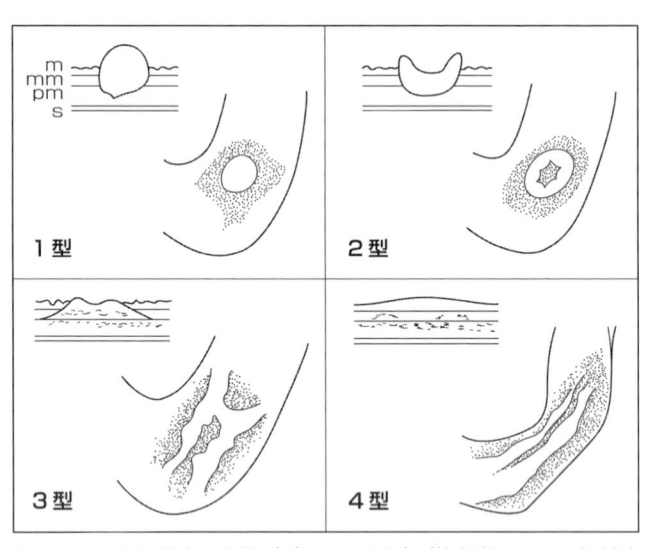

図3-124 進行胃癌の分類（ボルマン分類）（蜂谷順一ほか：放射線医学サブノート．p.171，南江堂，1990）

（図3-124）．

分類

①ボルマン1型：限局腫瘤型，境界明瞭な隆起病変．X線像では陰影欠損を認め，その内部に隆起表面の性状を反映して，顆粒状，カリフラワー状を呈する．

②ボルマン2型：限局潰瘍型，境界明瞭な隆起性病変と不整形の中心潰瘍．

③ボルマン3型：周堤の崩れた潰瘍性病変．腫瘍内に発生している潰瘍は深く底部は凹凸で，形はまったく不規則で多彩である．癌浸潤による壁硬化もみる（図3-125）．

④ボルマン4型：びまん浸潤型で伸展不良，壁硬化，巨大粘膜ひだをみる．癌組織が胃壁内を広く浸潤するので，胃壁は著しく肥厚し，硬化する硬性癌（スキルス）である．粘膜面には変

5 消化器系

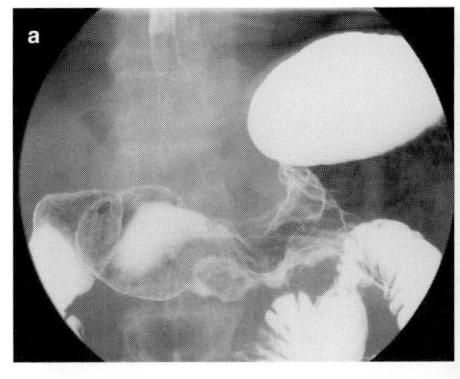

図 3-125 胃癌
a：ボルマン 3 型，b：ボルマン 4 型．

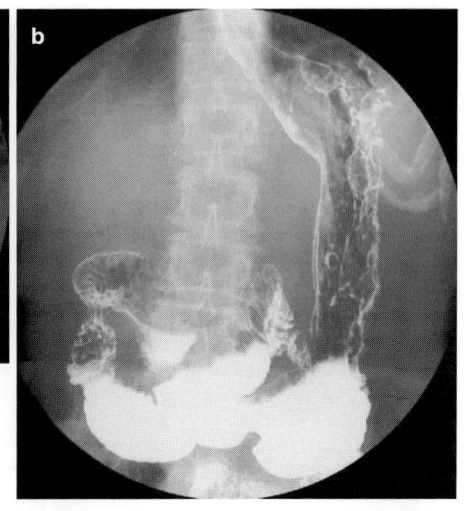

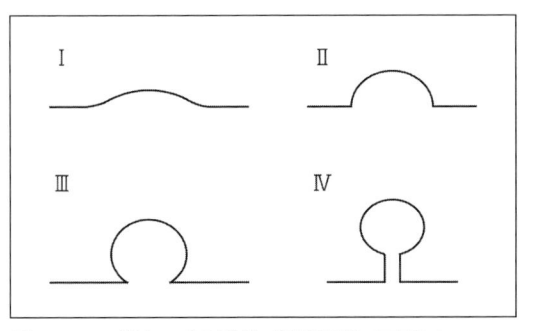

図 3-126 ポリープの形状（胃隆起性病変の山田分類）（蜂谷順一ほか：放射線医学サブノート．p.172, 南江堂, 1990）

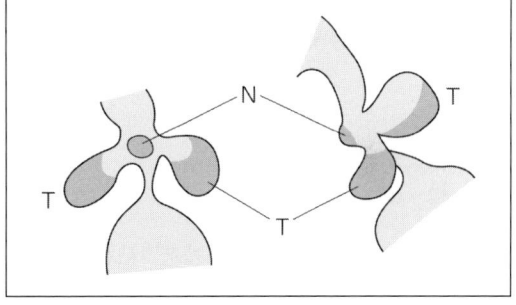

図 3-127 十二指腸潰瘍の X 線像（タッシェ；T とニッシェ；N）（蜂谷順一ほか：放射線医学サブノート．p. 173, 南江堂, 1990）

化が乏しく，びらんや小潰瘍を認めるのみである．進行し全周性に及ぶと鉛管状の伸展不良となる．

5）ポリープ

内腔突出型病変で，頭部の表面は平滑で軟らかく，球形のものが多い．その形状の分類には山田の分類を用いる（**図 3-126**）．

6）胃粘膜下腫瘍

平滑筋腫が多い．隆起性病変として山田Ⅰ型の広基性が多く，圧迫像で隆起の上に流れる粘膜ひだ（bridging fold）像をみる．

4．十二指腸

1）十二指腸潰瘍

特　徴

十二指腸病変の大部分を占め，ほとんど球部に発生する．

X 線所見

X 線診断は球部変形と，潰瘍によって生ずるニッシェを見つける．ひきつれによりポケット状になった部分を，タッシェという（**図 3-127**）．

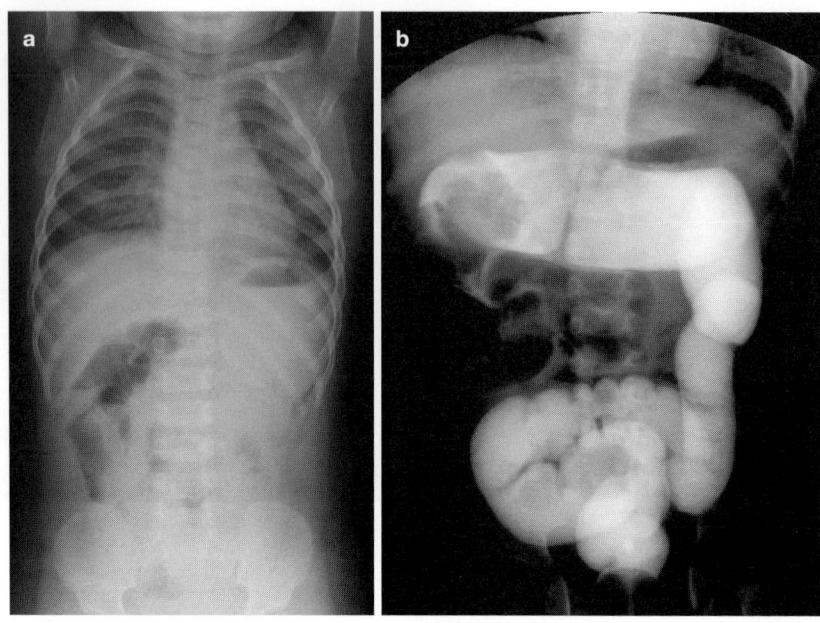

図 3-128 腸重積
a：腹部単純像，b：注腸像（カニ爪状）．

2）憩　室

下行部内側に多い．袋状で内面まで粘膜像を認める．

5．小　腸

1）限局性腸炎〔クローン（Crohn）病〕

特　徴
リンパ組織の多い回腸末端部に好発する．

X 線所見
①縦走線状潰瘍，粘膜敷石様変化（cobble stone appearance；小潰瘍と粘膜肥厚のために小さな石を敷きつめたような所見）を呈する．
②進行すると瘢痕による硬化，内腔の狭窄，瘻孔（ろうこう）形成をみる．

2）悪性リンパ腫

特　徴
リンパ組織原発で回腸に多い．

X 線所見
①小腸粘膜の開大，消失，内腔の狭窄，潰瘍形成がみられる．
②限局性腸炎（クローン病）との鑑別はむずかしい．

6．大　腸

1）腸重積

特　徴
腸管の一部がそれに続く腸管に嵌入（かんにゅう）する．通常は口側腸管（こうそくちょうかん）が肛側腸管に嵌入する．部位は回盲部から上行結腸にかけてがもっとも多い．年少児に好発する．

X 線所見
①注腸で嵌入部までほぼ正常に造影されるが，そこでバリウムは停止し，嵌入部の先端がカニの爪状をしているのが特徴的である（**図 3-128**）．
②注腸で整復できる．透視台から 1m の高さにバリウム液缶をつるし，この水圧で嵌入部を押し

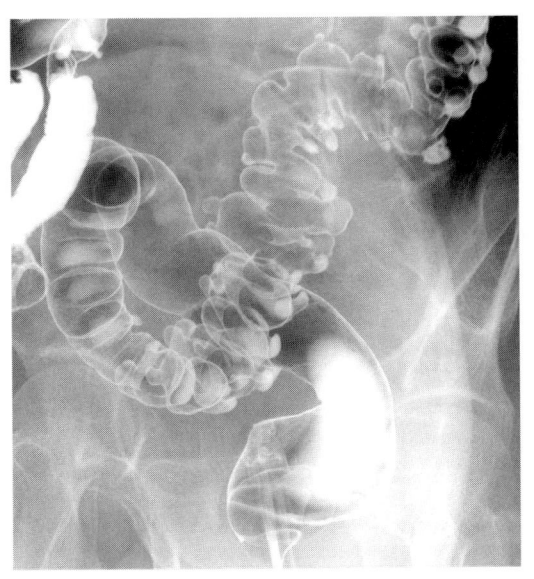

図 3-129　大腸憩室

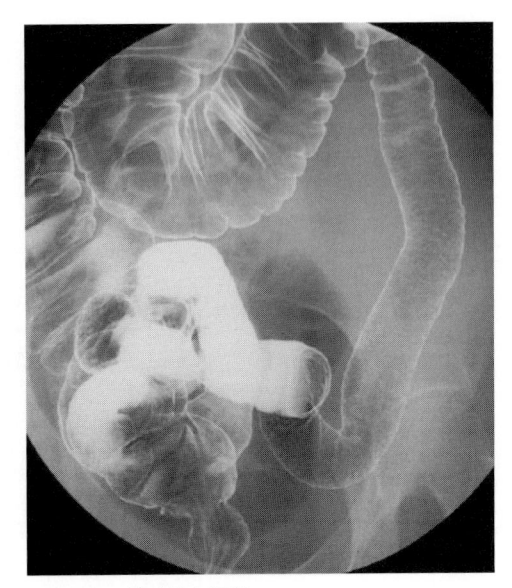

図 3-130　潰瘍性大腸炎

戻す．

2）憩　室

特　徴

大腸憩室は粘膜が固有筋層の脆弱な部分を貫通した仮性憩室が多い．

X線所見

注腸で内腔の突出像として描出され，容易に診断できる．上行結腸，下行結腸，S状結腸に多い（図3-129）．

3）潰瘍性大腸炎

特　徴

多くは直腸を侵し，そこから口側へ連続性に広がる．

病　期

①急性期（活動期）：ハウストラの消失，潰瘍形成による大小の多発するニッシェ，粘膜面は顆粒状を呈する．大腸は狭小化し，辺縁は不整で細かい鋸歯状突出を示す（図3-130）．
②慢性期：ハウストラ消失，偽ポリポーシス，壁硬化による鉛管状，狭窄腸管の短縮をみる．
③激症型：ときに大腸，とくに横行結腸が急激に拡張する．これを中毒性巨大結腸（toxic megacolon）といい，穿孔の危険性をもつ．腹部単純撮影で診断でき，注腸が禁忌である．

4）クローン病

大腸にも発生する（図3-131）（詳細は小腸の項を参照）．

5）ポリープ

大部分は腺腫で，胃のポリープに比し癌化の傾向がある．癌化傾向は有茎性より無茎性，表面平滑より表面陥凹，直径1cm以下より1cm以上に多い（図3-132）．

ポリポーシスはポリープの多発をきたす．家族性に発生するものが多く，合併症による分類が行われている．

6）大腸癌

（1）早期癌

ほとんど隆起型で，ポリープとの鑑別上，生検を必要とする．

（2）大腸癌

胃癌と同じボルマン分類が用いられる．進行癌で

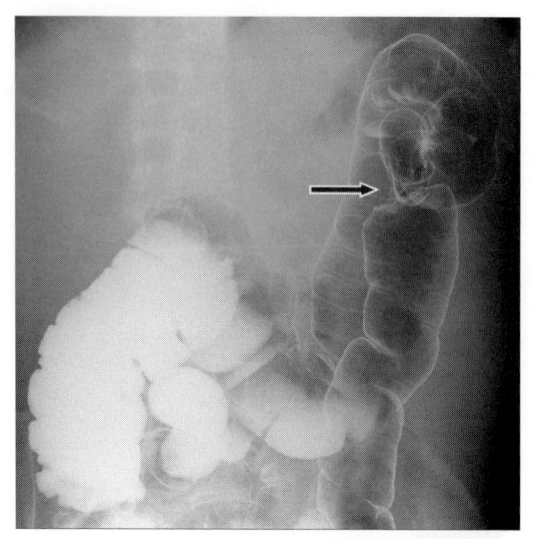

図3-131　大腸クローン病による狭窄と粘膜不整像（矢印）

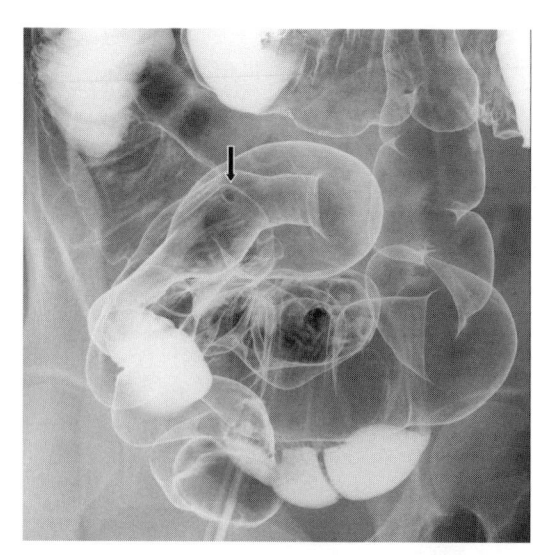

図3-132　大腸ポリープ（下行結腸・S状結腸移行部）（矢印）

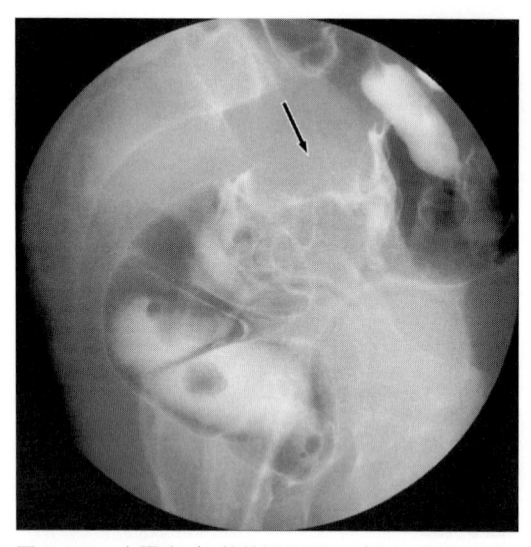

図3-133　大腸癌（S状結腸のアップルコアサイン）（矢印）

はボルマン1, 2型, すなわち限局隆起型が多い. 比較的早く全周性に発育しやすく, リンゴの芯状（apple-core sign）を呈する（図3-133）.

7. 肝　臓

1）びまん性肝疾患

（1）脂肪肝

肝細胞内に中性脂肪が沈着する病態. 超音波では輝度が全体に上がり, 肝臓と腎臓の輝度の差が強くなり, 肝腎コントラストが陽性となる（図3-134）. CTでは肝実質のCT値が低下し, 正常では脾臓と同等以上の濃度を示す肝実質が, 脾臓よりも低濃度を示すようになる（図3-135）. MRIではグラディエントエコー T_1 強調画像で, out-of-phase と in-phase の両方のTEで撮影すると, in-phase に比べて out-of-phase での肝実質の信号が低下する（図3-136）.

（2）肝　炎

急性肝炎では肝腫大を認めることもあるが, 画像的には異常がみられないことも多い. 劇症肝炎では肝臓の萎縮と腹水がみられる. 慢性肝炎では病変の進行の程度により, 画像上所見のないものから肝硬変に近い所見のものまでさまざまであるが, 一般的に軽度の肝腫大, 肝辺縁の鈍化, 脾腫などがみられ

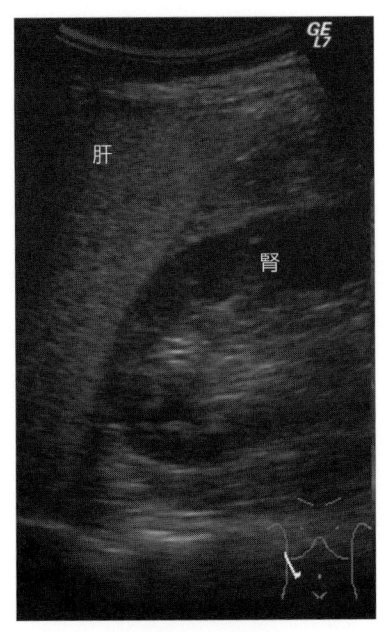

図 3-134　脂肪肝の超音波像
肝実質のエコー輝度が高く，肝腎コントラストが陽性である．

る．

（3）肝硬変

　肝臓の形態は変化し，初期には腫大し，進行すると変形，萎縮がみられる．萎縮は右葉および左葉内側区に強く，左葉外側区と尾状葉は代償性に腫大する．門脈圧亢進症に伴う所見としては，脾腫，腹

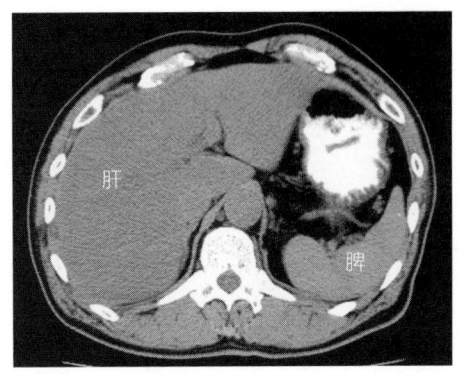

図 3-135　脂肪肝の CT 像
肝臓の CT 値が低下し，脾臓よりも低濃度を示している．

水，胆囊壁肥厚，側副血行路形成，門脈血栓症などが認められる（図 3-137）．

2）肝腫瘤性病変

（1）肝囊胞

　漿液性液体成分からなる真性囊胞で，境界明瞭な類円形の腫瘤で，超音波で内部エコーはなく（図 3-138），CT では均一な水濃度を呈し造影剤による増強効果を認めない．MRI では著明な T_2 高信号の水と同等の信号を示す．

（2）肝血管腫

　血管腔の集簇からなる良性腫瘍である．超音波

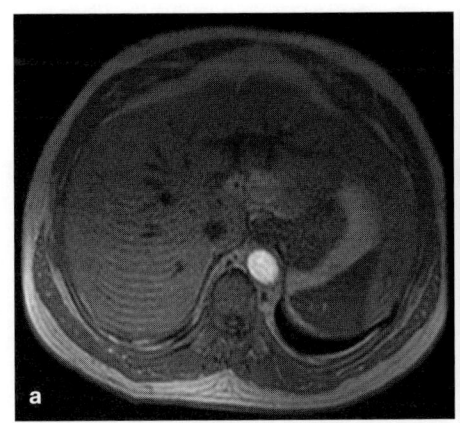

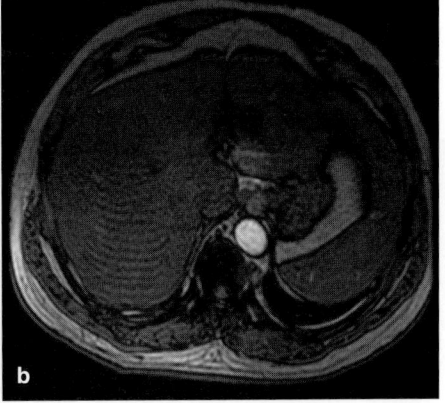

図 3-136　脂肪肝の MR 像
a：in-phase gradient echo T_1 強調画像，b：out-of-phase gradient echo T_1 強調画像．in-phase に比べ，out-of-phase で肝臓の信号が脾臓に対して相対的に低下している．

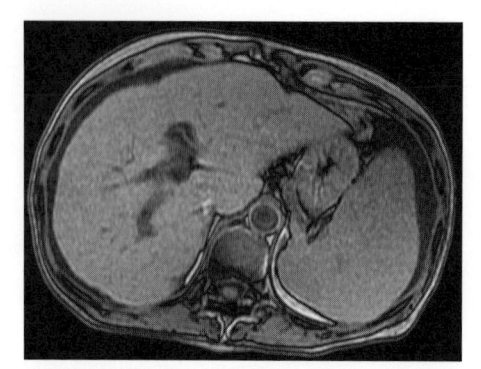

図 3-137　肝硬変の T_1 強調 MR 像
肝臓の輪郭に凹凸があり変形を示し，脾腫を認める．

では高輝度で，単純 CT では境界明瞭で内部均一な低吸収腫瘤，MRI では T_2 高信号の腫瘤として描出され，CT・MRI のダイナミック造影では腫瘤辺縁に小結節状の濃染が出現し，これがしだいに中心に広がっていく造影パターンが特徴的である（図3-139）．

（3）原発性肝細胞癌

原発性肝癌の 95％を占め，肝硬変，慢性肝炎の合併の頻度が高い．

侵襲性の低い超音波はスクリーニングとして用いられ，小肝細胞癌の検出に優れる．CT と MRI はダイナミック造影が精査法として用いられる．肝細胞癌は多血性であることが多く肝動脈からの血液供給が正常肝よりも増加しているので，造影剤を急速静注してダイナミック撮影を行うと，早期の動脈相で肝実質よりも強く造影され，造影剤の洗い出しが早

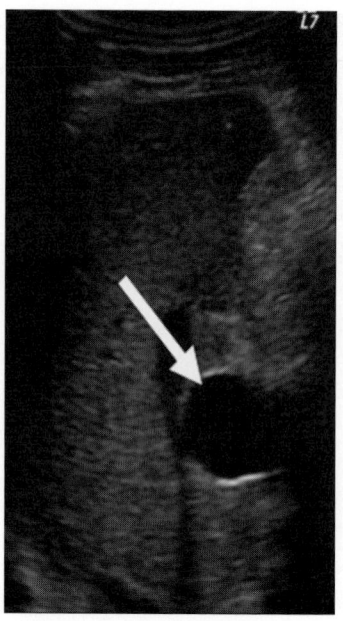

図 3-138　肝嚢胞の超音波像
内部が無エコーの腫瘤（矢印）で，後方エコー増強がみられる．

期に起こり，後期相では低濃度を示すことが多く，この所見が肝細胞癌の質的診断と検出に役立つ（図3-140）．肝細胞癌は門脈・肝静脈浸潤を生じやすいのも特徴であり，後期相でも門脈・肝静脈の造影欠損として認められる．血管造影は現在では肝細胞癌の治療として行われる経皮的肝動脈塞栓術のために行われることが多いが，多血性の腫瘍であるため，動脈相での新生腫瘍血管の増生と実質相での腫瘍濃染が認められる．

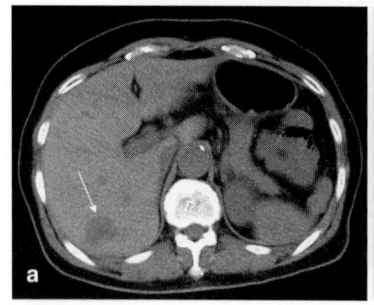

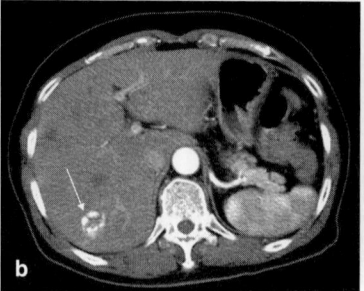

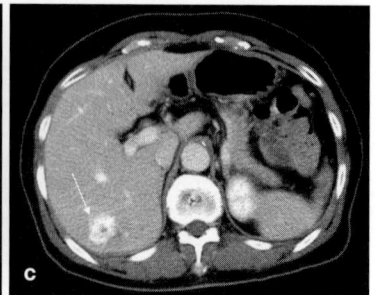

図 3-139　肝血管腫（矢印）の造影前（a），動脈相（b），後期相（c）造影 CT 像
動脈相で辺縁部に小球状の強い造影がみられ，後期相でその造影が中心部にも広がっている．

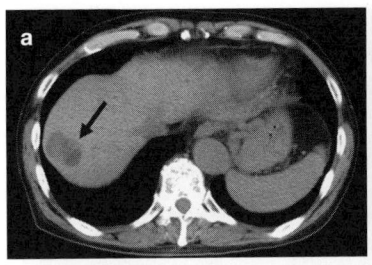

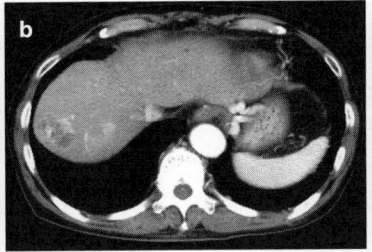

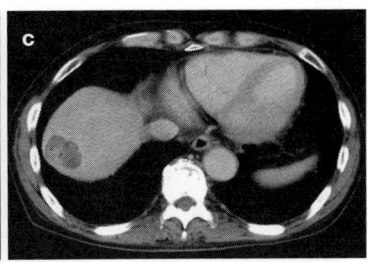

図 3-140　肝細胞癌の造影前（a），動脈相（b），後期相（c）造影 CT 像
脂肪変性により造影前に低濃度を示す肝細胞癌（a の矢印）が，動脈相で濃染し，後期相では低濃度を示す．

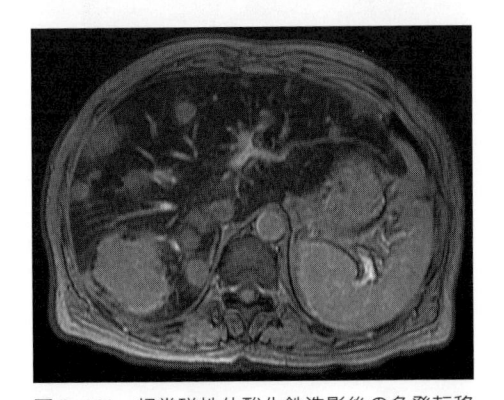

図 3-141　超常磁性体酸化鉄造影後の多発転移性肝腫瘍の MR 像
正常肝実質内のクッパー細胞への鉄の取り込みにより正常肝の信号が低下し，多発転移性肝腫瘍が相対的に高信号に描出されている．

（4） 転移性肝癌

肝臓は肺と並んで転移性腫瘍の好発臓器である．頻度としては胃，大腸などの消化管原発の悪性腫瘍の転移が多い．原発巣より画像所見は異なるが，石灰化は大腸癌などの腺癌に多い．転移性肝癌の検出には肝臓のクッパー細胞に取り込まれる超常磁性体酸化鉄造影剤を用いた MRI が有用である（図 3-141）．

8．胆　嚢

1）胆石症

（1） 胆嚢結石

胆石はその組成からコレステロール結石，色素結

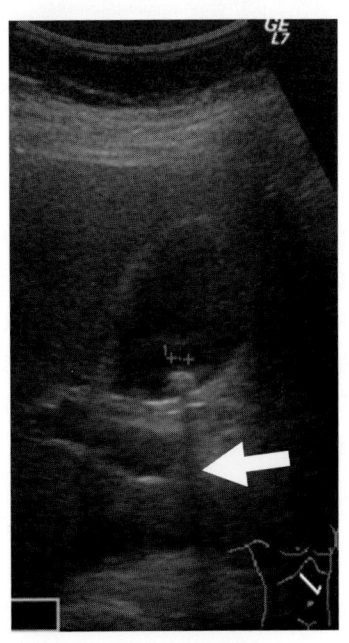

図 3-142　胆石の超音波像
胆嚢内の胆石（↓）が高エコーに描出され，その後方に音響陰影（矢印）がみられる．

石などがある．超音波では結石による強エコーと背側の音響エコーを認める（図 3-142）．CT 所見はカルシウム含量によって異なり，全体が石灰化濃度を示すものから，胆汁と等濃度で検出されないもの，胆汁より低濃度を低濃度に描出されるものまでさまざまである．CT での検出率は超音波に比べて劣り，スクリーニングには超音波が適している．MRI では胆石は無信号に描出されることが多い．

（2） 胆管結石

肝内胆管結石は末梢側の肝内胆管の拡張を伴う．

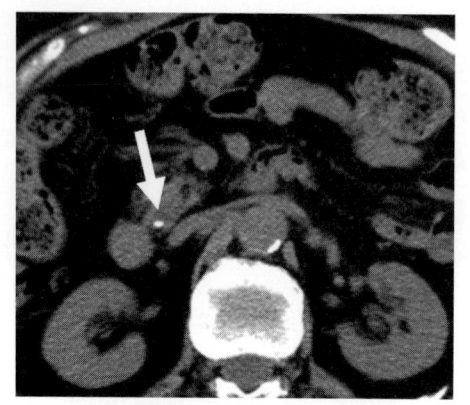

図 3-143 総胆管結石の超音波像
膵内下部総胆管内に石灰化結石（矢印）を認める.

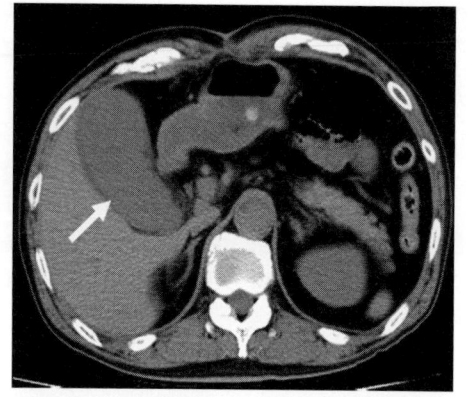

図 3-144 急性胆嚢炎の CT 像
胆嚢の腫大と胆嚢壁の浮腫状の肥厚がみられる.

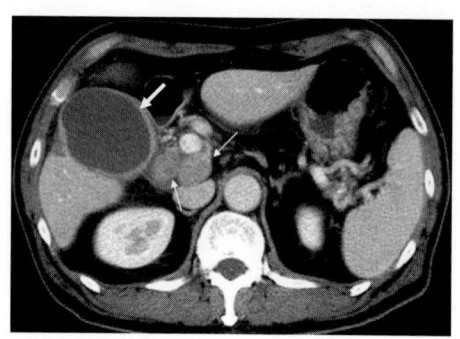

図 3-145 胆嚢癌の CT 像
胆嚢壁の肥厚を認め（太矢印），門脈周囲に転移によるリンパ節腫大がみられる（細矢印）.

総胆管結石には胆管内に生じたものと胆嚢結石が総胆管に落下したものとがあり，疼痛などの有症状のものが多く，ファーター乳頭に嵌頓したものは黄疸や閉塞性化膿性胆管炎の原因となる．超音波，CT，MRI での結石は胆嚢結石と同様で，そして胆管の拡張が認められる（図 3-143）．

2）胆嚢炎

急性胆嚢炎は 95％が胆嚢結石を有する．画像所見は胆嚢の腫大・緊満，胆嚢壁の肥厚などで，CT・MRI では炎症波及に伴う周囲脂肪組織の網状影，胆嚢周囲の液体貯留などがみられる（図 3-144）．慢性胆嚢炎は大部分は胆嚢結石を有し，胆嚢は小さく，壁は比較的均一に肥厚する．

3）胆嚢癌

超音波，CT，MRI などの画像診断では内腔突出型，壁肥厚型，腫瘤形成型と分類されることが多い．内腔突出性病変の多くはコレステロールポリープで，胆嚢癌の割合は少ないが，良・悪性の鑑別には大きさがいちばん重要であり，径が 10mm を超えたものは悪性の可能性が高い．壁肥厚型は慢性胆嚢炎との鑑別がむずかしい場合がある．腫瘤形成型は進行癌のことが大部分である．胆嚢癌の進展度診断には肝直接浸潤，肝転移，胆嚢外への浸潤，腹膜播種，リンパ節転移などの評価が必要である．

超音波による胆石と胆嚢腫瘍の鑑別には，胆石では可動性がみられることが重要な所見である．CTと MRI による胆嚢腫瘍の診断には，造影が必要である（図 3-145）．

4）胆管癌

胆管癌は閉塞性黄疸により発見されることが多く，画像では拡張胆管内に突出する軟部腫瘤，あるいは胆管壁肥厚としてとらえられることが多い．造影マルチスライス CT による任意の断面の multiplanar reconstruction（MPR）が末梢肝内胆管拡張と腫瘍による閉塞部の描出，そして MRI による magnetic resonance cholangiopancreatography

（MRCP）では末梢肝内胆管拡張と閉塞部が描出でき（2章4．腹部の図2-76参照），さらにガドリニウム造影による腫瘍の描出に用いられる．胆管の閉塞による閉塞性黄疸に対してPTCDまたはERBD（endoscopic retrograde biliary drainage）が行われ，同時に行われる胆管造影により閉塞部の詳細な評価が行われる（2章4．腹部の図2-76参照）．

9. 膵臓

1) 炎症性膵疾患

(1) 急性膵炎

急性膵炎とは膵組織の損傷により消化酵素が遊離され，膵臓の自己消化をきたす疾患であり，病理組織学的には浮腫性と壊死性（出血性）がある．上腹部痛，背部痛，嘔気，嘔吐などの症状を呈し，死亡率も高い．

急性膵炎の診断は症状と血清膵酵素値（アミラーゼなど）の上昇から診断され，重症度判定にはCTが用いられ，CTの所見としては膵腫大，膵周囲の脂肪組織の炎症を反映した脂肪濃度上昇がみられ，しばしば膵周囲に液貯留が生じる（図3-146）．

(2) 慢性膵炎

慢性膵炎は，膵臓のびまん性または限局性の炎症の持続または後遺的変化である．CT上は膵内石灰化，膵石，膵管全長あるいは体尾部の膵管の拡張，仮性囊胞，膵萎縮，ときには限局性の膵腫大などの多彩な所見がある（図3-147）．

2) 膵腫瘤性病変

(1) 膵囊胞

膵臓に発生する囊胞としては，ほとんどが仮性囊胞，その次に貯留囊胞が多い．肝臓の囊胞と同様に超音波で内部無エコー，CTでは造影剤による増強効果を認めない低濃度病変，MRIでは著明なT_2高信号の水と同等の信号を示す（図3-148）．

(2) 膵癌

膵腫瘍の大半を占めるのは浸潤性膵管癌である．

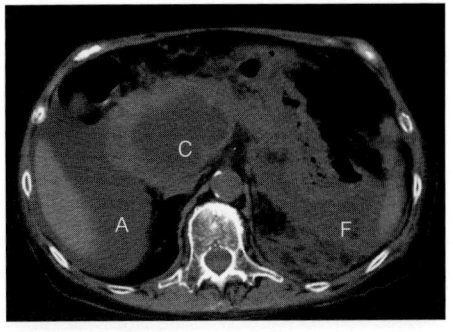

図3-146 急性膵炎のCT像
膵頭部に囊胞（C）を認め，膵尾部周囲に液貯留（F），さらに腹水（A）を認める．

腫瘍は超音波で低エコー，CTではダイナミック造影の早期の膵実質相で周囲膵実質よりも造影効果の弱い乏血性の低濃度病変として描出されることが多い．MRIではT_1強調画像で低信号，そしてCTと同様にダイナミック造影での乏血性病変としてとらえられることが多い．しかし，小膵癌の検出はむずかしく，腫瘍を直接同定できずに，腫瘍による膵管狭窄とその上流側の膵管拡張だけが異常所見としてとらえられることもある．膵管を非侵襲的に描出する方法としてMRCPが普及している．

膵癌の外科手術前診断法として侵襲的な血管造影が行われていたが，最近ではマルチスライスCTを使ったCT angiographyで膵周囲の血管の評価が行われる（図3-149）．

(3) 膵管内乳頭粘液性腫瘍と膵囊胞性腫瘍

膵臓には囊胞性腫瘍も多く発生し，囊胞と囊胞性腫瘍の鑑別としては腫瘍でみられる囊胞壁の肥厚，囊胞壁在結節などの所見が重要である（図3-150）．

膵管内乳頭粘液性腫瘍は膵管上皮より発生した腫瘍細胞が膵管内に限局するもので，画像診断の進歩により臨床上遭遇する頻度が高くなったが，必ずしも悪性ではない．主膵管や分枝膵管に発生し，膵管内に乳頭状に増殖する．

粘液性囊胞性腫瘍は体尾部に多い腫瘍で，単房性または多房性の粘液を有する囊胞からなり，しばしば一腔への乳頭状増殖を伴い，悪性と診断する根拠となる．隔壁や腫瘍の辺縁に石灰化がみられること

第3章 画像医学

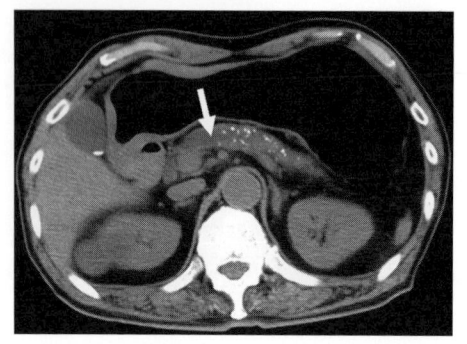

図 3-147 慢性膵炎の CT 像
主膵管の拡張（矢印）と膵実質に石灰化を認める.

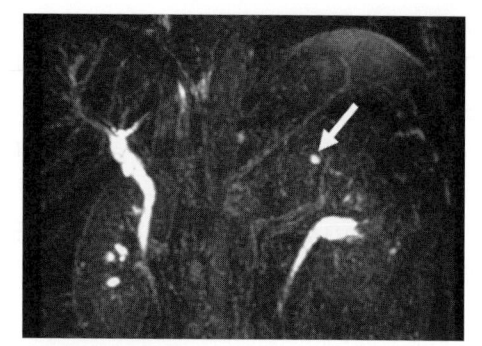

図 3-148 膵嚢胞の MRCP 像
膵嚢胞が高信号に描出されている（矢印）.

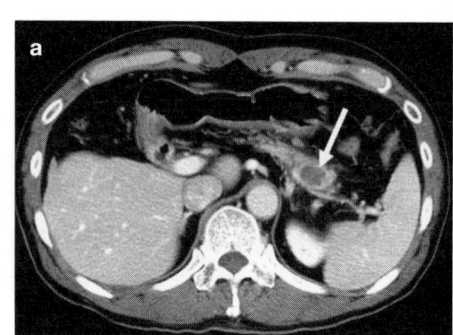

図 3-149 膵癌の CT 像
a：門脈相の CT 横断像．膵尾の膵癌が膵実質よりも低濃度を示す病変として描出されている（矢印）.
b：動脈相の CT angiography のボリュームレンダリング像．膵周囲を含む上腹部の動脈が描出されている.

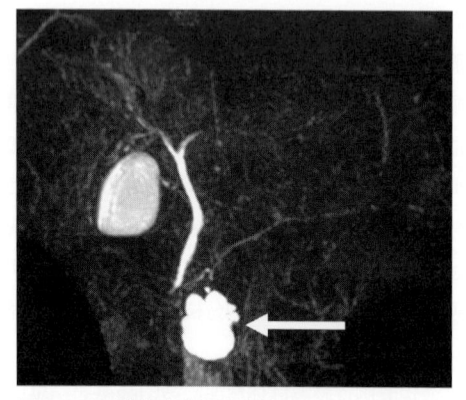

図 3-150 膵管内乳頭粘液性腫瘍の MRCP 像
膵管内乳頭粘液性腫瘍が産生する粘液により分枝膵管が拡張し，膵頭部に嚢胞性病変がみられる（矢印）.

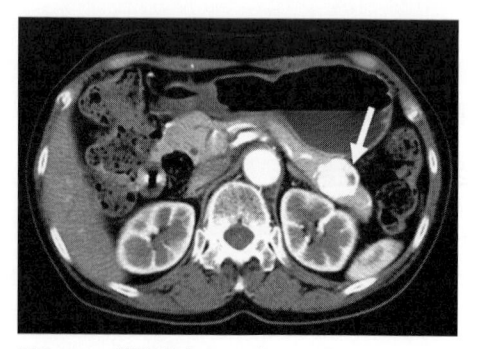

図 3-151 膵頭腫瘍の CT 像
造影早期相 CT で膵尾部の膵頭腫瘍が強く濃染している（矢印）.

がある.

漿液性嚢胞性腫瘍は膵頭部に多い嚢胞性腫瘍で，2cm以下の多数の嚢胞の集簇からなり，基本的には悪性化しない．小嚢胞が超音波やCTではとらえることがむずかしく，充実性腫瘍と誤認されやすいことがあるが，MRIのMRCPでは著明な高信号を呈し，嚢胞性病変としてとらえることが容易である．

(4) 膵島腫瘍

膵島腫瘍は膵臓の内分泌細胞に由来する腫瘍である．インスリン，ガストリンなどのホルモンを産生し，ホルモンの種類に基づきさまざまな症状を呈する．インスリノーマは膵島腫瘍の70%を占め，低血糖発作の原因となる．ガストリノーマは下痢と消化性潰瘍を生じる．

膵島腫瘍は一般的に多血性の腫瘍で，CTとMRIのダイナミック造影の早期相で周囲膵実質よりも強く濃染するが，低濃度を示す乏血性腫瘍であったり，多彩な画像所見を呈する（図3-151）．

6 泌尿器・生殖器系

1. 腎臓

1）位置・回転異常

腎臓は胎生期には膀胱の両側にある．その後，正常位置に上昇し，腎盂は内側へ回転する．

（1）骨盤腎，胸部腎

上昇が不足し骨盤内にとどまると，骨盤腎となる．上昇しすぎ胸腔内にあるものは，胸部腎という．

（2）交叉性位置異常

上昇する際に正中線を越えて偏位しているものを，交叉性位置異常という．

①左右の腎臓が融合している場合と，分離している場合がある．
②交叉性位置異常でも，膀胱の尿管開口部は正常位置に存在する．

（3）回転異常

①腎盂は胎生時には腹側へ向いている．成長に従い内側へ向け回転するが，十分でない場合に回転異常となる．
②無回転，回転不全，逆回転，過剰回転がある．
③無回転がもっとも多く，腎杯はトカゲの足のように造影される（**図 3-152**）．

（4）腎無発生

①片方の腎臓がまったくみられない．ウィッテン（D. M. Witten）の報告で 0.1％の頻度とされている．
②静脈性腎盂造影（intravenous pyelography：IVP）で片側の描出されない無機能腎との鑑別が必要で，CT で診断がつく．

（5）低形成腎

①正常より内側に位置し，腎臓は小さいが，輪郭は平滑である．
②腎盂は比較的大きいが，小腎杯は小さく，先端は鈍化している場合が多い．
③腎動脈は起始部から細いが分枝は正常である．
④後天性の腎萎縮は腎臓の輪郭の凹凸不整があり，腎動脈の起始部は太く，分枝は細かく不整な走行や輪郭を示す．

（6）馬蹄腎

①両腎が融合する融合腎のなかでもっとも多い．
②両側の腎臓が下部で実質性または線維性に融合したもので，約 0.5％にみられる．
③峡部は大動脈と下大静脈の前方にある．
④回転異常があり，尿管が峡部をのりこえるため，水腎症を起こしやすい．

（7）重複腎盂尿管

①1 つの腎臓に腎盂および尿管が 2 個ずつある．
②尿管の合流がなく尿管口が片側に 2 つ存在するのが完全重複腎盂尿管で，尿管が合流し尿管口が 1 つのものが不完全重複腎盂尿管である（**図 3-153**）．
③完全重複腎盂尿管の場合には，ワイゲルト・マイヤー（Weigert-Meyer）の法則があり，下極の尿管は正常部位で膀胱に開口するが，上極からの尿管はこれより下方に異所性開口する．

2）腎盂腎炎

特　徴

細菌感染による腎盂および腎杯の炎症である．
①急性腎盂腎炎は膀胱尿管逆流現象による逆行性感染が原因となることが多く，悪寒，発熱，腰痛，尿意頻数などの症状がある．
②慢性腎盂腎炎は繰り返す感染により腎杯の変形や腎実質の瘢痕化が生じたものであり，多尿，夜尿，排尿困難，倦怠感などの症状がある．

診　断

①急性期には IVP で腎腫大，造影剤排泄遅延をみ

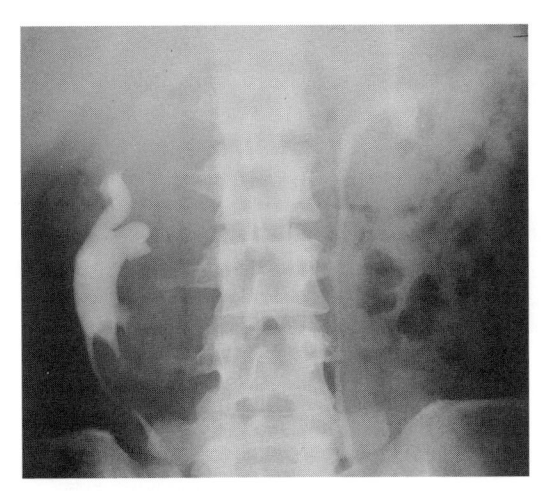

図 3-152　腎臓の回転異常
右腎は上昇不全と無回転をみる.

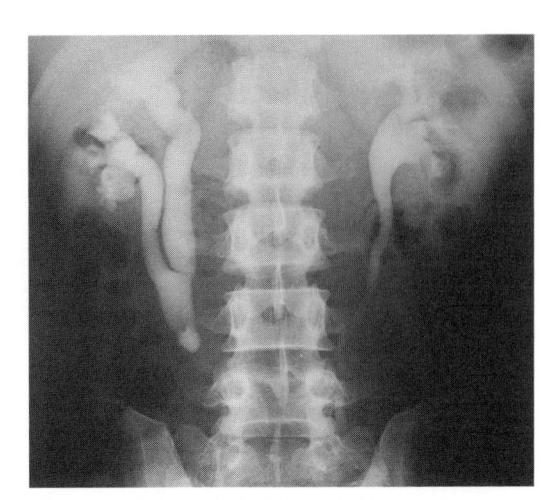

図 3-153　不完全重複腎盂尿管（右腎）
腎盂・尿管移行部に結石をみる.

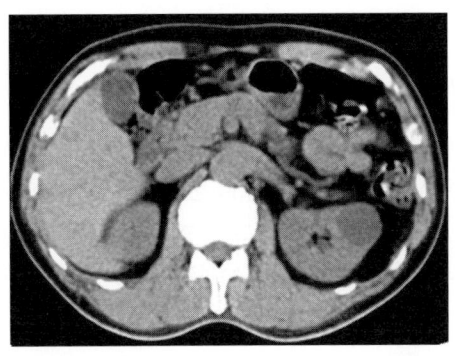

図 3-154　腎囊胞
単純 CT で左腎に周囲との境界が明瞭な低濃度腫瘤を認める.

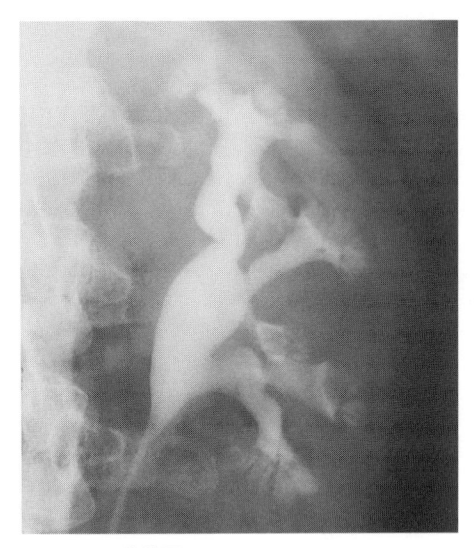

図 3-155　海綿腎
小腎杯に接する腎錐体に多発する造影剤の貯留を認める.

ることもあるが，ほとんど所見を欠く.
②慢性期には小腎杯の扁平化・棍棒状変化と，腎臓の辺縁の凹凸不整がみられる.
③幼児期には膀胱尿管逆流（vesicoureteral reflux：VUR）が，本症の瘢痕形成に深いかかわりがあり，排尿時撮影で証明する必要がある.

3) 腎囊胞

腎臓に発生する孤立囊胞の大部分は，単純囊胞である（**図 3-154**）．CT で偶然発見されることが多く，臨床的意義は少ない．腎盂に接しているものは傍腎盂囊胞とよばれる.

4) 囊胞腎

①成人型では比較的大きな囊胞が両腎に無数に存在する．IVP では両腎は腫大し，腎杯は圧排伸展されている．肝臓にも囊胞をみることが多い.
②幼児型は両腎が腫大し，1〜2mm の囊胞を無数に有する．CT，超音波で診断は可能である.

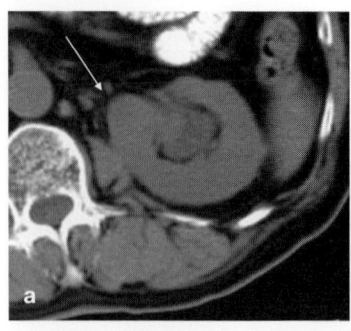

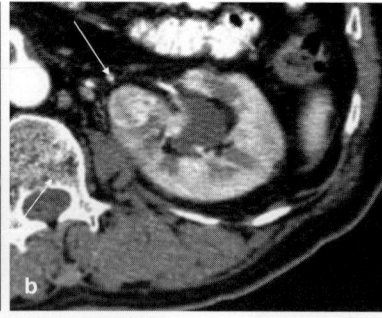

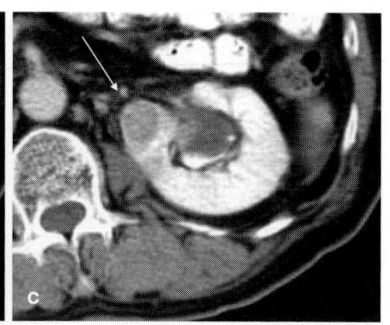

図 3-156　腎細胞癌
造影ダイナミック CT．単純 CT（a）で均一な等濃度域を認める（矢印）．造影皮髄相（b）で同部は不均一な造影を示す．造影実質相（c）で造影剤の washout と，周囲に被膜を示す濃染帯を認める．

5）海綿腎

腎錐体の集合管が嚢状に拡大したものである．小腎杯に接する錐体に，菊花が咲いたような造影剤の貯留をみる（図 3-155）．小石灰化巣の多発をみることもある．

6）腎細胞癌

特　徴

① 40 歳以上で男性に多い．最近は人間ドックで発見される偶発的腎癌が増加している．
② 症状は血尿，腎腫大，側腹部痛の 3 徴がある．
③ 腎静脈に浸潤する傾向があるため，肺・骨などへ血行性転移することが多い．

診　断

① IVP では，腎杯の圧排像（mass effect）を認める．
② 超音波では，充実性腫瘤像を示す．中心壊死により，中央部が低エコーとなることが多い．
③ 単純 CT では，小腫瘤の場合腎実質と同濃度のことが多い（図 3-156）．
④ ダイナミック CT の皮髄相では濃染する．腎静脈，大静脈への腫瘍進展およびリンパ節の腫大の有無を検討する．
⑤ 血管造影では，腫瘍血管に富む血管増生性腫瘍（hypervascular tumor）である．動脈相では腫瘍血管は管径不整，蛇行，不規則な走行を示し，周囲の動脈の圧排，伸展，偏位をみる．毛細管相では腫瘍濃染がある．動静脈短絡，静脈相での腎静脈内浸潤による腎静脈の閉塞をみる．

7）ウィルムス（Wilms）腫瘍

特　徴

① 小児悪性腫瘍の約 10% を占める．
② 約半数は 3 歳以下に発生する．
③ しばしば巨大化して腎臓の大部分を占める（図 3-157）．

診　断

① 単純 CT で腎実質よりやや低濃度に描出される．内部に出血，壊死が低吸収域としてみられる．
② 造影 CT では不均一な造影効果をみる．
③ 血管造影では，腎内動脈分枝の圧排，伸展，屈曲がみられる．血管増生は軽度で，腫瘍濃染像はほとんどみられない．

8）腎盂腫瘍

特　徴

① 移行上皮癌が多く，一部に扁平上皮癌をみる．
② 尿管，膀胱など尿路系全体に，腫瘍が多発することもある．

診　断

① IVP および逆行性腎盂造影（RP）で不整な陰影欠損を示す（図 3-158）．

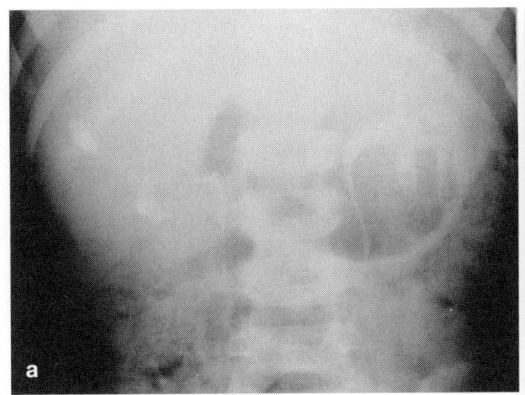

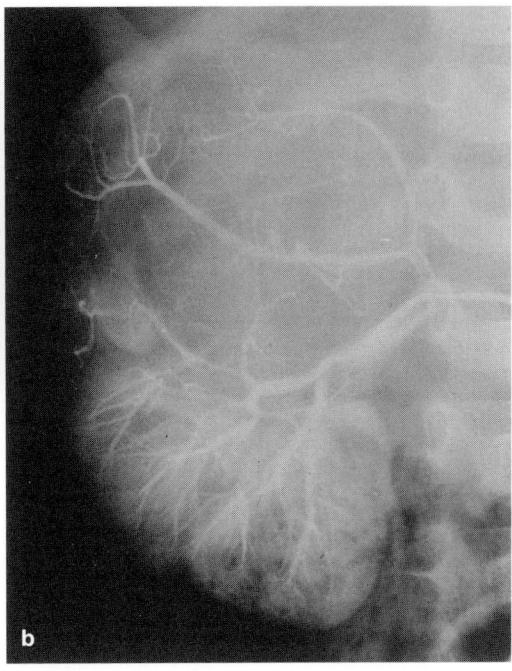

図 3-157　ウィルムス腫瘍
a：静脈性尿路造影で右腎の腫大あり．b：血管造影・動脈相で葉間動脈の圧排と腫瘍血管新生をみる．

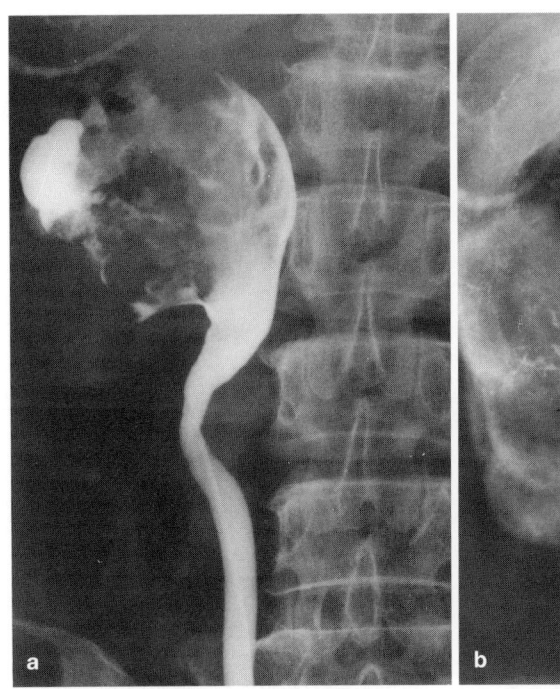

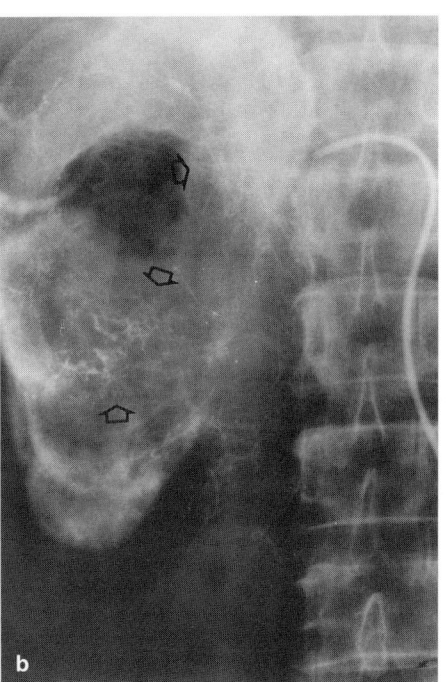

図 3-158　腎盂腫瘍（腎未分化細胞癌）
a：逆行性造影で右腎盂の欠損像．b：血管造影・実質相で腫瘍血管の新生（矢印）をみる．

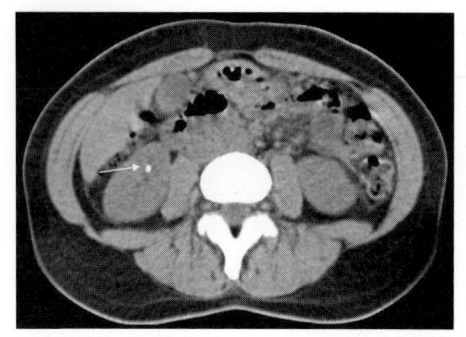

図 3-159 腎結石
単純CTで，右腎下極寄りに石灰化を示す結石を認める．

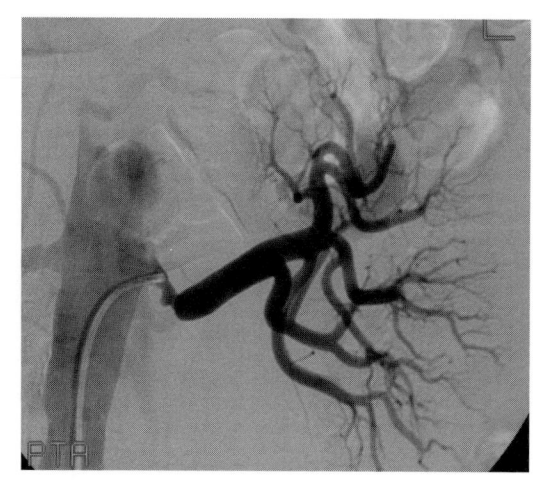

図 3-160 動脈硬化性腎動脈狭窄
左腎選択的血管造影．左腎動脈起始部に狭窄を認める．

②腎結石との鑑別にCTあるいは超音波がよい．
③血管造影では，乏血性腫瘍で細かい腫瘍血管や血管途絶像をみるが，腫瘍濃染はみられないことが腎細胞癌との鑑別点である．

9）腎結石

特 徴
①腎結石は腎盂腎杯の中にあるものをいう．
②腎実質の石灰化は腎石灰化症とよぶ．

診 断
①全結石例の5～8％は陰性結石である．残りは陽性結石（X線不透過性）で，単純撮影（kidney, ureter and bladder：KUB），IVPで容易に診断できる．CTでは，陰性結石も高濃度に描出される（図3-159）．
②陰性結石はシスチン塩や尿酸塩である．

10）腎石灰化症

特 徴
①腎実質，とくに尿細管や間質に，一次的にカルシウムが沈着する．
②副甲状腺機能亢進症，尿細管アシドーシスなどの全身性疾患と，腎結核，腎腫瘍，慢性腎盂腎炎に誘発される場合がある．

診 断
CTで腎実質内に石灰巣を証明する．

11）水腎症

特 徴
腎盂・腎杯系の拡張した状態で，尿路系のどこかに閉塞が認められる．

診 断
①腎臓の造影剤排泄機能が保たれているうちは，IVPで診断は容易である．
②無機能腎となるとCTで鑑別が必要となる．

12）腎血管性高血圧症

特 徴
両側性，一側の腎動脈主幹あるいは分岐直後の血管が圧迫を受けることや閉塞により，高血圧をきたすことがある．

診 断
①造影剤を急速注入し，30秒，1分，2分と撮影する急速注入造影（rapid sequence IVP），または造影剤急速注のダイナミックCTで観察する．
②いずれも患側腎の造影剤排泄遅延，腎長径の左右差（患側腎は小さい），患側腎の腎盂像描出遅延をみる．
③RI検査（レノグラム）は，本疾患の診断に有力な方法である．

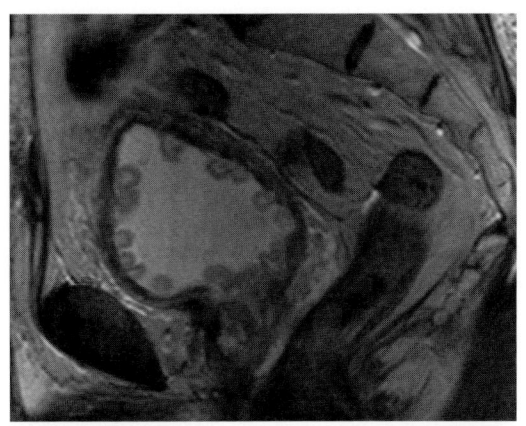

図 3-161　膀胱腫瘍
MRI T_2 強調矢状断面像で，膀胱に多発する有茎性腫瘍を認める．

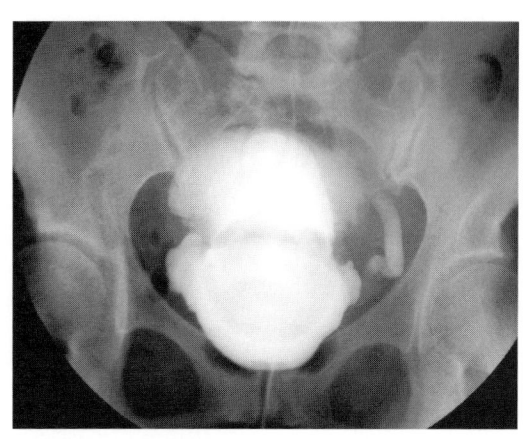

図 3-162　神経因性膀胱
IVP で膀胱の松の木様変形と肉柱形成を認める．

④血管造影で大動脈および腎動脈の起始部を観察し，狭窄と側副血行路の発達の有無を調べる（図 3-160）．

2．尿　管

1）尿管結石

腎結石が下降し，尿管の生理的狭窄部に停滞する．腹部単純像と IVP 像で診断する．

2）尿管腫瘍

腎盂腫瘍と同じく移行上皮癌が多い．IVP では閉塞部より近位尿管の拡張と，進行すると無機能腎を認め，RP で尿管の造影欠損を認める．

3．膀　胱

1）膀胱腫瘍

特　徴
①大部分は粘膜から発生し，ポリープ状で移行上皮癌である．広基性の腫瘍は浸潤性に発育し，筋層あるいは膀胱外に進展することが多い．
②高齢者で男性に多い．
③本症の 25％は多発性であり，膀胱内に多発，あるいは上部尿路にも発生する．

診　断
① IVP，膀胱造影で充満欠損像を呈する．
②浸潤程度を知るには MRI あるいは CT がよい（図 3-161）．

2）膀胱結石

尿管結石が降下したものが多い．
鑑別すべきものに，静脈石，前立腺結石がある．静脈石は骨盤腔内で膀胱より外側にあり，前立腺結石は恥骨結合の後方にある．

3）膀胱炎

慢性膀胱炎では，壁のびまん性肥厚を認める．IVP または膀胱造影で壁の不整像として描出される．

4）神経因性膀胱

特　徴
①膀胱に関与している神経が障害を受け，膀胱が正常な機能を維持できなくなった状態である．
②持続的に高い膀胱内圧や，尿路感染をきたす．

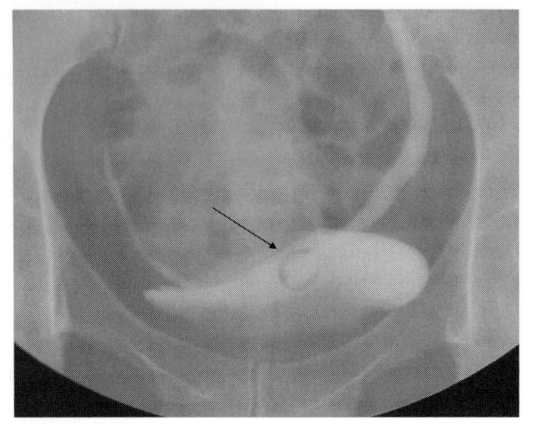

図 3-163　尿管瘤
左尿管下端の膀胱内にコブラの頭様変形を認める（矢印）.

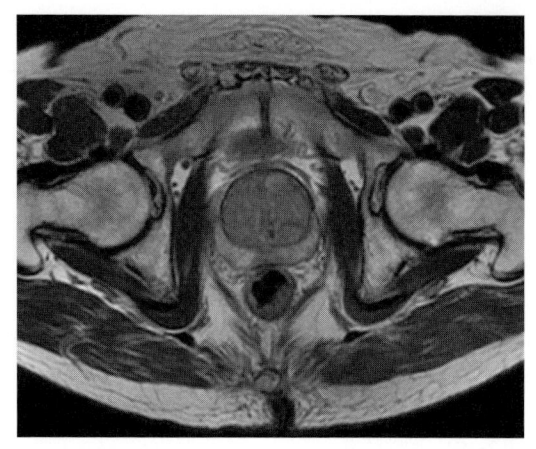

図 3-164　前立腺肥大
MRI T_2 強調軸断面像で，前立腺内腺の肥大と外腺の圧排を認める．

診　断
①膀胱肉柱形成，松の木様（pine tree）膀胱変形をみる（図 3-162）.
② VUR がみられ，水腎症をきたしていることもある.

5）尿管瘤

特　徴
①尿管末端が囊胞状に拡張し，膀胱内へ突出しているものである（図 3-163）.
②重複尿管に合併することが多い.

診　断
①通常の尿管にみられる単純性尿管瘤では，尿管末端の尿管瘤内に造影剤が貯留して，その周囲は透亮（とうりょう）像となる（コブラの頭変形）.
②膀胱頸部，尿道，性器に開口すると，異所性尿管瘤といわれる.

4．前立腺

1）前立腺肥大

特　徴
良性前立腺肥大症は，前立腺移行域の結節性腫大であり，組織学的には間質と腺組織の過形成性増殖である.

診　断
IVP で膀胱底部の弓状の挙上，尿道造影では尿道前立腺部の円滑な圧排，狭窄をみる．MRI では，内腺領域の肥大と膀胱の下方からの圧排像を認める（図 3-164）.

2）前立腺癌

特　徴
前立腺辺縁域から発生することが多く，95％は腺癌である.

診　断
①尿道造影で尿道の圧迫，膀胱底・尿道への不規則な浸潤像をみる.
② MRI は周囲への浸潤とリンパ節転移をみるのに適している（図 3-165）.
③骨転移をきたしやすく，骨シンチグラムで陽性像として認められる.

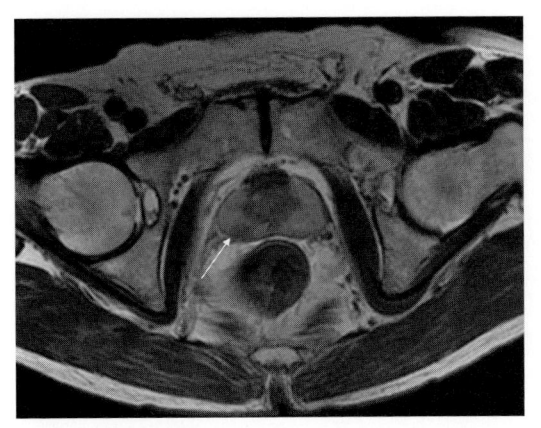

図 3-165　前立腺癌
MRI T_2 強調軸断面像で，前立腺右葉外腺に低信号域（矢印）を認める．

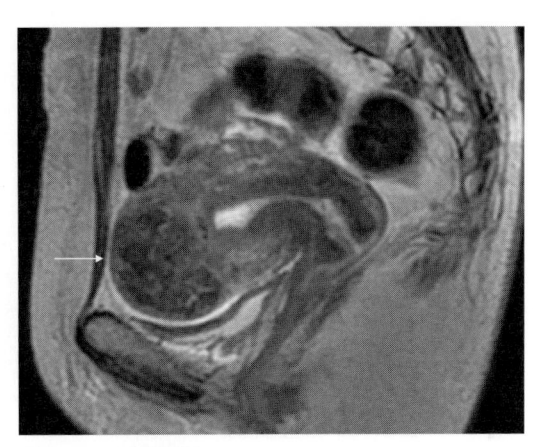

図 3-166　子宮筋腫
MRI で，子宮底部に低信号領域を認める（矢印）．

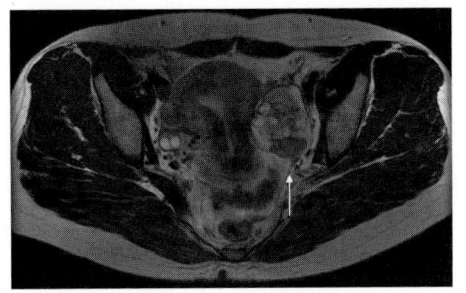

図 3-167　卵巣腫瘍（粘液性嚢胞腺癌）
MRI で，左卵巣に比べ低〜高信号の混在した腫瘤を認める（矢印）．

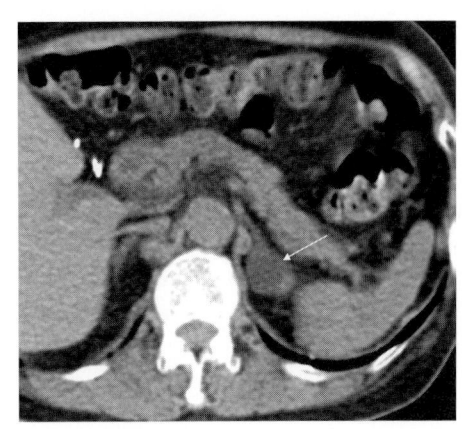

図 3-168　副腎腺腫
CT で，左副腎に低濃度腫瘤を認める（矢印）．

5. 子　宮

1）子宮筋腫

特　徴
成人女性に多く，球状に発育する．

診　断
① CT で子宮の腫大像と点状の石灰像をみる．
② しかし外方に突出を示さない腫瘤の診断は困難なことが多い．
③ MRI では筋腫と正常筋層の鑑別は容易である（図 3-166）．

2）子宮頸癌

癌の診断そのものは婦人科的に生検により行われる．癌の周囲への浸潤，骨盤内リンパ節転移の検出には CT または MRI が有効である．

3）卵巣腫瘍

特　徴
① 全卵巣腫瘍の 15％が悪性である．
② 脂肪，石灰巣，嚢胞など種々の成分よりなることが多い（図 3-167）．

診　断
CT，MRI，超音波では，腫瘤内のそれらの成分

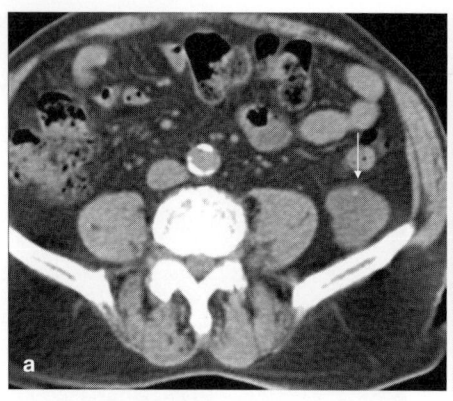

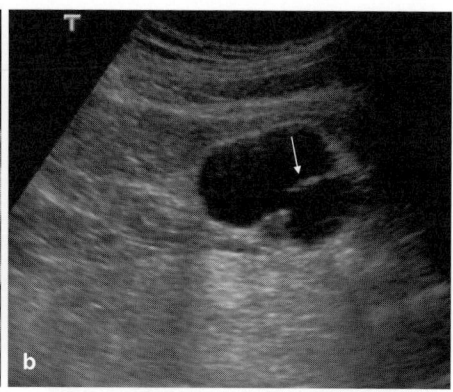

図 3-169 後腹膜腫瘍
a：CT にて左後腹膜腔に点状の石灰化を伴う腫瘤を認める（矢印）．b：US では内部は囊胞性で隔壁（矢印）を伴っている．

を検出することが必要である．

6. 副腎・後腹膜腔

1）神経芽細胞腫

特　徴

①小児に多く，副腎髄質および交感神経節から発生する．
②大動脈前方から正中を越えて発育する傾向があり，後縦隔へも進展する．
③石灰巣を伴うことも多い．

診　断

CT で腫瘤の形状，性状を診断できる．

2）副腎皮質腺腫

特　徴

①副腎皮質に発生する腺腫は，機能性腺腫と非機能性腺腫に分けられる．
②単純 CT では，腫瘍内の明細胞中の脂肪成分の存在により CT 値が低く，15HU 以下の場合は腺腫と考えられる（**図 3-168**）．
③同様の理由で，MRI のケミカルシフトイメージングは診断に有用である．

診　断

①CT，MRI で診断が可能である．

②副腎静脈血のサンプリングが行われることもある．

3）褐色細胞腫

特　徴

①副腎髄質に発生する腫瘍であり，ノルアドレナリンやアドレナリンなどのカテコールアミンを産生し，発作性高血圧を示す場合がある．
②副腎以外から発生する場合は傍神経節（paraganglion）に発生し，傍神経節腫（paraganglioma）とよばれる．

診　断

①CT，MRI で診断が可能である．
②大動脈造影が行われる．血管増生性腫瘍だが，広範な壊死を伴う場合は乏血性のこともある．

4）後腹膜腫瘍

特　徴

神経原性腫瘍，脂肪腫，平滑筋腫，血管腫，リンパ腫がある．

診　断

①US，CT，MRI でその性状が診断される（**図 3-169**）．
②腎臓を後方より圧迫したり，脊椎の異常（骨転移，浸潤）などの像をみる．

第4章 IVR

1 IVRとは

　IVRはinterventional radiologyの略である．最近，その日本語訳として"画像診断的介入治療"の用語が日本放射線学会の保険委員会で定められたが，一般化していない．"interventional"は"介入"，"介在"の意味であり，IVRとは放射線診断の機器や技術を介在させて，従来は外科的に行われていた診断や治療に介入していく放射線医学と考えればよいのではないだろうか．

　血管造影の手技を応用した血管塞栓術や血管拡張術はvascular IVRとよばれる．X線透視，超音波，CTを用いた生検や処置はnon-vascular IVRとよばれている．IVRでは，経皮的にさまざまな体内操作が，外科手術に代わって行われる．

　これを可能にしたのは，一口にいえば，画像診断技術の進歩であるが，IVRならではの特異な材料，器具の開発，工夫を忘れてはならない．たとえば，ゼラチンスポンジ，金属コイル，エタノール，リピオドール®などの塞栓材料であり，バルーンカテーテル，メタリックステント，下大静脈フィルタなどの器具である．これらの"小道具"がIVRを進歩させ，新しい器具が新しいIVRを生んだ．

　IVRによる治療は，外科手術に比べて侵襲性が低いのが大きな特徴である．多くの場合，簡便で迅速に行えるため，合併症も少なく，重篤な状態の患者や緊急症例にも施行できる．このため，入院期間の短縮や患者負担の軽減などの利点も生じてくる．

　IVRは，現在，放射線医学のsubspecialityとして定着しつつあり，全国的な研究会は学会になった．国内，海外に専門誌が発刊され，年々，新しい研究が発表されている．将来性豊かな分野である．しかしIVRはさまざまな臓器や領域を対象としており，手技も多岐にわたることから，IVRのすべてを放射線科医が実施できるわけではない．たとえば狭窄した心臓の動脈の拡張などは循環器科医，脳動脈瘤の塞栓の治療は脳外科医が施行することが多い．ここでは主として放射線科医により施行されるIVRの手技について述べる．

2 IVRのデバイス

1．カテーテルとガイドワイヤー

　造影剤や薬剤を血管や臓器へ注入したり，膿などを排液したりするための柔軟な管をカテーテルと称する．屈曲した血管に挿入しやすいように，目的とする血管に応じて種々の形状がある．

　血管造影用カテーテルの径・材質・先端の形態はさまざまで，術者は目的に応じて最適のものを選択する．X線透視下にカテーテルを操作して目的の血管に進めていくが，カテーテルだけで末梢の血管に挿入できないときは，ガイドワイヤーという先端の柔軟なワイヤーに沿わせて挿入する．

　また，血管塞栓術施行時の血流コントロールや血管の狭窄病変に対する血管形成術（percutaneous transluminal angioplasty：PTA）を施行時には，先端にバルーンとよばれる風船がついたカテーテルを使用する場合がある．近年，より血管の末梢まで到達することを目的として，外径が3Fr（1mm）以下の細径のマイクロカテーテルの進歩が著しく，親

表 4-1　おもな塞栓物質

塞栓効果	形状		
	器具類	粒子類	液体類
一時的		ゼラチン粒子 でんぷん粒子 自家血栓	無水エタノール EO ポリドカノール
永久	金属コイル バスキュラープラグ	ビーズ	NBCA

EO：オレイン酸モノエタノールアミン，NBCA：ヒストアクリル®

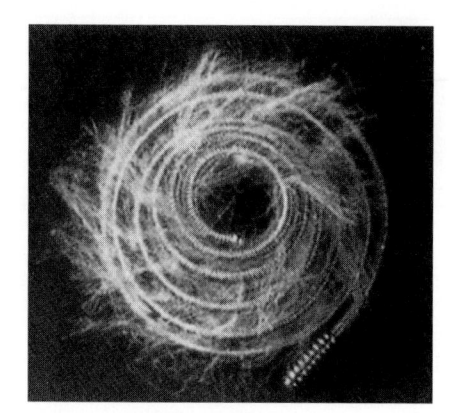

図 4-1　血管塞栓用金属コイル

カテーテルの中に通して使用することで末梢血管への超選択的な挿入が可能となっている．使用時にはカテーテルの内部を通過可能なマイクロガイドワイヤーと組み合わせて使用する．

2. 塞栓物質

塞栓物質は血管塞栓術において不可欠な材料で，血管解剖や病態，目的に応じて適切な選択が必要である．材質面から器具類，粒子類，液体類の3種類に，塞栓効果の持続時間の違いから永久と一時的の2種に大別される（表 4-1）．

器具類としては金属コイルが代表的で，血管病変の閉塞や血流改変術に広く使用されている．最近ではMRIに対応するプラチナ製またはインコネル合金製のファイバーコイルが主流で，多重らせん型・渦巻き型など種々の形状がある（図 4-1）．一方，囊状動脈瘤の内腔充填や，コイル逸脱が懸念される動静脈瘻においては，微妙な位置や形状の調整や再収納が可能な離脱式コイルを使用する場合がある．離脱機序として通電式，機械式，水圧式などがあり，いずれも使用には十分なトレーニングが必要である．

粒子類の塞栓材料としてゼラチンスポンジ細片が本邦でもっとも普及しており，肝癌の動脈塞栓術や外傷・産後出血などの止血術に不可欠な材料である．外科用止血材料を流用したもので，メスやハサミで細かく切るか，シリンジポンピングにより目的の血管の径に応じた細片を作製する．ゼラチンスポンジ自体は約2～4週間で吸収され再開通が予想される．肝動脈などでは，あらかじめ粒状に加工した多孔性ゼラチン粒も用いられる．ビーズは球形の永久塞栓物質の総称で高分子ポリマーを成分とし，ゼラチンスポンジよりも粒子径が均一である．種々の径のビーズが市販され目的の血管に応じたサイズを選択できる．

液体類として，静脈瘤や血管奇形に対して血管硬化剤が用いられる．オレイン酸モノエタノールアミン（EO）やポリドカノールは，界面活性作用により血管内皮細胞に障害を与え血栓形成を促す．EOは胃静脈瘤に対するバルーン閉塞下逆行性静脈閉塞術で用いられるが，溶血性腎障害のリスクが高く，慎重な投与が必要である．また，瞬間接着剤であるヒストアクリル®（NBCA）は，陰イオンを含む液体に接触すると瞬時に重合する性質があり，血液中で短時間に凝固して血管を閉塞させることができる．血管内での視認性を保ち，重合時間を調整するために油性造影剤であるリピオドール®を適当な比率で混合して使用する．コイル塞栓不能の動脈性出血や仮性動脈瘤，動静脈瘻・奇形の塞栓などに有効である．日常臨床で用いられるが血管内投与の適応は本邦では未承認である．

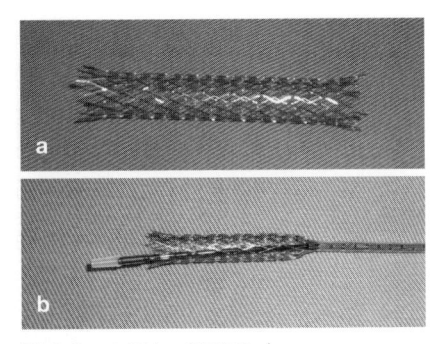

図 4-2　メタリックステント
a：拡張後，b：半分開いた状態.

3. ステント

　ステントとは本来歯科で使用する鋳型に由来する用語である．IVRで使用されるステントとは，消化管や胆管・血管などの狭窄した管腔臓器の腔を内側から拡張させ保持するために用いられるデバイスのことである．ステントはチューブステントとメタリックステントの2種類に大きく分類される．

　チューブステントは従来，胆道系のドレナージに使用されている．ポリエチレンやシリコンなどの高分子化合物でつくられたチューブで，胆管などに内視鏡を使用して挿入される．

　メタリックステントはステンレススチールなどの金属ワイヤーをメッシュ状に折り曲げ管状にしたものである．狭義には，ステントはこのメタリックステントのみをさして用いられることもある．メタリックステントは従来のチューブステントと異なり，小さく折り畳まれて挿入される．また別名 expandable metallic stent（EMS）ともいわれるように，留置時には拡張して大口径の内腔を確保できること，時間が経過すると患者自身の内膜などにおおわれてステント表面が内腔に露出しないことがチューブステントにはない特徴である．挿入は，血管造影などに用いる通常のガイドワイヤーに沿わせて送り込み，狭窄部で拡張させて留置する．拡張方法の違いにより，ステント自体のバネの力で拡張する self-expandable type（図4-2）と，バルーンカテーテルで拡張させる balloon-expandable type の2種類に分けられる．

3　血管系 IVR

1. 血管塞栓術

1）動脈塞栓術

（1）腫瘍の塞栓療法

a. 原発性肝癌の TAE

　肝細胞癌は原発性肝癌の大部分を占め，欧米に比しわが国に非常に多い悪性腫瘍である．従来，その予後はきわめて不良であった．肝細胞癌の根治的治療法としては外科的切除がある．しかし，肝細胞癌は70〜80%に肝硬変を伴い，肝内に多発する傾向がある．このため，多くは手術不能で，肝動脈化学塞栓療法（transcatheter arterial chemoembolization：TACE）の適応となる．

　TACE とは，セルディンガー（Seldinger）法により経皮的にカテーテルを肝動脈に挿入し，塞栓物質を注入する治療法であり，大多数の症例では抗癌剤が同時に投与される．

　肝細胞癌は非常に血管の豊富な腫瘍である．大部分が肝動脈より栄養されること，正常肝が門脈，動脈の二重支配を受けることより，TACEは正常肝実質に大きな損傷を与えることなく，腫瘍のみを壊死させることが可能な治療法である．近年急速に普及した TACE は，リピオドール®併用によってその優れた抗腫瘍効果と予後の改善が報告されている．

　以下，肝細胞癌に対する TACE について，その原理，方法，治療効果と安全性について述べる．

原 理

　肝臓は門脈，肝動脈の2種類の流入血管をもつ．正常肝ではそれらの血流量の比率は，おおむね門脈80%，動脈20%である．これに対して，典型的な肝細胞癌は動脈だけで栄養される．そのため，腫瘍

を栄養する肝動脈枝は正常に比して太くなり，血流量も増加している．

TACEは，この腫瘍血管を閉塞させる大きさの塞栓物質を肝動脈から注入することで，腫瘍を阻血に陥らせ，壊死させる．非癌部肝実質は，門脈からも血流が供給されるため，阻血に陥ることはなく，TACEによる障害は少ない．しかし，初期の肝細胞癌では動脈の血流が少ないものがあり，このような癌にはTACEの効果は少なく，他の治療法が選択される．

方　法

セルディンガー法により，経皮的にカテーテルを肝動脈に挿入する．通常は大腿動脈よりカテーテルを挿入する．まず，腹腔動脈造影，経上腸間膜動脈性門脈造影を施行して肝動脈の分岐様式，門脈への腫瘍浸潤の程度を把握する．肝動脈の分岐は変異が多い．とくに上腸間膜動脈より右肝動脈が分岐する症例，左胃動脈より左肝動脈が分岐する症例が多い（いずれも15％程度）．

肝細胞癌はしばしば門脈内へ浸潤し，門脈腫瘍栓を形成して門脈を閉塞させる．進行した肝細胞癌では門脈本幹が閉塞し，肝臓への門脈血流が遮断される．このような場合に肝動脈を塞栓すると，正常肝実質も梗塞に陥り，肝不全になり致死的であるので，TACEは禁忌と考えられる．

肝動脈の分岐と腫瘍の位置，門脈浸潤の程度を把握したのち，肝動脈の適切な位置にカテーテルを挿入する．肝動脈近位部からは消化管，膵臓などの肝臓以外の臓器への血管が分岐している．これらの臓器に塞栓物質が流入すると，消化性潰瘍や膵炎などの重篤な副作用を起こす．そのため，これらの血管を越えた位置までカテーテルを挿入する必要がある．胆嚢動脈はしばしば肝動脈末梢より分岐しているため，やむなく塞栓物質が流入して，胆嚢梗塞や胆嚢炎を起こす場合がある．しかし，重篤になる場合はほとんどない．血管の屈曲蛇行が著しく，通常のカテーテルでは適切な位置に挿入できない場合もあるが，最近ではマイクロカテーテルの進歩により容易に挿入できる．

塞栓物質として，ゼラチンスポンジ細片をよく用いる．油性造影剤であるリピオドール®と抗癌剤の混合液を注入する場合が多く，抗腫瘍効果および予後の改善が報告されている．この混合液は粒子が細かく，腫瘍末梢の非常に細い血管まで塞栓され，混合された抗癌剤が徐々に分離し腫瘍細胞に作用する（徐放効果）．この混合液を多めに注入すると，肝臓の類洞を介して末梢の門脈分岐へのリピオドール®の流出がみられる．腫瘍内の門脈血流が関与する部分への効果も期待できるので，腫瘍血管にできるだけ近い超選択的カテーテル挿入が必要である．TACEの抗腫瘍効果は，TACE後のCTによるリピオドール®の腫瘍への停滞の状態，ヘリカルCTおよびMRIにおける早期相での腫瘍濃染の有無，α-フェトプロテイン（AFP）などの腫瘍マーカーなどで判断される．

治療効果

全周性に被膜を形成する結節型の肝細胞癌は効果良好である．塊状型肝細胞癌，全肝に多発した肝細胞癌などでは効果は比較的不良である．TAE後に切除された肝細胞癌に対するわれわれの検討では，3割の症例が完全壊死，大部分の症例が80％以上の壊死をきたしていた．

予後については，報告により若干の違いはある．TACEが行われる以前の時代には，1年以上生存例すらまれであったのが，手術適応外の症例においても，半数以上が1年以上生存し，5年以上生存例も約1割にみられる．また，TACEにより完全治癒したと考えられる症例もみられる．しかし肝細胞癌はそのほとんどが再発するため，厳重な経過観察と，再発部に対する時期を逸しないTACEの施行が必要である．

合併症

肝細胞癌に対するTACEの副作用として，発熱は必発である．その他，腹痛，肝機能低下があるが，いずれも一過性であり，対症療法で管理できる．腹痛は胆嚢に塞栓物質が流入した場合に多いが，最近のカテーテル技術の進歩により減少している．ときに肝機能低下のため腹水が増加し，肝不全

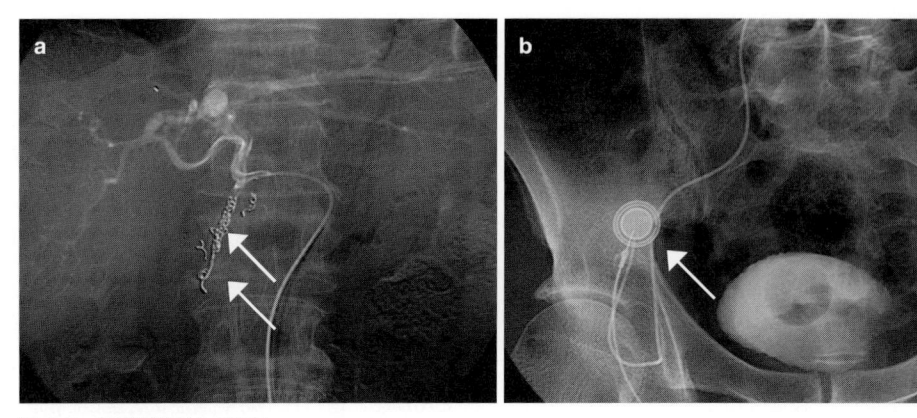

図 4-3 肝動脈動注システム
a：肝動脈に留置されたカテーテル．胃に分布する血管は金属コイルで塞栓されている（矢印）．
b：下腹に埋め込まれたリザーバー（矢印）．

に進行する場合がある．とくに TACE 前の肝機能不良症例や門脈血流減少例に起こりやすく，注意が必要である．まれに TACE に起因する腎不全が起こる．

b．肝臓の持続動注療法

肝臓は肺と並んで，悪性腫瘍の転移をきわめてきたしやすい臓器である．とくに消化器癌（胃癌，大腸癌など）の転移が多く，女性では乳癌の転移も多い．

転移性肝癌は肝細胞癌ほどには血管増生は高度ではない場合が多いため TACE の効果は少なく，従来は肝転移をきたした症例は積極的治療の適応外と考えられていたが，抗癌剤の動注療法の進歩により著効例もみられ，その有効性が認められている．とくに体内に埋め込んだ動注カテーテルから抗癌剤を注入する抗癌剤持続動注療法は，患者の quality of life（QOL）の向上にも役だち，評価が高い．以前は開腹下に留置していたが，最近では開腹せずに経皮的穿刺により挿入したカテーテルを鎖骨下動脈や大腿動脈分枝を経由して肝動脈に留置する技術が進歩した．手術適応のない症例でも施行でき，急速に普及している．

リザーバーによる抗癌剤持続動注療法

鎖骨下動脈や大腿動脈から挿入したカテーテル先端を肝動脈に留置する．リザーバーとよばれる 10 円玉程度の大きさのタンクを胸壁や腹壁の皮下に埋め込み，カテーテルのもう一方の端をリザーバーに接続する．リザーバーの上面はシリコン製の膜でつくられており，何度でも針を抜き刺しすることができるようになっている．リザーバーのシリコン面を皮膚の上から穿刺して薬剤を注入するだけで，注入された薬剤は体内に埋め込まれたカテーテルの中を通って肝臓に注入される（図 4-3）．この方法により毎回血管造影検査を施行しなくても肝動脈に抗癌剤などの薬剤を外来で注入することが可能である．この方法は転移性肝癌の治療だけでなく，TACE の不可能な原発性肝癌にも施行されている．

方　法

高濃度の抗癌剤を動脈に注入するため，薬剤が消化管や膵臓など肝臓以外の臓器に流入すると，潰瘍や膵炎などの重篤な副作用を惹起する危険性が高い．腹部大動脈から肝臓に分布する動脈の途中には膵臓や胃などに分布する血管が分岐しているので，カテーテル留置前に肝臓以外の臓器を栄養する血管を塞栓用金属コイルなどの永久塞栓物質で塞栓する必要がある．胃十二指腸，膵領域は多くの動脈吻合があり，胃十二指腸動脈，右胃動脈などを起始部近くで閉塞させても吻合を介して胃や膵臓などの臓器に血液は流入するため，これらの臓器が虚血に陥ることはない．

腹部の動脈の分枝様式にはさまざまな正常変異がある．たとえば，左肝動脈が左胃動脈より分岐している場合や，右肝動脈が上腸間膜動脈より分枝している場合などがある．このような動脈分枝をもつ例では，単に1本のカテーテルを留置しただけでは肝全体に均等に薬剤を注入することができない．全肝に1本のカテーテルで薬剤を動注するためには，左右肝動脈のいずれかを中枢部で塞栓する必要がある（血流改変術）．塞栓された動脈の領域は，対側の動脈から肝門部の吻合枝を介して栄養される．

血流改変の後，鎖骨下動脈や大腿動脈分枝より留置用カテーテルを挿入し，カテーテル先端を肝動脈に留置する．カテーテルのもう一方の端はリザーバーとよばれるタンクに接続され，鎖骨下あるいは下腹部，大腿部などの皮下に埋没される．

肝動脈への薬剤の投与は，このリザーバーを注射針で穿刺するだけでよい．リザーバーは頻回の穿刺に耐えるよう設計されている．

投与する抗癌剤と投与方法については各施設で若干異なるが，フルオロウラシル（5-FU），アドリアマイシン（ADR），マイトマイシンC（MMC），シスプラチン（CDDP）などがおもに使用されている．

治療効果

治療効果は肝転移の原発巣によって大きく異なる．乳癌，大腸癌，胃癌では比較的良好な効果が得られる．現段階では，肝転移を完全に制御できるものではない．肝転移症例は高率に肺その他の多臓器転移を伴っており，あくまで肝臓に対する局所療法と考えるべきである．

合併症

リザーバー留置自体におけるトラブルとしては，カテーテルの肝動脈よりの逸脱，留置肝動脈あるいはカテーテルの閉塞があげられる．リザーバーの厳重な管理が必要である．抗癌剤動注による副作用として，薬剤刺激による肝動脈の閉塞のほか，消化性潰瘍，膵炎，その他の消化器症状，肝障害，骨髄抑制があげられる．

c．その他の腫瘍などの塞栓術

その他，動脈塞栓術の適応となる代表的疾患として，血管奇形や腎腫瘍（腎癌，腎血管筋脂肪腫）などがあげられる．

1．血管奇形

血管奇形は構成成分により静脈奇形，動静脈奇形，毛細血管奇形などに分類される．

動静脈奇形は頭頸部，内臓，四肢など全身に生じうる．無症状で偶然発見されるものもあるが，病変の発生部位によっては特有の症状を生じて発見されることもある．たとえば脳動静脈奇形では，頭痛，てんかん，進行性神経脱落症状を呈し，肺動静脈奇形では肺動脈から肺静脈へのすり抜けが生じ，脳梗塞や脳膿瘍などのいわゆる奇異性塞栓による症状を呈することがある．動静脈奇形は動脈，毛細血管，静脈の血管構築が先天的に異常吻合を形成することにより発生し，典型的には流入動脈，ナイダス（nidus）とよばれる動脈と静脈の間の異常血管の集合，流出静脈の3つの部分より構成される．

方　法

流入動脈から流出静脈へすり抜けるナイダスとよばれる部位を塞栓することが重要である．ナイダスへの到達経路として，流入動脈あるいは流出静脈から経カテーテル的にアプローチする方法や，直接ナイダスを穿刺する方法がある．ナイダスを血管造影で証明することができれば，液体あるいは固形の塞栓物質，離脱式バルーン，コイルなどで塞栓術を行う．塞栓術を行う際には，目標とする病変部以外に塞栓物質が分布しないように注意が必要である．

2．腎腫瘍

腎癌の治療の第1選択は腎摘出術である．摘出不能例に対しては，確立された治療法がなく，保存的療法として動脈塞栓術（transcatheter arterial embolization：TAE）が行われる．TAEによって腫瘍の縮小が期待でき，血尿の消失，疼痛の軽減など，全身状態の改善がみられる．腎癌は腫瘍血管が豊富で術中出血量が多いため，術中の出血の減少，癌細胞の流出防止など，術前処置としてもTAEが行われる．TAEは原則的に患側腎を全体的に塞栓することが一般的である．

方 法

塞栓物質として，以前はゼラチンスポンジが使用されていたが，無水エタノールが使用されることが一般的である．バルーンカテーテルを使用して腎動脈を閉塞しながら注入して，エタノールの逆流を防ぎながら，確実な塞栓を行う工夫も行われている．

腎血管筋脂肪腫は血管組織，筋組織，脂肪組織よりなる腫瘍である．良性腫瘍であり，腫瘍径が小さく，無症状の場合には一般的に治療適応とならない．腫瘍が 5cm 以上で腎外へ突出し，破裂の危険性があるような場合には治療適応になることがある．原則的には正常腎を温存するために可能な限り腫瘍の栄養血管のみにマイクロカテーテルを超選択的に挿入して塞栓することが重要である．

(2) 動脈性出血の止血

胸腹部での出血の原因としては，炎症・外傷や腫瘍の自壊による血管の破綻，動脈瘤や静脈瘤の破裂などの際にみられるような血管内圧の上昇がある．出血の部位を血管から分類すると動脈性，毛細血管性，静脈性（門脈性）に分けられる．

血管造影検査は破綻した血管を同定することが可能であり，造影検査に引き続いて透視下に出血部位までカテーテルを進めて責任血管を塞栓することで出血を止めることができるため，出血時の緊急検査としてきわめて有用な方法である．

血管造影の目的は出血の原因疾患の診断，出血部位の同定とともに，動脈性の出血か否かを判断することにある．血管を塞栓するという行為はその場所の血管の内腔に詰め物をして塞ぎ，血流をなくすことである．このため塞栓部位よりも末梢の正常組織が虚血の影響で壊死するなどの危険性がある．したがって，塞栓しなければならない病巣が小さく，出血部位をピンポイントで塞栓できるように，出血部位の近傍まで容易にカテーテルを挿入できるような例がよい適応となる．一般的には二次から三次分枝程度の動脈からの限局性の出血が IVR による止血術のおもな対象となり，消化管粘膜からのびまん性の出血などのように，広範囲の毛細血管から滲み出すように出血しているような例はよい適応ではない．また，静脈性の出血では噴門部以下の静脈瘤，十二指腸静脈瘤のような内視鏡的に止血困難な例が対象となる．

出血がみられたときには，最初に診断目的で血管造影を行う．造影剤の血管外漏出が描出されれば診断は容易で，カテーテルによる止血の適応があればただちに塞栓術へと移行する．血管外漏出像が指摘できないときは血管の増生，造影剤の停滞（pooling），不均一な濃染像や攣縮した血管像，仮性動脈瘤などの所見を探し，CT やシンチグラフィを参照して部位診断を行う．

動脈性出血時の血管塞栓術は以下のような疾患が対象となるが，内臓動脈瘤などでは 2cm を超えると自然破裂する危険性が高いため予防的に塞栓術を行う．

①喀血：喀血の原因は肺結核，慢性気管支炎，気管支拡張症，肺癌などである．出血源となる動脈（責任動脈）は気管支動脈が主であるが，胸膜の炎症が強いときは胸腔を取り巻く血管が増生して肋間動脈や内胸動脈なども出血源となる．

②消化管出血：潰瘍，炎症，腫瘍の自壊などで動脈が破綻し，吐血，下血，腹腔内出血を呈する．責任動脈は腹腔動脈，上腸間膜動脈，下腸間膜動脈である．

③尿路系出血（血尿）：炎症，腫瘍などで腎臓，膀胱から出血し，血尿や後腹膜腔への出血をきたす．責任血管は腎動脈，膀胱動脈である．

④分娩後出血：胎盤剥離，胎盤の一部遺残などにより胎児娩出後に産道から出血する．責任動脈は子宮動脈である．

⑤外傷：交通事故や転落などによる鈍的外力によって生じる多発骨盤骨折や内臓の損傷は，しばしば大量出血をきたし死亡率も高い．手術不能例では動脈塞栓術の適応となる．骨盤では責任動脈は両側腸骨動脈，腰動脈などで，内臓では肝動脈，脾動脈など同名の臓器を栄養する動脈である．

塞栓物質にはゼラチンスポンジ，ヒストアクリル®（NBCA），金属コイルが使用される．

2）門脈・静脈系の塞栓術

　肝臓は他の臓器とは異なり動脈のほかに消化管から静脈血を集めて肝類洞にそそぐ門脈が存在する．肝硬変になると肝臓の線維化により門脈の流れに対する抵抗が増大し，門脈の圧が上昇する（門脈圧亢進）．このため，肝臓に流入する門脈血が減少し消化管から流入した門脈血の一部は食道・胃や腹壁の静脈などの側副路を通って大循環（下大静脈，心臓）に帰り，この途中に静脈瘤を生じさせる．食道静脈瘤は通常は内視鏡的に治療されるが，難治性の食道静脈瘤や内視鏡では処置の困難な胃静脈瘤，十二指腸静脈瘤などが IVR の適応となる．

a．バルーン閉塞下逆行性経静脈的塞栓術（BRTO）

　バルーン閉塞下逆行性経静脈的塞栓術（balloon occluded retrograde transvenous obliteration：BRTO）は，静脈瘤の中に硬化剤を注入して静脈瘤を血栓化し，瘤の破裂を防止する手技である．門脈系は通常は閉鎖回路で体循環系からはアプローチできないが，上述のように門脈圧が亢進すると側副路が発達して大循環につながるため，体表の静脈から逆行性に静脈瘤に到達することができる．胃や十二指腸の静脈瘤から大循環に流入する血管（排血路）としては左副腎静脈，下横隔膜静脈，精巣静脈などがある．

方　法

　大腿静脈から挿入したカテーテルを下大静脈を経由して排血路まで透視下に進める．その後，カテーテル先端から逆行性に静脈瘤に向けて硬化剤を注入するが，カテーテルから単に硬化剤を注入するだけでは血流に流されて硬化剤が大循環に戻ってきて肺動脈を塞栓する危険がある．そこで静脈瘤の出口でバルーンを膨らませて流出する血流を止め，硬化剤が大循環に流れないようにした後，カテーテル先端から逆行性に静脈瘤を硬化剤で充填する（**図 4-4**）．排血路が複数存在するときは 1 本の排血路をバルーンで閉塞しても，他の排血路から硬化剤が流出してしまうため，硬化剤注入前に他の排血路を塞栓用

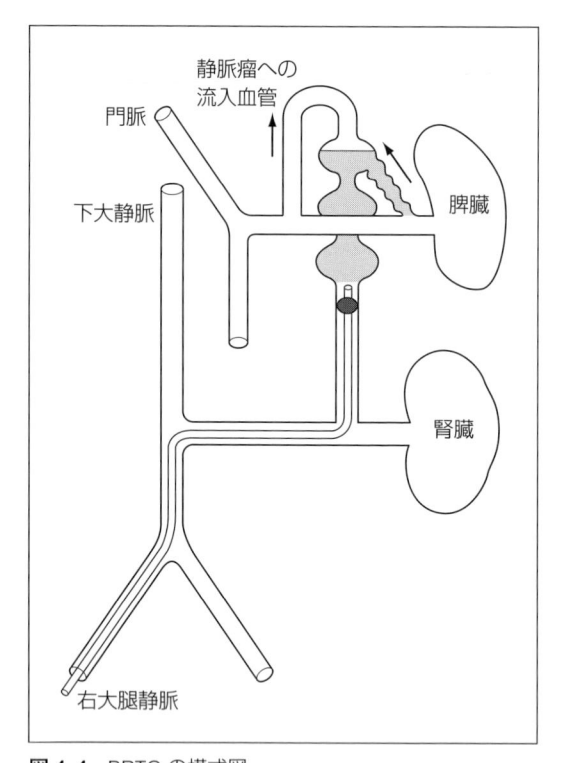

図 4-4　BRTO の模式図
バルーンカテーテルから逆行性に塞栓物質を静脈瘤に注入．

コイルなどで閉鎖する処置が必要となる．

　オレイン酸モノエタノールアミン，無水アルコールなどが硬化剤として使用される．これらは血管内皮の障害により血栓化を促進する薬剤であるが，完全な血栓化には数時間を要するので，半日から 1 日程度バルーンを膨らませたままでカテーテルを留置する．

合併症

　オレイン酸モノエタノールアミンは溶血性腎不全をきたすことがあるので，予防のためにハプトグロビンの点滴静注が必要である．

b．経皮経肝的塞栓術（PTO）

　静脈瘤の流出路が複数存在し BRTO で逆行性に塞栓することが困難なときは，経皮経肝的塞栓術（percutaneous transhepatic obliteration：PTO）により，超音波装置などのガイド下に肝内の門脈枝を経皮的に穿刺し，流入路側から静脈瘤を選択して硬

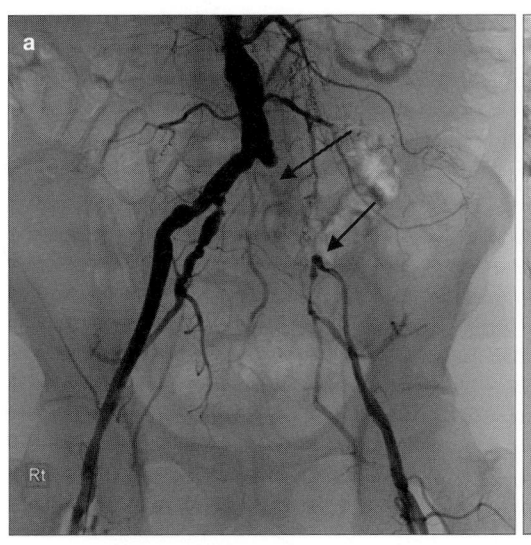

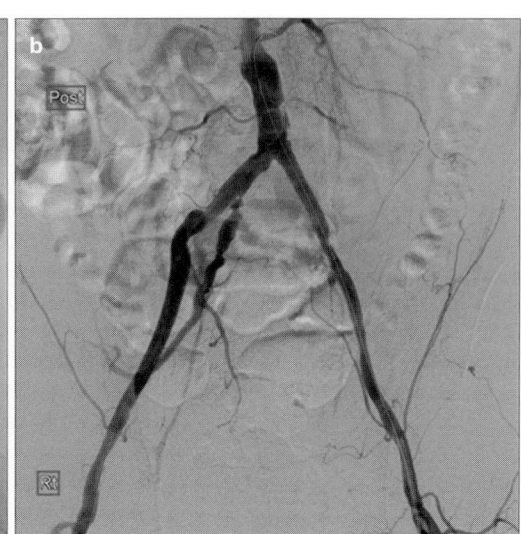

図 4-5　左総腸骨動脈の完全閉塞
a：矢印の間が途絶している.
b：ステント留置で血管が開通.

化剤を注入する.

2. 血管形成術（PTA）

1）四肢，腎臓の PTA

肥満や糖尿病，高脂血症，喫煙により動脈壁の硬化が促進する（動脈硬化症 arteriosclerosis：ASO）．コレステロールや脂質が血管壁に沈着しアテロームを形成する粥状硬化は全身の動脈の内腔を狭窄・閉塞させ脳梗塞や心筋梗塞などの原因となるが，腹部領域では IVR の対象となるおもな部位は下肢と腎臓である．

下肢動脈（腸骨動脈，浅大腿動脈）の閉塞や狭窄は間欠性跛行や冷感，皮膚潰瘍などを生じさせる．腎動脈の狭窄は血圧を上昇させるが，腎動脈の狭窄の原因としては動脈硬化のほか，動脈壁の膠原線維や筋細胞の増殖（線維筋性過形成症 fibromuscular dysplasia：FMD）により内腔が狭窄することがあり，後者は若年者に多くみられる．長期間の腎動脈血流の減少は血圧の上昇だけでなく，腎全体の萎縮をもたらす（腎硬化症）．これを防止するために動脈を拡張させる必要がある．

通常の血管造影法と同様に大腿動脈を穿刺してカテーテルを挿入し，金属製のガイドワイヤーを用いて狭窄部を通過あるいは閉塞部を貫通させてルートを確保する．病変部を通過したガイドワイヤーに沿わせて血管内超音波（intravascular ultrasound：IVUS）の探触子を挿入し血管内膜などの状態を観察した後，必要によりバルーンカテーテルを使用してステント留置前後で血管拡張を行う．バルーンカテーテルによる拡張だけではカテーテル抜去後にふたたび血管径が縮小して狭窄を起こすことが多いため，狭窄部にメタリックステントを留置して血管を拡張させる（図 4-5）．

一般的には，血流が多く狭窄部の距離が短いほど長期の開存率は高く，狭窄長が 5cm 以下の腸骨動脈の病変がもっともよい適応である．

合併症

過拡張による動脈の解離，血栓が飛散して末梢血管を詰まらせる血栓閉塞などがある．

2）経皮的肝内門脈静脈短絡術（TIPS）

経皮的肝内門脈静脈短絡術（transjuglar intrahe-

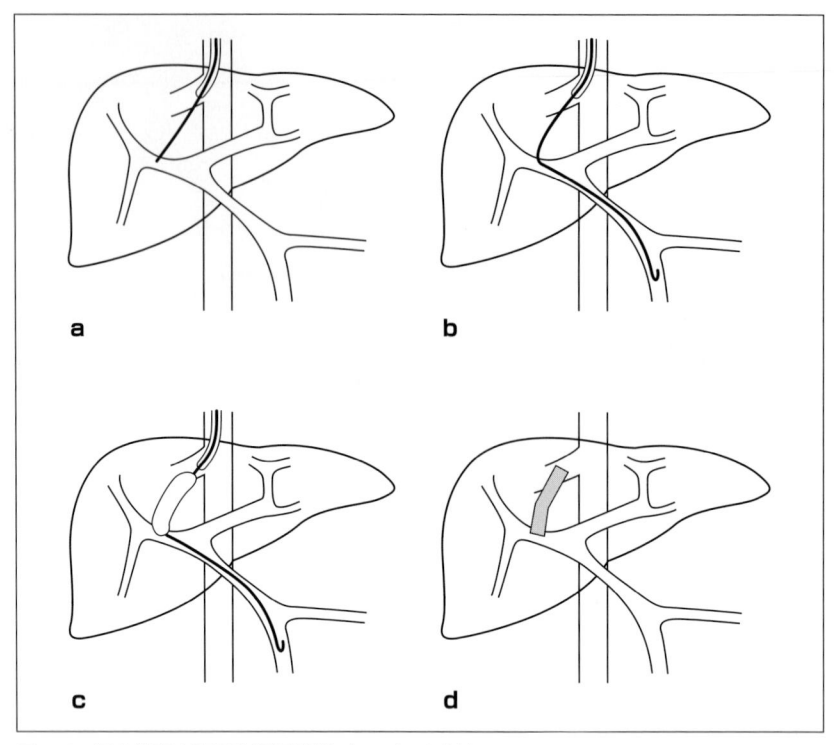

図4-6 経皮的肝内門脈静脈短絡術（TIPS）の方法
a：肝静脈から門脈の穿刺，b：門脈へのワイヤーとカテーテル挿入，c：バルーンによる短絡路の拡張，d：ステント留置．

patic portosystemic shunt：TIPS）は，肝実質内で門脈と肝静脈の間に短絡路を形成し，門脈圧の減圧を図るものである．これにより，門脈血流は短絡路を通って，肝静脈，下大静脈に流入し，門脈圧低下，食道・胃静脈瘤の退縮，腹水消失など臨床的に有用な結果が得られる．

TIPSは歴史も浅く，発展途上の手技であり，適応に関しても議論は多い．欧米では，肝移植を待つ食道・胃静脈瘤患者や，内視鏡的硬化療法により止血のうまくいかない静脈瘤患者にTIPSが施行されている．利尿薬でコントロールできない難治性腹水例に行われることもある．

方法

右頸静脈から下大静脈経由して右肝静脈にカテーテルを挿入する．カテーテルの中にスタイレットとよばれる長い針を入れ，スタイレット針先で肝実質を貫通して右門脈枝を穿刺する．

門脈の穿刺に成功したらカテーテルを門脈内に挿入し，肝実質内の短絡路をバルーンで拡張する．

拡張した短絡路を維持するため，金属ステントを留置する．ステント留置後，門脈造影と門脈圧，下大静脈圧測定を行う（**図4-6**）．

合併症

TIPS施行時は，肝穿刺の際の血管，胆管損傷や出血のほか，動脈-門脈間のシャント形成などの可能性がある．TIPS施行後には，肝実質へ流入する門脈血が減少するため肝性脳症が起こりうる．またステントを留置した短絡路の再狭窄，閉塞がみられることがある．

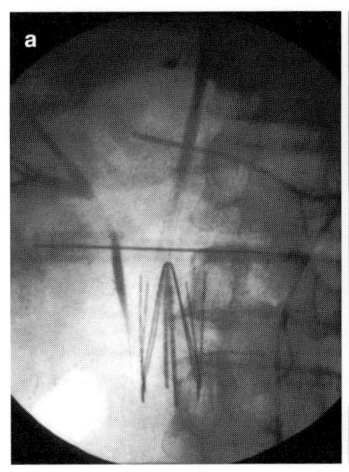

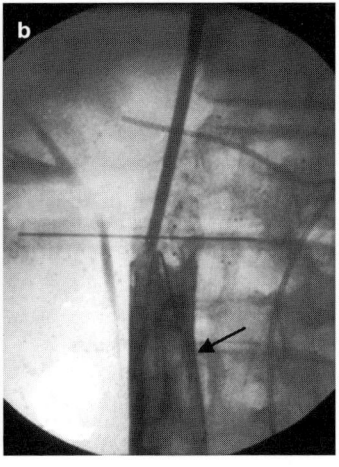

図 4-7 下大静脈フィルタ留置
a：下大静脈に留置されたフィルタ．
b：フィルタ内に捕捉された血栓が透亮像として認められる（矢印）．

3. 下大静脈フィルタ

肺動脈塞栓症のほとんどが，下肢の深部静脈血栓症に起因する．血栓が下大静脈を経て，肺動脈を塞栓するために起こることが多い．

深部静脈血栓症の治療は，抗凝固療法が行われる．抗凝固療法が禁忌あるいは無効，下肢静脈内に浮遊血栓が存在するような症例には，血栓を下大静脈内で捕獲して，肺動脈塞栓症を防止する目的で，下大静脈フィルタ留置の適応となる．フィルタ留置により肺塞栓症はある程度防止できるが，小さな血栓は捕獲できない．

方 法

内頸静脈を穿刺し，下大静脈までカテーテルを挿入する．カテーテルからの造影により，血栓の存在部位を確認した後，血栓の頭側の下大静脈内にフィルタを留置する．腎静脈の閉塞を避けるため腎静脈よりも尾側（第 3 腰椎）のレベルに留置することが多い（図 4-7）．

合併症

頻度は低いが，留置後のフィルタの移動や，体内破損，下大静脈の穿孔，下大静脈の閉塞などがあげられる．

4 非血管系 IVR

1. 経皮経肝胆管ドレナージ（PTCD）

経皮経肝胆管ドレナージ（percutaneous transhepatic biliary drainage：PTCD）では，閉塞性黄疸の診断，減黄を目的として，胆管内にドレナージチューブを挿入する．閉塞性黄疸の原因となる疾患として，胆道癌，膵癌，化膿性胆管炎や，肝腫瘍，リンパ節などによる外部からの圧排がある．

方 法

拡張した胆管の穿刺は通常超音波ガイド下に行う．ときに透視下に施行することもある．穿刺部位は肝左葉外側区域枝または右葉前区域枝である．胸腔を通過することがないため合併症が少ないなどの理由で，通常は左葉を穿刺する．総胆管にステント留置などの処置が必要と予想されるような症例では，総胆管までの屈曲の少ない右葉からアプローチする．胆管穿刺の困難な例では胆嚢を穿刺することもある（経皮経肝胆嚢ドレナージ percutaneous transhepatic gallbladder drainage：PTGBD）．

閉塞性黄疸では胆汁うっ滞により胆道感染を生じていることが多い．ドレナージ初日は造影剤の使用

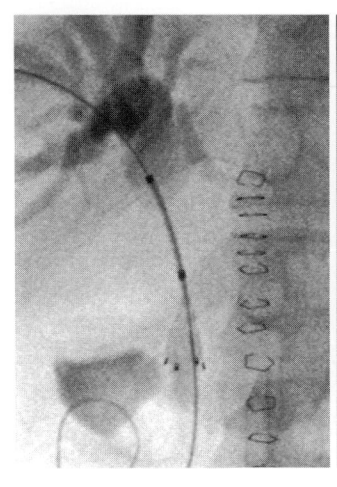

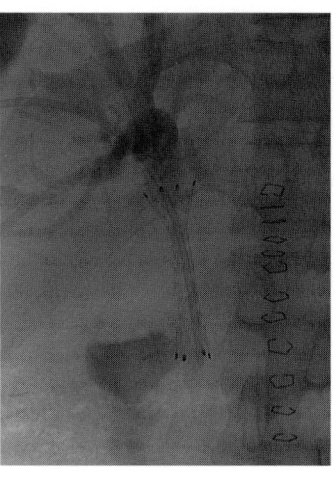

図 4-8　総胆管に留置されたステント

は少量にとどめ，胆汁バッグを連結して感染胆汁を体外に排出する．数日後，カテーテルより造影を施行して，閉塞部位，性状の診断を行う．

狭窄部位をガイドワイヤーを用いてカテーテルを通過させ，腸管側に送り込む（内瘻化）．

外科的切除不能例には内瘻カテーテルの皮下埋設，メタリックステント挿入などの処置を行う（図4-8）．

合併症

呼吸運動によるカテーテルの逸脱，胸腔を通過することによる炎症，そのほか門脈や動脈の穿通などがある．

2．膿瘍ドレナージ

抗生物質の全身投与で改善しない膿瘍を体外へ排出し，膿瘍腔の内部に直接薬剤を注入する．膿瘍のほか急性膵炎の仮性囊胞や肝・腎臓の巨大囊胞なども対象となる．

方法

体表に近いときは超音波ガイドで穿刺するが，病変が深部に存在しているときや消化管内の空気が穿刺経路に介在しているときは，超音波で描出困難であるため，透視下またはCTガイド下で施行する．

穿刺法には，①PTCDと同様に金属針で穿刺後，ガイドワイヤーを挿入して留置カテーテルに置換する方法と，②金属針スタイレットを内筒にもつカテーテルを一期的に挿入するトロッカー法がある．側孔を多数もつカテーテルで内容液を排出させるとともに，カテーテルから抗生物質やエタノールなどの薬剤を注入する．

3．ラジオ波焼灼術（RFA）

ラジオ波焼灼術（radiofrequency ablation：RFA）は，500kHz程度の電磁波を針先から出力し，電磁波の誘電加熱作用により腫瘍を焼灼する方法である．使用する電磁波の周波数がラジオ放送の中波帯に近いためにこの名称がついている．現状ではおもに原発性肝癌に対して施行されるが，肺癌，腎癌，骨腫瘍などにも臨床応用が試みられている．

適応

肝細胞癌のおもな治療法は，外科的切除，肝動脈塞栓術（TACE），RFAの3つである．それぞれ長所・短所があり，腫瘍の大きさ・個数，患者の肝機能を考慮して最良の治療法が選択される．

1回の穿刺で焼灼できる範囲は最大5cm程度であるため，大きな腫瘍は1回の穿刺で焼灼することはできない．焼灼に際しては腫瘍の周囲に1cmの安全域（safety margin）をとって焼灼すること

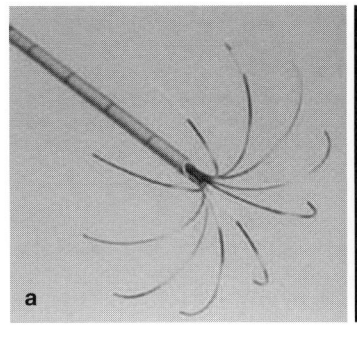

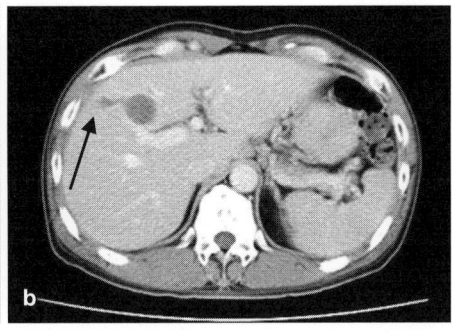

図4-9 ラジオ波焼灼術（RFA）
a：RFA用展開針．
b：RFA焼灼後．腫瘍とともに線状の穿刺経路（矢印）が焼灼されている．

を考慮すると，腫瘍の大きさが3cm以下，出血のリスクを考えて，個数も3個以下がよい適応となる．

RFAの長所としては，この手技は動脈塞栓術とは異なり腫瘍の血流の多寡に影響されないため，栄養血管の少ない高分化型の肝細胞癌や転移性肝癌にも有効なことがあげられる．短所としては，RFAの原理が加熱による生体蛋白の凝固作用であるため，太い血管に腫瘍が接していると血流により冷やされて十分に加熱できず（cooling効果），腫瘍が焼け残ることである．このような例では，先にTAEを施行して血流を減少させてからRFAを行うと焼灼効果が高まる．

方法

RFAは直径5mm程度の棒状の針または傘の骨状の針（展開針）を腫瘍の中に刺し，腫瘍を電磁波で加熱・焼灼する（図4-9）．針先から出力する電磁波は数十Wで，針の中心から最大5cm程度の範囲が焼灼される．

腫瘍への穿刺は針先と腫瘍の位置をCT，USなどの画像でモニタしながら行う．通常は取り扱いが簡便なことから超音波装置がモニタとして用いられるが，消化管ガスが腫瘍との間にあるときや肺の中の腫瘍のように空気に取り巻かれて存在しているようなときは，腫瘍までの穿刺経路を超音波では描出できないため，CTやX線透視など他のモダリティのガイド下に施行されることもある．

最近ではRFAは肝腫瘍だけでなく，腎腫瘍や肺腫瘍，骨腫瘍などにも臨床応用が試みられている．

合併症・副作用

RFAでは体表から経皮的に肝臓の中に針を刺すため，必然的に穿刺経路からの出血を伴う．もっとも頻度の高い合併症は穿刺経路からの出血で，止血機能の悪い例では禁忌となる．腸管や胆囊は壁が薄いため，これらに接している腫瘍にRFAを行うと腸管や胆囊に熱が伝わり穿孔を起こすおそれがあるため，原則禁忌である．肝臓の中に分布する肝内胆管も同様で，胆管に損傷を起こすと胆汁性仮性囊胞（biloma）という胆汁のたまりや膿瘍が肝内にできてしまい，難治性の合併症の一つである．また，針を刺すことにより穿刺経路を通じて腹膜などの他部位に腫瘍細胞がまき散らされることもある（播種）．

治療効果

5cm以下の単発の腫瘍に対するRFA後の生存率は，1年98%，3年75%，5年50%程度である．

和文索引

<ア>

アイソトープ内用療法　13
アカラジア　207
アダムキービッツ動脈　96
アップルコアサイン　214
アーノルド・キアリ奇形　178
悪性リンパ腫　185,186,212
悪性腫瘍の骨転移　145
足の指骨　54
足の指骨正面像　54
暗室透視　8

<イ>

イオン性造影剤　7
イメージインテンシファイア　10
イメージングプレート　10
イレウス　206,207
異常骨から正常骨への移行帯の幅　142
異所性尿管瘤　228
胃　108,208
胃の粘膜　110
胃の部位　109
胃の蠕動　109
胃炎　208
胃角　109
胃癌　209,211
胃十二指腸動脈　116
胃体部　109
胃潰瘍　208,209
胃粘膜下腫瘍　211
胃噴門部　106
萎縮性胃炎　208
萎縮性過形成性胃炎　208
医学物理士　5
咽頭　33
陰性結石　226

<ウ>

ウィリアムス　6
ウィリス輪　90,91,92
ウィルムス腫瘍　224,225
ウォーターズ撮影像　27,28
烏口突起　43

<エ>

炎症性膵疾患　219

<オ>

オキシヘモグロビン　165
オズボーン　7
オトガイ部　33
オレイン酸モノエタノールアミン　232,238
横隔膜狭窄部　107
横行結腸　111
横線　41
横断走査　123
横突起　39,41

<カ>

ガイドワイヤー　231
ガス像　206
カテーテル　231
カラードプラー法　197
ガレン大静脈　93
下咽頭　180
下顎窩　33
下顎角　33
下顎骨　33
下顎枝　33
下顎体　33
下顎頭　33
下関節突起　39
下行結腸　111
下行大動脈　106
下行部　110
下肢骨　49
下垂体　87
下垂体腺腫　174
下大静脈　118
下大静脈フィルタ　241
下大静脈フィルタ留置　241
下腸間膜静脈　118
下腸間膜動脈　115,117
下椎切痕　39
下殿動脈　117
下橈尺関節　47
蝸牛　33
顆間窩　52
画像診断法の特徴　191

画像保管伝送システム　12
解離性大動脈瘤　205
回腸　110
海綿骨　138
海綿状血管腫　168
海綿腎　223,224
灰白質　60
潰瘍から瘢痕への変化　209
潰瘍のX線所見　208
潰瘍の経時的変化　209
潰瘍性大腸炎　213
外頸動脈造影側面像　87
外後頭隆起　33
外耳道　33
外傷　237
外側顆　52
外側枝　112
外側上顆　46,52
外側半規管　33
外腸骨静脈　118
外腸骨動脈　118
外板　33
拡散強調画像　148
核医学　13
核医学の撮像装置　15
核医学の歴史　14
核医学画像診断　13
核医学機器　15
核医学診断　13
核磁気共鳴画像　11
肩関節　43,160
肩関節軸位像　44
肩関節正面像　44
喀血　237
褐色細胞腫　230
冠状縫合　33
冠動脈　132
冠動脈CTアンギオグラフィ　199
冠動脈造影像　133,198
冠動脈造影法　132
冠動脈病変　198
寛骨　48
寛骨臼　48
感染性心内膜炎　198
感染性心内膜炎の心エコー図　198
環椎　33,37
肝炎　214

和文索引

肝血管腫　215
肝血管腫の造影CT像　216
肝硬変　215
肝硬変のMR像　216
肝細胞癌　216,233
肝細胞癌の造影CT像　217
肝腫瘤性病変　215
肝上部　119
肝静脈　118
肝臓　214
肝臓の持続動注療法　235
肝動脈化学塞栓療法　233
肝動脈動注システム　235
肝囊胞　215
肝囊胞の超音波像　216
肝門部レベル　119
間接撮影　7
間接撮影の開発　7
間接撮影の普及　7
間脳　83
関節の構造　150
関節の構造物の信号　151
関節の磁気共鳴画像法　150
関節液　150
関節シンチグラフィ　164
関節軟骨　150
関節軟骨強調シーケンス　153
眼窩　33
眼窩上縁　33
顔面神経管　33
顔面頭蓋　23
顔面部　23

<キ>

キャノンリング　112
キュリー夫妻　4,13
奇静脈　118
機能的脳MRI撮影　84
気管支狭窄部　107
気管分岐部レベル　102
輝尽性蛍光体　9
急性期の出血　173
急性期梗塞　169
急性硬膜下血腫　177
急性膵炎　219
急性膵炎のCT像　219
急性胆囊炎　218
急性胆囊炎のCT像　218
急性播種性脳脊髄炎　176
球部　110
穹隆部　109
虚血性心疾患　198
虚血性病変　167

距腿関節　54
胸郭　181
胸骨　42
胸骨斜位像　42
胸骨切痕　42
胸骨側面像　43
胸骨体　42
胸骨柄　42
胸骨柄結合　42
胸腺腫　184
胸椎　38
胸椎正面像　38
胸椎側面像　39
胸部CT解剖　100
胸部CT正常像　101,102
胸部MRI横断像　104
胸部MRI解剖　105
胸部MRI冠状断像　104
胸部MRI矢状断像　105
胸部正面像の系統的読影法　98
胸部食道　107
胸部腎　222
胸部単純X線写真正面像　97
胸部単純X線写真側面像　100
頬骨　33
頬骨弓　33
頬骨前頭突起　33
棘孔　33
棘上筋断裂　162
棘突起　39,41
筋突起　33
金属コイル　232

<ク>

クーパー靱帯　57
クモ膜　58
クモ膜下腔　58
クモ膜下出血　166,173
クモ膜顆粒　33
クモ膜顆粒小窩　33
グラディエントエコー法　148
クーリッジ　2
クーリッジ管　2
グルンマッハ　6
クローン病　212,213
空腸　110
軍陣医学　2

<ケ>

ケノトロン　3
外科頸　45
系統的読影法　98
経食道心エコーによる大動脈像　135

経静脈性造影　112
経皮経管胆管ドレナージ　241
経皮経管胆管ドレナージ時の胆管造影像　113
経皮経管胆囊ドレナージ　241
経皮経肝的塞栓術　238
経皮的肝内門脈静脈短絡術　239
経皮的胆管造影　112
茎状突起　33
蛍光　3
蛍光増倍管　10
蛍光板　3
鶏冠　33
脛骨外側顆　52
脛骨粗面　54
脛骨体　54
脛骨内果　54
脛骨内側顆　52
脛骨顆間隆起　52
脛腓関節　54
脛腓靱帯結合　54
頸椎MRI　95
頸椎　37
頸椎斜位像　37
頸椎正面像　36
頸椎側面像　36
頸部食道　107
結節間溝　43
結腸隆起　112
血液-脳関門　165
血管奇形　236
血管形成術　239
血管系IVR　233
血管溝　33
血管性浮腫　167
血管造影　8,146
血管造影用カテーテル　231
血管塞栓術　233,237
血管塞栓用金属コイル　232
血尿　237
剣状突起　42
肩甲頸　43
肩鎖関節　43
肩峰　43
肩峰棘　43
腱　151
腱鞘巨細胞腫　163
原発性肝癌のTAE　233
原発性肝細胞癌　216
原発性骨腫瘍　145
限局性腸炎　212

＜コ＞

コブラの頭変形　228
コールドウェル撮影像　27,28
コンピュータ支援診断　20
コンピューテッドラジオグラフィ　9
呼吸器　181
固有肝動脈　116
孤立性腫瘤影　181
股関節　50,156,158
鼓室　33
鼓膜　33
鈎突窩　46
後下小脳動脈　93
後枝　112
後十字靱帯　154
後床突起　33
後大脳動脈　92
後頭骨　33
後半規管　34
後腹膜腔　230
後腹膜腫瘍　230
後膵動脈　116
交叉性位置異常　222
口蓋垂　34
口腔　178
喉頭　180
喉頭蓋　34
喉頭室　34
喉頭前庭　34
喉頭断層像　30
好酸球性肺炎　187,189
抗癌剤持続動注療法　235
梗塞心筋の遅延造影効果　201
甲状腺　180
甲状腺癌の骨転移　148
甲状軟骨　34,40
硬口蓋　34
硬性癌　210
硬膜　58
硬膜下血腫　173
硬膜外血腫　173,177
硬膜外腫瘍　174
硬膜内髄外腫瘍　175
高速スピンエコー T_2 強調画像　147
高電圧発生装置　3
高分解能 CT　103
岬角　41
肛門　112
骨嚢腫　141
骨シンチグラフィ　138,145

骨の X 線画像法　137
骨の核医学画像法　145
骨の形成・成長　138
骨の血管造影法　146
骨の構造　137
骨の磁気共鳴画像法　147
骨の病的状態　138
骨陰影　138
骨化中心　143
骨外傷　146
骨格　42
骨格軟部系　23
骨幹　137
骨幹端　137
骨減少症　139
骨髄炎の既往　142
骨折　143
骨折線　144
骨粗鬆症　139,140
骨端　137
骨転移　147
骨軟化症　139,140
骨肉腫　141
骨濃度　138
骨濃度の上昇　139
骨濃度の低下　139
骨盤　48
骨盤レベル　120
骨盤腎　222
骨盤正面像　50
骨盤内静脈　118
骨膜反応　142

＜サ＞

左室の三次元 CT 画像　193
左室心尖部心室瘤の心エコー図　200
左室造影像　129
左室造影第 1 斜位像　191
左室造影法　129,199
左室長軸断面　127
左室内腔容積の算出　191
左室壁運動異常　199
左室壁在血栓　199
左房レベル　103
左房血栓の CT 画像　197
左房粘液腫の心エコー図　202
鎖骨　43
坐骨結節　48
最大値投影　192
細菌性肺炎　186
細胞性浮腫　167
細胞変性　167

三次元画像技術　21
三半規管　34

＜シ＞

シネ MR 法　194
シネ MR 法の画像　194
シュラー法　32
シンチレーションカメラ　15
四腔像　129
四肢の PTA　239
子宮　229
子宮筋腫　229
子宮筋腫の石灰化　206
子宮頸癌　229
矢状縫合　34
篩骨眼窩板　34
篩骨垂直板　34
篩骨断層像　28
篩骨洞　34
篩骨蜂巣　34
篩板　34
指骨　47,55
脂肪肝　214
脂肪肝の CT 像　215
脂肪肝の MR 像　215
脂肪肝の超音波像　215
脂肪抑制法　152
視床下部　85
視神経管　34
歯突起　34
耳管　34
耳小骨　34
自動現像機　8
自動診断技術　20
軸椎　34,37
軸方向撮影像　26,27
膝蓋関節軟骨　156
膝蓋関節軟骨損傷　158
膝蓋骨　49
膝蓋骨軸位像　52
膝関節　52,153
膝関節正面像　51
膝関節側面像　52
写真乾板　4
尺骨滑車切痕　47
尺骨茎状突起　47
尺骨鈎状突起　47
尺骨骨折　143
尺骨体　46
尺骨肘頭　47
尺骨頭　47
主膵管　114
手関節　163

和文索引

手根骨　47
腫瘍　174
腫瘍の塞栓療法　233
腫瘍性病変　167
腫瘤影　181
収縮性心外膜炎のCT画像　203
収縮性心膜炎　202
収縮性心膜炎の胸部単純X線像　202
終末細気管支　104
十二指腸　110,211
十二指腸潰瘍　211
十二指腸潰瘍のX線像　211
十二指腸空腸曲　110
十二指腸憩室　212
縦隔　98
縦隔原発悪性リンパ腫　185
縦隔腫瘍　182
縦隔条件　101
縦隔条件のCT　100
縦隔線　98
縦走線状潰瘍　212
縦断走査　121
重複腎盂尿管　222
出血性脳梗塞　170
出血性病変　165
循環　125
循環器系　125
女性骨盤矢状断MR像　120
女性骨盤矢状断像　120
女性生殖器　115
女性尿道　114
鋤骨　34
小結節　44,45
小腸　110,212
小転子　50
小脳　85
小脳テント　81
小脳の動脈　92
小脳半球　85
小彎　109
正面ニッシェ　208
松果体石灰化　34
消化管出血　237
消化管穿孔　206
消化器系　206
踵骨骨折　149
上咽頭　178
上・下関節突起　41
上顎洞　34
上関節突起　39
上眼窩裂　34
上行結腸　110

上行部　110
上肢骨　44
上小脳動脈　93
上前腸骨棘　48
上腸間膜静脈　118
上腸間膜動脈　115,116
上腸間膜動脈造影　116
上椎切痕　39
上殿動脈　117
上橈尺関節　46
上半規管　34
上腹部冠状断MR像　120
上腹部冠状断像　120
上腕骨顆　46
上腕骨滑車　46
上腕骨骨挫傷　161
上腕骨小頭　46
上腕骨正面像　45
上腕骨体　46
上腕骨頭　43,45
静脈性尿路造影　114
食道　106,207
食道の狭窄部　107
食道炎　207
食道潰瘍　207
食道癌　207,208
食道癌取扱い規約　107
食道憩室　207
食道口　106,107
食道静脈瘤　207,208
食道良性腫瘍　208
食道裂孔　106
食道裂孔ヘルニア　207,208
心エコー図　127,129,130,193
心エコー図（心尖長軸像）　192
心エコー図による左室長軸像　127
心エコー図による短軸像　131
心エコー図法　135,192,194,199
心エコー図法による心臓四腔像　129
心タンポナーデ　203
心タンポナーデの心エコー図　203
心筋梗塞　200
心筋梗塞のCT画像　201
心筋梗塞のMRI画像　201
心筋性状　199
心血管造影法　191
心室　126
心室壁在血栓　200
心尖レベル　132
心尖部心室瘤　200
心臓・脈管系　191
心臓の解剖　125

心臓計測　191
心臓四腔像　130
心臓腫瘍　202
心房　127
心房中隔欠損症の胸部単純X線像　195
心房中隔欠損症の心エコー図　195
心膜　132
心膜液貯留　203
心膜液貯留のCT画像　204
心膜炎　202
心膜石灰化　202
新生血管の増生　167
深部静脈血栓症　241
真珠腫　180
真珠腫性中耳炎　177
神経因性膀胱　227
神経芽細胞腫　230
神経膠芽腫　173
診療放射線技師の業務　5
診療放射線技師の養成　5
進行胃癌　209
進行胃癌の分類　210
進行肺癌　183
人字縫合　34
腎盂　114
腎盂腫瘍　224,225
腎盂腎炎　222
腎癌　236
腎結石　226
腎血管性高血圧症　226
腎細胞癌　224
腎実質　114
腎腫瘍　236
腎静脈　118
腎石灰化症　226
腎臓　114,222
腎臓のPTA　239
腎臓の位置・回転異常　222
腎動脈　115,117
腎嚢胞　223
腎杯　114
腎杯の圧排像　224
腎未分化細胞癌　225
腎無発生　222
靱帯　151

<ス>

スキルス　210
ステント　233
ステンバース像　32
ステンバース法　32
ストレス骨折　145,146

和文索引

スピンエコー　147
スピンエコー T_2 強調画像　147
スピンエコー脂肪抑制 T_2 強調画像　148
スピンエコー造影 T_1 強調画像　148
水腎症　226
水平部　110
水溶性ヨード造影剤　7
錐体　34
錐体上縁　34
錐体尖　34
膵管内乳頭粘液性腫瘍　219
膵管内乳頭粘液性腫瘍の MRCP 像　220
膵癌　219
膵癌の CT 像　220
膵枝　116
膵腫瘤性病変　219
膵石灰化　206
膵臓　219
膵島腫瘍　221
膵頭腫瘍の CT 像　220
膵嚢胞　219
膵嚢胞の MRCP 像　220
膵嚢胞性腫瘍　219
髄外腫瘍　168
髄内腫瘍　168,175
髄膜　58,83
髄膜炎　169
髄膜腫　171

<セ>

セルディンガー　8
セルディンガー法　233
ゼログラフィ　29
正円孔　34
声門下腔　34
脆弱性骨折　144,145
石灰化像　206
積分法　193
脊髄　93,174
脊髄の動静脈奇形　176
脊髄空洞症　175
脊髄腔造影　96,174
脊髄梗塞　176
脊髄疾患　176
脊髄神経　93
脊柱　37
脊椎　93,174
脊椎炎　176
脊椎症　176
舌　178

舌骨　34
仙骨　41
仙骨孔　41
仙骨尖　42
仙腸関節　41,48
先天性心疾患　194
先天性心疾患の確定診断　194
穿通枝　92
線維軟骨　151
選択的脂肪抑制法　152
前下小脳動脈　93
前胸部動静脈奇形　163
前枝　112
前十字靱帯　153
前縦隔腫瘍　183
前床突起　34
前大脳動脈　92
前庭　34
前庭部　109
前頭骨頬骨縫合　34
前頭洞　34
前頭部　23
前頭稜　35
前立腺　228
前立腺癌　228,229
前立腺肥大　228
前腕骨正面像　48

<ソ>

僧帽弁　128
僧帽弁狭窄症に伴う左房腔拡大の診断　196
僧帽弁狭窄症の心エコー図　196
僧帽弁狭窄症の診断　196
僧帽弁腱索レベル　130
僧帽弁弁帆レベル　130
僧帽弁疣贅の心エコー図　198
早期胃癌　209
早期胃癌の X 線像の特徴　209
早期胃癌の型分類　209
早期胃癌の分類　210
総肝動脈　115
総頸動脈　90
総頸動脈造影頸部側面像　87
総胆管　112,114
総胆管結石の超音波像　218
総胆管留置のステント　242
総腸骨静脈　118
総腸骨動脈　117
増感紙　3
造影剤の開発　6
塞栓物質　232
側頭骨　31

側頭骨斜位像　32
側頭部　23
側面ニッシェ　208
足関節正面像　53
足関節側面像　53
足根骨　54

<タ>

タコイボ状隆起　208
タッシェ　211
ダッシュマン　3
多骨性　143
多発骨硬化　140
多発骨転移　150
多発性硬化症　176
多発転移性肝腫瘍の MR 像　217
唾液腺　178
体循環　101,125
代謝性疾患　146
大結節　43,45
大後頭孔　35
大膵動脈　116
大腿骨頸　50
大腿骨頸部骨折　140,159
大腿骨骨挫傷　149
大腿骨骨膿瘍　150
大腿骨正面像　51
大腿骨体　50
大腿骨頭　50
大腿骨頭レベル　120
大腿骨頭壊死　160
大腿骨頭壊死に伴う軟骨変性　160
大腿骨頭壊死症　146
大腿骨内顆レベル　151
大腸　110,212
大腸の粘膜　112
大腸クローン病　214
大腸ポリープ　214
大腸癌　213,214
大腸憩室　213
大転子　50
大動脈　134
大動脈解離　205
大動脈解離の CT/MRI 画像　205
大動脈弓より上方レベル　101
大動脈弓レベル　101
大動脈狭窄部　107
大動脈交叉　106
大動脈弁レベル　130
大動脈弁逆流の心エコー図　197
大動脈弁狭窄症の診断　197
大動脈瘤　204
大動脈瘤の三次元 CT 画像　204

249

和文索引

大脳　60
大脳の動脈　92
大脳鎌　81
大脳縦裂　60
大脳半球　83
大腰筋　41
大彎　109
脱髄疾患　170
単光子放出核種　14
単骨性　143
単純囊胞　223
単純撮影　32
短軸像　130
胆管癌　218
胆管結石　217
胆石の超音波像　217
胆石症　217
胆囊　217
胆囊レベル　119
胆囊炎　218
胆囊管　113
胆囊癌　218
胆囊癌のCT像　218
胆囊結石　217
胆囊底部　113
断層撮影　31
断面変換　192
男性骨盤矢状断MR像　121
男性骨盤矢状断像　120
男性生殖器　115
男性尿道　114

＜チ＞

チャップマン法　192
チューブステント　233
恥骨下枝　48
恥骨結合　49
恥骨上枝　48
中咽頭　178
中耳炎　177
中手骨　47
中足骨　55
中大脳動脈　92
中副腎動脈　117
虫垂　110
肘関節　160
肘関節正面像　46
肘関節側面像　47
肘頭窩　46
聴器　31
聴器前額面断層像　31
聴神経鞘腫　172
腸骨窩　48

腸骨稜　48
腸重積　212
腸腰動脈　117
蝶形骨小翼　35
蝶形骨大翼　35
蝶形骨洞　35
蝶形骨隆起　35
蝶形骨稜　35
超音波画像表示　121
超音波診断装置　11
超音波内視鏡　11
直腸　112
陳旧性梗塞部の石灰化・脂肪沈着　201

＜ツ＞

ツェンカー憩室　207
椎間関節　39
椎間腔　40
椎間孔　39
椎間板の変性,骨棘の形成　179
椎間板ヘルニア　176
椎間板炎　176
椎弓根　38,41
椎弓板　39
椎孔　40
椎骨動脈　91
椎体　38,40
椎体鈎　39

＜テ＞

デオキシヘモグロビン　165
デジタルX線テレビの特徴　10
デジタルラジオグラフィ　10
手の指骨　47
低形成腎　222
低浸透性造影剤　7
転移性肝癌　217,235
転移性脳腫瘍　174
電子カルテ　12

＜ト＞

トルコ鞍　35
トルコ鞍底　35
トルコ鞍背　35
頭蓋　23,58,79
頭蓋外動脈　90
頭蓋冠　23,35,58
頭蓋腔　23
頭蓋正面撮影像　23,24
頭蓋側面撮影像　23,25
頭蓋底　35,58
頭蓋底像　26,27

頭蓋内の静脈　93
頭頸部　28
頭頸部側面像　28,29
頭頸部・脳神経系　165
頭部外傷　173
橈骨窩　46
橈骨頸　46
橈骨茎状突起　46
橈骨骨折　143,144
橈骨尺骨切痕　46
橈骨粗面　46
橈骨体　46
橈骨頭　46
動静脈奇形　168,236
動脈硬化性腎動脈狭窄　226
動脈塞栓術　233,236
動脈性出血の止血　237
読影の基本原理　98

＜ナ＞

ナイダス　236
内頸動脈　91
内頸動脈造影側面像　88,89
内後頭隆起　35
内視鏡の開発　8
内視鏡的逆行性胆管膵管造影　113
内耳道　35
内臓動脈瘤　237
内側顆　52
内側枝　112
内側上顆　46,52
内側半月板断裂　151,157
内腸骨静脈　118
内腸骨動脈　117
内板　35
軟口蓋　35
軟骨内骨化　138
軟部組織の磁気共鳴画像法　164
軟膜　58

＜ニ＞

ニッシェ　208
二次小葉　104
二重造影　8
日本医学放射線学会　5
乳癌患者の骨シンチグラフィ　147
乳腺　57
乳腺組織　56
乳腺末梢　56
乳頭　110
乳頭筋レベル　132
乳突洞　35
乳突蜂巣　35

和文索引

乳房　55
乳房のリンパ管系　57
乳房の解剖　55
乳房の静脈系　57
乳様突起　35
尿管　114,227
尿管結石　227
尿管腫瘍　227
尿管瘤　228
尿道膀胱造影　115
尿路系出血　237

<ネ>

粘液性囊胞性腫瘍　219
粘液性囊胞腺癌　229
粘膜敷石様変化　212

<ノ>

脳　58,60,165
脳の変性　171
脳炎　169
脳回　60
脳幹　85
脳幹から出る脳神経　85
脳幹の動脈　92
脳血管　90
脳血管造影　87
脳挫傷　173
脳室　86
脳実質外腫瘍　168
脳実質内腫瘍　168
脳神経系　58,165
脳神経系の横断像　61
脳神経系の冠状断像　76
脳神経系の矢状断像　59
脳脊髄液　86
脳槽内の脳神経　86
脳底動脈　91
脳頭蓋　23,58
脳膿瘍　175
脳梁　60
膿瘍ドレナージ　242
囊胞腎　223

<ハ>

ハウストラ　112
ハウンスフィールド　9
パターソン　3
バルーン閉塞下逆行性経静脈的塞栓術　238
ハンプトン線　209
破裂孔　35
馬蹄腎　222

肺の末梢構造　104
肺炎　186,187
肺過誤腫　182
肺癌　181,182
肺結核　182
肺高分解能CT像　103
肺循環　101,125
肺真菌症　188
肺線維症　188,190
肺動脈　135
肺動脈塞栓症　241
肺門　98
肺野の明るさ　99
肺野条件　103
肺野条件のCT　100
剥離内膜　205
白質　60
白質ジストロフィ　172
蜂の巣様の輪状陰影　189
半規管　34
半奇静脈　118
半月板　156
斑状影　186
汎小葉性病変　188
板間層　35

<ヒ>

ヒストアクリル　232
びまん性肝疾患　214
びまん性肺疾患　187
びまん性汎細気管支炎　187,189
びらん性胃炎　208
泌尿器系　114
泌尿器・生殖器系　222
疲労骨折　145,147
皮質骨　138,151
皮質枝　92
被殻出血　167
非血管系IVR　241
非選択的脂肪抑制法　152
非特異性食道炎　207
脾静脈　118
脾動脈　116
腓骨外果　54
腓骨頸　54
腓骨体　54
腓骨頭　54
尾骨　41,42
鼻・副鼻腔疾患　177
鼻腔　35
鼻甲介　35
鼻骨　35
鼻中隔　35

鼻道　35
左胃大網動脈　116
左胃動脈　116
左肝管　112
左主気管支交叉　106
左総腸骨動脈の完全閉塞　239
左聴器断層像　32
左肋間走査　124
病的骨折　144
病変の辺縁の骨硬化　142
病変内の石灰化　142

<フ>

ファイバーコイル　232
フィルムの国産化　4
ブースター作用　127
フルオロスコープ　3
ブレグマ　35
プロトン密度強調画像　152
不完全重複腎盂尿管　223
副甲状腺　180
副腎　230
副腎腺腫　229
副腎皮質腺腫　230
副膵管　114
副鼻腔　35
副鼻腔炎　177
副鼻腔粘液囊胞　178
腹腔動脈　115
腹腔動脈造影　115
腹水　207
腹部　106
腹部CT　119
腹部MRI　120
腹部食道　107
腹部造影CT（女性）　119
腹部造影CT（男性骨盤）　120
腹部大動脈造影　115
腹部単純X線像　106
腹部単純像　206
腹部超音波　121
複雑心奇形の三次元CT画像　195
噴門　109
分子画像技術　21
分娩後出血　237

<ヘ>

ベクレル　4
ヘモグロビン　165
ヘモジデリン　165
ペリツェウス・メルツバッヘル病　172
ヘルペス脳炎　175

251

和文索引

閉鎖孔　48
閉鎖動脈　117
閉塞性イレウス　206
壁運動異常　199
壁在血栓（前壁梗塞例）の心エコー図　200
弁閉鎖不全の診断　197
弁膜症　195

＜ホ＞

ボクセルカウント法　193
ポリドカノール　232
ポリープの形状　211
ポリープ　211,213
ボリュームレンダリング　192
ボルマン分類　210
放射性医薬品　17
放射性同位元素　14
放射性廃棄物　17
放射線医学　1,4
放射線科の分散化　21
放射線科専門医　5
縫合　35
傍腎盂嚢胞　223
膀胱　114,227
膀胱炎　227
膀胱結石　227
膀胱腫瘍　227
膀胱肉柱形成　228
膀胱尿管逆流　223

＜マ＞

マイクロカテーテル　231
マジック角効果　152
マドックス　4
麻痺性イレウス　206
膜性骨化　138
松の木様膀胱変形　228

慢性硬膜下血腫　167
慢性膵炎　219
慢性膵炎のCT像　220
慢性胆嚢炎　218
慢性中耳炎　177

＜ミ＞

ミエログラフィ　96
右肝管　112
右季肋部斜走査　124
右精巣静脈　118
右聴器断層像　32
右椎骨動脈造影正面像　90
右椎骨動脈造影側面像　91
右内頸動脈造影正面像　88,89
右肺動脈レベル　103
右卵巣静脈　118
右肋間走査　124
右肋骨弓下走査　123
耳の画像検査　177

＜ム＞

無名線　35

＜メ＞

メタリックステント　233
メトヘモグロビン　165

＜モ＞

モヤモヤエコー　197
モンテジア脱臼骨折　143
盲腸　110
門脈　118
門脈・静脈系の塞栓術　238

＜ユ＞

幽門　109
融合性均等影　186

＜ヨ＞

腰椎　40
腰椎MRI　94
腰椎正面像　40
腰椎側面像　41
腰椎椎間板ヘルニア　179
陽性結石　226
陽電子放出核種　15
翼状突起　35

＜ラ＞

ラジオ波焼灼術　242,243
ラムダ　35
卵円孔　37
卵巣腫瘍　229

＜リ＞

リザーバーによる抗癌剤持続動注療法　235
リーデル　6
離断性骨軟骨炎　162
良性前立腺肥大症　228
輪状軟骨　37,40

＜ル＞

ルシュカ関節　40

＜レ＞

レノグラム　226
レントゲン　1

＜ロ＞

ローザー帯　139
ローゼンタール　6
肋骨　42
肋骨脊椎関節　39

■ 欧文索引

＜ A ＞

ACL 損傷　156
AC-PC line　59
Adamkiewicz 動脈　96
anterior cruciate ligament（ACL）
　153
apple-core sign　214
Area-Length 法　192

＜ B ＞

balloon occluded retrograde transve-
　nous obliteration（BRTO）　238
balloon-expandable type　233
Becquerel H.　4
black blood 型　204
black blood 法　193

＜ C ＞

Caldwell 撮影　28
Cannon リング　112
Chapman 法　192
computed tomography（CT）　9
computer aided diagnosis（CAD）
　20
Coolidge W. D.　2
Cooper 靱帯　57
CR　9
CR の原理　9
CR の特徴　10
CR の普及　10
Crohn 病　212
CT の開発　9
CT の診断的意義　9
CT の表示　100
CT 法による心臓四腔像　130
Curie 夫妻　4

＜ D ＞

Dashman S.　3
DIC-CT の最大値投影法　112
Digital Imaging Communication in
　Medicine（DICOM）　12
digital radiography（DR）　10
DSA（digital subtraction angiogra-
　phy）　10

＜ E ＞

EO　232
expandable metallic stent（EMS）
　233

＜ G ＞

Grunmach E.　6

＜ H ＞

honeycomb　189
Hounsfield G. N.　9

＜ I ＞

I.I.　10
in vitro 検査　13
interventional radiology（IVR）
　147
IP　10
IVR（interventional radiology）
　231
IVR のデバイス　231

＜ J ＞

JPEG（joint photographic experts
　group）　12

＜ L ＞

Looser 帯　139

＜ M ＞

M モード法　192
Madox R. L.　4
magnetic resonance imaging（MRI）
　11
maximum intensity projection（MIP）
　192
MCL 損傷　158
MDCT での冠動脈画像　132
Merchant 法　52
Monteggia 脱臼骨折　143
MR 撮像パラメータ　152
MRI　11
MRI による左室長軸像　128
MRI による大動脈像　134
MRI の心大血管撮像　193
MRI の特徴　12

multidetector-row CT（MDCT）
　192
multiplanar reconstruction（MPR）
　192

＜ N ＞

NBCA　232
nidus　236
nuclear medicine　13

＜ O ＞

Osborne E. D.　7

＜ P ＞

PACS（picture archiving and com-
　munication system）　12
Patterson C.　3
PCL 損傷　157
Pelizaeus-Merzbacher 病　172
percutaneous transhepatic biliary
　drainage（PTCD）　241
percutaneous transhepatic gallblad-
　der drainage（PTGBD）　241
percutaneous transhepatic oblitera-
　tion（PTO）　238
percutaneous transluminal angio-
　plasty（PTA）　231
PET　16, 17
PET-CT　17
posterior cruciate ligament（PCL）
　154
PTA　239

＜ R ＞

radiofrequency ablation（RFA）
　242
RFA　243
Rieder H.　6
Röntgen W. C.　1
Rosenthal J.　6

＜ S ＞

S 状結腸　111
Seldinger S. I.　8
Seldinger 法　233
self-expandable type　233
SPECT　15, 17

253

＜ T ＞

T_1 強調画像　　152
T_2 強調画像　　152
T_2^* 強調画像　　153
TACEの禁忌　　234
TACEの抗腫瘍効果　　234
TACEの副作用　　234
terminal duct lobular unit（TDLU）　　57
tractography　　84
transcatheter arterial chemoembolization（TACE）　　233
transcatheter arterial embolization（TAE）　　236
transjuglar intrahepatic portosystemic shunt　　239

＜ V ＞

vascular IVR　　231

＜ W ＞

Waters撮影像　　28
white blood型　　204
white blood法　　193
Williams F. H.　　6

＜ X ＞

Willis輪　　90
Wilms腫瘍　　224

＜ X ＞

X線テレビ　　8
X線テレビの開発　　8
X線管　　2
X線装置の国産化　　2
X線透視　　3

＜ Z ＞

Zenker憩室　　207

新・医用放射線科学講座
放射線画像医学　　　　　　　　ISBN978-4-263-20643-0

2009年 3 月20日　第1版第1刷発行
2021年 1 月10日　第1版第5刷発行

編　者　中　村　仁　信
発行者　白　石　泰　夫
発行所　医歯薬出版株式会社
〒113-8612　東京都文京区本駒込1-7-10
TEL．（03）5395―7640（編集）・7616（販売）
FAX．（03）5395―7624（編集）・8563（販売）
URL　https://www.ishiyaku.co.jp/
郵便振替番号 00190-5-13816

乱丁，落丁の際はお取り替えいたします　　　　　　印刷・製本／大日本印刷
Ⓒ Ishiyaku Publishers, Inc., 2009. Printed in Japan

本書の複製権・翻訳権・翻案権・上映権・譲渡権・貸与権・公衆送信権（送信可能化権を含む）・口述権は，医歯薬出版（株）が保有します．
本書を無断で複製する行為（コピー，スキャン，デジタルデータ化など）は，「私的使用のための複製」などの著作権法上の限られた例外を除き禁じられています．また私的使用に該当する場合であっても，請負業者等の第三者に依頼し上記の行為を行うことは違法となります．
JCOPY ＜（社）出版者著作権管理機構　委託出版物＞
本書をコピーやスキャン等により複製される場合は，そのつど事前に出版者著作権管理機構（電話 03-5244-5088，FAX 03-5244-5089，e-mail:info@jcopy.or.jp）の許諾を得てください．

●診療放射線技師をめざす学生のためのテキスト！

新 医用放射線科学講座シリーズ

新 医用放射線科学講座
医用画像情報工学
[編] 藤田 広志・寺本 篤司・岡部 哲夫
■B5判　240頁　定価(本体4,800円+税)　ISBN978-4-263-20648-5

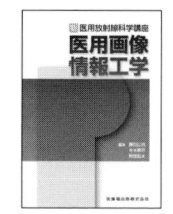

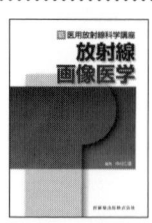

新 医用放射線科学講座
医療安全管理学
[監] 石田 隆行　[編] 松本 光弘
■B5判　160頁　定価(本体3,000円+税)　ISBN978-4-263-20646-1

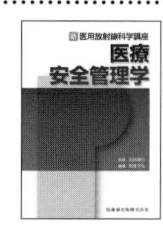

新 医用放射線科学講座
診療画像機器学 第2版
[編] 岡部 哲夫・小倉 敏裕・石田 隆行
■B5判　560頁　定価(本体7,600円+税)　ISBN978-4-263-20647-8

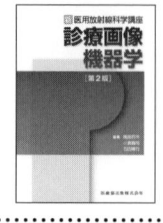

新 医用放射線科学講座
医用画像工学
[編] 岡部 哲夫・藤田 広志
■B5判　384頁　定価(本体7,200円+税)　ISBN978-4-263-20645-4

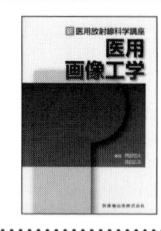

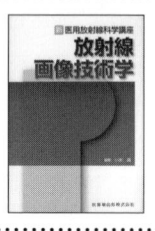

新 医用放射線科学講座
放射線画像技術学
[編] 小水 満
■B5判　354頁　定価(本体7,200円+税)　ISBN978-4-263-20644-7

新 医用放射線科学講座
放射線画像医学
[編] 中村 仁信
■B5判　266頁　定価(本体5,800円+税)　ISBN978-4-263-20643-0

医歯薬出版株式会社　〒113-8612 東京都文京区本駒込1-7-10　TEL03-5395-7610　FAX03-5395-7611　https://www.ishiyaku.co.jp/